现代护理学系列丛书

ICU 护 理 学

主 编 丁淑贞 张 素

副主编	谷春梅	庄丽娜	戴 红	倪雪莲
编 者	马 慧	王 涛	王 雯	戴 红
	丁淑贞	张 素	庄丽娜	谷春梅
	李 丹	谷 艳	王丽丽	冯海莹
	付馨瑶	关 欣	韩 莉	王 琪
	曹鹏龙	张姝雯	于欣洋	安 丽
	倪雪莲	张 彤	庄长娟	李 霞
	赵 卉	潘冬梅	张 岚	周 瑛
	刘 敏	王红旗		

中国协和医科大学出版社

图书在版编目（CIP）数据

ICU护理学／丁淑贞，张素主编. —北京：中国协和医科大学出版社，
2014.11

（现代护理学系列丛书）

ISBN 978-7-5679-0194-0

Ⅰ. ①I… Ⅱ. ①丁… ②张… Ⅲ. ①险症-护理 Ⅳ. ①R459.7

中国版本图书馆 CIP 数据核字（2014）第 246231 号

现代护理学系列丛书

ICU 护理学

主　　编：丁淑贞　张　素

责任编辑：吴桂梅

出版发行：中国协和医科大学出版社
　　　　　（北京东单三条九号　邮编100730　电话65260378）

网　　址：www. pumcp. com

经　　销：新华书店总店北京发行所

印　　刷：北京佳艺恒彩印刷有限公司

开　　本：700×1000　1/16 开

印　　张：30

字　　数：450 千字

版　　次：2015 年 6 月第 1 版　　　2015 年 6 月第 1 次印刷

印　　数：1—3000

定　　价：65.00 元

ISBN 978-7-5679-0194-0

前　言

重症监护（ICU）是一个独立的医疗新领域。近年来，随着生物医学工程产品的不断更新，各种先进的监护、高新生命支持设备与技术在临床得以应用，使广大危重患者得到及时救治，大大提高了患者治愈率，降低了死亡率。因此，对 ICU 护理人员的护理水平及素质提出了更高的要求，本书就是专为此需要而编写的。

全书内容包括五章，重点介绍 ICU 护理管理、ICU 监护、ICU 护理技术操作、ICU 常见重症疾病护理及 ICU 常用药物等内容。其中，第一章着重从 ICU 的建制与管理、护理工作制度、护理人员岗位职责、病室环境管理、护理安全管理、护理质量标准管理、感染控制与预防管理以及护理记录书写等方面阐述 ICU 的管理；第二章对各系统的监护进行了详细地论述；第三章重点介绍 ICU 常用护理技术操作、特殊护理技术操作、新生儿专科操作技能及血液净化操作技能管理；第四章分别从内科、外科、儿科方面讲述常见急危重症护理，以及 ICU 常见急危重症护理；第五章为 ICU 常用药物。读者可全面地学到 ICU 护理的理论知识、救护技术及相关的护理管理实施方式等。

本书内容丰富，具有很强的实用性和可操作性，可用于各级护理人员和护理管理人员参考学习。

由于水平有限，书中不足之处在所难免，敬请广大读者和同仁批评指正。

编　者
2014 年 7 月

目　录

第一章　ICU 护理管理 ……………………………………（ 1 ）

　第一节　ICU 的建制与管理 ………………………………（ 1 ）

　　一、ICU 基本设置 …………………………………………（ 1 ）

　　二、ICU 仪器配置 …………………………………………（ 2 ）

　　三、ICU 人员建制 …………………………………………（ 3 ）

　　四、ICU 的主要任务和收治范围 ………………………（ 3 ）

　　五、ICU 的重要技术手段 ………………………………（ 4 ）

　第二节　ICU 护理工作制度 ………………………………（ 4 ）

　　一、护理人员管理制度 …………………………………（ 4 ）

　　二、护理人员工作制度 …………………………………（ 7 ）

　　三、交接班管理制度 ……………………………………（ 7 ）

　　四、"三查八对一注意"管理制度 ……………………（ 9 ）

　　五、抢救管理制度 ………………………………………（ 11 ）

　　六、患者告知管理制度 …………………………………（ 12 ）

　　七、陪护、探视管理制度 ………………………………（ 13 ）

　　八、仪器管理制度 ………………………………………（ 14 ）

　　九、请示、汇报管理制度 ………………………………（ 15 ）

　第三节　ICU 护理人员岗位职责 …………………………（ 15 ）

　　一、护士长岗位职责 ……………………………………（ 15 ）

　　二、副护士长岗位职责 …………………………………（ 16 ）

　　三、护理组长岗位职责 …………………………………（ 17 ）

　　四、院内感染监控护士岗位职责 ………………………（ 17 ）

　　五、ICU 带教老师岗位职责 ……………………………（ 18 ）

　　六、主任（副主任）护师岗位职责 ……………………（ 18 ）

　　七、主管护师岗位职责 …………………………………（ 19 ）

　　八、护师岗位职责 ………………………………………（ 19 ）

　　九、护士岗位职责 ………………………………………（ 20 ）

　　十、辅助班岗位职责 ……………………………………（ 20 ）

十一、治疗辅助班岗位职责 ……………………………… （21）

十二、责护岗位职责 ………………………………………… （21）

十三、夜班岗位职责 ………………………………………… （22）

十四、ICU 助理护士岗位职责 ……………………………… （22）

十五、护理员岗位职责 ……………………………………… （23）

第四节　ICU 病室环境管理 ………………………………… （24）

一、病室治疗环境的管理 ………………………………… （24）

二、病室人际环境的管理 ………………………………… （25）

第五节　ICU 病房护理管理 ………………………………… （26）

一、ICU 的护理管理原则 ………………………………… （26）

二、ICU 护理管理制度 …………………………………… （27）

第六节　ICU 护理质量标准管理 …………………………… （28）

一、病区管理质量 ………………………………………… （28）

二、基础护理质量 ………………………………………… （29）

三、分级护理质量 ………………………………………… （30）

四、消毒隔离质量 ………………………………………… （31）

五、急救物品质量 ………………………………………… （32）

六、护理文书书写质量 …………………………………… （33）

第七节　ICU 护理安全管理 ………………………………… （33）

一、严格执行"三查八对" ……………………………… （33）

二、建立健全交接班制度 ………………………………… （34）

三、保证用药安全 ………………………………………… （35）

四、正确执行医嘱及履行报告制度 ……………………… （35）

五、建立临床实验室"危急值"报告制度 ……………… （36）

六、严格执行手卫生管理制度 …………………………… （37）

七、防范与减少患者跌倒事件发生 ……………………… （37）

八、防范与减少患者压疮发生 …………………………… （38）

九、鼓励主动报告医疗安全（不良）事件 ……………… （38）

十、重症监护安全质量目标 ……………………………… （40）

十一、伤口、造口、失禁护理安全质量目标 …………… （42）

十二、静脉治疗护理安全质量目标 ……………………… （44）

第八节　ICU 内感染控制与预防管理 ……………………… （47）

一、ICU 感染预防控制措施 ……………………………… （47）

二、手卫生 ………………………………………………… （50）

　　三、室内空气消毒 ……………………………………………（51）
　　四、室内物品和环境表面消毒 ………………………………（51）
　　五、呼吸机清洗与消毒 ………………………………………（52）
　　六、常见的院内感染 …………………………………………（54）
　　七、医院感染控制质量评价标准 ……………………………（61）
　　八、监测与监督 ………………………………………………（62）
　第九节　ICU护理记录单书写 …………………………………（66）
　　一、体温单的书写记录 ………………………………………（66）
　　二、医嘱的处理要求 …………………………………………（68）
　　三、护理记录书写要求 ………………………………………（68）
　　四、护理交接班报告 …………………………………………（70）
　第十节　ICU患者转入、转出护理管理 ………………………（71）
　　一、转入患者入科前护理要求 ………………………………（71）
　　二、转入患者交接护理要求 …………………………………（72）
　　三、转入患者入科后护理要求 ………………………………（73）
　　四、转入患者入科前护理分工 ………………………………（73）
　　五、转入患者入科后护理分工 ………………………………（73）
　　六、患者转送前护理要求 ……………………………………（75）
　　七、患者转送途中护理要求 …………………………………（76）
　　八、转出患者护理分工 ………………………………………（76）
第二章　ICU监护 …………………………………………………（78）
　第一节　心肺脑复苏 ……………………………………………（78）
　　一、心搏骤停 …………………………………………………（78）
　　二、基础生命支持 ……………………………………………（79）
　　三、高级生命支持 ……………………………………………（81）
　　四、持续生命支持 ……………………………………………（82）
　　五、脑复苏 ……………………………………………………（84）
　　六、脑死亡 ……………………………………………………（84）
　　七、单人心肺复苏技术 ………………………………………（84）
　　八、多人心肺复苏技术 ………………………………………（86）
　第二节　休克监护 ………………………………………………（88）
　　一、概念 ………………………………………………………（88）
　　二、分类 ………………………………………………………（88）
　　三、临床表现 …………………………………………………（89）

四、应急处理 …………………………………………（89）

五、血流动力学监测 ……………………………………（91）

六、护理措施 ……………………………………………（93）

第三节　心电监护 …………………………………………（94）

一、心电监护的临床意义 ………………………………（94）

二、多功能心电监护仪操作程序 ………………………（94）

三、电极片安置部位及方法 ……………………………（94）

四、心电导联线的连接方法 ……………………………（95）

五、正常心电图波形 ……………………………………（95）

六、不同人群心电图的特点 ……………………………（96）

七、心电监护中常见的心律失常 ………………………（97）

八、心电监护要点 ………………………………………（99）

九、使用注意事项 ………………………………………（100）

第四节　人工气道的建立与管理 …………………………（100）

一、人工气道的建立方法 ………………………………（100）

二、人工气道的管理 ……………………………………（102）

第五节　呼吸系统的监护 …………………………………（109）

一、呼吸功能的监护 ……………………………………（109）

二、无创正压通气 ………………………………………（111）

三、机械正压通气 ………………………………………（112）

四、氧疗 …………………………………………………（121）

五、人工气道管理 ………………………………………（122）

第六节　循环系统的监护 …………………………………（126）

一、无创血压监测 ………………………………………（126）

二、有创动脉血压监测 …………………………………（127）

三、中心静脉压监测 ……………………………………（129）

四、有创血流动力学监测 ………………………………（133）

五、脉搏指示持续心排血量监测 ………………………（136）

六、主动脉内球囊反搏术 ………………………………（137）

七、氧代谢监测 …………………………………………（143）

第七节　中枢神经系统的监护 ……………………………（144）

一、意识状态的观察 ……………………………………（144）

二、瞳孔监测 ……………………………………………（147）

三、肢体运动监测 ………………………………………（148）

四、生命体征监测 ································ (148)

五、颅内压监测 ································· (149)

第八节 肾功能与水、电解质、酸碱平衡的监护 ·········· (152)

一、肾功能监护 ································ (152)

二、水、电解质及酸碱平衡失调的监护 ············· (156)

三、连续性血液净化疗法 ······················ (161)

第九节 脉搏血氧饱和度监护 ····················· (164)

一、优点 ···································· (164)

二、工作原理 ································· (165)

三、临床应用 ································· (165)

四、注意事项 ································· (166)

第十节 介入治疗患者的监护 ····················· (166)

一、冠状动脉介入性诊断、治疗及监护 ············· (166)

二、介入治疗患者的监护 ······················ (171)

第十一节 危重患者营养支持的监护 ················· (177)

一、与营养有关的名词 ························· (177)

二、危重患者营养代谢 ························· (178)

三、危重患者的营养 ·························· (178)

四、肠内营养 ································· (179)

五、肠外营养 ································· (186)

第十二节 新生儿的监护 ························· (191)

一、循环系统的监护 ·························· (191)

二、呼吸系统的监护 ·························· (193)

三、消化系统的监护 ·························· (193)

四、血液系统的监护 ·························· (195)

五、水、电解质和酸碱平衡的监护 ················ (196)

第三章 ICU 护理技术操作 ······················· (200)

第一节 ICU 常用护理技术操作 ···················· (200)

一、动脉血气分析及标本采集法 ·················· (200)

二、中心静脉置管及管理 ······················ (201)

三、血糖快速测定仪使用方法 ··················· (205)

四、体温调节器使用方法 ······················ (206)

五、简易胰岛素泵使用方法 ···················· (207)

六、微量注射泵使用方法 ······················ (208)

七、容量智能输液泵使用法 …………………………… (210)

八、冰盐水去甲肾上腺素胃内止血法 ………………… (211)

九、机械胸部振动排痰机的应用 ……………………… (211)

十、气管镜经鼻或人工气道吸痰 ……………………… (212)

十一、超声雾化吸入法 ………………………………… (213)

十二、止喘气雾剂正确使用方法 ……………………… (214)

十三、胃肠减压法 ……………………………………… (215)

十四、密闭式膀胱冲洗法 ……………………………… (216)

十五、胸腔闭式引流 …………………………………… (216)

十六、胸腔引流瓶更换法 ……………………………… (218)

十七、胸腔引流管拔除法 ……………………………… (218)

十八、外科营养疗法 …………………………………… (219)

十九、抗休克裤使用方法 ……………………………… (221)

二十、降温毯使用方法 ………………………………… (222)

二十一、空气波压力治疗仪使用方法 ………………… (224)

第二节 ICU 特殊护理技术操作 ………………………… (226)

一、心脏电复律术 ……………………………………… (226)

二、临时心脏起搏术 …………………………………… (227)

三、漂浮导管术 ………………………………………… (229)

四、主动脉内球囊反搏术 ……………………………… (230)

五、桡动脉穿刺插管术 ………………………………… (233)

六、股动脉穿刺插管术 ………………………………… (234)

七、肱动脉穿刺插管术 ………………………………… (235)

八、颈内静脉穿刺插管术 ……………………………… (236)

九、锁骨下静脉穿刺插管术 …………………………… (237)

十、股静脉穿刺插管术 ………………………………… (239)

第三节 新生儿专科操作技能 …………………………… (240)

一、机械通气及气道管理 ……………………………… (240)

二、新生儿远红外线辐射抢救台和暖箱的使用 ……… (248)

三、新生儿换血疗法 …………………………………… (250)

四、新生儿常用基础操作技能 ………………………… (252)

第四节 血液净化操作技能管理 ………………………… (259)

一、患者透析前的准备 ………………………………… (259)

二、护士准备 …………………………………………… (260)

三、内瘘穿刺工作流程和质量标准 ……………………………（260）

四、上机操作工作流程和质量标准 ……………………………（261）

五、下机操作工作流程和质量标准（推荐密闭式回血）……（261）

六、透析时的病情观察 …………………………………………（262）

七、透析后患者的护理 …………………………………………（262）

八、费森尤斯 4008S 型血液透析机操作常规 ………………（263）

九、费森尤斯 4008S 型 ONLINEplus 在线预冲治疗操作常规 …（264）

十、血液灌流（HP）操作常规 ………………………………（267）

十一、血液灌流串联血液透析操作常规 ………………………（268）

十二、床边血滤操作常规 ………………………………………（269）

十三、单膜血浆置换操作常规 …………………………………（272）

十四、双膜血浆置换操作常规 …………………………………（274）

十五、血脂吸附热循环式操作常规 ……………………………（276）

十六、动脉-静脉内瘘穿刺操作常规 …………………………（278）

十七、静脉留置导管操作常规 …………………………………（279）

第四章 ICU 常见重症疾病护理 ……………………………（281）

第一节 内科常见重症疾病护理 ………………………………（281）

一、心脏围术期的护理 …………………………………………（281）

二、急性心力衰竭的护理 ………………………………………（290）

三、急性心肌梗死的护理 ………………………………………（293）

四、静脉血栓栓塞的护理 ………………………………………（296）

五、急性呼吸衰竭的护理 ………………………………………（298）

六、急性呼吸窘迫综合征的护理 ………………………………（299）

七、慢性阻塞性肺疾病急性加重期的护理 ……………………（303）

八、重症支气管哮喘的护理 ……………………………………（308）

九、重症胰腺炎的护理 …………………………………………（309）

十、急性肝功能衰竭的护理 ……………………………………（312）

十一、急性肾衰竭的护理 ………………………………………（317）

十二、脑出血的护理 ……………………………………………（319）

十三、严重脊柱脊髓损伤的护理 ………………………………（320）

十四、颅内高压的护理 …………………………………………（324）

十五、吉兰—巴雷综合征的护理 ………………………………（326）

十六、急性白血病的护理 ………………………………………（328）

十七、弥散性血管内凝血（DIC）的护理 ……………………（330）

十八、甲状腺危象的护理 …………………………………………… (333)

十九、糖尿病酮症酸中毒的护理 ……………………………………… (334)

二十、多器官功能障碍综合征的护理 ………………………………… (336)

二十一、感染性休克的护理 …………………………………………… (340)

二十二、多发性创伤的护理 …………………………………………… (342)

第二节 外科常见重症疾病术后护理 …………………………………… (348)

一、全麻术后护理 ……………………………………………………… (348)

二、深静脉血栓护理 …………………………………………………… (349)

三、心脏瓣膜置换术后患者护理 ……………………………………… (350)

四、动脉导管未闭术后患者护理 ……………………………………… (350)

五、冠脉搭桥术后患者护理 …………………………………………… (351)

六、法洛四联症术后患者护理 ………………………………………… (353)

七、低温体外循环下心内直视术后患者护理 ………………………… (354)

八、低心排血量综合征患者护理 ……………………………………… (356)

九、食管癌根治术后患者护理 ………………………………………… (357)

十、肺叶切除术后患者护理 …………………………………………… (358)

十一、胸腔闭式引流患者的护理 ……………………………………… (358)

十二、重度颅脑损伤患者术后护理 …………………………………… (359)

十三、脑室引流患者护理 ……………………………………………… (360)

十四、重症急性胰腺炎术后患者护理 ………………………………… (361)

十五、胸部手术后护理 ………………………………………………… (362)

十六、腹部手术后护理 ………………………………………………… (363)

十七、肝移植术后患者护理 …………………………………………… (363)

十八、肾移植术后患者护理 …………………………………………… (366)

十九、石膏固定护理 …………………………………………………… (368)

二十、骨牵引护理 ……………………………………………………… (369)

第三节 儿科及新生儿常见重症疾病护理 ……………………………… (370)

一、小儿重症肺炎的护理 ……………………………………………… (370)

二、小儿急性颅内高压综合征的护理 ………………………………… (372)

三、小儿哮喘持续状态的护理 ………………………………………… (373)

四、小儿重型病毒性脑炎的护理 ……………………………………… (374)

五、小儿重症腹泻的护理 ……………………………………………… (376)

六、小儿心力衰竭的护理 ……………………………………………… (378)

七、小儿急性肾衰竭的护理 …………………………………………… (379)

八、小儿惊厥及惊厥持续状态的护理 …………………………… (380)

九、小儿重症手足口病的护理 …………………………………… (383)

十、新生儿窒息的护理 …………………………………………… (385)

十一、新生儿休克的护理 ………………………………………… (386)

十二、新生儿猝死的护理 ………………………………………… (386)

十三、新生儿呼吸窘迫综合征的护理 …………………………… (387)

十四、新生儿呼吸暂停的护理 …………………………………… (388)

十五、新生儿持续性肺动脉高压的护理 ………………………… (389)

十六、新生儿重度肺炎并发心力衰竭的护理 …………………… (389)

十七、新生儿肺出血的护理 ……………………………………… (391)

十八、新生儿急性肾衰竭的护理 ………………………………… (392)

十九、新生儿败血症的护理 ……………………………………… (393)

二十、新生儿溶血病的护理 ……………………………………… (394)

二十一、新生儿多器官功能障碍综合征的护理 ………………… (396)

二十二、新生儿弥散性血管内凝血的护理 ……………………… (397)

二十三、新生儿坏死性小肠结肠炎的护理 ……………………… (398)

第四节　ICU常见急危重症护理 ………………………………… (399)

一、急性上消化道出血的护理 …………………………………… (399)

二、咯血的护理 …………………………………………………… (403)

三、抽搐的护理 …………………………………………………… (405)

第五章　ICU常用药物 …………………………………………… (407)

第一节　常用抗生素 ……………………………………………… (407)

一、β-内酰胺类抗生素分类 ……………………………………… (407)

二、β-内酰胺类抗生素作用机制 ………………………………… (407)

三、头孢菌素类抗生素 …………………………………………… (410)

四、碳青霉烯类 …………………………………………………… (412)

五、大环内酯类抗生素 …………………………………………… (414)

六、酰胺醇类抗生素 ……………………………………………… (415)

七、多肽类抗生素 ………………………………………………… (416)

八、喹诺酮类抗菌药 ……………………………………………… (417)

九、抗真菌药 ……………………………………………………… (418)

第二节　镇痛镇静催眠常用药 …………………………………… (419)

一、苯二氮䓬类镇静催眠药 ……………………………………… (419)

二、巴比妥类镇静催眠药 ………………………………………… (421)

三、其他镇静药 ································ (422)

四、阿片受体激动类镇痛药 ················ (423)

五、阿片受体部分激动类镇痛药 ············ (424)

六、其他镇痛药 ···························· (425)

第三节　呼吸系统常用药 ···················· (426)

一、支气管扩张类平喘药 ·················· (426)

二、抗炎性平喘药 ························ (428)

三、祛痰药 ······························ (429)

第四节　消化系统常用药 ···················· (430)

一、抑制胃酸分泌药 ······················ (430)

二、止吐药与胃肠促动药 ·················· (432)

三、止泻药 ······························ (433)

第五节　神经系统常用药 ···················· (434)

一、利尿药 ······························ (434)

二、脱水药 ······························ (435)

三、相关药 ······························ (436)

第六节　心血管常用药 ······················ (442)

一、抗心功能不全药 ······················ (442)

二、抗心律失常药 ························ (443)

三、抗心绞痛药 ·························· (444)

四、抗高血压类药 ························ (446)

五、抗休克血管活性药 ···················· (448)

第七节　抗组胺类、激素类常用药 ············ (453)

一、抗组胺类药 ·························· (453)

二、糖皮质激素药 ························ (455)

第八节　常用止血药 ························ (458)

第九节　其他常用药 ························ (458)

参考文献 ································ (464)

第一章　ICU 护理管理

第一节　ICU 的建制与管理

一、ICU 基本设置

1. 病床设置

（1）规模：一般综合性医院 ICU 的床位应占全院总床位数的 2%~8%。

一个医院究竟要设多少张床位，主要取决于患者的来源，包括患者的总数和需要接受加强医疗的危重患者的比例。用 Bridgeman 公式比较方便地估计某个医院所需的 ICU 床位数。

$$ICU\ 床位 = \frac{ICU\ 每年收治的患者数×ICU\ 内患者平均住院天数}{365×预计的床位占有率}$$

目前，多数认为 ICU 的床位数设置应>6 张，<15 张较为经济，一般设置 8~12 张为宜，因为<6 张会造成人力、物质资源的浪费，>15 张会增加管理难度，影响医护质量。

（2）使用率：在国外 ICU 床位的使用率在 65%~75%，一般不>80%。这样既能使监护资源得到充分利用，又能保证监护室设备有充分的维护和保养时间，并能在病员高峰时仍保持一定的收治能力。若>80%的平均使用率，就意味着可供接纳急症病例的备用床位过少，不符合监护室的功能要求。国内目前存在着监护室床位使用率偏高的现象，需要加以注意。

2. 病房设置　ICU 应分为多张床位的大房间和单人房间两种。

（1）面积：大房间每张床位占用面积至少 $15m^2$，单人房间床位占用面积至少 $20m^2$。

（2）病床要求：应以前、中、后可摇起、高度可调的床为宜；床头离墙 0.5 米。

（3）空气净化：目前国外多安装新风装置，该装置可以将温度、湿度调节好，并将经过过滤的空气以合理的气压分布和气体流向送进病房，每小时更换空气 10~15 次。

要求：室内空气细菌总数≤200cfu/m²；恒温：温度通常在 22~24℃；恒湿：相对湿度一般在 55%~65%为宜。

（4）床旁治疗带：为 ICU 内的重要功能区，在治疗带上需要有能够充分满足患者治疗需要的电源配置，要有 10~15 个不同制式的电源插座及足够的配电负荷，并且备有专用的保险系统，一旦发生线路短路不影响其他电源工作，其中一个电源插座要专为床旁 X 线机设置。ICU 的中心供氧源、负压吸引及空气压缩系统的管道接口颜色及口径应有区别，以免误接。

（5）洗手池：ICU 要设置洗手池，以便于床旁操作，并防止交叉感染，最好使用一次性消毒纸巾擦手或使用手烘干器。

（6）心肺复苏（CPCR）呼叫系统：ICU 内应有 CPCR 呼叫系统，当患者发生心跳或呼吸骤停时，可立即求援而不中断抢救工作。另外应备有折叠伸缩式照明灯，以便行静脉穿刺或气管切开术。

（7）附属用房：包括治疗室、仪器室、临床实验室、计算机室、库房、污物处理室、卫生间、配膳室、更衣室、医师办公室、医护值班室、教室、访视接待室等。附属用房对于 ICU 功能的协调和完善具有重要作用，在建设 ICU 时不应随意压缩。

二、ICU 仪器配置

1. 床旁监护系统
（1）最好配置计算机化的组合式可扩展型的监护系统。
（2）气体代谢分析系统。
（3）呼吸力学指标监测系统。
（4）酸碱度（pH）的测定系统。

2. 治疗仪器
（1）呼吸机数量宜为床位数+2。
（2）简易呼吸器（最好要求每张病床前备一个）。
（3）除颤仪、起搏器、主动脉内球囊反搏（IABP）。
（4）床旁血液净化装置。
（5）注射器式和容量式输液泵。
（6）纤维内镜。
（7）配备全套复苏用具的抢救车。
（8）各种氧疗器具、超声雾化吸入器、超净台等。

三、ICU 人员建制

综合 ICU 收治的病种多为跨专科患者，除要求医护人员具有多学科医疗护理基础知识外，还应掌握各种复杂监护仪器的使用、临床监测参数的纵横分析及熟练的抢救操作技术。ICU 的工作人员应由经过 ICU 培训的医师、护士和其他相关人员组成。

1. 医师　医师与床位之比一般为（1.5~2）：1。综合 ICU 医师应有内科、外科及麻醉科主任医师/副主任医师、主治医师、住院医师组成，设主任一名。主任医师/副主任医师和主治医师应相对固定，住院医师可以轮转，但轮转的周期不应短于半年。

2. 护士　护士与床位之比一般为（3~4）：1，国内最少应为 2.5：1，设护士长 1~2 名。

四、ICU 的主要任务和收治范围

1. 主要任务　是对因疾病、创伤、大手术后可能发生器官功能障碍的患者提供高质量、高技术的临床治疗和护理，为治疗原发病赢得时间和机会，从而降低并发症，降低死亡率。

2. 收治范围

（1）总的原则：收治急性或慢性危重症，经加强治疗后有无可能好转和痊愈者（它不是临终关怀病房）。

（2）具体病种：目前多采取病种结合病情并根据不同医院的条件制订收治标准。

（3）多器官功能不全或衰竭者。

（4）按病理生理功能紊乱程度分为 4 级。

Ⅰ级：无需经常观察病情，也不行有创监测的患者，此级不属于 ICU 监护对象。

Ⅱ级：目前生理功能不稳定，为防止意外需进行某些项目监测，此级患者可考虑收住 ICU。

Ⅲ级：生理功能虽稳定，但仍需进行有创性监测并需要加强护理者，此级为 ICU 收治对象。

Ⅳ级：生理功能显著紊乱，需经常监测和治疗者，此级为 ICU 的收治对象。

五、ICU 的重要技术手段

1. 监测技术

（1）临床症状体征监测。

（2）心电监测。

（3）血流动力学监测。

（4）呼吸力学监测。

（5）组织氧饱和度监测。

（6）肝、肾等其他脏器功能监测。

（7）凝血、抗凝、纤溶功能监测。

（8）床旁影像学监测。

（9）病原学监测。

（10）其他系列检验指标监测等。

2. 治疗技术

（1）心肺复苏（CPCR）。

（2）氧气疗法：鼻导管、简易开放面罩、文丘里面罩、非重复呼吸面罩。

（3）清除气道分泌物：胸部物理疗法、吸痰技术、气道湿化与雾化疗法。

（4）人工气道的建立与管理。

（5）机械通气技术。

（6）电除颤/起搏术。

（7）床旁血液净化疗法。

（8）纤维内镜技术。

（9）静脉药物和液体治疗技术。

（10）营养支持技术、特殊治疗饮食、经胃肠要素饮食、经静脉高营养疗法。

第二节　ICU 护理工作制度

一、护理人员管理制度

（一）护理人员准入制度

1. 护士准入条件（新上岗）

（1）具有护士执业资格。

（2）有 2 年以上的临床护理实践经验，熟练掌握专科疾病的护理常规。

（3）通过 3 个月以上的危重症护理在职培训。

（4）经考核合格方可从事 ICU 临床护理。

2. 护士独立工作准入资格

（1）实行一对一带教，直至其能独立完成危重症患者的护理工作。

（2）带教期间在带教老师指导下进行各项护理操作。

（3）带教期间，每月由护士长和临床教师对其进行 ICU 临床技能考核。

（4）带教期结束后，能熟练掌握 ICU 各种规章制度、规程、岗位职责，并通过严格的理论及技能考核合格后方可独立工作。

（二）新入科护士培训制度

1. 科室要制订详细的新毕业护士培训计划，新护士要尽快熟悉工作环境和各种规章制度，积极参加科内组织的各项活动。

2. 专人带教，新护士要留有学习笔记，制订个人工作学习计划。对新毕业护士工作，护士长、小组长应分层次把关。

3. 根据培训计划要求，分阶段对新护士进行考核，常规 3 个月、半年、1 年进行一次。尤其是前 3 个月，培训工作要细化，有布置、有落实、有检查、有总结，使新护士工作奠定良好的基础。

4. 护士长定期与新毕业护士谈话，了解需求，提出合理化建议，多采用激励机制，使新毕业护士不断进步。

（三）进修护士管理制度

1. 进修来院护士必须持有护士执业证书，必须经过医院教育管理处审批同意办理正常进修手续。

2. 进修学习的科室、项目、内容，必须以进修申请表填写内容为准，不得随意更改要求。

3. 进修期间应自觉遵守所在科室、部门规章制度和操作规程等，服从护理部和护士长安排，在带教老师指导下完成科室相应岗位的工作。

4. 为保证进修期间培训质量，护理部必须提供进修手册，进修者按进修计划，在护士长指导帮助下，完成进修项目，并认真填写进修手册，及时做好出科小结交护士长评定。

5. 进修时间一般不少于 3 个月，特殊情况可 6 个月，但不能经常请假、缺席，自行要求提前结束时，必须与进修单位协商，取得同意。为此不能如期完成进修计划应由本人承担，并不予进修鉴定。

6. 适时、适宜安排进修人员参加本院各项业务活动、教学查房及科室新技术、新业务观摩学习。

7. 进修科室应根据进修要求制订切实可行的进修计划，指导专人带教，定期进行小讲课、示教等辅导。

8. 护理部总带教负责人应经常深入科室，掌握进修护士学习情况，定期评估进修质量，确保学习实效。

（四）实习护生管理制度

1. 实习期间，严格遵守医院各项规章制度，服从医院的管理。

2. 服从带教老师安排，不私自换班，尊重老师，团结协作，及时完成老师交给的任务，树立良好的医德、医风，对患者有高度的同情心和责任心，全心全意为患者服务。

3. 严格遵守医院劳动纪律，上班不迟到、不早退，工作时间不串岗、不闲谈、不打私人电话，不阅读与专业无关的书籍，因病或因事不能上班者，必须按规定办理请假手续。病假者需经医师证明开具病假单，并将病假单交带教老师或护士长，护理部同意后方能离开。

4. 仪表端庄，服装、鞋帽、口罩整齐清洁，必须佩戴胸卡，如胸卡遗失应及时补上，上班时间不能佩戴耳环、戒指等饰品，不留长指甲，不涂指甲油，不浓妆艳抹。

5. 实习期间，贯彻理论联系实际的原则和实事求是的科学态度，严格遵守各项操作规程，培养认真踏实、虚心好学、一丝不苟的工作作风，加强基本功训练，熟练做好基础护理工作和各项专科护理。

6. 工作中忠诚老实，严肃认真，避免差错，杜绝事故，一旦发生护理缺陷、事故，应及时向科室护士长及带教老师汇报。

7. 爱护公物，厉行节约。

8. 认真填写各科实习手册，并在出科前及时将实习手册交给带教老师。

（五）护士紧急替代制度

1. 科内备好护理人员联络网，每名护士休息期间做好随时备班准备。

2. 科内护理人员因疾病等原因须休假时，应提前与护士长联系，以便进行班次调整。

3. 如遇重大抢救，护理人员需求超出科内人员安排范围，应立即上报护理部并请求人员支援。

4. 护理部及科内应有紧急人员替代预案。

二、护理人员工作制度

1. 坚守岗位，严格履行岗位职责，有严肃认真的工作态度。

2. 保持室内清洁整齐，做到物归原处。

3. 仪器及物品不能随便外借，如外借必须经护士长和科主任同意。

4. 按规定时间探视，不能会客、大声喧哗、闲谈、打私人电话，保持安静。

5. 严格执行查对制度，除抢救外不执行口头医嘱。

6. 工作有条不紊，分轻重缓急。

7. 严格执行保护性医疗制度。

8. 患者转入后要耐心解释各项检查的目的、治疗、监测的必要性。

9. 患者转出时要对其说明目的及注意事项，护送患者到相关科室。

三、交接班管理制度

1. 交接班基本要求

（1）每班必须按时交接班，在接班者未接清楚之前，交班者不得离开岗位。

（2）严格床旁交接班，交班中发现疑问，应立即查证。

（3）交班内容及要求，交班内容突出患者病情变化、诊疗护理措施执行情况、管路及皮肤状况等。

（4）以下五种情况不交接：①工作不完成不交接；②重症患者病情交代不清，护理不周不交接；③为下班准备工作不全不交接；④物品、器械数目不清不交接；⑤着装不整齐、工作环境不整洁不交接。

（5）特殊情况（如仪器故障等）需当面交接清楚。

（6）晨会中护士长可安排讲评、提问及讲课，布置当日工作重点及应注意改进的问题，一般不超过15分钟。

2. 病房内交接班制度

（1）护理班认真床头交接班，特殊需要观察的内容和需采取的护理措施要书面交接（写在特护单或交接本上）。

（2）护理组长进行书面交班。

（3）交班过程中如有疑问必须弄清楚后交班者方可离去，交接班时发现问题由交班者负责，接班后发现的问题由接班者负责。

（4）交班过程中要求做到"二轻"，即说话轻、操作轻。保持床单元清洁整齐，治疗车、床尾车清洁干净，保持病区安静，全部患者均交完班后，交班人员方可离开。

（5）治疗班清点并补足各种物品及液体，以备夜间急用，并交接班。

（6）外借药品，要在登记本上登记，白班要认真查对，所借药品、物品及时归还。

3. 与手术室手术患者的交接制度

（1）根据患者病情信息准备好床单位及相关仪器。

（2）根据病情需要，先接好呼吸机、监护仪（心电、血压、血氧饱和度），检查引流管并妥善固定，细致检查患者皮肤。

（3）向麻醉师及手术医师了解术中情况及患者术后护理注意事项（如体位、引流管、病情观察等）。

（4）同手术室护士交接内容包括患者用物交接（患者衣服、药品、血袋等）、病情交接、输注液体交接、各类管路（如动脉置管、中心静脉置管、留置针、各类引流管等）识别交接，详细规定患者的识别和交接措施。并请手术室护士填写交接本并签字。

（5）遇有义齿或其他贵重的私人物品，及时交给家属并签字为证。

（6）安置好患者，记录特护记录单，处理临时医嘱，并随时观察患者病情变化。

4. 接急症入院或病房内转入患者交接制度

（1）平稳搬运患者至病床上，立即接心电监护仪或呼吸机等，心跳、呼吸骤停者立即组织抢救。

（2）认真检查患者皮肤，向交班人员或家属询问病情，与急诊科或病房护士交接液体、物品等，并请交班人员在护理记录单上签名。

（3）安置好患者，贵重物品交给家属或陪护人员并在交班本上签字，填写特护记录单，处理临时医嘱，随时观察病情变化。

5. 转出患者交接制度

（1）医师下达转科医嘱后，通知相关科室转出患者的姓名、大约转出时间、是否备微量泵等，并通知家属等候。

（2）整理患者，查看交接登记本，携带好患者的物品及病历护送患者到病房，根据病情携带氧气枕或便携监护仪。

（3）将患者主要的病情变化和相关治疗、物品与病房护士交接清楚。

（4）将患者的私人物品交给其家属，向患者表示问候后离开。

（5）病历交到病房主管护士手中，清点好平车上物品返回ICU病房。

四、"三查八对一注意"管理制度

1. 查对基本原则

严格执行查对制度，三查八对一注意及五不执行。

（1）三查：操作前查、操作中查、操作后查。

（2）八对：对床号、姓名、药名、浓度、剂量、方法、时间、有效期。

（3）一注意：注意用药后的不良反应。

（4）五不执行：口头医嘱不执行（除抢救外）、用药时间剂量不准确不执行、医嘱不全不执行、医嘱不清楚不执行、自备药无医嘱不执行。

2. 护理查对制度

（1）所有ICU患者均佩戴"腕带"作为识别标志，并建立完善的识别和交接记录。"腕带"填入的识别信息必须经两人核对并亲视佩戴，若损坏更新时同样需要经两人核对。

（2）用药严格执行三查八对制度。查对药品质量，注意配伍禁忌，询问患者有无过敏史。如患者提出疑问应及时查清方可执行。

（3）医嘱需两人核对后方可执行，记录执行时间并签名。若有疑问必须问清后方可执行。

（4）认真查对医嘱，规范本科室医嘱查对时间及人员要求。

（5）抢救患者时，医师下达口头医嘱，执行者需复述一遍，由两人核对无误后方可执行，并暂保留用过的空安瓿，以便查对。

3. 医嘱查对制度

（1）开医嘱、处方或进行治疗时，应查对患者姓名、性别、床号、住院号。

（2）医嘱做到班班查对，建立医嘱查对登记本，每日查对登记，转抄医嘱者与查对者都必须签名。

（3）临时医嘱记录执行时间并签名，对有疑问的医嘱必须问清楚方可执行。

（4）抢救危重患者时，医师下达口头医嘱，执行者须复述一遍无误后才执行。保留用过的空安瓿，必须经过两人核对无误后方可弃去。

（5）整理医嘱单后，必须经第二人查对。

（6）护士长每周查对医嘱1~2次。

4. 输血查对制度

（1）医师下达医嘱后，认真核对姓名、床号、实验室报告单。

（2）采集血样前，两人再次核对姓名、床号、年龄、性别、病案号、血型。

（3）采集血样时，如同时采集两人或两人以上的血样，应分别分次采集。

（4）将血样及输血申请单同时送至血库并与对方逐项核对，并做好登记。

（5）去血库取血与发血者共同核对以下内容

1）交叉配血试验单：受血者姓名、科别、血型、血液成分、有无凝集反应、病案号。

2）检查血袋标签：血袋号、血型、血液有效期、储血号。

3）检查血袋有无破裂或渗漏、血袋内血液有无溶血或凝块，核对无误后双方在交叉配血试验单上签字。

（6）输血前由两人核对无误后再执行

1）受血者姓名、床号、血型、血液成分、有无凝集反应、病案号、血袋号、血型、血液有效期、储血号。

2）再次检查，血袋有无破裂渗漏，血液有无凝集或溶血。

3）输血前后用生理盐水冲洗，输两袋血之间应用生理盐水冲洗。

5. 服药、注射、处置查对制度

（1）服药、注射、处置前必须严格执行"三查八对"制度。

（2）备药前要检查药品质量。水剂、片剂注意有无变质，安瓿、针剂有无裂痕，液体瓶口有无松动，有效期和批号如不符合要求或标签不清者，不得使用。

（3）摆药后必须经第二人核对后方可执行。

（4）易致过敏药物给药前要询问有无过敏史，有过敏者应在床头做明显标记。使用毒麻、精神药物时，要反复核对，用后保留安瓿，以备检查。给多种药物时，要注意配伍禁忌。

（5）发药、注射时，患者如提出疑问，应及时查对，无误后方可执行。

（6）晨间输液需经两人以上查对，输液时再查对一遍后方可执行。输液执行单放在患者床尾，更换液体时要注明更换药物名称、时间、执行者，并签全名。

6. 饮食查对制度

（1）每日查对医嘱后，按饮食单核对患者床前饮食卡，核对床号、姓名及饮食种类。

（2）发饮食前查对饮食单与饮食种类是否相符。

（3）患者饮食前，在患者床前再查对一次。

7. 病历查对制度

（1）责任护士查对当班执行的所有医嘱，执行后在护理执行单上打"√"并签名，需下一班执行的医嘱应交班。

（2）对转科患者，责护负责查对医嘱单、体温单、特护记录单等，查对无误后方可转出。

（3）对出院、死亡患者，责护负责将病历排序，全面查对体温单、医嘱单、特护单，病历有缺项者及时通知相关医师。

（4）患者出院或转科前，责护将病历再查对一次，全部整理好后转出。

五、抢救管理制度

1. 抢救制度

（1）抢救的基本原则是，立即进行抢救，从维持患者生命的角度来考虑具体处理措施，估计病情可能要发生突然变化的，要先有所准备。

（2）抢救时做好组织工作，合理安排人力，做到忙而不乱。护理人员各司其职，密切配合，护理人员应维持气管插管、胃管、静脉输液管路通畅，防止脱出，密切监测生命体征，保证抢救药物的及时应用。

（3）由责任护士记录抢救有关资料，如患者心跳、呼吸停止时间，复苏过程，记录要详细，时间具体到分钟。

（4）一人机动，以便随时提供必要的人力、物力支持。

（5）安排好其他患者的监护，防止意外情况的发生。

（6）抢救车做到"五定"（定位置、定品种、定数量、定专人管理、定期检查补充），每班认真检查登记，使用后及时补充药品、物品，处于备用状态。

（7）抢救完毕护理记录单上要记录参加抢救人员，提醒医师及时补齐医嘱，与特护单核对无误后签名。

（8）抢救过程中在保证抢救过程不间断的情况下，主管医师要随时通知患者家属，遇重大抢救或重要人物抢救要及时向上级领导汇报。

2. 抢救物品管理制度

（1）抢救物品有固定的存放地点，定期清点并登记。

（2）抢救用品应保持随时备用状态，定期进行必要的维护检查并有记录。

（3）抢救用品使用后应及时清洁、清点、补充、检测、消毒，处理完毕后放回固定存放处。

（4）抢救用品出现问题及时送检维修，及时领取。

（5）在进行维护检查时、检查后或消毒时有明显的标识。

（6）严格规范管理毒、麻、剧毒药品，对高危药品应单独存放、标识明确，使用的剂量及途径要规范。

3. 抢救车管理制度

（1）由专职人员负责抢救车管理。

（2）每日清点药品及物品的数量、质量、性质，并做好记录。

（3）每月检查药品的质量、规格、批号及有效期。

（4）每日检查抢救车的急救设备的性能，保持性能良好，使之处于备用状态。

（5）抢救车保持清洁整齐，药品一目了然，放置合理，便于使用。

（6）药品及设备出现短缺或不合格时应及时维修更换，及时补足。

（7）抢救物品登记本与实物必须相对应，不应有缺项、多项。

（8）每日用 250mg/L 含氯消毒剂清洁抢救车内外，如有特殊患者或疫情发生浓度升为 500mg/L。

（9）抢救过程中如有质疑情况发生，应保留用药后的空瓶以便提供抢救的客观依据。

（10）护士长定期抽查抢救车内的物品准备情况，发生问题及时解决。

（11）抢救药品及用物因抢救患者消耗后，应及时清点补充，处于备用状态。

（12）不得挪用抢救车上的药品及器材。

六、患者告知管理制度

1. 告知制度

（1）主管医师及护士应将自己的姓名主动告知患者。

（2）特殊诊断方法、治疗措施，均应告知患者及家属。未经患者和（或）家属的理解和同意，医务人员不得私自进行相关特殊诊治。

（3）有关诊断、治疗措施可能出现的问题，如副作用、可能发生的意外、并发症及预后等，应向患者及家属做出通俗易懂的解释。

（4）从医疗角度不宜相告或当时尚未明确诊断的，应向其家属解释。

2. 应用保护性约束告知制度

（1）根据病情对患者实施保护性约束，如有创通气，各类插管、引流管，有精神、神志障碍，治疗不配合等情况者要实施保护性约束。

（2）通知家属，说明保护性约束的目的和必要性，取得家属的理解和配合。

（3）对清醒患者需实施保护性约束时，应向患者讲清保护性约束的必要性，取得患者的配合。

（4）对昏迷或精神障碍患者，先向家属讲清必要性，取得家属的理解和配合后实施强制性约束，以保证患者的医疗安全。

（5）注意做好约束处皮肤的护理，防止不必要的损伤。

（6）对昏迷或精神障碍患者，若家属不同意保护性约束则需要签字注明，由此发生的意外后果家属自负。

3. 压疮评估报告制度

（1）借助评分量表对 ICU 内危重患者进行评估，评分≤16 分时有发生压疮的高度危险，护士长填写压疮高危上报表在 24 小时内上报护理部，并采取积极的预防措施。压疮危险因素评分表每周评价 1 次，评估患者的皮肤转归情况，根据患者最新的压疮危险因素评分修改压疮预防措施，再次进一步落实。

（2）发现皮肤压疮，无论是院内发生还是院外带来，均要及时登记，24 小时内报护理部，报表填写要详细，措施要有针对性。

（3）密切观察患者病情变化，准确记录皮肤相关情况，并及时与患者家属沟通。

（4）当患者转科时，要对皮肤情况详细进行交接，并将科室评估表带至所转科室。

（5）患者出院或死亡时，评估表随病历送病案室，出院患者有压疮者要与家属交接皮肤，交代注意事项并请家属在护理记录单上签字。

七、陪护、探视管理制度

1. 陪护管理制度

（1）ICU 的患者均要求留一名家属在等候室等候，无关人员不允许在等候室停留，家属有事要离开时应与护士长或监护护士联系并留下联系电话。

（2）等候室床位安排与病房内床位一对一入住。

（3）家属在等候室期间，应服从医院管理，爱护公共设施，每床留一人陪护，以便患者临时有事时医护人员能随时与家属联系。

（4）等候室内不允许使用酒精炉、电饭锅等，家属应自觉遵守并相互监督。

（5）家属在等候室期间，应保管好个人贵重物品，以免丢失。

2. 探视管理制度

（1）为保证危重患者的安全，防止院内感染的发生，ICU 患者未经医师或护士长批准，禁止陪护，除规定时间外，谢绝探视。

（2）探视时间每周二、四、六下午 14：00 至 14：30，其他时间一律谢绝探视。

（3）住院患者每次允许两位家属或亲友探视，入室要洗手、换鞋或穿鞋套、穿隔离衣，其余探视者在室外等候替换。

（4）探视期间不能触摸患者的伤口、各种管道及仪器。

（5）未经允许不能给患者送任何食物。

（6）保持病房清洁及安静，室内禁止吸烟。

（7）在室内不能使用手机，以免干扰仪器正常运行。

（8）危重患者在抢救期间，家属或亲友未经医师允许不得探视患者，以免影响抢救。

八、仪器管理制度

1. 所有仪器应分类妥善放置，专人管理，正确使用。

2. 保证各种仪器能正常使用，定期检查、清点、保养，发现问题及时修理。

3. 保持各种仪器设备清洁，备用设备必须处于消毒后状态，有备用标识。

4. 仪器设备原则上不得随意外借，遇有特殊情况由医疗行政部门协调调配。

5. 科内应定期对员工进行仪器应用培训，包括消毒操作与流程、常见故障排除方法等，做到熟练掌握。

6. 医院设备科对 ICU 抢救主要仪器应及时维修、定期检测并有相关记录。

九、请示、汇报管理制度

1. 值班护士应将患者病情变化随时报告值班医师，对有疑问的医嘱，应请示值班医师后再执行。

2. 值班医师应严密观察患者病情变化，如果出现患者病情变化大、有可能出现严重后果或出现某种异常情况难以辨别且关系重大、危重患者经积极治疗后无转机，应及时请示上级医师或科主任。上级医师应全面了解病情，做出正确判断，明确指示内容。

3. 关系重大的问题，应将处理后的结果或反应汇报给上级医师或科主任。

第三节 ICU 护理人员岗位职责

一、护士长岗位职责

1. 在护理部、科护士长的领导及科主任的指导下，负责本科护理质量与安全管理和持续改进，负责本病房的护理行政管理和业务工作。

2. 根据护理部的工作计划，制订本病房具体护理计划，认真组织实施，按要求做好总结。做好护理人员的政治思想工作，关心她们的工作、学习和生活，加强工作责任心，改善服务态度，不断提高护理质量。

3. 护士长每周排班一次，排班时注意护士职称、年资及能力搭配。特别注意各班护士力量搭配，可按需排班，原则上减少交接班环节。

4. 负责制订本科的学习计划和人才培养目标，每月组织一次业务讲座和护理查房。每季度组织一次理论考试和技术操作考核。

5. 负责检查护理质量。督促护理人员认真执行各项护理常规，严格执行各项规章制度和技术操作规程，密切观察病情，做好抢救准备，亲自参加危重患者的抢救及复杂的技术操作，做好传、帮、带工作。

6. 主持晨会交班及床头交接班，根据患者病情需要，合理调配护士工作。

7. 认真实施护理计划，督促检查护理计划的落实，做好心理护理，及时修改护理记录。

8. 不断地进行知识更新，指导护士将新技术、新业务应用于临床，提高护士的业务水平及临床护理水平。护士长定时随同科主任查房，参加会诊及大手术或新手术的术前讨论及疑难病例、死亡病例讨论。

9. 定期检查仪器、急救物品、贵重药品，保证仪器性能良好、药品齐全并记录。

10. 定期检查各项表格记录，保证其完整性与准确性。

11. 定期检查各种消毒与灭菌物品并记录。

12. 负责护士继续教育的管理，制订各级护理人员培训计划，负责组织护理查房、护理会诊。负责科室临床教学工作的管理和实施。组织本科护理科研工作，积极参加学术交流。

13. 积极听取医师及患者的意见，不断改进病房管理工作。

14. ICU 护士长资质基本要求与能力

（1）由主管护师以上人员任护士长。

（2）经过 ICU 专业培训，并在 ICU 临床工作 5 年以上，具有较丰富的 ICU 专业护理知识，有一定的管理和教学能力，并经过护士长岗位培训。

（3）每天 24 小时、每周 7 天能够随时在病房从事 ICU 临床护理及管理工作，或是授权一名具有同样资格的主管护师承担上述工作。

（4）具有与各临床与医技科室间协调的能力，能参与检查、评价 ICU 护理质量管理的情况。

（5）对设置床位较多、工作量较大的 ICU 护理单元（如心脏大血管外科术后 ICU 等）可设科护士长进行管理，根据工作性质及数量分设日班与夜班护士长制，或是设副护士长及护理组长，以确保医疗质量与患者安全。

15. 负责本病区护理人员的正常工作安排和特殊情况下人员的调整。要充分发动群众，克服困难完成任务。

16. 经常深入病房了解患者的思想情况，定期召开工休座谈会，虚心听取患者和家属的意见，以便改进工作。

17. 负责审核领取本病房的药品、仪器、设备、医疗器械、被服和病区一切用品。并指定专人保管、保养和定期检查，遇有损坏或意外应查明原因，并提出处理意见。

18. 建立护士长留言本和护士留言本，以便于与护士沟通。

19. 督促检查卫生员做好病区的清洁卫生和消毒工作，并督促配餐员做好配餐工作。

二、副护士长岗位职责

1. 在护理部、科主任、护士长的领导下，参与本病室行政管理和护理工作。

2. 参加并指导各种危重患者的护理，督促护理人员严格执行各项规章制度和技术操作规程，有计划地检查医嘱执行情况，加强医护合作，严防差错事故。

3. 协助护士长进行护理质量控制。

4. 每天查对医嘱处理情况、护理人员执行情况。床边指导年轻护士护理工作。

5. 定期查对抢救车药品有效情况、毒麻药品应用情况，定期维护各种仪器设备。

6. 协助护理组长制订危重患者的护理重点。

7. 经常检查各项护理表格的记录情况，保证其完整性与准确性。经常检查各种消毒物品的消毒情况及医疗废物处理情况。

8. 协助护士长进行年轻护士培训工作。

三、护理组长岗位职责

1. 在护士长的领导下，带领本小组护理成员做好护理工作。

2. 与护士长共同进行护理质量控制检查，制订护理重点。

3. 对本组护理工作中存在问题及时发现、纠正，并向护士长汇报。

4. 每日根据患者病情及当班护士情况合理安排护士分工，确保护理质量。

5. 按时参加护理晨会及护士例会，并将有关事项传达到本组每位护士。

6. 根据工作量情况酌情安排本组护士临时休班。

7. 对新入科的护士及进修护士负责培训、指导并评估学习情况。

8. 安排本组学生带教人员并督促检查教学工作。

9. 组织协调本班内的抢救工作，并组织总结讨论。

四、院内感染监控护士岗位职责

1. 参与制订科室医院感染管理规章制度，负责本科室的消毒隔离，督促检查工作。

2. 负责本科室对医院感染管理条例的贯彻执行。

3. 协助医师填报医院感染病例和送检标本，整理每月及每季度的医院感染报表。

4. 负责本科室每月或每季度的细菌学监测工作，发现问题及时协助护士长查找原因并进行处理。

5. 负责本科室有关医院感染知识的宣传培训工作。

五、ICU 带教老师岗位职责

1. 协助护士长做好病房管理工作，重点负责科室临床护理教学工作的管理和实施。护士长不在时，能主动承担科室病房管理工作。

2. 负责制订和实施本科室内各类学生的实习计划、教学流程，并定期与科护士长或护理部主任联系。

3. 组织并参与具体的教学活动，如操作示范、小讲课、教学查房、学生的床边教学、病历讨论、出科理论操作考试、总结评价等。

4. 针对不同的学生，安排有带教资格的护士带教，检查教学计划落实情况，及时给予评价和反馈，不断总结教学经验，提高教学水平。

5. 关心学生的心理及专业发展，帮助他们尽快适应 ICU 环境，及时发现实习中的问题并给予反馈。

6. 负责病房带教护士的培训，与护士长一起定期对带教护士进行考核。

六、主任（副主任）护师岗位职责

1. 在护理部主任及科护士长领导下，指导本科护理技术、科研、教学工作。

2. 检查指导本科急、重、疑难患者的护理计划实施、护理会诊及抢救危重患者的护理。

3. 了解国内外护理学的发展动态，并根据本院具体条件努力引进先进技术，提高护理质量，发展护理学科。

4. 主持全院或本科护理大查房，指导下级护理人员的查房，不断提高护理业务水平。

5. 对院内护理差错、事故提出技术鉴定意见。

6. 组织主管护师、护师及进修护师的业务学习，拟定教学计划和内容，编写教材并负责讲课。

7. 带教护理学生实习，担任部分课程的教授并指导主管护师完成此项工作。

8. 负责组织全院或本科室护理学术讲座和护理病例讨论。

9. 制订本科室护理科研计划，并组织实施，通过科研实践，写出有较高水平的科研论文，不断总结护理工作经验。

10. 参与审定、评价护理论文和科研成果以及新业务、新技术成果。

11. 协助护理部做好主管护师、护师的晋升业务考核工作，承担对下级护理人员的培养。

七、主管护师岗位职责

1. 在科护士长、护士长领导下和本科主任护师指导下进行工作。

2. 负责督促检查本科各病房护理工作质量，发现问题及时解决，把好护理质量关。

3. 解决本科护理业务上的疑难问题，指导重危、疑难患者护理计划的制订及实施。

4. 负责指导本科各病房的护理查房和护理会诊，对护理业务给予具体指导。

5. 对本科各病房发生的护理差错、事故进行分析、鉴定，并提出防范措施。

6. 组织本科护师、护士进行业务培训，拟订培训计划，编写教材，负责讲课。

7. 组织护理专业学生的临床实习，负责讲课和评定成绩。

8. 制订本科护理科研和技术革新计划，并组织实施。指导全科护师、护士开展科研工作。

9. 协助本科护士长做好行政管理和队伍建设工作。

八、护师岗位职责

1. 在 ICU 护士长领导下和本科主管护师指导下进行工作。

2. 参加病房的护理临床实践，指导护士正确执行医嘱及各项护理技术操作规程，发现问题及时解决。

3. 参与病房危重、疑难患者的护理工作及难度较大的护理技术操作。带领护士完成新业务、新技术的临床实践。

4. 协助护士长拟订病房护理工作计划，参与病房管理工作。

5. 参加本科主任护师、主管护师组织的护理查房、会诊和病例讨论。主持本病房的护理查房。

6. 协助护士长负责本病房进修护士的业务培训，制订学习计划，组织编写教材并讲课，对护士进行技术考核。

7. 参加护理教研室部分临床教学，带教护生临床实习。

8. 协助护士长制订本病房的科研、技术革新计划，提出科研课题，并组织实施。

9. 对病房出现的护理差错、事故进行分析，提出防范措施。

九、护士岗位职责

1. 在 ICU 护士长和本科护师的指导下进行护理工作。

2. 自觉遵守医院和科室的各项规章制度，严格执行各项护理制度和技术操作规程，准确及时地完成各项治疗、护理措施，严防护理差错和事故的发生。

3. 具备良好的职业道德和护士素质，贯彻"以患者为本"的服务理念，做好患者的基础护理和专科护理。

4. 护理工作中有预见性，积极采取各种措施，减少护理并发症的发生。

5. 参加主管患者的 ICU 医师查房，及时了解患者的治疗护理重点。

6. 掌握常规监测手段，熟练使用各种仪器设备，密切观察病情变化并及时通知医师采取相应措施，护理记录详实、准确。

7. 抢救技术熟练，能够配合医师完成各项抢救。

8. 严格执行消毒隔离制度，预防医院感染的发生及扩散。

9. 做好病房仪器、设备、药品、医用材料的保管工作。

10. 及时了解患者的需求，经常征求患者的意见，不断改进护理工作。

11. 参与本科室护理教学和科研工作。

12. ICU 护士资质基本要求与技能

（1）符合 ICU 护士准入条件的注册护士。

（2）符合 ICU 护士技能条件的注册护士。

十、辅助班岗位职责

1. 清点病房物品并签名。

2. 与夜班护士进行严格床头交接班。

3. 晨间护理，污染的床单应立即更换。

4. 完成所分管患者的各项护理常规及治疗，观察药物疗效，总结出入量，做好记录。

5. 密切观察及监测所分管患者的病情变化，并做好记录，发现异常及时通知分管医师。随时做好抢救准备工作。

6. 按时翻身、拍背、吸痰，做好患者呼吸道及皮肤护理，按时完成周期排队，并记录到危重患者护理单上。

7. 负责护送转科患者，做好转科、出院患者床单位及各种仪器、管道的消毒处理。

8. 做好待入院患者的床位、物品、心电监护及呼吸机的准备工作。

9. 保持所分管患者床单元清洁整齐，患者卧位舒适。定时更换引流管道及收集袋。

10. 督促助理护士保持患者的皮肤清洁。

11. 认真完成周期排队，做好呼吸机的维护与保养。

十一、治疗辅助班岗位职责

1. 消毒无菌物品，检查无菌物品及固定药品的有效期。

2. 核对前一天的血气分析，并检查收费。

3. 清点库存物品交接本，执行周期排队。

4. 检查抢救仪器的性能及抢救车内药品，保持备用状态。

（1）简易呼吸器：清点、消毒、面罩充气、试正常。污染者浸泡清洗干净。

（2）心电图机、电除颤仪：检查功能、充电并记录。检查所有仪器设备有无故障并签字。有故障的仪器登记故障原因并通知维修部门和护士长。

（3）抢救车：检查喉镜的性能，固定麻醉盘、气管插管、换能器、应急灯等。

5. 抢救车内备小儿简易呼吸器及面罩一套并清点。

6. 监测应用人工气道患者的气囊压力并记录。

7. 负责临时医嘱血气分析、痰培养、血培养、尿培养采集并检查收费。

8. 呼吸机消毒、管路安装、试机、包裹膜肺并签字。

9. 检查助理护士工作情况（体温单、口腔护理、会阴护理、皮肤情况）并签字。

10. 重点物品预订及接收物资。

11. 对新患者进行入院须知宣教，与患者家属沟通，签订知情同意书。

十二、责护岗位职责

1. 迎接新患者，作入院介绍，收集患者资料，评估患者病情，本班次内完成电子录入首次护理记录，打印签字。

2. 根据患者病情及处理能力，实施分级护理，完成基础护理服务，做好疾病相关知识宣教、康复指导及心理护理。

3. 及时巡视病房，严密观察患者病情变化，了解治疗效果，如发现异常立即通知医师，遵医嘱做好相应处置并记录。认真做好交接班。

4. 执行医嘱并查对、签字，执行医嘱中出现特殊情况，立即上报护士长。

5. 依据工作需要参加科主任、主治医师的查房，了解医嘱及特殊治疗的意图，并观察治疗效果。

6. 协助医师进行各项诊疗工作，负责采集各种检验标本。

7. 负责转科、出院医嘱的落实，做好转科小结、出院指导及终末处理。

8. 负责所承担的病室管理，所有护理用具的消毒隔离制度的落实。

9. 指导护理员、陪检员的工作。

10. 严格执行各项规章制度和护理技术操作规程，保证患者安全。

十三、夜班岗位职责

1. 提前 15 分钟清点毒麻药品、抢救药品及物品并签名。

2. 与当班责任护士进行严格床头交接班。

3. 按时完成所分管患者的各项护理常规及治疗。

4. 查对白班医嘱并签名，及时准确处理并执行本班的医嘱。

5. 观察患者病情及睡眠情况，为患者翻身、拍背、吸痰，做好呼吸道及皮肤护理。配合医师做好危重患者抢救工作。认真书写护理记录单。

6. 按医嘱分类留取标本，记录各种引流量，总结 24 小时出入量，并记录在体温单上。

7. 更换各种引流袋并标记时间。

8. 整理床单元、治疗室、治疗车卫生。

9. 晨间交班时，组长书面交班。

十四、ICU 助理护士岗位职责

1. 白班助理护士职责（8am~4pm）

（1）上午

1）更换所有氧气管道及氧气瓶。

2）更换吸痰水、气道湿化液，整理治疗盘，更换鼻饲空针。

3）更换胃管及污染的胶布。

4）更换冲洗测定中心静脉压、有创血压等所用的肝素盐水，给予患者膀胱冲洗、肢体功能锻炼。

5）协助患者翻身，处理大小便。

6）处理转科、出院患者床单元及更换床单。

（2）中午：送检验标本及取药，协助患者进午餐。协助翻身，处理患者卫生。

（3）下午

1）消毒呼吸机注水口及更换湿化水。

2）膀胱冲洗，肢体功能锻炼。

3）清点污染的治疗碗、弯盘，交给总管。

4）处理转科、出院患者床单元及更换床单。

5）协助患者翻身，处理大小便。

2. 中班助理护士职责（4pm～10pm）

（1）协助患者进晚餐。

（2）卫生处置（为患者刮胡子、剪指甲）。

（3）温水擦浴并在特护单上记录。

（4）画体温单，贴检验报告单。

（5）口腔护理或口腔冲洗。

（6）清点污染的治疗碗、弯盘，交给下一班。

（7）送检验标本及取药。

3. 夜班助理护士职责（10pm～8am）

（1）画体温。

（2）协助患者翻身，处理大小便。

（3）口腔护理或口腔冲洗，会阴擦洗。

（4）清点污染的治疗碗、弯盘，交给总管。

（5）温水擦浴并在特护单上记录。

（6）画体温、送检验标本及取药。

（7）协助患者进早餐。

十五、护理员岗位职责

1. 打热水（上班后、下班前共 2 次）。

2. 倾倒、清洗吸痰瓶（上班后、下班前共 2 次）。

3. 倾倒垃圾，应用含氯（250mg/L）消毒液擦拭生活区、工作区一天 2 次。

4. 擦拭消毒床单元、仪器（含氯消毒液 250mg/L），做到一人一桌一抹布。

5. 每天更换吸痰连接管处头皮针，更换锐器盒。

6. 接收并清点患者饮食及物品。

7. 应用含氯（250mg/L）消毒液浸泡消毒拖鞋 30 分钟，冲洗晾干备用（上班后、下班前共 2 次）。

8. 清点污染被服，接收清洁被服。

9. 对转出患者进行终末消毒［用含氯（250mg/L）消毒液］，整理仪器导线。

10. 清理用过的空针、输液器、空输液瓶等垃圾（上班后、下班前共 2 次）。

第四节　ICU 病室环境管理

一、病室治疗环境的管理

病室环境对增进医疗效果，帮助患者适应患者角色具有不可忽视的作用，其管理的重点有以下一些方面。

1. **整洁病室**　整洁主要指病室的空间环境及各类陈设的规格统一，布局整齐；各种设备和用物设置合理，清洁卫生。达到避免污垢积存，防止细菌扩散，给患者以清新、舒适、美感的目的。保持环境整洁的措施：①物有定位，用后归位，养成随时随地注意清理环境，保持整洁的习惯；②病室内墙壁定期除尘，地面及所有物品用湿式清扫法；③及时清除治疗护理后的废弃物及患者的排泄物；④非患者必需的生活用品及非医疗护理必需用物不得带入病室。

2. **安静**　清静的环境能减轻患者的烦躁不安，使之身心闲适地充分休息和睡眠，同时也是患者（尤其是重症患者）康复、医护人员能够专注有序地投入工作的重要保证。①根据国际噪声标准规定，白天病区的噪声不超过 38 分贝；②控制噪声医护人员应做到：走路轻、说话轻、操作轻、关门轻；③易发出响声的椅脚应钉橡胶垫，推车的轮轴、门窗交合链应定期滴注润滑油；④积极开展保持环境安静的教育和管理。

3. **舒适的环境**　主要指患者能置身于恬静、温湿适宜、空气清新、阳光充足、用物清洁、生活方便的环境中，才有安宁、惬意，心情舒畅感。

（1）温度、湿度：病室温度过高神经系统易受抑制，影响人体散热；室温过低，使机体肌肉紧张、冷气袭人导致患者在接受诊疗护理时受凉。病室适宜的温度一般冬季为 18～22℃，夏季 19～24℃，相对湿度以 50%～

60%为宜。湿度过高，有利于细菌繁殖，且机体散热慢，患者感到湿闷不适；湿度过低，则空气干燥，人体水分蒸发快，热能散发易致呼吸道黏膜干燥，口干咽痛影响气管切开者或呼吸道感染者康复。因此，应根据季节和条件因地制宜地采用开窗通风、地面洒水、空气调节器等措施，调节室内温湿度，使患者感到心境愉悦，泰然处之。

（2）通风：病室空气流通可以调节室内温湿度，增加空气中的含氧量，降低二氧化碳浓度和微生物的密度，使患者感到舒适宜人，避免产生烦闷、倦怠、头晕、食欲不振等症状，有利于病体康复。合理的做法是：根据气候变化情况定时开窗通风，冬季一般每次通风30分钟左右；病室应为无烟区；及时清除污物及不良气味。

（3）阳光病室：阳光充足，不仅能保护患者的视力，增加活力；且可利用阳光中的紫外线，发挥其杀菌作用，净化室内空气；适当的"阳光浴"还可以增进患者的体质，尤其是冬季的阳光，使患者感觉温暖舒适，激发情趣。但必须注意：阳光不宜直射眼睛，以免引起目眩；中午宜用窗帘遮挡阳光，不至于影响患者午休；室内的人工光源，既要保证夜间的工作、生活照明，又不可影响患者睡眠。

4. 美观 病区美化包括环境美和生活美两方面的内容。

（1）环境美：温冷色，能给人以沉静、富有生气的感受。神志清醒者可在其目光所及处摆放喜欢的卡通、玩具宠物或至亲者的照片等，以激发患者对生活的热爱及信心，调动起一切有利因素，增强机体免疫力，战胜疾病。

（2）生活美：主要指患者休养生活涉及的各个侧面如护理用具、餐具等生活用品美观适用；护士的心灵、语言、行为美；患者及医护人员的服饰美；医疗护理技术操作、艺术设计美等。所有这些都按审美规律来做，就能激励患者热爱生活，调适护患心理距离，满足患者的精神需要。

二、病室人际环境的管理

医院是社会的组成部分，病室医护人员与患者以及他们的亲属之间，医师与护士之间，由于工作的需要，构成了一个特殊的社会人际环境，在这个特定的人际环境中，护士所施行的护理管理工作，无不与人际交往发生密切联系。因此，做好科室人际环境的管理工作，对于贯彻医院的管理制度，维持病区的正常秩序，改善医患关系，促进各项工作的有效运行，具有积极的示范、协调和推动作用。病室人际关系的重点是医护关系和护患关系。

1. 处理好医护关系　医疗、护理工作是医院工作中两个相对独立的系统，服务对象虽都是患者，但工作侧重点不同。因此，协调的医护关系是取得优良医护质量的重要因素之一。理想的医护关系模式应是：交流-协作-互补型。即：①有关患者的信息应及时互相交流；②医护双方对工作采取配合、支持、协作态势，尤其在患者病情突变或需急救时，能应急处理日常工作，注意满足彼此的角色期待；③切实按医护双方道德关系即尊重、信任、协作、谅解、制约、监督的原则处事。

2. 处理好护患关系　良好的护患关系取决于护理工作者的正确医学观和道德观。护士必须做到：①把患者视为社会的、不同心理与感情的人，而患者的心理状态又直接影响患者的治疗护理效果。因此应尊重、理解患者，视护患双方的地位平等，重视患者的诉求，关心、满足患者对护理的需求。切实履行告知义务，适时、适度的解答患者的疑虑；②充分发挥患者的主观能动性，一切治疗护理活动均应取得患者及其家属的理解；③以疏导、示范的方式帮助患者适应病区环境，积极配合治疗，遵守有关管理规定和制度。

3. 尊重和维护患者的权利　患者享有的权利：①平等治疗权；②知情同意权；③获得诊疗信息的权利；④要求保密的权利；⑤因病免除一定社会责任和义务的权利。同时，患者有积极配合医疗、护理及遵守住院规则的义务。护士应成为患者权利的忠实维护者，还要通过积极宣传和指导，使之承担患者应尽的义务。

4. 加强探视制度的管理　患者亲友对患者的探视或陪伴，是对患者感情支持所必需的。但应遵守有关制度，ICU 患者病情危重，抵抗力低下，原则上取消陪伴，如因病情需要与家属商谈，必须保证很快取得联系，患者家属可留下电话、地址或在病室外等候。为满足患者对亲情的需求，每天可安排 10~20 分钟探视时间。

第五节　ICU 病房护理管理

一、ICU 的护理管理原则

1. 病室有较完善的管理制度及规程，各项治疗、监测和护理措施应遵循及时、连续的原则。

2. 护士不能离开患者，这是密切观察患者病情变化最基本的保证。

3. 所有患者均为特级护理，护理记录须有护士签名，护理工作要责任到人。

4. 急救设备和措施应常备。抢救用物要有专人负责，每天检查，有备无患。急救物品及设备放置的位置要固定，使用后要物归原处。

5. 各监测参数必须定时观察、记录、储存、分析、综合和判断，以便对患者的病情变化做出迅速的反应和处理。

6. 报警信号就是呼救。

7. 医师、护士要责任明确，更要密切配合。

8. 全科护理人员均有方便快捷的通讯联系方式以应对紧急情况。

9. 严格执行医嘱制度、治疗用药核对制度、抢救工作制度，采取有效措施防止护理差错、事故的发生。

10. 严格执行无菌操作原则和消毒隔离制度，以减少污染和降低感染率。

二、ICU 护理管理制度

1. ICU 护理人员在科主任领导下，由护士长负责管理，主管病房医师给予协助。

2. ICU 护理人员严格遵守各项规章制度及执行各项医疗护理操作常规。

3. ICU 护士对患者实行 24 小时连续动态监测并详细记录生命体征及病情变化。急救护理措施应准确及时。

4. 各种医疗护理文件书写规范，记录完整、整洁。

5. 危重症患者护理措施到位，杜绝差错、隐患，确保患者安全。

6. 做好病房的消毒隔离及清洁卫生工作，防止院内交叉感染。

7. ICU 仪器、设备应指定专人负责管理、定期保养，使之处于完好备用状态。

8. ICU 物品定位、定量、定人保管，未经护士长允许不得外借或移出 ICU。

9. ICU 护理人员衣着统一规范，严格控制非本室人员的出入。

10. 及时向家属提供确切病情，并给予他们支持和安慰，创造条件鼓励他们亲近患者。

第六节　ICU 护理质量标准管理

一、病区管理质量

1. 护士管理

（1）排班按要求，坚守岗位。

（2）护士仪表、行为符合要求，护士态度热情，礼貌待人。

（3）进入 ICU 的人员要更衣、换鞋、戴帽、戴口罩、洗手，护士外出穿护士鞋、着装整齐。

（4）护士不打私人电话聊天。

（5）紧急状态下遵守科室护士调配预案。

（6）严格执行护士条例，无执照护士不能单独上岗。

2. 环境管理

（1）各工作室（办公室、治疗室）物品放置有序，保持整洁，有标识，治疗室清洁区、污染区划分合理。

（2）病区信号灯齐全、功能良好。

（3）推车、轮椅清洁、功能良好，定点放置。

（4）有医院统一的各种护理标记（护理级别、饮食、药物过敏等）。

（5）病区安静，护理人员做到四轻：说话轻、走路轻、操作轻、开关门轻。

（6）健康教育资料册（有探视和陪护制度、患者作息制度、办理出入院流程、分级护理内容、专科健康教育资料）。

（7）窗帘、隔帘悬挂整齐、清洁。

3. 物品管理

（1）各类仪器妥善保管，及时维修，保持完好状态。

（2）药品（内服药、注射药、外用药、麻醉药等）分类定点放置，药物标签字迹清晰、醒目。

（3）药物定期清点，做到药品无浑浊、无变质、无过期、有效期标识明显、药柜整洁，高危药品有醒目标识。

（4）剧毒麻药及一类精神药专人、专柜加锁管理，有使用记录，每班清点，账物相符，签全名。

4. 安全管理

完善护理安全、应急预案制度、工作流程，切实执行安全控制措施，有效堵漏差错，保证工作安全。

（1）严格执行各项规章制度、技术操作规程及护理常规。

（2）做好交接班，危重患者的转科交接符合要求。

（3）结合岗位做好三查八对。

（4）认真执行医嘱查对制度并记录，每班各查对一次，护士长每周总查对一次。

（5）输血由医护人员两人核对并签名及记录时间，输血一次一人一份，输血患者有记录。

（6）输液有输液卡，项目填写齐全，瓶签有患者床号、姓名，并有配液及执行护士的签名及时间，输液滴速符合要求。

（7）药物过敏试验阳性者有标识。药物试验阳性标识应填写在医嘱单、护理记录单、床头卡、病历夹封面等。

（8）有专用药物过敏试验盒，盒内有肾上腺素 1 支、注射器 1 支、砂轮 1 个。

（9）根据患者需要放置安全防护用具（床挡、约束带等）。

（10）危重患者转运及外出检查有医务人员护送，备相应急救用物。

（11）根据专科病房环境特点设立警示标识。

（12）护士知晓"患者安全管理应急预案与处理程序"并有运用能力（如失火、停电、坠床、误吸、猝死等）。

（13）科室制订有患者安全管理应急预案与处理程序。

（14）有差错及时汇报，不隐瞒，有讨论、原因分析、定性和处理改进措施。每月有差错情况记录。

（15）质控工作有组织、有计划、有检查、有评价及改进措施并有记录，每月对各项护理工作质量监控不少于 2 次。

二、基础护理质量

实施"ICU 基础护理质量标准化规范"，明确护理工作目标和责任。

1. 床单位整洁、干燥。

2. 衣裤整洁。

3. 指（趾）甲剪平、清洁、无污垢。

4. 头发清洁，胡须短。

5. 皮肤、口腔清洁、无异味。

6. 及时协助患者进食、服药。

7. 患者体位舒适，病情允许给予半卧位，符合病情需要和治疗护理要求。

8. 意识障碍的患者有安全护理措施，无护理并发症如烫伤、坠床、压疮（经论证、备案者除外）。

9. 做好压疮预防护理，护理措施妥当。

10. 对不能自行翻身的患者定时翻身，有翻身记录。

11. 为患者及家属提供护理咨询并进行健康教育。

三、分级护理质量

依据"危重患者护理质量标准"进行临床护理工作。重点以安全管理为目标。

1. 基本要求　一览表、床头牌标记齐全、清楚、正确，护理级别与病情、诊断、医嘱相符，24 小时有专人护理。

2. 病情观察

（1）护士掌握危重患者八知道：①姓名；②诊断；③主要病情（症状和体征、目前主要阳性检查结果、睡眠、排泄等）；④心理状况；⑤治疗（手术名称、主要用药的名称、目的、注意事项）；⑥饮食；⑦护理措施（护理要点、观察要点、康复要点）；⑧潜在危险及预防措施。

（2）床头交接班内容包括病情、治疗、护理、皮肤情况等。

（3）护理记录客观、及时、准确、完整。体现出严密观察生命体征及病情变化，发现问题及时处理。

3. 专科护理

（1）输液通畅，用药及时准确，滴速与病情需要或医嘱要求相符。

（2）患者能按时服用药物。

（3）各种治疗（如吸氧、雾化、鼻饲等）及护理准确及时。

（4）根据病情备齐急救药品、器材。

（5）各种治疗工作到位。

（6）熟悉现用仪器（如心电监护仪、呼吸器、输液泵等）的操作规程、识别故障并能及时处理。

（7）特殊导管有标识，记录留置开始时间及更换敷料时间。

（8）管道护理做到正确使用、妥善固定、管道通畅清洁、按要求更换。

（9）护士掌握管道护理的相关知识。

（10）掌握专科护理观察指标，如有异常时及时采取相应护理措施。

四、消毒隔离质量

按照医院统一消毒隔离制度实施 ICU 消毒隔离工作，每日检查消毒隔离工作的规范性、有效性。

1. 无菌操作

（1）无菌操作前洗手、戴口罩，无菌操作符合要求。

（2）掌握正确的洗手方法，护士指甲应短。

（3）做完每一项治疗或护理后及时洗手或手消毒。

（4）注射做到一人一针一消毒，静脉穿刺做到一人一针一管一巾一用。

（5）抽出的药液、开启的静脉输入用无菌液体须注明时间，有效时间≤2 小时，启封抽吸的溶剂有效时间≤24 小时。

（6）治疗车上层为清洁区，下层为污染区，清洁物品和污染物品分开放置，治疗车进病房应备快速手消毒剂。

（7）各种治疗、注射均带治疗盘，严格执行无菌技术操作规程。

2. 无菌物品管理

（1）无菌、非无菌物品严格区分，各类物品放置整齐规范，标识清晰。

（2）无菌物品专柜放置（离地面 20cm，距墙 5cm），柜内清洁，无积灰尘，标记明显。

（3）无菌物品在有效期内使用，按灭菌日期或有效期依次放入专柜，无过期物品，无菌包清洁、干燥、无破损，包外有物品名称、灭菌日期、有效日期（或失效期）、化学指示带（封在开口处）及签名或工号。

（4）碘酒、酒精密闭保存，每周更换 2 次，容器每周灭菌 2 次。

（5）无菌敷料罐每天更换并灭菌。

（6）储槽关闭严密，置于无菌储槽中的灭菌物品（棉球、纱布等）开启后注明日期、时间，有效期≤24 小时。

（7）一次性无菌物品集中定点、分类，按有效期排列放置，无过期，包装完好。

（8）无菌持物钳（镊）、筒配套合适、加盖，消毒液液面位于镊子的 1/2~2/3 之间，每周清洁消毒并更换消毒液 2 次，采用干镊筒有启用时间，有效时间≤4 小时。

3. 消毒隔离

（1）治疗室、换药室清洁区、污染区标识清楚。

（2）污染被单、污染物入袋放置，不落地。

（3）护士执行标准隔离，接触患者或操作时防护措施符合要求。

（4）床单位终末消毒符合要求，患者出院后用消毒液擦拭病床、床头柜、椅子。

（5）特殊感染（炭疽、破伤风、气性坏疽）的物品应注明并密闭运送相关部门处理。

（6）吸氧管每人一套，连续使用的湿化瓶、雾化器、湿化液每天更换并消毒，用毕终末消毒。

（7）面罩、螺纹管每次使用后及时送供应室处理，连续使用的螺纹管每周清洁、消毒一次。

（8）治疗室、换药室整洁、无积灰，物品放置有序、整洁，污染物分开放置，诊疗床整洁。

（9）各种消毒液配制正确、标识清晰，物品浸泡时间符合要求。

（10）医疗废物按《医疗废物管理办法》等国家相关要求分类收集、管理。

五、急救物品质量

定人负责急救物品管理，每班清点、检查急救物品的备用状态并严格交班，定时或不定时对 ICU 护理人员进行急救物品使用方法的考核。

1. 总要求

（1）物品做到五固定（定数量品种、定点放置、定人保管、定期消毒灭菌、定期检查维修），二及时（及时检查维修、及时领取补充），抢救器材（除颤仪、呼吸机、简易人工呼吸器、麻醉咽喉镜）每天检查安全性能一次，呼吸机有性能标识，保持性能良好，抢救药品标签清楚，无破损、变质、过期失效现象，保持急救物品完好率 100%。

（2）物品放置整齐、清洁。

（3）总管护士每班交接抢救物品并有记录，护士长每月检查一次并有签名。

2. 供氧装置物品齐全 处于完好状态。有中心供氧使用说明书。

3. 简易呼吸器完好 处于备用状态，用后清洗、晾干、消毒备用。

4. 吸引装置

（1）备用物品齐全，处于完好状态。

（2）吸痰器吸引器表面清洁无积灰，有中心吸引使用说明书。

（3）吸引瓶每班及时倾倒瓶内液体或视需要随时更换接液袋、管。

5. 抢救车内抢救药品及器材根据专科特点备用　抢救车有物品清点卡，卡物相符，班班交接。

六、护理文书书写质量

严格按照护理文书书写要求进行书写，护士长定期检查护理文书书写情况。

1. 护理记录单

（1）外观整洁、无破损。

（2）字迹清楚可辨、无涂改。

（3）使用医学术语。

（4）按《护理文书书写内容及要求》用蓝色笔书写。

（5）眉栏及尾栏填写完整。

（6）记录内容客观、真实、及时、准确、完整。

（7）记录中有错字时，在错字上画"＝"，在其上方或后面写正确的字，然后签名。不得在原字上改，不得刀刮、胶粘和用涂改液。

（8）书写错误时按规范要求修改方法修改，每页不超过 3 处。

2. 体温单

（1）入院日期、住院日数、手术（分娩）日数按要求填写、书写正确。

（2）按要求填写 40℃ 以上及 35℃ 以下的项目，表格内各项连线、各种表示方法书写正确，线条清晰。

（3）高热采取降温措施后有体温变化的标识。

（4）按要求记录血压、大便、小便、出入量、体重等项目，无错漏。

（5）药物过敏栏内填写符合要求。

3. 医嘱单

（1）及时执行临时医嘱，由有执业资格的护士签名、签时间，准确到分钟。

（2）医嘱有皮试者，填写过敏试验的结果正确，勿漏填写。

第七节　ICU 护理安全管理

一、严格执行"三查八对"

由于 ICU 护理工作繁重，护士为了节省时间且自认为对患者很熟悉，未认真核对床号、姓名、药名、诊断等，导致口服药、静脉取血、静脉给药差错。为杜绝这类安全隐患，应严格执行"三查八对"制度。采集标本、用药、输血等操作前使用床号和姓名进行患者识别，标本条码需反复核对后方可粘贴，输血完毕后血袋放置冰箱保存 24 小时后方可丢弃。

患者身份识别制度如下。

1. 医务人员在进行各种诊疗操作时，必须严格执行三查八对制度，至少同时使用两种患者身份识别的方法，如姓名、性别、住院号等，不得单独使用患者床位号或病房号核对患者。

2. 实施有创（包括介入）诊疗活动前，实施者要亲自告知患者或家属，严格执行查对制度，以确保对正确的患者实施正确的操作。

3. ICU、新生儿科/室的患者，手术患者，意识不清、无自主能力的患者，不同语种语言交流障碍的患者入院即使用"腕带"，作为实施抢救、输血、输液等各项诊疗、护理活动时辨识患者的有效手段。腕带内容包括患者科别、床号、姓名、性别、年龄、住院号、血型。新生儿腕带内容包括床号、母亲姓名、新生儿性别等。腕带由病房护士双人填写并亲视患者佩戴。

4. 手术前一天，各病区分管护士根据医嘱查对手术患者床号、姓名、性别、年龄、住院号、血型、手术名称、手术部位无误后，进行术前准备。手术当天，手术室工作人员在病房接患者时核对病历及腕带的内容，并与患者或家属核对，无误后方能接走。进入手术室与巡回护士再次核对，无误后方能进入手术间。手术开始前，由麻醉师、手术医师、巡回护士再次核对，术后手术室仍应持手术患者接送卡及病历与病区做好病情、药品及物品的交接，无误后填写手术患者交接记录本离开。

二、建立健全交接班制度

ICU 危重患者的交接至关重要，交接班不仔细，不严格执行床边交接班制度，遗忘医嘱，遗忘危重患者的特殊处理，将会造成严重后果。ICU 除常规的交接班内容外，应特别加强对患者的交接，ICU 患者都应该在床边交接，对患者身上的每根管路都必须交接清楚，检查管路通畅与否、固定正确与否，同时还应注意输液部位反应及皮肤受压情况。真正做到：床旁看清楚，书面写清楚，口头说清楚，耳要听清楚，脑要记清楚。建立健全急诊、病房、手术室与 ICU 之间的交接规范，内容包括患者用物情况交接（患者服、药品、血袋等）、病情交接、输注液体交接、各类管路（如动脉置管、中心静脉置管、留置针、各类引流管、血液透析置管等）识别交接、患者皮肤情况交接，详细规定患者的识别和交接措施。所有 ICU 患者均佩戴腕带作为识别标志，并建立完善的识别和交接记录。

三、保证用药安全

ICU 患者均为危重患者，使用的药物种类多，且存在潜在的药物不良反应，要确保危重患者用药正确、安全，用药前要认真了解用药注意事项（如配制方法、输注速度要求、配伍禁忌等），防止发生不良反应，确保药物安全注射。

四、正确执行医嘱及履行报告制度

1. **正确执行医嘱** ICU 收治的均为病危、病重患者，临时医嘱多，而且患者随时面临抢救，任何情况下必须确保医嘱的正确执行。护士在抢救危重患者时，医师的口头医嘱，医护双方必须大声复述，确认无误后方可执行，抢救完毕 6 小时内记录抢救时执行口头医嘱的药物及各项紧急处置的内容和时间，保留抢救用品，事后由医护双方进行确认、核查。为了建立与完善在特殊情况下，医护人员之间的有效沟通，做到正确执行医嘱。现将相关规定说明如下。

（1）严格执行《护理工作管理规范》中核心制度的医嘱查对制度。

（2）强调非紧急情况下护士不能执行口头医嘱。

（3）因抢救危重患者需下达口头医嘱时，执行护士应大声复述一次，双方确认无误后才可执行。在抢救结束后应督促医师立即如实补记医嘱。

（4）抢救车内应设抢救用药登记本，记录抢救时执行的口头医嘱的药物名称、剂量、用法及各项紧急处置的内容和时间，保留抢救用品，事后由双方确认核查。

（5）在执行双重检查要求（特别是超常规用药）医嘱时，医护双方需复述一遍，双方确认无误后方可执行，并做好记录。

（6）各科室建立口头和电话通知的"危急值"报告记录本。

（7）接收者必须在"危急值"报告记录本上规范、完整地记录检查结果和报告者姓名与电话，双方复述确认无误后，方可提供给医师使用。

（8）病区设立医嘱问题本，对有疑问的医嘱先记录，经核实弄清楚后再执行，不得自行停、改医嘱，切忌代替他人签名。

（9）留取标本时准确了解其采集时间、容器、量及方法等方可执行；防止漏送标本，每班下班前应检查标本柜中的标本是否送出。

（10）由患者或家属提出的疑问，应及时查对清楚后方可执行。

2. 履行报告制度 ICU 护士在观察病情、发现病情变化时,应立即报告值班医师,做出相应处理,并在护理记录内容内详细做好记录。科内发生的特殊事情要向科主任及护士长汇报,如有纠纷苗头,应立即采取措施制止,杜绝医疗纠纷、差错的发生。

五、建立临床实验室"危急值"报告制度

ICU 患者的各项检验指标是了解抢救治疗成功与否的重要指标,必须确保危重患者各类"危急值"准确迅速地报告,及时采取相应的处理措施。

1. 临床辅助检查"危急值"报告制度 为加强对临床辅助检查"危急值"的管理,保证将"危急值"及时报告临床医师,以便临床医师采取及时有效的治疗措施,保证患者的医疗安全,杜绝患者意外发生,特制订本制度。

(1)"危急值"是指辅助检查结果与正常预期偏离较大,当这种检查结果出现时,表明患者可能正处于生命危险的边缘状态,此时如果临床医师能及时得到检查结果信息,迅速给予患者有效的干预措施或治疗,可能挽救患者生命,否则患者就有可能出现严重后果,甚至危及生命,失去最佳抢救机会。

(2)各医技科室在确认检查结果出现"危急值"后,应立即报告患者所在临床科室,不得瞒报、漏报或延迟报告,并详细做好相关记录。

(3)临床科室接到"危急值"报告后,应立即采取相应措施,抢救患者生命,保障医疗安全。

2. 具体操作流程

(1)当检查结果出现"危急值"时,检查者首先要确认仪器和检查过程是否正常,在确认仪器及检查过程各环节无异常的情况下,立即复查,复查结果与第一次结果吻合无误后,检查者立即电话通知患者所在临床科室,并在《检查危急值结果登记本》上详细记录,记录检查日期、患者姓名、病案号、科室床号、检查项目、检查结果、复查结果、临床联系人、联系电话、联系时间、报告人、备注等项目,并将检查结果发出。

(2)临床科室医务人员接到"危急值"报告后,必须在《危急值报告接收登记本》上详细记录接收"危急值"报告日期、时间、患者姓名、床号、住院号、项目、结果、报告人、接收人、处理措施等项目,并立即通知主管医师或值班医师/科主任,临床医师需立即对患者采取相应诊治措施,并于6小时内在病程记录中记录接收到的"危急值"检查报告结果和

采取的诊治措施。

（3）临床医师和护士在接到"危急值"报告后，如果认为该结果与患者的临床病情不相符或标本的采集有问题，应重新留取标本送检进行复查。如复查结果与上次一致或误差在许可范围内，检查科室应重新向临床科室报告"危急值"，并在报告单上注明"已复查"。报告与接收均遵循"谁报告（接收），谁记录"的原则。

（4）"危急值"报告重点对象是急诊科、手术室、各类重症监护病房等部门的急危重症患者。

（5）"危急值"报告科室包括检验科、核医学科、中心实验室、输血科、病理科、放射科、超声医学科、药剂科等医技科室。

3. 建立使用"危急值"登记本　在接获口头或电话通知的患者"危急值"或其他重要的检验（包括医技科室其他检查）结果时，接获者必须规范、完整地将检验结果和报告者的姓名与电话记录到"危急值"登记本上，进行复述确认后方可提供给医师。

六、严格执行手卫生管理制度

每位 ICU 工作人员就业上岗前均应接受医院感染知识及专业知识的培训与考核，熟悉医院感染的诊断、预防原则、报告程序等。在医院感染管理委员会的直接领导及组织下，成立一支 ICU 预防院内感染监控小组。监控小组成员由 ICU 主任、护士长、总住院医师以及病室监控护士组成，负责对 ICU 患者及环境进行全面系统监测，协助感染科进行每月一次的空气、工作人员手、无菌用物、物体表面及使用中的消毒剂的监测，对存在问题进行讨论，寻找原因，有针对性地制订有效的防治及整改措施。治疗室及病区内设流动水洗手设施，并配备干手设备，有正确洗手的标识，工作人员操作前后均需洗手，每床配备速干手消毒剂，医疗垃圾和生活垃圾严格分开。

七、防范与减少患者跌倒事件发生

ICU 病床均配备床栏，由于 ICU 不允许家属陪伴，患者情绪不稳定、躁动不合作而导致意外拔管、脱管的现象时有发生。为了预防非计划性拔管、脱管，护士要向清醒患者讲明导管的重要性和必要性，取得患者的配合，酌情使用胸带和肢体约束带。对意识不清、躁动不安的患者，及时报告医师，合理使用镇静药。每班检查气管插管的位置、深度、导管粗细、固定方法是否合适，并做好交接班记录。留置胃管患者及时检查胃管固定是否牢靠，记录胃管的深度及日期，胸腔引流管置于患者上臂下，避免被患者抓到，动静脉置管时避免选择关节活动处，操作时谨慎，以防将穿刺针拉出，严禁陪护工或实习生单独给危重患者翻身，翻身时由一人固定各类导管，防止导管脱出，翻身后认真检查各类管路是否妥善固定。

八、防范与减少患者压疮发生

ICU 的患者有长期卧床、意识不清、循环障碍、营养不良、大小便失禁、限制活动的被动体位以及应用作用于血管的药物等特点，很容易发生压疮。

防止危重患者压疮的发生是 ICU 基础护理工作的重点。建立有效的压疮防范管理制度，存在压疮隐患的患者填写压疮评分表，评分<16 分时则容易发生压疮及时向护士长汇报，护士长组织全科人员进行护理会诊，制订相应的预防措施。患者大小便及时处理，保持肛周局部皮肤清洁干燥，肛周涂烧伤湿润膏保护。对于水肿部位的皮肤更应加强护理，抬高四肢，注意足跟、骶尾部、肩胛部等骨突处保护，在容易受压部位垫气垫以减小压力。每班严格交接皮肤情况，并写好皮肤情况的交接记录，如有异常及时汇报护士长，做出相应的处理。压疮危险因素评分表每周评价 1 次，评估者的皮肤受损转归情况，根据患者最新的压疮危险因素评分修改压疮预防措施，再次进一步落实。

九、鼓励主动报告医疗安全（不良）事件

ICU 建立不良事件登记本，实行无惩罚式主动汇报不良事件制度，成立 ICU 护理质量控制小组，随时督察 ICU 护理工作质量。定期开展护理安全讨论和质量分析会，针对已经发生的差错事故及不良事件，认真组织讨论，提出合理的改进意见，制订整改措施，及时制止，尽早排除，把差错事故的发生率降到最低限度，提高 ICU 护理质量。

医疗不良事件报告制度对于发现不良因素、防范医疗事故、促进医学发展和保护患者利益是非常有利的，也是《医疗事故处理条例》及其配套政策对各级医疗机构及卫生行政部门的要求。因此，医疗不良事件报告制度的建立和完善是医疗质量持续改进工作的基础和今后的必然趋势。根据在卫生部医政司指导下，由中国医院协会提出的患者安全目标的具体要求，结合卫生部医疗工作相关文件精神，特制订本报告制度。

1. 目的

（1）通过报告不良事件，可有效避免缺陷。

（2）医疗不良事件的全面报告有利于医疗管理部门对医院内医疗纠纷、事故和隐患有宏观的认识，便于分析原因及处理的合理性，从而制订行之有效的控制措施。

2. 原则　建立不良事件报告制度应坚持行业性、自愿性、保密性、非处罚性和公开性的原则。

（1）行业性：是仅限于医院内与患者安全有关的部门，如临床医技、护理、服务、后勤保障等相关部门。

（2）自愿性：医院各科室、部门和个人有自愿参与（或退出）的权利，提供信息报告是报告人（部门）的自愿行为，保证信息的可靠性。

（3）保密性：该制度对报告人以及报告中涉及的其他人和部门的信息完全保密。报告人可通过网络、信件等多种形式具名或匿名报告，医务处等专人专职受理部门和管理人员将严格保密。

（4）非处罚性：本制度不具有处罚权，报告内容不作为对报告人或他人违章处罚的依据，也不作为对所涉及人员和部门处罚的依据，不涉及人员的晋升、评比、奖罚。

（5）公开性：医疗安全信息在院内医疗相关部门公开和公示。通过申请向自愿参加的科室开放，分享医疗安全信息及其分析结果，用于医院和科室的质量持续改进。公开的内容仅限于事例的本身信息，不需经认定和鉴定，不涉及报告人和被报告人的个人信息。

3. 性质

（1）是对国家强制性"重大医疗过失行为和医疗事故报告系统"的补充性质的医疗安全信息。

（2）是独立的、保密的、自愿的、非处罚性的医疗不良事件信息报告系统。

（3）是收集强制性的医疗事故报告等信息系统收集不到的有关医疗安全的信息及内容。

（4）是对《医师定期考核办法》的奖惩补充。

4. 处理程序　当发生不良事件后，报告人可采取多种形式，如填写书面《医疗不良事件报告表》、发送电子邮件或打电话报告给相关职能部门，报告事件发生的具体时间、地点、过程、采取的措施等内容，一般不良事件要求24~48小时内报告，重大事件、情况紧急者应在处理的同时口头上报相关上级部门，职能部门接到报告后立即调查分析事件发生的原因、影响因素及管理等各个环节并制订改进措施。针对科室报告的不良事件，相关职能部门组织相关人员分析、制订对策，及时消除不良事件造成的影响，尽量将医疗纠纷消灭在萌芽状态。

5. **奖励机制** 每年由医疗质量管理委员会对不良事件报告中的突出个人和集体提出奖励建议并报请院办公会通过。

（1）定期对收集到的不良事件报告进行分析，公示有关的好建议和金点子，给予表扬。

（2）对提供不良事件报告较多的科室给予奖励。

（3）对个人报告者在保密的前提下给予奖励，并给予不具名的公开表彰，在评优晋升时给予优先。

（4）定期对及时整改和持续改进的科室和个人给予奖励。

十、重症监护安全质量目标

1. 预防中心静脉导管引发的导管相关性血液感染

（1）医院建立专业的静脉输液小组，严格遵守无菌操作规范。

（2）接触、置管、更换中心静脉导管前、后，均要洗手或给手消毒。

（3）插管或更换导管的覆盖物时，均要戴手套。

（4）用消毒液对插管部位进行皮肤消毒，消毒后穿刺前要留足够长的时间使皮肤上的细菌被杀灭。

（5）一般选用透明的、半渗透性的聚氨酯贴膜保护穿刺点。如果覆盖膜变湿、松动，要及时更换。出汗较多的患者、穿刺点有出血或者渗出等情况，应该首选无菌纱布敷料。

（6）中心静脉导管通常不需常规更换，一旦发生血管内导管相关感染，应及时拔除导管。

2. 提高患者管道安全

（1）向患者及家属解释留置各种管道的目的、作用和保护方法，取得其理解和配合。

（2）各种管道固定必须严格按照护理规范并结合患者实际情况选择固定方式，保证管道的放置处于安全位置。

（3）各种管道必须有清晰的标识，注明管道的名称。

（4）躁动患者要做好有效约束，防止患者无意识地拔除管道。特别躁动的患者应报告医师，做好相应的处理。

（5）护士定时巡视各种管道的接头连接是否紧密，保持管道通畅，固定合理、安全，并且每班要有记录。

3. 提高危重症患者院内转运的安全性

（1）评估危重症患者情况和转运的风险性，采取安全有效的转运方式和措施，使患者安全顺利转运到目的地。得分<30分，提示转运风险高，需要主管医师对患者再次评估并提出处理意见。

（2）转运前告知患者家属转运的目的、方法、可能出现的不适与并发症，取得理解与配合。

（3）确定转入科室是否做好接收准备。

（4）转运人员须受过相关训练，能在转运途中进行病情观察和及时救治。

（5）确定转运携带的仪器及药品，如呼吸机、监护仪、呼吸囊、吸痰机、氧气袋、急救药箱，确保其功能完好，运转正常。

（6）危重患者转运途中护士要通过看、摸、问、听进行有效的病情观察。

（7）危重患者得到安全转运。

4. 提高ICU护士机械通气抬高患者床头≥30°的依从性

（1）制订抬高患者床头≥30°的操作指引，对护士进行培训，理解其重要性。

（2）制作床头抬高角度的标识，为护士抬高患者床头的角度提供准确依据。

（3）排除标准：①急性头部创伤；②脑梗死；③可疑或急性脊椎损伤；④诊断不稳定的骨盆损伤；⑤血流动力学不稳定；⑥患者需俯卧体位。

5. 提高危重患者约束安全

（1）向家属解释约束的原因、必要性、方法及约束产生的不良后果，签订《约束患者知情同意书》。

（2）评估患者年龄、意识、活动能力、心理状态以及需要约束部位皮肤和四肢循环状况，选择合适的约束用具及约束方法。

（3）使用约束带时，使患者肢体处于功能位，约束带下垫衬垫，松紧以能伸进一手指为宜。

（4）患者被约束期间应至少2小时解除约束带一次，时间为15~30分钟。每隔15~30分钟巡视患者一次，检查约束带的松紧，观察局部皮肤的颜色和血液循环情况。

6. 提高人工气道患者吸痰的安全性

（1）根据患者出现咳嗽、听诊有湿啰音、气道压力升高、动脉血氧分压及血氧饱和度下降等指征吸痰，减少不必要的操作。

（2）吸痰后听诊双肺呼吸音，判断是否吸痰有效。若仍有痰液，隔3~5 分钟待血氧饱和度回升后再次吸痰。

（3）不应常规在气道内滴入湿化液，可使用人工鼻、加热湿化器进行湿化。

（4）建议使用密闭式吸痰管，尤其适用于氧储备差，开放式吸痰可能导致低氧血症的患者；使用高呼吸末正压机械通气的患者；呼吸道传染性疾病患者。

7. 严格执行手卫生

（1）具备足够的非接触性洗手设施和手部消毒装置，单间每床 1 套，开放式病床至少每 2 床 1 套。

（2）贯彻并落实护士手部卫生管理制度和手部卫生实施规范。

（3）落实接触患者前后洗手。

8. 确保血管活性药物使用的安全

（1）使用血管活性药物时注射器或输液袋要有醒目标识。

（2）高浓度的血管活性药物禁止从外周静脉输注。

（3）定时观察穿刺部位皮肤情况，及时发现药液外渗。

（4）密切观察患者心率、血压的变化。

9. 执行危重症监护单使用制度

（1）ICU 应该使用监护表格进行护理记录。

（2）护理记录要采用实时、焦点、动态记录的模式，不能再写小综述。

（3）护理文书书写要准确、客观，突出专科特点，反映患者的病情变化及观察要点。

十一、伤口、造口、失禁护理安全质量目标

1. 防范与减少危重症患者压疮发生

（1）危重症患者转入 ICU 时要进行压疮的风险评估，至少每隔 7 天重新评估一次，有病情变化及时评估。

（2）对患者采用定时翻身、使用充气床垫、骨突处使用啫喱垫减压等方法预防压疮的发生。

（3）及时申请压疮护理会诊，由经过专业培训的护士负责。

2. 降低伤口感染的发生率

（1）在进行更换敷料过程中严格遵循无菌操作规范，确保临床操作的

安全性。

（2）进行有创操作时，环境消毒应当遵循医院感染控制的基本要求。

（3）使用合格的消毒用品及伤口敷料。

（4）根据伤口评估情况，正确应用伤口敷料。

（5）根据伤口渗液情况，掌握伤口敷料更换的频率。

3. 提高清创的效果与安全性

（1）全面评估患者全身及局部情况选用正确清创方法，掌握清创时机。

（2）注意保护肌腱、血管、神经等重要组织。

（3）掌握清创的适应证。

（4）清创过程如出血应及时给予处理，必要时请医师协诊。

4. 预防医源性皮肤损伤的发生

（1）掌握胶带的粘贴与移除技巧。

（2）正确使用热水袋。

（3）加强输液患者的管理，预防渗漏。出现局部组织损伤或坏死应及时请造口治疗师或伤口小组成员会诊处理。并做好上报。

（4）安全使用电极，电极潮湿后及时更换。

（5）正确使用各种消毒溶液，预防高浓度溶液的化学性皮肤损伤。

（6）正确使用便盆，避免因使用不当造成患者皮肤损伤。

（7）备皮过程中注意保护皮肤，以免手术野皮肤的损伤。

5. 提高伤口敷料应用的准确性与安全性

（1）熟悉伤口湿性愈合的原理。

（2）正确进行伤口评估。

（3）掌握敷料的特性，根据伤口情况选用合适的敷料。

（4）感染伤口不能使用密闭性敷料，如透明敷料、水胶体片状敷料等。

6. 避免或减少大小便失禁患者皮肤损伤

（1）保持皮肤清洁，使用温和的清洗液清洁皮肤，保护皮肤表面的弱酸性环境以保持皮肤的保护功能。

（2）根据患者大便或小便失禁和皮肤的具体情况选用恰当的皮肤保护方法。

1）对于持续大便失禁患者，可使用造口袋贴于肛周收集大便，或者使用肛管接床边尿袋等方法收集粪便。

2）肛周皮肤喷上或涂上 1~2 层伤口保护膜或粘贴透明敷料，防止或减少大小便失禁对周围皮肤的浸渍。

3）当局部皮肤已发生皮炎或溃疡时，使用水胶体敷料。

4）非保留尿管的失禁患者，可使用吸湿性用品如纸尿裤、尿片等，男性尿失禁者使用尿套来收集尿液，但避免使用不透气的尿片。

（3）避免因反复擦拭引起机械性皮肤损伤。

十二、静脉治疗护理安全质量目标

1. 严格执行查对制度，防止输液差错

（1）建立及落实输液不良事件报告制度和上报程序，护士能自觉执行这些制度和程序，及时报告输液不良反应事件。

（2）严格执行双人核对制度，核对患者时至少采用两种识别患者身份的方法。

（3）每季度持续质量改进，发生输液不良事件时及时进行分析。

2. 提高 PICC 置管安全性

（1）管理层面建立与落实经外周静脉置入的中心静脉导管（peripherally inserted central venous catheters，PICC）置管技术准入、告知、不良事件的上报以及 PICC 会诊制度，制订 PICC 置管及维护的操作流程及考核标准。

（2）培训方面：护理部对 PICC 专科护理技术有规范培训计划，专责护士定期接受相关培训。

（3）创新技术：条件许可的尽量使用 B 超引导下 PICC 穿刺技术。

（4）开设 PICC 导管专科门诊，提供专项技术。

（5）建立 PICC 质控小组，每季度召开会议一次，持续质量改进。

（6）根据《临床护理文书规范》，使用 PICC 专科护理单。

3. 安全使用高危药物

（1）有健全的高危药物使用制度，有配制细胞毒性药物的安全防护指南，并对护士进行相关培训。

（2）细胞毒性药物在静脉配制中心集中配制，无配制中心应使用垂直层流生物安全柜配制。

（3）高危性药物，如高浓度电解质、细胞毒性药物等，应单独存放、标识醒目。

（4）患者使用强刺激性高危药物时，床边应挂"防外渗安全警示"标识，护士能安全使用这些药物，有防药物外渗的预防措施及出现药物外渗时的应急预案，出现药物外渗时使用药物外渗专科护理记录单。

（5）强刺激性高危药物建议使用中心静脉导管输入。如患者拒绝则应告知患者相关风险并签署拒绝使用中心静脉导管知情同意书。

（6）药物残渣和沾染药物有关装置的处理，应按照职业安全和健康管理纲要中有关有害废弃物处理的条款执行。

4．防范与减少临床输血风险

（1）建立及落实输血不良事件报告制度和上报程序，护士能自觉执行这些制度和程序，及时报告输血不良反应事件。

（2）严格落实输血双人核对制度，减少或避免输血错误的发生。

（3）在实施输血治疗前应取得患者同意并签署知情同意书。

（4）全血和（或）成分血应从血库或专门存放血液的低温冰箱中取出后30分钟内输入，并在规定时间内输完。

（5）除生理盐水外，任何药物及液体不能加入全血和（或）成分血中。

（6）按照《临床护理文书规范》，使用输血安全护理单。

5．减少输液微粒的产生

（1）药物配置时，配置环境符合要求，最好使用超净台或静脉配置中心完成配药工作。

（2）采用密闭式输液时，禁止开放式输液，所有的输液管必须配有终端过滤器。

（3）规范输液配伍管理，同时添加几种药物时要先确认药物间有无配伍禁忌。

（4）改进安瓿的切割与消毒，采用易折型安瓿，或控制安瓿锯痕长为1/4周，开启安瓿前对折断的部位进行消毒。

（5）加药时避免使用过粗针头及多次穿刺瓶塞，采用一次性注射器加药，并严格执行一人一具，注射器不得重复使用。

（6）建议使用无针给药系统。

6．提高输液速度的准确性

（1）根据患者病情、年龄、治疗要求及药液性质等进行合理调节。

（2）静脉输液速度一般以手动流速控制装置调节，若患者年龄、身体状况和治疗对输液速度要求较高，应当用电子输液设备（包括调节器、输注泵和输液泵）。选择电子输液设备时，应考虑设备的安全性能并定期检测设备性能。

（3）加强输液巡视及做好床边交接班，及时发现异常输液速度，确保输液安全。

7. 医院应定期进行导管感染率的监控

（1）严格执行无菌技术，监督标准预防措施的执行以及使用合格的消毒产品。

（2）进行中心静脉导管置管时应实施最大限度的无菌屏障。

（3）实施操作前、后，严格执行手卫生。

（4）进行静脉穿刺及导管维护时，按要求进行皮肤消毒并正确使用敷料。

（5）肝素帽/注射接口消毒必须用力摩擦，完全待干后方可连接注射。肝素帽/注射接口至少每7天更换一次，必要时随时更换。

（6）输注配伍禁忌药液或血液、全肠外营养液（TPN）、甘露醇等特殊药液时，应间隔给药并正压脉冲冲洗导管。

（7）建立导管维护指南，正确使用导管维护专用记录单。

（8）每日进行导管评估，发现问题及时报告和处理，持续质量改进。

8. 正确选择穿刺部位及血管通道器材

（1）在医疗机构的制度、程序与实践指南中，应明确规定穿刺部位的选择原则。由于有发生血栓和血栓性静脉炎的风险，下肢静脉不应作为成年人选择穿刺血管的常规部位。

（2）主动评估患者，根据患者病情、治疗方案、药物性状正确选择血管通道器材，强刺激性药物、肠外营养、pH 低于 5 或高于 9 以及渗透压大于 600mOsm/L 的液体或细胞毒性药物建议使用中心静脉导管输注。

（3）接受了乳腺手术和腋下淋巴结清扫的术后患者，有可能存在瘘管或其他的禁忌证。留置器材前要向医师咨询并根据医嘱执行。

（4）不得在置有血管通道器材的一侧肢体上端使用血压袖带和止血带，但可以在导管所处位置的远心端使用。

9. 防范与减少护士针刺伤的发生

（1）建立及落实预防针刺伤的安全指引、应急预案及上报制度与程序，护士知晓并能自觉执行这些制度和程序，及时报告及处理针刺伤事件。

（2）进行相关知识培训，提高护士自我防范意识与技能。

（3）建议使用无针给药系统。

（4）严格执行《医疗废物处理条例》，所有受血液污染的一次性物品或锐器应弃于不透水、防刺穿、防打开的安全容器中。

10. 提高 PICC 置管患者带管的安全性

（1）建立和落实 PICC 置管患者的健康教育和安全指引，专责护士能熟练指导患者和处理导管相关并发症。

（2）建立 PICC 置管患者的档案，可随时查阅患者的相关资料。

（3）带管患者知晓导管的自我维护注意事项。

（4）带管患者出院时有书面告知维护注意事项、相关风险，并签署知情同意书。患者需要咨询时知晓联系方式，医院随时能为患者提供咨询、指导服务。

（5）建议成立 PICC 导管维护网络，患者在生活所在地能享受导管的维护服务。

第八节　ICU 内感染控制与预防管理

一、ICU 感染预防控制措施

1. 工作人员的管理

（1）工作服：可穿着普通工作服进入 ICU，但应保持服装的清洁。不建议常规穿隔离衣，但接触特殊患者，如耐甲氧西林金黄色葡萄球菌（MRSA）感染或携带者，或处置患者可能有血液、体液、分泌物、排泄物喷溅时，应穿隔离衣或防护围裙。

（2）口罩：接触有或可能有传染性的呼吸道感染患者时，或有体液喷溅可能时，应戴一次性外科口罩。接触疑似为高传染性的感染，如禽流感、SARS 等患者，应戴 N95 口罩。当口罩潮湿或有污染时应立即更换。

（3）鞋套或更换鞋：进入病室可以不换鞋。但如果所穿鞋子较脏或 ICU 室外尘埃明显，应穿鞋套或更换不裸露脚背的 ICU 内专用鞋。

（4）工作帽：一般性接触患者时，不必戴帽。无菌操作或可能会有体液喷溅时，必须戴帽。

（5）手套：接触黏膜和非完整皮肤或进行无菌操作时，须戴无菌手套。特殊情况下如手部有伤口、给 HIV/AIDS 患者和急诊患者进行高危操作，应戴双层橡胶手套。

（6）手卫生：应严格执行手卫生标准。

（7）人员数量：必须保证有足够的医护人员。医师和护士人数与 ICU 床位数之比必须为（0.8~1）：1 和（2.5~3）：1。

（8）每季度对 ICU 工作人员的手、鼻、咽进行细菌检测。当患有感冒、肠炎、皮肤炎症等感染性疾病时，暂不宜上班。

（9）定期接受医院感染控制相关知识的培训，尤其要关注卫生保洁人员的消毒隔离知识和技能的培训、监督。

2. 患者的管理

（1）应将感染与非感染患者分开安置，感染患者在开始抗感染治疗前，尽可能先留取相应标本做病原学检查。

（2）对于疑似有传染性的特殊感染或重症感染，应隔离于单间。

（3）对于 MRSA、泛耐药鲍曼不动杆菌等感染或携带者，尽量隔离于单独房间，并有醒目的标识。如房间不足，可以将同类耐药菌感染或携带者集中安置。

（4）对于重症感染、多重耐药菌感染或携带者和其他特殊感染患者，建议分组护理，固定人员。

（5）如无禁忌证，应将床头抬高 30°。

（6）重视患者的口腔护理。对存在医院内肺炎高危因素的患者，建议用氯己定漱口或口腔冲洗，每 2~6 小时一次。

3. 患者家属的管理

（1）严格探视制度，限制探视人数，减少不必要的探视。

（2）对于疑似有高传染性的感染，如禽流感、SARS 等，应避免探视。

（3）探视者应更衣、换鞋、戴口罩、戴帽，与患者接触前后要洗手。

（4）进入病室前和结束探视后，应洗手或用酒精擦手液消毒双手。

（5）探视期间，尽量避免触摸患者周围物体表面。

（6）患者有疑似或证实呼吸道感染症状时，婴幼儿童应避免进入 ICU 探视。

（7）在 ICU 入口处，以宣传画、小册子读物等多种形式向患者家属介绍医院感染及其预防的基本知识。

4. 建筑布局和相关设施的管理

（1）医疗区域、医疗辅助用房区域、污物处理区域和医务人员生活辅助用房区域等，应相对独立。

（2）每个 ICU 管理单元至少配置 2 个单人房间，用于隔离患者。

（3）ICU每病床使用面积不得少于9.5m²，建议15~18m²，床间距应在1米以上。单人房间的每床使用面积建议为18~25m²。

（4）配备足够的手卫生设施。洗手设施单间每床1套，开放式病床至少每2床1套。采用脚踏式、肘动式或感应式等非手接触式水龙头开关，并配备干手设备。人员走动区域须放置手部消毒装置。

5. 医疗操作流程

（1）留置深静脉导管：置管时严格遵守无菌操作要求，成人尽可能选择锁骨下静脉。对无菌操作不严的紧急置管，应在48小时内更换导管，选择另一穿刺点。怀疑导管相关感染时，应考虑拔除导管，但不要为预防感染而定期更换导管。由经过培训且经验丰富的人员负责留置导管的日常护理。每天评估能否拔除导管。

（2）留置导尿：尽量避免不必要的留置导尿。插管时应严格无菌操作，采用密闭式引流系统。不主张通过膀胱冲洗或灌注来预防泌尿道感染。保持尿道口清洁，日常用肥皂和水保持清洁即可，每天评估能否拔除导尿管。

（3）气管插管/机械通气：严格掌握气管插管或切开适应证。使用呼吸机辅助呼吸的患者应优先考虑无创通气。每天评估是否可以撤机和拔管。

（4）放置引流管：应严格执行无菌操作，保持整个引流系统的密闭性，减少因频繁更换而导致的污染机会。对于胸腔引流管留置时间较长的患者，水封瓶可以每周更换1次。

6. 物品的管理

（1）呼吸机

1）呼吸机表面及内部的灰尘可用吸尘器清除，外壳用含氯（1000mg/L）消毒液擦拭，显示屏用75%乙醇纱布擦拭。

2）各种传感器被血、痰污染时，不能接触水的部分可用75%乙醇浸泡，每患者用后处理一次。

3）呼吸机在使用期间，空气过滤网每周清洗一次。

4）呼吸机内细菌过滤器限用1人（或使用1000小时更换一次）。

5）使用人工机械通气患者，呼吸机管道每周更换1次，如有污染随时更换，尽量使用一次性呼吸机管路。

6）气道特殊感染患者使用的管道应做相应标识，应用人工鼻及密闭式吸痰装置。

（2）其他医疗仪器应每天仔细消毒擦拭，对于感染或携带耐甲氧西林金葡菌（MRSA）或泛耐药鲍曼不动杆菌的患者，医疗器械、设备应该专用或一用一消毒。

（3）勤换床单、被服，如有血迹、体液或排泄物等污染，应及时更换。枕芯、被褥等使用时应防止体液浸湿污染。

（4）便盆及尿壶应专人专用，一用一消毒，定期消毒。

7. 环境管理

（1）空气：ICU 应具备良好的通风、采光条件，有条件者亦可装配空气净化系统，但应加强日常维护和管理。

（2）墙面和门窗：应保持无尘和清洁，更不允许出现霉斑。

（3）地面：每天可用清水或清洁剂湿式拖擦，一天 2 次。对于多重耐药菌流行或有医院感染暴发的 ICU，必须采用消毒剂消毒地面，每日至少 1 次。

（4）禁止在室内摆放干花、鲜花和盆栽植物。

（5）不宜在室内及走廊铺设地毯，不宜在 ICU 入口处放置踏脚垫并喷洒消毒剂，不宜在门把手上缠绕布类并喷洒消毒剂。

8. 废物与排泄物

（1）处理废物与排泄物时医务人员应做好自我防护，防止体液接触暴露和锐器伤。

（2）有完善的污水处理系统，患者的感染性液体可直接倾倒入下水道，在倾倒之前和之后应向下水道加倒含氯消毒剂。

（3）医疗废物按照《医疗废物分类目录》要求分类收集、密闭处理。

（4）患者的尿液、粪便、分泌物和排泄物应倒入患者的厕所或专门的洗涤池内。

（5）ICU 室内盛装废物的容器应保持清洁。

二、手卫生

手卫生是预防医院感染最有效、最方便、最经济的方法，但也是存在问题最多的医院感染控制措施之一。很多医院感染的暴发，尤其是 ICU 获得性感染，与不良的手卫生有关，故严格的手卫生措施对控制医院感染就显得尤为重要。

1. 指征　手卫生的指征如下。

（1）直接接触每个患者前后，从同一患者身体的污染部位移动到清洁部位时。

（2）接触患者黏膜、破损皮肤或伤口前后，接触患者的血液、体液、分泌物、排泄物、伤口敷料等之后。

（3）穿脱隔离衣前后，摘手套后。

（4）进行无菌操作、接触清洁、无菌物品之前。

（5）接触患者周围环境及物品后。

（6）处理药物或配餐前。

（7）接触患者前，无菌操作前。

（8）体液暴露后、接触患者后、接触周围环境后。

2. **方法**　严格按照七步洗手法来洗手，每遍洗手至少15秒。如手部皮肤无可见污染，建议使用速干手消毒剂作为手卫生消毒药。当手上有血迹或分泌物等明显污染时，必须洗手，有耐药菌流行或暴发时，洗手时建议使用抗菌皂液。

三、室内空气消毒

ICU属Ⅱ类环境，均为有人房间，必须采用对人体无毒无害且可连续消毒的方法。

1. **循环风紫外线空气消毒器**　这种消毒器由高强度紫外线灯和过滤系统组成，可以有效地滤除空气中的尘埃，并可将进入消毒器空气中的微生物杀死。按产品说明书安装消毒器，开机30分钟后即可达到消毒要求，以后每过15分钟开机1次，消毒15分钟，一直反复开机、关机循环至预定时间。本机采用低臭氧紫外线灯制备，消毒环境中，臭氧浓度低于0.2mg/m³，对人安全故可在有人的房间内进行消毒。

2. **静电吸附式空气消毒器**　这类消毒器采用静电吸附原理，加以过滤系统，不仅可过滤和吸附空气中带菌的尘埃，也可吸附微生物。在一个20~30m²的房间，使用一台大型静电式空气消毒器，消毒30分钟后，应达到国家卫生标准，可用于有人在房间内空气的消毒。

四、室内物品和环境表面消毒

物体表面消毒：环境要求物体表面的细菌总数小于或等于5cfu/cm²。

1. **地面消毒**

（1）当地面无明显污染情况下，通常采用湿式清扫，用清水或清洁剂拖地1~2次/天，清除地面的污秽和部分病原微生物。

（2）当地面受到病原菌污染时，通常采用二溴海因（200～500mg/L）消毒剂，进行 30 分钟消毒；致病性芽胞菌污染，用二溴海因（1000～2000mg/L）消毒剂，进行 30 分钟消毒或用有效氯或有效溴（500mg/L）的消毒液拖地或喷洒地面。

（3）对结核病患者污染的表面，可用 0.2% 过氧乙酸或含氧消毒剂或二溴海因消毒液擦洗。对烈性传染病病原体污染的表面，如霍乱弧菌、炭疽杆菌等可用有效氯或有效溴（1000～2000mg/L）消毒剂，进行 30 分钟消毒。

2. 墙面消毒

墙面消毒一般为 2.0～2.5 米高即可。通常不需要进行常规消毒，当受到病原菌污染时，可采用化学消毒剂喷雾或擦洗。

对细菌繁殖体、肝炎病毒、芽胞污染者，分别用含有效氯或有效溴 250～500mg/L、2000mg/L 与 2000～3000mg/L 等浓度的消毒剂喷雾和擦洗处理，有较好的杀灭效果。喷雾量根据墙面结构不同，以湿润不向下流水为度，一般 $50～200ml/m^2$。

3. 病房各类用品表面的消毒

（1）桌子、椅子、凳子、床头柜、心电导线等用品表面，一般情况下只进行日常的清洁卫生工作，用清洁的湿抹布，2 次/天擦拭，可祛除大部分微生物。

（2）当室内各种用品的表面受到病原菌污染时，应采取严格的消毒处理。可用含 100～200mg/L 二溴海因或含 200～500mg/L 有效氯的消毒溶液、含有效碘 250～500mg/L 的有碘伏，可擦拭或喷洒室内各种物品表面。

五、呼吸机清洗与消毒

1. 气源过滤网

（1）先将过滤网从压缩泵上取下，用清水冲净表面尘埃后，用力甩干，然后放回原位。

（2）呼吸机在使用过程中，一般 24～72 小时清洗 1 次。

2. 呼吸机管道

（1）清洁前要仔细检查管道内有无痰痂、血渍、油污及其他脏物残留。

（2）先用清水将管壁内污物清除，然后将其浸入消毒液内浸泡消毒。

（3）常用的消毒液有 0.2% 的过氧乙酸、2% 的戊二醛、84 消毒液，浓度以能杀灭铜绿假单胞菌为宜。

（4）外部管道需定时（24~36 小时）更换或消毒。

3. 加温湿化器

（1）塑料部分的消毒与上述管道部分相同。

（2）金属与电器加热部分，应先用清水冲洗干净，装有过滤纸者应更换内衬过滤纸。

（3）使用中的呼吸机，湿化器内的液体需每天用无菌蒸馏水更换 1 次，以减少细菌繁殖。

（4）每次使用后，应倒掉湿化器内的液体，避免病原微生物的生长、繁殖及腐蚀呼吸机。

（5）然后浸泡消毒，晾干备用。

4. 过滤器

（1）一般有两种，分别为一次性或重复使用，具体应按呼吸机说明书掌握。

（2）对可重复使用的过滤器，可酌情定期用气体消毒，如环氧乙烷、甲醛溶液（福尔马林）熏蒸等。

5. 呼吸机外壳

（1）可用湿水纱布轻轻擦拭机壳，祛除表面的污物和尘埃。

（2）如果呼吸机推至层流无菌病房，还需用消毒液清洁表面，尤其是轮胎部分的污垢，需仔细清除。

6. 日常消毒

（1）指长期使用呼吸机所进行的工作，通常是每日清洁呼吸机表面 1 次，并将与患者相接的呼出气管拆下消毒，同时更换上新消毒后的管路继续工作。

（2）根据具体情况，每周拆卸消毒全部管路、湿化器，并更换备用管路继续工作。

（3）更换管路后，登记备案。

（4）呼吸机主机空气过滤网，需每日清洗，以防引起灰尘堆积，影响机器内部散热。

7. 终末消毒
呼吸机终末消毒是指患者停用呼吸机后的消毒处理，这时需要将呼吸机的所有管路系统逐一拆下，彻底消毒后，再按原结构重新安装、调试。

六、常见的院内感染

ICU 获得性医院感染主要包括呼吸机相关性肺炎、导管相关性血流感染和导尿管相关尿路感染。同时，大量使用广谱抗菌药物和消毒隔离措施存在诸多薄弱环节，ICU 感染病原谱变迁、多重耐药菌暴发和流行也严重影响 ICU 患者的医疗安全和抢救成功率。

1. 呼吸机相关性肺炎（VAP）

（1）定义：VAP 指原无肺部感染的呼吸衰竭患者，在气管插管和机械通气治疗后 48 小时或原有肺部感染用呼吸机 48 小时后发生新的病情变化，临床上提示为一次新的感染，并经病原学证实，或在人工气道拔管 48 小时以内发生的肺部感染。

（2）诊断标准

1）胸部 X 线片上出现新的浸润影或原有浸润影持续进展。

2）发热，体温>38.3℃。

3）外周血白细胞计数增高>$10×10^9$/L。

4）脓性呼吸道分泌物。

其中 1）为必需条件，结合 2）、3）、4）中的 2~3 条，可建立临床诊断。该标准的敏感性为 69%，特异性为 75%。VAP 肯定存在应按临床诊断依据中的 1）~4）加细菌培养。

（3）发生的高危因素

1）与环境相关的因素：VAP 病原菌的来源包括医疗装置和环境，如空气、水、飞沫、排泄物和 ICU 患者等。细菌的交叉传播常见于患者与工作人员或与其他患者之间。

2）与宿主相关的因素

①患者某些基础疾病，如慢性肺部疾病、神经外科疾病、呼吸窘迫综合征等。

②误吸高危因素，包括手术麻醉、重置气管插管和肠内营养的患者。

③年龄≥60 岁的老年患者。

3）与药物治疗相关的因素

①抗生素：抗生素的应用是口咽部菌群失调及病原菌在口咽部定植增加的主要原因，广谱或超广谱抗生素的应用使多重耐药菌产生增殖，给VAP 的治疗带来困难。

②免疫抑制治疗或长期类固醇激素应用。

③防治应激性溃疡药物的应用，如使用 H 受体拮抗药或抗酸药后胃液

的 pH≥4，病原菌在胃内大量繁殖，当胃内容物反流，即便是微小的误吸进入下呼吸道都可引起感染。

4）与气管插管机械通气相关的因素

①误吸是细菌进入下呼吸道的主要途径。

②鼻窦感染分泌物误吸到下呼吸道可引起 VAP。

③呼吸机管路中冷凝水的污染。

④气管导管表面感染的细菌生物膜。

（4）预防与干预措施

1）强化医务人员无菌操作及手卫生。

2）如患者需要气管插管，建议使用经口途径气管插管。

3）如无禁忌，机械通气患者应采用 30°~45°半卧位。

4）每日评估患者是否可以撤掉呼吸机。

5）加强人工气道管理，彻底清理呼吸道分泌物，特别是气囊上、声门下聚集的分泌物。

6）建议使用封闭式吸痰装置。

7）合理更换呼吸机管道，使用一次性呼吸机管道，每周更换一次，如污染严重时及时更换。

8）每天及时给予口腔护理，一天 4 次。

9）为危重患者提供充足的营养支持，建议尽早给予肠内营养，并选择直径小的鼻胃管或鼻肠管。

10）尽早停用应激性溃疡预防药物。

11）预防深静脉血栓形成。

2. 血管内导管所致血流感染（CRBSI）

（1）定义：CRBSI 是指带有血管内导管或者拔除血管内导管 48 小时内的患者出现菌血症或真菌血症，并伴有发热（体温>38℃）、寒战或低血压等感染表现，除血管导管外没有其他明确的感染源。实验室微生物学检查显示外周静脉血培养细菌或真菌阳性，或者从导管段和外周血培养出相同种类、相同药敏结果的致病菌。

（2）诊断标准

1）临床诊断：符合以下三条之一即可诊断。

①静脉穿刺部位有脓液排出，或有弥散性红斑（疏松结缔组织炎的表现）。

②沿导管的皮下走行部位出现疼痛性弥散性红斑并除外理化因素所致。

③经血管介入性操作，发热，体温>38℃，局部有压痛，无其他原因可解释。

2）病原学诊断

①导管尖端培养和（或）血液培养分离出有意义的病原微生物，可以说明。

②导管管尖培养其接种方法应为取导管尖端 5cm，在血平板表面往返滚动一次，细菌菌落数≥15cfu/ml 即为阳性。

③从穿刺部位抽血定量培养，细菌菌落数≥100cfu/ml，或细菌菌落计数相当于对侧同时取血培养的 4~10 倍，或对侧同时取血培养出同种细菌。

（3）发生的高危因素

①患者情况，如疾病严重程度、基础疾病。

②血管内导管情况，如择期插管和紧急插管，穿刺点，隧道式和非隧道式等。

（4）预防与干预措施

1）强化医务人员无菌操作及手卫生。

2）每天评估动静脉插管的必要性。

3）避免穿刺部位污染。

4）每 24 小时更换输液装置、一次性三通管、肝素帽，若泵入药物则同时更换泵管。

5）使用时间长、患者体温高、疑导管感染、受药物刺激等致导管径变细，或导管被压折、血液回流阻塞时，应及时拔出更换。

6）除紧急情况（如抢救）外，中心静脉不允许输入血液制品或采集血标本。

7）患者出现高热、寒战及穿刺点炎症等表现，应立即拔出导管，并取导管培养及血培养。

3. 留置导尿管所致尿路感染

（1）定义：留置导尿管所致尿路感染主要是指患者留置导尿管后或者拔除导尿管 48 小时内发生的泌尿系统感染，如发热（体温≥38℃）、寒战、血白细胞计数增多，出现尿频、尿急、血尿、排尿困难等尿路刺激征或插导尿管患者出现尿液浑浊。

（2）诊断标准

1）正规清洁中段尿（要求尿停留在膀胱中 4~6 小时）细菌定量培养，菌落数≥105cfu/ml。

2）清洁离心中段尿沉渣白细胞数>10 个/HP，有尿路感染症状。具备以上1)、2）两项可以确诊。如无2）项，则应再做尿菌计数复查，如仍≥105cfu/ml，且两次的细菌相同者，可以确诊。

3）做膀胱穿刺尿培养，细菌阳性（不论菌数多少），亦可确诊。

4）做尿菌培养计数有困难者，可用治疗前清晨清洁中段尿（尿停留于膀胱4~6小时）正规方法的离心尿沉渣革兰染色查细菌，如细菌>1个/油镜视野，结合临床尿路感染症状，亦可确诊。

5）尿细菌数在$10^4 \sim 10^5$个/ml者，应复查，如仍为$10^4 \sim 10^5$个/ml，需结合临床表现来诊断或做膀胱穿刺尿培养来确诊。

（3）发生的高危因素：①引流系统不合格；②女性患者；③糖尿病患者；④机体抵抗力低下；⑤尿道周围革兰阴性菌繁殖；⑥由于留置导尿管，尿路上皮与病原体之间的附着关系有所改善；⑦导尿管留置时间的长短（这是最重要的因素）。如果留置导尿管不超过3天，全身用药预防感染可能有效，超过3天则无效。

（4）预防与干预措施

1）医务人员无菌操作及注意手卫生。

2）严格掌握导尿指征，选择型号、材料适中的气囊导尿管。

3）对留置导尿的患者，定时放尿，练习自主排尿功能，尽早恢复膀胱收缩功能，缩短留置导尿时间。

4）对留置导尿的患者，鼓励多饮水，每日饮水量1500~2000毫升，或每小时尿量50毫升，以保持尿液自然冲洗尿路，一般不主张膀胱冲洗。

5）留置导尿期间，务必不使尿袋高于膀胱水平，勿受挤压，防止尿液反流。

6）留置导尿患者，会阴护理每日2次，去除分泌物，保持清洁。

7）留置导尿管及尿袋定期更换。

4. 多重耐药菌（MDRO）

（1）定义：MDRO主要是指对临床使用的三类或三类以上抗菌药物同时呈现耐药的细菌。常见多重耐药菌包括耐甲氧西林金黄色葡萄球菌（MRSA）、耐万古霉素肠球菌（VRE）、产超广谱β-内酰胺酶（ESBL）细菌、耐碳青霉烯类抗菌药物肠杆菌科细菌（CRE）[如产1型新德里金属β-内酰胺酶（NDM-1）或产碳青霉烯酶（KPC）的肠杆菌科细菌]、耐碳青霉烯类抗菌药物鲍曼不动杆菌（CR-AB）、多重耐药/泛耐药铜绿假单胞菌（MDR/PDR-PA）和多重耐药结核杆菌等。

（2）预防与控制措施

1）加强医务人员手卫生。配备充足的洗手设施和速干手消毒剂，提高医务人员手卫生依从性。

2）严格实施隔离措施。对所有患者实施标准预防措施，对确定或高度疑似多重耐药菌感染患者或定植患者，应当在标准预防的基础上，实施接触隔离措施，预防多重耐药菌传播。

3）尽量选择单间隔离，也可以将同类多重耐药菌感染患者或定植患者安置在同一房间。隔离房间应当有隔离标识。不宜将多重耐药菌感染或者定植患者与留置各种管道、有开放伤口或者免疫功能低下的患者安置在同一房间。多重耐药菌感染或者定植患者转诊之前应当通知接诊的科室，采取相应隔离措施。没有条件实施单间隔离时，应当进行床旁隔离。

4）与患者直接接触的相关医疗器械、器具及物品，如听诊器、血压计、体温表、输液架等要专人专用，并及时消毒处理。

5）医务人员对患者实施诊疗护理操作时，应当将高度疑似或确诊多重耐药菌感染患者或定植患者安排在最后进行。

6）遵守无菌技术操作规程。

7）加强清洁和消毒工作。加强多重耐药菌感染患者或定植患者诊疗环境的清洁、消毒工作，出现多重耐药菌感染暴发或者疑似暴发时，应当增加清洁、消毒频次。

8）合理使用抗菌药物，应当认真落实抗菌药物临床合理使用的有关规定，严格执行抗菌药物临床使用的基本原则，切实落实抗菌药物的分级管理，正确、合理地实施个体化抗菌药物给药方案，根据临床微生物检测结果，合理选择抗菌药物，严格执行围术期抗菌药物预防性使用的相关规定，避免因抗菌药物使用不当导致细菌耐药的发生。

9）建立和完善对多重耐药菌的监测，加强多重耐药菌监测工作。对多重耐药菌感染患者或定植高危患者要进行监测，及时采集有关标本送检，必要时开展主动筛查，及时发现、早期诊断多重耐药菌感染患者和定植患者。患者隔离期间要定期监测多重耐药菌感染情况，直至临床感染症状好转或治愈方可解除隔离。

5. MRSA 和 VRE

（1）MRSA 和 VRE 定义

1）MRSA：是耐甲氧西林金黄色葡萄球菌的缩写。金黄色葡萄球菌是临床上常见的毒性较强的细菌，自从 20 世纪 40 年代青霉素问世后，金黄色葡萄球菌引起的感染性疾病得到较大的控制，但随着青霉素的广泛使用，有些金黄色葡萄球菌产生青霉素酶，能水解 β-内酰胺环，表现为对青霉素的耐药。因而人们又研究出一种新的能耐青霉素酶的半合成青霉素，即甲氧西林。1959年应用于临床后曾有效地控制了金黄色葡萄球菌产酶株的感染，可时隔2年，英国的Jevons就首次发现了耐甲氧西林金黄色葡萄球菌。万古霉素是一种糖肽类抗菌药物，它和细菌中的另一种分子（细胞壁肽聚糖前体五肽）结合而抑制细菌细胞壁蛋白合成，因此使用万古霉素仍然可以杀死MRSA。但是滥用万古霉素则会产生别的抗药病菌，最常见的是耐万古霉素肠球菌（VRE）。

2）VRE：是耐万古霉素肠球菌的缩写。肠球菌可产生低亲和力的青霉素结合蛋白（PBP），对青霉素类低水平耐药，对头孢菌素天然耐药，所以在临床细菌室不必做头孢菌素药敏试验。万古霉素属糖肽类抗生素（包括替考拉宁、多糖菌素、杆菌肽等），系高分子量疏水化合物，它可与肠球菌细胞壁上的五肽糖前体的羧基末端D-丙氨酸-D-丙氨酸结合形成复合体，从而阻抑了肽糖聚合所需的糖肽基和转肽反应，使肠球菌不再能合成细胞壁而死亡。但如果细菌基因改变，使细胞壁的肽糖前体末端改变为D-丙氨酸-D-乳酸盐，万古霉素即失去与之结合能力，肠球菌可照常合成细胞壁而存活，该类肠球菌即为VRE。

（2）MRSA和VRE的预防

1）MRSA的预防

①合理使用抗生素：目前临床滥用抗生素的现象对MRSA的流行起了一定的扩散作用，第三代头孢菌素的长期使用与MRSA的出现率呈平行关系。因此，在选择抗生素时应慎重，以免产生MRSA菌株。

②早期检出带菌者：应加强对从其他医院转入者及MRSA易感者的检查，尤其是筛查高危人群如烧伤病区、ICU、血液科的患者，提高病原学监测送检率，能保证早期检测和恰当的预防措施得以实施。同时细菌室应选用准确的检测手段，发现MRSA，及时向临床报告，以便控制感染和隔离治疗。

③加强消毒制度：医护人员检查患者前后要严格洗手消毒，应用一次性口罩、帽子、手套，医疗用品要固定，以防交叉感染。

2）VRE感染的预防：VRE定植于肠道而不引起感染症状，VRE不引起腹泻，VRE定植或感染高危险性的患者容易被忽略。因此，在医疗机构筛选VRE是必要的，尤其是下述高危患者：①重症患者（ICU患者）；②免疫抑制患者（化疗或移植患者）；③中心静脉导管留置患者；④延长住院时间、近期使用广谱抗生素治疗，接受口服或静脉万古霉素治疗的。

（3）MRSA和VRE的报告

1）发现MRSA和VRE患者首先要报告科主任、护士长，及时隔离患者。

2）如果是医院感染必须在 24 小时之内填卡上报医院感染管理部。

（4）MRSA 和 VRE 感染控制措施

1）MRSA 感染控制措施

①告知工作人员和患者有关注意事项，减少工作人员和患者在病房内传播。

②将感染或带定植菌的患者隔离于单间、隔离单位或将同类患者隔离于较大的病房。

③将 MRSA 肺炎患者安置于带有气源性感染警示的房间内治疗。

④工作人员接触感染或定植患者后要加强洗手，严格按照标准七步洗手法认真洗手，配合速干手消毒剂消毒。

⑤每天严格用含有效氯 1000mg/L 的消毒剂擦拭物体表面。

⑥医疗护理患者或处置 MRSA 污染物品时要戴手套、穿隔离衣或围裙。

⑦MRSA 患者产生的医疗废物应装入双层黄色塑料袋有效封口，塑料袋外加注特殊感染警示标识，与医疗废物暂存处专职人员专项交接。

⑧携带 MRSA 的手术医师不得进行手术，直至检测转为阴性。

2）VRE 感染控制措施：采用标准预防联合额外接触预防。所有工作人员、访视者或任何其他人员在进入患者房间时须严格遵守标准预防和接触防护措施。

①标准预防是应用于所有患者的预防措施，不管患者处于感染的还是疑似感染状态。

②接触预防作为标准预防的补充，以减少微生物通过直接或间接接触传播的危险性为目的的预防措施。

③每天必须进行环境清洁，有污染时用有效氯 1000mg/L 的消毒剂擦拭。

④工作人员接触感染或定植患者后要严格按照标准七步洗手法认真洗手，或用抗菌洗手液、速干手消毒剂消毒。

⑤患者的医疗护理物品专用，任何物品从患者房间移出后，在转至医院的另一区域或用于其他患者前，均必须高效消毒。

⑥VRE 患者产生的医疗废物应装入双层黄色塑料袋有效封口，塑料袋外标识清楚，送医疗废物暂存处。

（5）MRSA 和 VRE 的治疗

1）MRSA 感染的治疗：MRSA 的治疗是临床十分棘手的难题之一，关键是其对许多抗生素有多重耐药，万古霉素是目前临床上治疗 MRSA 唯一疗效肯定的抗生素。另外，万古霉素也可与磷霉素、利福平、氨基糖苷类、喹诺酮类药物合用，加强治疗效果。

2）VRE 感染的治疗：VRE 特别是 VREF（耐万古霉素屎肠球菌）引起的感染已是临床上十分严重的问题。万古霉素耐药的多重耐药肠球菌引起全身感染包括败血症、心内膜炎，治疗非常困难。有万古霉素中介肠球菌感染或发现有 VRE 感染可用替考拉宁治疗。如临床肠球菌感染病情属轻中度，对青霉素、氨苄西林仍有一定敏感度可先用大剂量青霉素或氨苄西林联合氨基糖苷类治疗，必要时才改用或联用糖肽类抗生素。

七、医院感染控制质量评价标准

1. 评价标准

（1）布局与流程合理。

（2）有多重耐药感染患者的筛检机制和多重耐药菌感染或定植的隔离制度。

2. 评价内容

（1）有针对 ICU 获得性感染的医院感染控制制度。

（2）ICU 床位空间要合理，每床使用面积不少于 $9.5m^2$。

（3）配备具有空气净化装置的通风设备，或有良好的自然通风条件。

（4）开展对各种留置管路时间的监测，尤其是外周和中心插管，外周插管时间不得超过 72 小时。

（5）多重耐药如 MRSA、泛耐药鲍曼不动杆菌或特殊病原体感染，应有严格的消毒隔离措施。

（6）限制患者随便走动，严格遵守探视制度，限制探视人数。

3. 监测与效果评价

（1）医院感染疾病监测：了解医院感染发生率，根据监测发现潜在的问题，采取干预措施并进行评价。

（2）抗菌药物临床应用监测。

（3）病原体耐药性监测：重点监测 MRSA、耐甲氧西林表皮葡萄球菌（MRSE）、VRE、耐药革兰阴性杆菌以及真菌耐药的监测。

（4）环境卫生学监测：每月对空气、物体表面、医务人员手进行细菌检测，当怀疑医院流行或暴发与环境卫生相关时及时进行监测。

（5）消毒灭菌效果监测：每月对使用中的消毒剂和灭菌剂进行有效浓

度的监测，当怀疑医院感染流行或暴发与消毒剂或灭菌剂有关时进行生物监测，如果发现医院感染流行或暴发与医疗用品的消毒、灭菌有关或消毒灭菌方法不正确时，应及时进行医疗器械消毒、灭菌效果的监测。

八、监测与监督

1. ICU 监测与监督措施

（1）应常规监测 ICU 医院感染发病率、感染类型、常见病原体和耐药状况等，尤其是三种导管（中心静脉导管、气管插管和导尿管）相关感染。

（2）加强医院感染耐药菌监测，对于疑似感染患者，应采集相应微生物标本做细菌、真菌等微生物检验和药敏试验。

（3）应进行 ICU 抗菌药物应用监测，发现异常情况，及时采取干预措施。

（4）不主张常规进行 ICU 病室空气、物体表面、医务人员手部皮肤微生物监测，但怀疑医院感染暴发、ICU 新建或改建、病室环境的消毒方法改变，应进行相应的微生物采样和检验。

（5）医院感染管理人员应经常巡视 ICU，监督各项感染控制措施的落实，发现问题及时纠正解决。

（6）早期识别医院感染暴发和实施有效的干预措施，短期内同种病原体如 MRSA、鲍曼不动杆菌等连续出现 3 例以上时，应怀疑感染暴发。通过收集病例资料、流行病学调查、微生物学检验，分析判断确定可能的传播途径，并据此制订相应的感染控制措施。例如鲍曼不动杆菌常导致 ICU 环境污染，经医务人员手导致传播和暴发，对其有效的感染控制方法包括严格执行手卫生标准、增加相关医疗物品和 ICU 环境的消毒次数、隔离和积极治疗患者，必要时暂停接收新患者。

2. ICU 三大导管监测流程

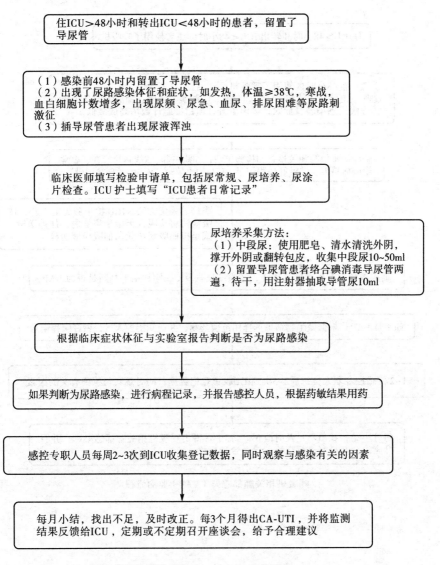

住ICU>48小时和转出ICU<48小时的患者，留置了导尿管

（1）感染前48小时内留置了导尿管
（2）出现了尿路感染体征和症状，如发热，体温≥38℃，寒战，血白细胞计数增多，出现尿频、尿急、血尿、排尿困难等尿路刺激征
（3）插导尿管患者出现尿液浑浊

临床医师填写检验申请单，包括尿常规、尿培养、尿涂片检查。ICU护士填写"ICU患者日常记录"

尿培养采集方法：
（1）中段尿：使用肥皂、清水清洗外阴，撑开外阴或翻转包皮，收集中段尿10~50ml
（2）留置导尿管患者络合碘消毒导尿管两遍，待干，用注射器抽取导管尿10ml

根据临床症状体征与实验室报告判断是否为尿路感染

如果判断为尿路感染，进行病程记录，并报告感控人员，根据药敏结果用药

感控专职人员每周2~3次到ICU收集登记数据，同时观察与感染有关的因素

每月小结，找出不足，及时改正。每3个月得出CA-UTI，并将监测结果反馈给ICU，定期或不定期召开座谈会，给予合理建议

导尿管相关尿路感染（CA-UTI）监测程序

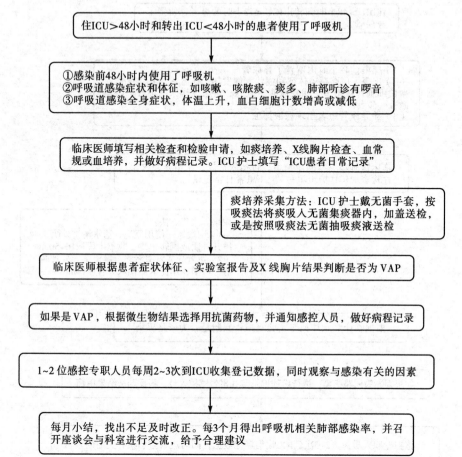

呼吸机相关肺部感染（VAP）监测流程

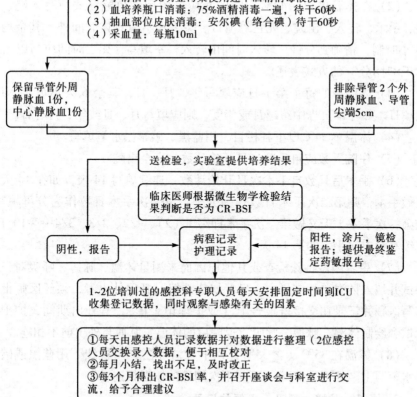

带有中心静脉导管的ICU患者和转出ICU<48小时的患者

①发热，体温≥38℃，寒战和（或）低血压，<1岁的患者体温<37℃
②静脉穿刺部位的脓液、渗出物、弥漫性红斑
③沿导管的皮下走行部位出现疼痛性红斑（排除理化因素）

管床护士每4小时观察穿刺部位，若发现以上疑似情况

通知感控护士和主管医师，提示医师填写"培养申请单"，ICU护士填写"ICU患者日常记录"

医师首先判断导管是否仍有保留的必要性。按导管保留与否分别采用不同的送检方法

在患者寒战或发热时采血
（1）手清洁：无明显污染使用速干酒精消毒液洗手
（2）血培养瓶口消毒：75%酒精消毒一遍，待干60秒
（3）抽血部位皮肤消毒：安尔碘（络合碘）待干60秒
（4）采血量：每瓶10ml

保留导管外周静脉血1份，中心静脉血1份

排除导管2个外周静脉血、导管尖端5cm

送检验，实验室提供培养结果

临床医师根据微生物学检验结果判断是否为CR-BSI

阴性，报告

病程记录护理记录

阳性，涂片，镜检报告；提供最终鉴定药敏报告

1~2位培训过的感控科专职人员每天安排固定时间到ICU收集登记数据，同时观察与感染有关的因素

①每天由感控人员记录数据并对数据进行整理（2位感控人员交换录入数据，便于相互校对
②每月小结，找出不足，及时改正
③每3个月得出CR-BSI率，并召开座谈会与科室进行交流，给予合理建议

中心静脉导管相关血流感染（CR-BSI）监测流程图

第九节 ICU 护理记录单书写

一、体温单的书写记录

体温单用于记录患者体温、脉搏、呼吸及其他情况，内容包括患者姓名、科室、入院日期、住院病历号（或病案号）、日期、手术后天数、体温、脉搏、呼吸、血压、大便次数、出入液量、体重、住院周数等。主要由护士填写，住院期间体温单排列在病历最前面。

1. 体温单的书写要求

（1）体温单的眉栏项目、日期及页数均用蓝黑或碳素墨水笔填写。各眉栏项目应填写齐全，字迹清晰，均使用正楷字体书写。数字除特殊说明外，均使用阿拉伯数字表述，不书写计量单位。

（2）在体温单 40~42℃ 之间的相应格内用红色笔纵式填写入院、分娩、手术、转入、出院、死亡等项目。除手术不写具体时间外，其余均按 24 小时制，精确到分钟。转入时间由转入科室填写，死亡时间应当以"死亡于×时×分"的方式表述。

（3）体温单的每页第 1 日应填写年、月、日，其余 6 天不填年、月，只填日。如在本页当中跨越月或年度，则应填写月、日或年、月、日。

（4）体温单 34℃ 以下各栏目，用蓝黑、碳素墨水笔填写。

（5）住院天数应自入院当日开始计数，直至出院。

（6）手术后日数自手术次日开始计数，连续填写 14 天，如在 14 天内又做手术，则第二次手术日数作为分子，第一次手术日数作为分母填写。如第一次手术 1 天又做第二次手术即写 1（2）、1/2、2/3、3/4……10/11，连续写至末次手术的第 14 天。

（7）患者因做特殊检查或其他原因而未测量体温、脉搏、呼吸时，应补试并填入体温单相应栏内。患者如特殊情况必须外出者，须经医师批准书写医嘱并记录在交接班报告上（或护理记录单），其外出期间，护士不测试和绘制体温、脉搏、呼吸，返院后的体温、脉搏与外出前不相连。

（8）体温在 35℃（含 35℃）以下者，可在 35℃ 横线下用蓝黑或碳素墨水笔写上"不升"两字，不与下次测试的体温相连。

2. 体温、脉搏、呼吸、大便的记录

（1）体温的记录

1）体温曲线用蓝黑笔或碳素墨水笔绘制，以"×"表示腋温，以"O"表示肛温，以"●"表示口温。

2）降温30分钟后测量的体温是以红圈"O"表示，再用红色笔画虚线连接降温前体温，下次所测体温应与降温前体温相连。

3）如患者高热经多次采取降温措施后仍持续不降，受体温单记录空间的限制，需将体温单变化情况记录在体温记录本中。

4）体温骤然上升（≥1.5℃）或突然下降（≥2.0℃）者要进行复试，在体温右上角用红笔画复试标号"√"。

5）常规体温每日测试4次，必要时随时测量。新入院患者，即时测量体温1次，记录在相应的时间栏内。

6）发热患者（体温≥37.5℃）每4小时测试1次。

（2）脉搏的记录

1）脉搏以红点"●"表示，连接曲线用红色笔绘制。

2）脉搏如与体温相遇，在体温标志外画一红圈，如"×"、"◎"、"O"。

3）短绌脉的测试为两人同时进行，一人用听诊器听心率，另一人测脉搏。心率以红圈"O"表示，脉搏以红点"●"表示，并以红线分别将"O"与"●"连接。在心率和脉搏两曲线之间用红色笔画斜线构成图像。

（3）呼吸的记录

1）呼吸的绘制以数字表示，相邻的两次呼吸数用蓝黑或碳素墨水笔，上下错开填写在"呼吸数"项的相应时间纵列内，第1次呼吸应当记录在上方。

2）使用呼吸机患者的呼吸以R表示，在"呼吸数"项的相应时间纵列内上下错开用蓝黑笔或碳素笔画R，不写次数。

（4）大便的记录

1）应在15∶00测试体温时询问患者24小时内大便次数，并用蓝黑笔或碳素墨水笔填写。

2）用"＊"表示大便失禁或人工肛门。

3）3天以内无大便者，结合临床酌情处理。处理后大便次数记录于体温单内。

4）灌肠1次后大便1次，应在当日大便次数栏内写1/E，大便2次写2/E，无大便写0/E。1¹/E表示自行排便1次，灌肠后又排便1次。

3. 其他内容记录

（1）出量（尿量、痰量、引流量、呕吐量）、入量记录按医嘱及病情需要，用蓝黑笔或碳素墨水笔如实填写 24 小时总量。

（2）血压、体重的记录应当按医嘱或者护理常规测量并用蓝黑笔或碳素墨水笔记录，每周至少 1 次。入院当天应有血压、体重的记录。手术当日应在术前常规测试血压 1 次，并记录于体温单相应栏内。如为下肢血压应当标注。入院时或住院期间因病情不能测体重时，分别用"平车"或"卧床"表示。

二、医嘱的处理要求

医嘱是指医师在医疗活动中下达的医学指令。医嘱单分为长期医嘱单和临时医嘱单。

1. 医嘱由医师直接书写在医嘱单上或输入微机，护士不得转抄转录。

2. 长期医嘱单内容包括患者姓名、科别、住院病历号（或病案号）、页码、起始日期和时间、长期医嘱内容、停止日期和时间、医师签名、护士签名。临时医嘱单内容包括医嘱时间、临时医嘱内容、医师签名、执行时间、执行者签名等。

3. 医嘱内容及起始、停止时间应当由医师书写。医嘱内容应当准确、清楚，每项医嘱应当只包含一个内容，并注明下达时间，应当具体到分钟。医嘱不得涂改。需要取消时，应当使用红色笔标注"取消"字样并签名。

4. 一般情况下，医师不得下达口头医嘱。因抢救急危患者需要下达口头医嘱时，护士应当复诵一遍。抢救结束后，医师应当即刻据实补记医嘱。

三、护理记录书写要求

护理记录是指护士根据医嘱和病情对病重、病危患者住院期间护理过程的客观记录。

1. ICU 护理文件书写规范

（1）用蓝黑笔或碳素墨水笔记录，规范使用医学术语，文字工整，字迹清晰，表述准确，语句通顺，标点正确。

（2）书写应当使用中文，通用的外文缩写和无正式中文译名的症状、体征、疾病名称等可以使用外文。病历书写一律使用阿拉伯数字书写日期和时间，采用 24 小时制记录。

（3）病历书写过程中出现错字时，应当用双线画在错字上，保留原记录清楚、可辨，修改人签名，每页不超过 3 处。不得采用刮、粘、涂等方法掩盖或去除原来的字迹。

（4）上级护理人员修改下级护理人员护理记录，用红笔画双横线，在修改处上方注明日期并签全名。实习护生及进修人员（含试用期人员）在签名处斜线下签全名，检查者在斜线上方签全名。

（5）眉栏内容包括患者姓名、性别、年龄、科别、住院病历号（或病案号）、床位号、页码、记录日期和时间。

（6）根据排班情况每班小结出入量，大夜班护士每24小时总结一次（7:00），并记录在体温单的相应栏内。各班小结和24小时总结的出入量需用红双线标识。

2. ICU 护理记录单书写内容要求

（1）首次护理记录：患者入院后第一次护理记录，内容包括主诉、诊断、症状体征、重要既往史、过敏史、简述主要治疗，采取护理措施应详细记录，还包括心理状态的异常反应，入院宣教内容，效果评价。

（2）一般转入护理记录：转入时的病情及治疗护理措施，效果评价。

（3）手术后转入护理记录：手术名称、麻醉方式、返回病房时的状况、麻醉清醒时间、伤口、引流情况及注意事项。

（4）病重（病危）患者护理记录：应当根据相应专科的护理特点书写。应重点观察的阳性体征要定时记录，每班接班后应认真评估各项内容。特殊交代的问题，如床头高度、引流管高度、夹管时间、砂袋压迫时间等要写在特护单上。

（5）记录特殊检查、特殊治疗结果、护理措施及患者的反应等情况。

（6）根据病情变化记录用药情况：此项内容应详细记录何时因何种原因使用何药物，用药后的效果观察。例如19:00患者突发快速率房颤，心率145~165次/分，持续5分钟，汇报医师，遵医嘱予去乙酰毛花苷0.4mg缓慢静注。19:15患者心率减慢至90~110次/分，房颤心率。

（7）根据患者情况决定记录频次，病情变化随时记录，病情稳定后每班至少记录1次。

（8）抢救后6小时内完成护理记录。

（9）签名栏内护士签全名。

3. ICU 护理流程单书写内容要求

（1）详细记录意识、瞳孔、体温、脉搏、呼吸、血压等生命体征，记录时间应具体到分钟。

（2）镇静评分、格拉斯哥昏迷评分（GCS 评分），每2~4小时评估记录。

（3）按呼吸机模式记录各项参数，更改呼吸机模式或停止时，应注明更改时间。

（4）详细记录出入量

1）食物含水量和每次饮水量应及时准确记录实入量。

2）输液及输血，准确记录相应时间液体、血液输入量。

3）出量包括尿量、呕吐量、大便、各种引流量等，除记录液体量外，还需将颜色、性质记录于病情栏内。

4）各班小结和 24 小时总结的出入量需用红双线标识。

（5）每班详细记录各留置管道、引流管道名称、时间、长度、局部情况等。

（6）每班详细记录患者皮肤情况、压疮评分、压疮部位、面积及处理等。

（7）记录各项基础护理、患者体位、约束、翻身时间。

（8）签名栏内护士签全名。护士长不上班时，主管班要检查所有患者护理记录并签名。

四、护理交接班报告

护理日夜交接班报告用于记录护士在值班期间病房情况及患者的病情动态，以便于接班护士全面掌握、了解病房和患者情况、注意事项及应有的准备工作。

1. 白、夜班用蓝黑笔或碳素墨水笔填写。内容全面真实、简明扼要、重点突出。

2. 眉栏项目包括当日住院患者总数、出院、入院、手术、分娩、病危、病重、抢救、死亡等患者数。

3. 书写顺序为出科（出院、转出、死亡）、入科（入院、转入）、次日手术患者、当日手术患者、病重（病危）病情变化患者、特殊治疗或特殊检查患者、外出请假及其他有特殊情况的患者。

4. 书写要求

（1）出科患者：记录床号、姓名、诊断、转归。

（2）入科患者及转入患者：记录床号、姓名、诊断及重点交接内容。其重点内容为主要病情、护理要点（管道情况、皮肤完整性、异常心理及其护理安全隐患等）、后续治疗及观察。

（3）病重（病危）患者：记录床号、姓名、诊断。病情变化等记录在病重（病危）患者护理记录单上。

（4）手术患者：记录手术名称、回病房的时间、当班实施的护理措施、术后观察要点及延续的治疗等。

（5）病情变化的患者：记录本班主要病情变化、护理措施及下一班次护理观察要点和后续治疗。

（6）次日手术的患者：记录术前准备，交代下一班次观察要点及相关术前准备情况等。

（7）特殊治疗或特殊检查的患者：记录所做治疗的名称、护理观察要点及注意事项。

（8）特殊检查的患者：记录检查项目、时间、检查前准备及观察要点等。

（9）外出请假的患者：记录去向、请假时间、医师意见、告知内容等。

（10）其他：患者有其他特殊及异常情况时要注意严格交接班，如情绪或行为异常、跌倒、摔伤等不良事件。

5. 护理日夜交接班报告至少在科室保存 1 年，不纳入病历（病案）保存。

第十节　ICU 患者转入、转出护理管理

一、转入患者入科前护理要求

1. 监护仪器准备

（1）监护仪监测配件齐全，心电导联（5 个心电监护电极）、脉氧夹、血压袖带。脉氧夹、血压袖带根据患者情况选择适宜型号。

（2）监护仪监测正常，正常状态开机，需检测（尤其血压项目）。

（3）输入患者信息，待机准备。

2. 呼吸机准备　管道连接完整、紧密，有效检测标志，开机正常运作状态。

3. 抢救装置准备

（1）吸痰装置：准备吸痰用物一套、呼吸机延长管一条、检测吸痰装置，负压能否达到 0.04MPa。

（2）吸氧装置：吸氧管一条，吸氧湿化水是否足够（占湿化瓶 1/2～

2/3）。

4. 床准备 床上用品是否齐全，气垫是否充气。

5. 文书准备 护理记录单、护嘱单、患者交接本。

6. 治疗车准备 检查治疗车用品是否齐全，抽血用物、静脉输液用品等是否齐全。

二、转入患者交接护理要求

1. 患者在门口过床

（1）责任护士与当班护理组长、助理护士立即主动迎接，与医师共同接入患者。

（2）同时判断患者清醒水平（通过呼唤患者或与患者交谈方式）。一看患者脸色、唇甲是否发绀、呼吸是否急促或减弱；二辨心电监护示心率、心律、血压、血氧饱和度数值；三摸患者皮肤是否冰凉。有球囊辅助者给予有效呼吸辅助。

（3）如患者出现呼吸、心搏骤停者立即原地心肺复苏实施抢救监护，不需要过床，待稳定后再过床。

（4）如病情稳定则予过床板过床，注意患者身体上的各种管道保持固定，动作轻柔，保护患者安全。如有四肢、颈椎、胸椎、腰椎骨折者，严格按专科要求，保持有效牵引及呈一直线翻身过床。如呼吸困难者给予半卧位，如心肌梗死患者嘱患者避免用力。

2. 交接班

（1）患者过床后给予舒适体位，立即吸氧（气管插管者接呼吸机）、接心电监护，查看瞳孔大小及对光反射。避免翻动患者，直到生命体征测量平稳，再检查患者皮肤情况。

（2）接班责任护士详细了解患者情况，如病情、病因、治疗、用药、抽血检查项目、皮肤情况、家属情况等。与交班医师、护士或麻醉师进行文书交接，填写患者交接单，确定转入时间、生命体征、各种管道情况等。

（3）白班护士查看带入医疗文书尤其是护理文书是否齐全，如不全及时通知对方转交护理记录。

（4）助理护士记录患者带入的用品，如有贵重物品应双人核对登记并及时交给患者家属并签名，并进行卫生处置。

三、转入患者入科后护理要求

1. 交接完毕，及时落实紧急医嘱，做好查对制度。

2. 白班及时电话通知对方科室转出患者电子病历。

3. 登记患者入科资料、床头卡、患者一览表、病区日志表。总管护士通知患者家属需要带入的生活用品及探视制度等。

4. 患者病情稳定后，责任护士及时书写护理记录，护理组长全面评估患者情况，查阅患者资料，给予责任护士指导意见并下护嘱。如患者病情变化，责任护士及时报告医师并通知当班护理组长。

四、转入患者入科前护理分工

1. **白班护士** 接到电话后评估患者的入科时间、诊断、病情、性别、年龄、体重、是否机械通气，并告知分管护士。

2. **助理护士**

（1）准备床单位推至门口，气垫完好。

（2）仪器准备：①抢救仪器准备，吸氧装置、负压吸引装置完整、完好；②呼吸机用物准备，如灭菌注射用水、输液器、延长管；③其他准备，如电极贴、吸痰管、吸痰水、约束带、病员服、尿袋、血气针、采血针、采血管、胃管、尿管、心电图机、无创心排仪等；④护理文书，如护理记录单、转入交接本。

3. **分管护士**

（1）监护仪准备：①性能完好，根据患者准备合适袖带、血氧探头、体温探头；②输入患者信息，整理线路待机。

（2）呼吸机准备：①性能完好，根据患者准备合适呼吸管路，连接呼吸机延长管；②加入蒸馏水，开启湿化器，选择模式和参数，整理线路待机。

五、转入患者入科后护理分工

1. **分管护士**

（1）评估气道：保持气道通畅（气管插管、气管切开），连接呼吸机。做到五确认：①确认位置，接呼吸机后观察胸廓运动，听诊是否在气管内、双肺呼吸音是否对称（容易进入右侧气管）；②确认长度，固定标记在切牙水平与记录相符合；③确认固定安全，如固定带有分泌物浸渍，重新固定；④确认气道通畅，进行有效吸痰，吸痰管能很好地通过气管插管、气管切开，没有折管及阻塞，如有怀疑立即报告；⑤确认没有漏气，维持最小气囊压力。

（2）评估呼吸：①是否有自主呼吸、呼吸困难、气促；②使用呼吸机，检查胸部移动是否对称；③呼吸机参数（包括报警、窒息参数设置在安全范围）。

（3）评估意识、循环：①意识（格拉斯哥评分表）、瞳孔；②生命体征（心率、血压、心电图、中心静脉压、体温）、颜色、肢体、皮肤、SaO_2 等。

（4）确认各引流管道：①妥善固定各种留置管道及引流管道并做好标示，保持引流通畅；②交接静脉输液的药物和速度以及抢救用药情况。

（5）检查患者皮肤完整性：带入压疮在护理记录单记录分期、大小、颜色并给予及时处理，及时告知护士长报告护理部。

（6）资料与记录：①据实填写护理记录单，记录所用药物；②压疮评分；③根据患者的病程记录写入院记录；④严密观察患者的病情变化，及时通知医师，做好抢救准备。

2. 护理组长

（1）接心电监护仪，监测生命体征。

（2）配合紧急插管，处理紧急情况。

（3）建立输液通道、用药、采集血气分析、留取各种标本。

（4）中心静脉压、有创血压监测。

（5）心理护理。

3. 其他护士　留置胃管、尿管，做心电图、无创心排监测。

4. 助理护士

（1）连接床、气垫电源。

（2）根据情况适当约束。

（3）连接集尿器并标示。

（4）呼吸机加水至适当刻度。

（5）更换病员服。

（6）卫生处置。

（7）记录入科时间、生命体征于体温单上。

5. 白班护士

（1）交接患者纸质病历，并查看有无入院证，整理好放入病历夹。

（2）将原科室所转患者的医嘱系统及电子病历系统接收入本科室，并通知医师。

（3）及时处理医嘱，提交药品单，打印患者的执行单交分管护士，告知需要用的药物，做到用药及时（SIRS、MODS患者抗生素1小时内应用）。

（4）收取材料费，欠费患者及时通知交费，以免耽误患者治疗。

6. 总管护士

（1）了解患者病情、治疗及护理情况。

（2）观察患者的皮肤情况，有问题记录并及时处理，并告知患者家属。

（3）做好入院宣教，告知患者所在床位。留存联系方式、患者身份证号、身高、体重、有无过敏的药物及食物并记录。

（4）告知陪护室的位置、电话，安排好患者家属。

（5）告知患者家属科室的探视制度以及费用情况。

（6）告知家属及患者所需要进行的操作及护理措施，了解各种知情同意书，并要求家属签字。

（7）向患者家属交接患者所带的贵重物品，当面点清并签字。

（8）告知患者家属所需要准备的用物及送入的时间。

六、患者转送前护理要求

1. 患者准备

（1）权衡意外与评估病情、生命体征。

（2）知情同意，告知患者及家属。

（3）维持有效静脉通道。

（4）必要时给予约束，妥善固定管道，保持其通畅。

2. 物品准备

（1）仪器准备：脉氧仪或心电监护、氧袋或便携式呼吸机、人工呼吸球囊、急救箱。

（2）急救药品：准备阿托品、肾上腺素等。

（3）搬运用具：准备病床、输液架。

3. 转送人员准备

（1）主管医师：通知患者家属，主管护士确认。

（2）白班护士：电话通知接收病区，完成护理病例并质控，执行签写患者转出时间。

（3）分管护士：整理患者药物及用品。

（4）患者家属：接收通知后等待患者转出。

七、患者转送途中护理要求

（1）病情监测：监测患者的意识、生命体征、呼吸形态，并观察氧供情况。

（2）安全护理：做好现场抢救准备及安全防护，保持输液通畅。

（3）管道护理：妥善固定引流管并保持通畅（气管插管、胃管、颅内引流管、胸腔引流管、T管、腹腔引流管、尿管、术口引流管等）。

八、转出患者护理分工

1. 患者转运前护理要求

（1）白班护士

1）通知接收科室的白班护士，联系床位。

2）通知家属等候。

3）通知分管护士进行转移前患者评估及各项护理准备。

（2）分管护士

1）检查护理单记录齐全，记录内容完整。

2）检查患者皮肤情况，患者面部、手足、会阴、皮肤是否清洁，有无压疮。

3）检查各种管道是否清洁通畅、固定合理牢固，引流袋是否清洁。注明插管/换管日期、时间，伤口敷料保持干燥清洁。

4）检查静脉穿刺部位，保持静脉输液通畅，所用药物标示清楚。

5）备妥病历记录、各种检查胶片、有关药品（静滴用药、肌注用药、静推用药、口服药等）和患者的物品。

6）备好转运途中必要的抢救药物及用物（简易呼吸器），携带氧气枕或便携监护仪。

7）携带交接登记本。

2. 患者转运中护理要求　分管护士转运途中认真观察患者病情变化，保持各种管路通畅。

3. 分管护士与接收科室护士交接护理要求

（1）与接收科室分管护士进行床头交接班，介绍患者的情况（姓名、诊断、主要治疗用药、皮肤及各种管道）。由交、接双方填写交接记录

（腕带标示）。

（2）将患者的私人物品交给其家属，向患者表示问候后离开患者。

（3）与接收科室治疗护士交接所有治疗药物。

（4）与接收科室白班护士交接病历。

（5）清点好平车上物品，返回 ICU。

4. 患者转运后 助理护士对床单元进行终末消毒备用。

第二章　ICU 监 护

第一节　心肺脑复苏

心肺复苏（CPR）是针对呼吸和心搏骤停的患者所采取的抢救措施，即用心脏按压或其他方法形成暂时的人工循环，恢复心脏的自主搏动和血液循环，用人工呼吸代替自主呼吸并恢复自主呼吸，达到恢复苏醒和挽救生命的目的，而其最终目的是脑功能的恢复，故心肺复苏现已发展成心肺脑复苏（CPCR）。

一、心搏骤停

1. 心搏骤停常见的原因

（1）心源性心搏骤停：心血管系统疾病中以缺血性心脏病最为常见，尤其是在急性心肌梗死早期，约占 80%，其余 20% 见于心肌炎、心肌病、心脏瓣膜病、心脏结构异常。

（2）非心源性心搏骤停

1）药物中毒或过敏反应：见于抗心律失常药、洋地黄类药、β 受体阻滞剂、锑剂、钙拮抗剂、三环类抗抑郁药等过量中毒；毒品如可卡因、海洛因滥用；各类抗生素，尤其是青霉素、链霉素类；某些生物、血清制品引起猝发型过敏反应。

2）手术治疗、检查操作及麻醉意外：如行心脏导管检查、选择性心血管造影、安装心内膜起搏电极、支气管镜检查、胃镜检查、气管插管、胸腔或心脏手术及麻醉。

3）意外事件：见于触电、雷击、淹溺、自缢、低温、高温等。

4）呼吸异常：无论中枢性或周围性呼吸停止，如脑卒中、脑外伤、窒息、中毒、药物过量、呼吸道异物阻塞或梗阻，由于气体交换中断，心肌以及全身器官组织严重缺氧，可导致心搏骤停；呼吸系统疾病如慢性阻塞性肺疾病（COPD）、哮喘、肺水肿、肺栓塞等引起呼吸衰竭导致心搏骤停。

5）循环障碍：张力性气胸、心包填塞（心脏压塞）、休克、出血、脓毒症等。

6）电解质紊乱：严重的高钾血症、低钾血症、低镁血症、高镁血症、低钙血症引起心搏骤停。

2. 病理生理

（1）骤停前期：机体潜在的疾病及导致心搏骤停的因素，能明显影响心肌细胞的代谢状态和复苏后细胞的存活能力，细胞经过较长时间的慢性或间断性缺血，具有较好的耐受性。

（2）骤停期：细胞代谢为无氧代谢，从而启动了一系列代谢反应，包括细胞内钙超载、产生大量自由基、线粒体功能异常、激活降解酶和炎症反应等。

（3）复苏期：标准的心肺复苏所产生的灌注压远不能满足基础状态下心脏和脑的能量需求。最初，血液灌注的优先分配机制使得次要组织的血管收缩，血液优先供应脑和心脏。复苏成功后，血管收缩导致后负荷的明显增加，从而增加了心脏负担，同时，导致部分次要器官继续处于缺血状态。

（4）复苏后期：病理生理特征表现为持续缺血诱发的代谢紊乱和再灌注引起的代谢反应，存活下来的细胞可能由于再灌注损伤而导致死亡。复苏后综合征是指严重的全身系统性缺血后多器官功能障碍或衰竭。

3. 诊断要点

（1）意识突然丧失，面色可由苍白迅速呈现发绀。

（2）大动脉搏动消失，颈动脉、股动脉搏动触摸不到。

（3）呼吸停止或叹息样呼吸。

（4）双侧瞳孔散大。

（5）可伴有短暂抽搐和大小便失禁。

（6）心电图表现：心室颤动、无脉性室性心动过速、心室静止、无脉性心电活动。

二、基础生命支持

1. 识别和启动 发现患者无呼吸或呼吸不正常时，立即呼唤救助，启动应急反应系统。同时触摸伤员颈动脉（成人）有无搏动，检查时间不超过 10 秒。如有威胁患者和施救者的危险因素，应首先脱离危险环境，否则，应现场抢救。摆放合适的体位，怀疑有颈椎损伤时注意避免脊髓受损。施救者位于患者右侧，开始心肺复苏。

2. 置患者于复苏体位 将患者仰卧、平放于硬质平面上。

3. 胸外心脏按压

（1）体位：患者必须平卧，背部置于硬物上。

（2）部位：胸骨中下 1/3 交界处。

（3）姿势：将一手掌根部置于按压点，另一手掌根部覆于前者之上，手指向上方翘起，双臂伸直，凭自身重力通过双臂和双手掌，垂直向下按压。

（4）按压深度至少 5cm。

（5）按压与放松时间为 1∶1。

（6）频率至少 100 次/分。

（7）按压与人工呼吸比例为 30∶2。

4. 开放气道　目的是维持呼吸道通畅，保障气体自由出入，是成功实施人工呼吸的基础。方法包括畅通呼吸道和开放气道。畅通呼吸道方法为迅速清除患者口鼻内异物及分泌物，有义齿者应取出。怀疑有颈椎损伤时应使用推举下颌法。

5. 人工呼吸

（1）开放气道后，给予 2 次人工呼吸，以能观察到胸廓隆起为标准。

（2）完成 2 次人工呼吸后，立刻继续进行胸外按压。

（3）在建立人工气道之前，保持 30∶2 的按压与通气比例。

（4）建立人工气道后，人工呼吸频率为 6~8 次/分，潮气量为 6~7 ml/kg（500~600ml）。

6. 电击除颤　除颤指征为心电图提示心室颤动（VF）或无脉性室性心动过速（VT）。

（1）电除颤时双相波和单相波的能量选择

1）成人：双相波形电击的能量设定相当于 200J，单相波形电击的能量设定相当于 360J。

2）儿童：首剂量 2J/kg，后续电击能量级别应至少为 4J/kg，并可使用更高能量级别，但不超过 10J/kg 或成人最大剂量。

（2）电极板放置位置

1）前侧位：一个电极板放置在左侧第五肋间与腋中线交界处，另一电极板放置在胸骨右缘第二肋间。

2）前后位：一个电极板放置在胸骨右缘第二肋间，另一电极板放置在左背肩胛下面。

7. 心肺复苏的四个早期

（1）提倡早期除颤：如果在室颤发生的最初 5 分钟内进行电除颤，并随机进行有效 CPR，将使复苏成功率成倍提高。

（2）有效不间断地心脏按压：从意外发生即可开始进行 CPR，按压应有力、迅速，每次按压后胸廓应充分复位，尽量保持按压的连续性。

（3）有效人工呼吸。

（4）建立紧急医疗服务系统。

8. 复苏有效的指标

（1）大动脉搏动（如颈动脉搏动）可触及。

（2）血压可测到，收缩压在 60mmHg 以上。

（3）自主呼吸有节律出现。

（4）散大的瞳孔缩小，可见患者有眼球活动，睫毛反射与对光反射出现，手脚开始活动。

（5）口唇、指（趾）甲由发绀变红润。

三、高级生命支持

高级生命支持（ALS）是在基础生命支持（BLS）的基础上应用特殊仪器及技术，建立和维持有效的呼吸和循环功能，通过心电图（ECG）的监护和心电图判断识别及治疗心律失常，建立有效的静脉通路，改善并保持心肺功能及治疗原发病。

1. 人工气道的建立与呼吸支持

（1）气管内插管。

（2）可选择的先进气道技术如喉罩、食管-气管联合导管、咽气管导管。

（3）人工机械通气与氧疗。

2. 静脉通道的建立与药物治疗

（1）肾上腺素：是目前公认的心肺复苏首选药。常用量为 1mg，每隔 3~5 分钟可重复 1 次。给药后静注 20ml 生理盐水。持续静脉输注初始速度为 0.1~0.5μg/（kg·min）。可通过气管导管给药，2~2.5mg 用 10ml 生理盐水稀释后给药。

（2）阿托品：治疗有症状的窦性心动过缓的一线药物。每 3~5 分钟静脉注射 0.5mg，可通过气管导管给药。

（3）血管加压素：在治疗成人电除颤难以纠正的室颤时，可作为肾上腺素替代药物。心脏停搏用药：经静脉或骨内通路注入 20U 可代替第一或第二剂肾上腺素。

（4）纳洛酮：用于吸氧和通气支持无反应的、因阿片制剂中毒所致的呼吸和神经功能抑制。初始静脉给药剂量为 0.04～0.4mg，可根据病情增加剂量。可通过气管导管给药。

（5）硫酸镁：能有效终止尖端扭转型室速，还适用于低镁血症引起的心脏停搏和洋地黄中毒引起的恶性致命性心律失常。1～2g 用 5% 葡萄糖稀释后经静脉或骨内给药。

（6）去甲肾上腺素：用于严重的心源性休克和改善血流动力学状况。初始输注速度为 0.1～0.5μg/（kg·min），根据病情可增加剂量。

（7）多巴胺：用于有休克征象和症状的低血压，也作为治疗有症状的心动过缓的二线药物。静脉输注速度为 2～20μg/（kg·min）。

（8）多巴酚丁胺：用于充血性心力衰竭引起的低血压，但不伴有休克。静脉输注速度为 2～20μg/（kg·min）。

（9）利多卡因：用于室颤或室速导致的心脏停搏、心功能稳定的室速。室颤或室速导致的心脏停搏用药：初始剂量，1～1.5mg/kg 静脉或骨内给药，顽固性室颤，可静脉推注 0.5～0.75mg/kg，5～10 分钟后可重复给药，最大剂量 3mg/kg。

（10）胺碘酮：适用于对电除颤、CPR 和药物无反应的室颤或无脉性室速；复发性、血流动力学不稳定的室速；某些房性和室性心律失常。室颤或无脉性室速用药：首剂 300mg 静脉或骨内给药，必要时第二剂 150mg 静脉或肌内给药。心律失常用药：①150mg 静脉缓慢注射（10 分钟），必要时再次静脉快速注射 150mg；②缓慢滴注：6 小时内静脉输注 360mg（1mg/min）；③维持剂量：18 小时内静脉输注 540mg（0.5mg/min）。

（11）碳酸氢钠：纠正酸中毒、高血钾；在有效的通气情况下进行长时间复苏；经过长时间心脏停搏后恢复自主循环。初始剂量为 1mmol/kg 静脉推注，以后根据血气监测再行给药。避免与多巴胺、多巴酚丁胺、去甲肾上腺素混合。

3. 脏器功能监测 应用 12 导联心电图、无创多功能监护、动脉血气分析、血流动力学监测及肝肾功能测定来进行监测。

四、持续生命支持

1. 持续生命支持主要技术

（1）脑复苏、药物治疗、温度控制。

（2）维持循环功能。

（3）维持呼吸功能。

（4）纠正酸中毒和电解质紊乱。

（5）抗感染治疗。

（6）防治肾衰竭。

（7）严密观察患者的症状和体征。

2. CPCR 五个重要环节

（1）立即识别心搏骤停并启动急救系统。

（2）尽早进行心肺复苏，着重于胸外按压。

（3）快速除颤。

（4）有效的高级生命支持。

（5）综合的心搏骤停后治疗。

成人、儿童和婴儿的关键基础生命支持步骤的总结见表 2-1。

表 2-1　成人、儿童和婴儿的关键基础生命支持步骤的总结

内容	建议		
	成人	儿童	婴儿
识别	无反应		
	没有呼吸或不能正常呼吸（或仅仅是喘息）		不呼吸或仅仅是喘息
	对于所有年龄，在 10 秒内未扪及脉搏		
程序	C-A-B		
按压速率	每分钟至少 100 次		
按压幅度	至少 5cm	大约 5cm	大约 4cm
胸廓回弹	保证每次按压后胸廓回弹，医务人员每 2 分钟交换		
按压中断	减少胸外按压的中断时间（控制在 10 秒以内）		
气道	仰头抬颏法（医务人员怀疑患者有颈椎外伤用推举下颌法）		
按压通气比率	30：2	30：2 单人施救者 15：2 两名施救者	
通气	在施救者未经培训或经过培训但不熟练的情况下单纯胸外按压		
使用高级气道通气	已经气管内插管，人工呼吸频率 8~10 次/分，可不考虑与心脏按压同步		
除颤	尽快连接并使用自动体外除颤仪（AED），尽可能缩短电击前后的胸外按压中断，每次电击后立即从按压开始心肺复苏		

五、脑复苏

1. 尽快恢复自主循环 及早 CPR 和电除颤是复苏成功的关键，连续高质量的胸外心脏按压可维持一定的冠状动脉灌注压和脑血流量，从而提高自主循环恢复的比率及延缓脑缺血损伤的进程。

2. 低灌注和缺氧的处理 积极处理低血压，必要时给予血管活性药物和补充血容量。二氧化碳分压下降可引起脑血管扩张，导致脑血流量减少，因此应避免常规过度通气。

（1）体温调节：体温过高或发热可加重脑缺血损伤、加重脑水肿。应给予药物或物理方式积极降温。低温治疗（32~34℃）是目前唯一在临床研究中被证实的有效的脑保护措施。

（2）控制血糖：高血糖状态可加重脑血流和脑代谢紊乱，导致脑水肿形成。复苏后的昏迷患者存在发生低血糖不易被发现的风险。因此，应注意将患者血糖控制在合理水平。

（3）抗癫痫：癫痫可由全脑缺血损伤引起，癫痫发作可进一步加重脑缺血。因此，应对癫痫予以积极、有效的处理。

六、脑死亡

1. 脑死亡的概念 全部脑（包括脑干）功能不可逆性丧失的状态。

2. 脑死亡的诊断

（1）先决条件：昏迷原因明确，排除各种原因的可逆性昏迷。

（2）临床判定：深昏迷，脑干反射全部消失，无自主呼吸。

（3）确认试验：脑电图呈电静息，经颅多普勒超声检查证实无脑血流灌注，体感诱发电位 P36 以上波形消失，以上 3 项中至少有 1 项阳性。

（4）观察时间：首次判定后，12 小时复查无变化，方可最终判定。

七、单人心肺复苏技术

1. 心肺复苏技术适应证 由于外伤、疾病、中毒、意外、低温、淹溺和电击等各种原因，导致呼吸、心搏骤停者。心搏骤停的标志如下。

（1）突然意识丧失。

（2）颈动脉搏动不能触及。

（3）呼吸停止，瞳孔散大。

（4）皮肤黏膜成灰色或发绀。

2. 目的 开放气道，重建呼吸和循环以达到恢复苏醒和挽救生命的目的。

3. 操作标准

（1）操作前准备

1）准备：①个人准备：仪表端正，服装整洁。②物品准备：模拟人一个、硬板一块、纱布、治疗碗、弯盘、手表、抢救记录单、笔。

2）评估患者：①判断意识：轻拍、摇动或大声呼唤患者无反应。②判断呼吸：直观胸部有无起伏，将面颊部贴近患者口鼻感觉有无气体溢出，判断时间为 5～10 秒。③判断心跳：急救者示指和中指指尖触及患者气管正中部（相当于喉结的部位），旁开两指至胸锁乳突肌前缘凹陷处，触摸患者颈动脉有无搏动。判断时间为 5～10 秒。

3）呼救并记录时间。

（2）操作步骤：见表 2-2。

表 2-2　单人心肺复苏操作步骤

步　　骤	要点说明
1. 胸外按压 体位　平卧于硬板床，头颈、躯干无扭曲，两臂放于身体两侧 定位　胸骨中下 1/3 交界处 手法　右手重叠在左手背上，十指相扣，手心翘起，手指离开胸壁 姿势　急救者上半身前倾，双臂绷直，双肩位于双手的正上方，垂直向下用力按压	背部垫木板或平卧于地上 解开衣领腰带，暴露胸部 快速定位为胸骨正中双乳头之间胸骨上，手掌根部为按压区 实施有节律地胸外心脏按压 按压深度大于或等于 5cm，按压与放松时间为 1：1，频率大于 100 次/分
2. 开放气道 检查口鼻清除分泌物，有义齿者取下义齿，仰面举颏法打开气道	解除气道梗阻，保持气道通畅
3. 口对口吹气 取单层纱布覆盖患者口部，口对口吹气 2 次，按压/通气比为 30：2，反复进行	吹气有效，口鼻无漏气，胸廓隆起，潮气量 400～600ml，吸呼比为 1：1

续 表

步　　骤	要点说明
4. 判断效果 操作 5 个循环后判断心肺复苏效果。如已恢复，进行进一步生命支持；如未恢复，继续上述操作 5 个循环后再次判断，直至高级生命支持人员及仪器设备到达	每次按压前都重新定位，检查瞳孔、面色、甲床、呼吸、颈动脉搏动及血压情况
5. 整理患者用物，洗手记录	详细记录心搏骤停的时间，抢救过程和心肺复苏成功的时间

4. 注意事项

（1）急救者正常呼吸，将口罩住患者的口，将气吹入患者口中，每次吹气时间应持续 1 秒以上，应见胸廓起伏（潮气量 400~600ml），吹气后注意放开捏鼻子的手。

（2）胸外心脏按压只能在患者心脏停止跳动下才能施行。

（3）口对口吹气和胸外心脏按压应同时进行，吹气和按压的次数过多和过少均会影响复苏的成败。

（4）胸外心脏按压的位置必须准确，需保证按压后胸廓回弹，按压的力度要适宜。

（5）尽可能减少胸外按压中断，将中断时间控制在 10 秒以内。

（6）施行心肺复苏术时应将患者的衣扣及裤带松解，以免引起内脏损伤。

（7）心肺复苏有效的体征

①触及颈动脉或股动脉搏动，收缩压≥60mmHg。

②自主呼吸恢复，皮肤颜色由发绀转为红润。

③瞳孔缩小，有时可有对光反射。

④室颤波由细小转变为粗大，甚至恢复窦性心律。

八、多人心肺复苏技术

1. 操作标准

（1）操作前准备：同单人心肺复苏技术。

（2）操作步骤：见表 2-3。

表2-3　多人心肺复苏操作步骤

步骤	要点说明
1. 责任护士胸外按压 体位　平卧于硬板床，头颈、躯干无扭曲，两臂放于身体两侧 定位　胸骨中下1/3交界处，手掌根部为按压区 手法　右手重叠在左手背上，十指相扣，手心翘起，手指离开胸壁 姿势　急救者上半身前倾，双臂绷直，双肩位于双手的正上方，垂直向下用力按压	背部垫木板或平卧于地上 解开衣领腰带，暴露胸部 快速定位为胸骨正中双乳头之间胸骨上 实施有节律地胸外心脏按压 按压深度至少5cm，按压与放松时间为1：1，频率至少100次/分
2. 辅助护士开放气道 检查口鼻清除分泌物，有义齿者取下义齿，仰面举颏法打开气道	解除气道梗阻，保持气道通畅
3. 辅助护士口对口吹气 取单层纱布覆盖患者口部，口对口吹气2次 按压/通气比为30：2，反复进行 必要时配合医师给予患者气管插管	吹气有效，口鼻无漏气，胸廓隆起，潮气量400~600ml，吸呼比为1：1
4. 第三护士通知医师及准备用物药品 第三护士及时通知医师患者需要抢救，备好抢救用物及药品 及时建立静脉通道，遵医嘱应用抢救药品	口头医嘱执行时严格查对，用药后保留安瓿及时记录，安瓿待双人核对后方可弃去
5. 第三护士准备除颤仪 涂导电糊 调节参数，遵医嘱选择能量 充电 除颤	需要时进行除颤 ①均匀涂抹导电糊，打开除颤器电源；②调节除颤器能量并充电；③嘱所有人离开床旁，医师除颤
6. 责任护士判断效果 操作5个循环后判断心肺复苏效果。如已恢复，进行进一步生命支持；如未恢复，继续上述操作5个循环后再次判断，直至高级生命支持人员及仪器设备到达	每次按压前都重新定位，检查瞳孔、面色、甲床、呼吸、颈动脉搏动及血压情况
7. 整理患者用物，洗手并记录心搏骤停时间，抢救过程和心肺复苏成功时间	详细记录

2. 多人心肺复苏要求

（1）闭式循环交流。

（2）清楚提示信息。

（3）明确分工和职责。

（4）知道自己的局限性。

（5）知识共享。

（6）重新评估和总结。

（7）相互尊重。

第二节　休克监护

一、概念

休克是由于失血、失液、创伤、感染、心衰、过敏及药物中毒等所引起的有效血液循环量减少，继而导致全身组织和脏器血流灌注不足，使组织缺血、缺氧、微循环淤滞、代谢紊乱和脏器功能障碍的急性循环功能不全综合征，是临床各种严重疾病常见的并发症。

二、分类

根据病因及血流动力学改变，将休克分为以下四类。

1. 低血容量性休克　系由失血、呕吐、腹泻、利尿、烧伤或腹水（腹腔积液）形成等引起血容量减少，前负荷降低和心搏量减少所致。由于外周血管收缩和低灌注，末梢皮肤湿冷，故又称为冷休克。

2. 心源性休克　系心脏泵血功能衰竭引起心排血量急剧下降所致。最常见的原因为急性心肌梗死，发生率为 5%～10%，也可见于急性心脏压塞、急性肺心病、急性心肌炎、严重心律失常、心瓣膜阻塞等。此时心肌收缩功能减退，排血受阻或心室充盈不足，导致心排血量下降，静脉压升高，周围血管收缩或不收缩。

3. 分布性休克　为容量血管明显扩张而使循环容量相对不足所致，包括感染性休克、过敏性休克、神经源性休克等。

（1）感染性休克：主要由动脉血管张力反应性降低所致。约 2/3 病例由革兰阴性菌感染引起，约 1/3 革兰阴性菌菌血症患者可发生感染性休克。院内感染是危重患者感染性休克的重要原因之一，为 15%～25%。

（2）神经源性休克：常因剧烈疼痛刺激、颈部或上胸部损伤引起下行交感神经损害而导致血管运动张力降低或丧失、静脉血管扩张、有效循环血量和静脉回流减少、心排血量下降所致。早期因静脉扩张而常表现为手足温暖，故又称暖休克。晚期因皮肤血管发生强烈收缩，皮温降低。

（3）过敏性休克：敏感者接触某种抗原物质后，抗原与肥大细胞表面特异性 IgE 抗体作用，刺激细胞释放组胺、血清素、激肽和细胞因子，引起静脉血管扩张和毛细血管通透性增加，导致血容量减少、血液浓缩和心排血量急剧减少。过敏性休克可在接触抗原数分钟内发生，常同时伴有喉或支气管痉挛、呼吸窘迫和荨麻疹等。喉水肿是引起呼吸道阻塞的主要原因。

4. 梗阻性休克　由循环血流梗阻引起心排血量急剧减少所致。常见原因如下。

（1）急性心脏压塞：创伤或心脏破裂及炎症反应使液体或血液填充心包腔，引起心包腔内压力升高，心室舒张受限和充盈受阻。

（2）急性肺栓塞：大块肺动脉栓塞时，右心室射血受阻。弥散性小栓子栓塞引起介质释放，肺血管强烈收缩，使右心室压力急剧升高，室间隔凸向左心室腔，限制左心室充盈。

（3）胸内压升高：胸内压升高减少静脉回心血量，是张力性气胸患者发生休克的主要机制。间歇正压通气或呼气末正压通气时，胸内压升高也会影响到心排血量。

三、临床表现

休克常见的临床表现为低血压、心动过速、呼吸增快、少尿、意识模糊、皮肤湿冷、四肢末端皮肤出现网状青斑、胸骨部皮肤或甲床按压后毛细血管再充盈时间>2 秒等。

四、应急处理

1. 低血容量性休克　是最常见的一种休克。

（1）首先要给予心电监护和脉搏血氧计数监测，同时给予面罩高流量吸氧，以提高患者的血氧浓度。

（2）对患者的意识状态作简要的评估后，立即选择比较粗直的静脉进行穿刺补液治疗。先给温生理盐水 1000ml 快速输注，注意保暖。同时采集血样做各种基础检查（如动脉血气分析、血生化、各种血细胞的测定、血型、血交叉试验及出凝血时间的测定）。

（3）通常代血容量性休克的液体复苏治疗按 3∶1 的比例进行，即每丢失 100ml 液体补充 300ml 的晶体液体。晶体液有 5% 葡萄糖盐水、生理盐水和平衡液体等。

（4）补液量和速度应根据休克的原因、休克的程度和监测的有关参数决定。老年人和心脏病患者输液速度适当减慢，一般在头 30~60 分钟内快速输液 500~1000ml，12 小时内输 2000ml 左右，24 小时内 2500~3500ml，休克明显好转应补高糖溶液，根据血电解质的测定，注意补钾。

（5）血容量补足的依据：①唇色红，皮肤温暖；②收缩压>90mmHg，脉压>16mmHg，脉搏有力，脉率<100 次/分；③尿量>30ml/h；④中心静脉压（CVP）升至 1.2kPa（12cmH$_2$O）。

另外，在液体复苏的过程中，应插胃管和气囊导尿管，评估患者有无其他组织损伤，同时要持续监测患者生命体征、尿量、体温等，必要时进行诊断性腹腔灌洗术（DPL）了解内出血情况，一旦 DPL 阳性要做好外科手术准备工作。

2. 感染性休克　治疗的关键是在提高患者的血氧含量的同时，要对患者的感染进行广谱抗生素治疗。

（1）除快速输注液体、高流量面罩给氧外，要插气囊尿管做尿培养，各种血细胞测定，血生化检查等。

（2）在病原菌未明时，经验性选择能杀灭革兰阳性菌和革兰阴性菌的广谱抗生素。在感染器官和病原菌确定后，再根据医嘱更改抗生素。老年患者使用氨基糖苷类药物易增加肾毒性，有时抗生素的副作用与休克症状不易鉴别，均应引起注意。

（3）因为感染性休克也是处于低血容量状态，故需放置肺动脉导管，以便了解血流动力学情况，只要保证肺毛细血管楔压在 1.6kPa（12mmHg）之内就可避免补液过量。

（4）当单纯液体复苏不能改善心血管状态时，可给予药物治疗，以改善血管紧张度提高血压。

3. 心源性休克　治疗的关键是用药物或机械装置来降低心脏负荷。

（1）通过机械通气增加氧的供给，对于疼痛和烦躁不安的患者在血压和血氧饱和度允许的情况下，可给予阿片类镇痛药。

（2）要密切观察患者意识状态、血压、心率、心律、血氧分压、呼吸音及尿量。测量 CVP 和肺动脉楔压（PAWP）（维持在 16~18mmHg 之间，使心排血量和心肌收缩力达到理想状态）来指导补液，防止液体输入过多引起患者肺水肿。

（3）当快速输入 2000ml 液体后，收缩压仍<70mmHg 时，选用下面

3种药对改善患者的心排血量有较好的作用。

1）β受体阻滞药：可降低心率和增加心脏的充盈时间。

2）血管舒张药：如硝普钠为均衡血管扩张药，有起效快、作用时间短、输注剂量容易控制的特点。三硝酸甘油酯可降低心脏的前、后负荷以及血管的阻力，但如果收缩压<90mmHg要谨慎使用。

3）增加心肌收缩力的药物：如氨力农等，可通过增加左心室的收缩力来增加心脏的排血量（这类患者最终只有通过冠状动脉旁路移植术彻底改善症状）。以上措施仅仅是为患者的手术创造了条件。

4. 过敏性休克 治疗的关键是迅速建立人工气道，保持呼吸道通畅。

（1）首先将患者头后仰，下颌上提，如出现喉水肿伴喘鸣时，应行气管插管术，必要时行气管切开术。有自主呼吸者立即给予氧气吸入，无自主呼吸者，需行机械通气来辅助呼吸。

（2）迅速清除过敏源，减少进一步吸收。

（3）对发生喉水肿或支气管痉挛者，静注1：10000肾上腺素3~5ml，也可经气管插管内给药。病情较轻者，皮下注射或肌内注射1：10000肾上腺素0.3~0.5ml。如症状持续存在，可间隔5~10分钟重复给药。也可将肾上腺素2~4mg加入1000ml生理盐水中，以2~4μg/min的速度静滴，同时可选用糖皮质激素、抗组胺药、氨茶碱、胰高血糖素和纳洛酮等药物。

（4）液体复苏：持续低血压和休克需快速扩容，可输入等张晶体液（如生理盐水或乳酸林格液）或胶体液（5%白蛋白或6%羟乙基淀粉）。经充分补液后，低血压仍不能改善，并出现少尿、肺水肿或呼吸衰竭时，可加用正性肌力药或血管活性药。

五、血流动力学监测

1. 血流动力学监测及意义 见表2-4。

表2-4 休克血流动力学监测意义及处理

CVP	BP	意 义	处 理
↓	↓	血容量不足	充分补充血容量
↓	正常	血容量轻度不足，心功能正常	适当补充血容量
↑	↓	血容量相对较多，心功能下降	强心利尿，扩血管药物应用，给氧，减慢输液速度

续 表

CVP	BP	意 义	处 理
↑	正常	容易血管过度收缩，肺循环阻力升高	给予舒血管药
正常	↓	容量不足，容量血管过度收缩；容量已足，心功能较低	补液试验：100~200ml 液体在 5~10 分钟内快速输完，如 CVP 不升或反而下降，可增加输液量，说明血容量不足；如 CVP 立即上升 3~5cmH₂O，说明血容已足；心功能下降，应予强心治疗

2. 休克时 CVP 值与补液速度的关系

（1）根据补液前所测 CVP 值，确定开始输液速度（表 2-5）。

表 2-5　休克时 CVP 值与补液速度的关系

补液前 CVP	补液速度（ml/10min）
>1.4kPa（14cmH₂O）	50
0.8~1.2kPa（8~12cmH₂O）	100
<0.8kPa（8cmH₂O）	200

（2）每 15 分钟、30 分钟、60 分钟测 CVP 1 次，根据补液后 CVP 增加值，决定以后的输液速度（表 2-6）。

表 2-6　Weil "5-2" 补液法则

补液后 CVP 增加值	补液量
>0.5kPa（5cmH₂O） 0.2~0.5kPa（2~5cmH₂O） 持续>0.2kPa（2cmH₂O，10 分钟以上）	停止 可按原速度输液观察 10 分钟 暂停，如 CVP 降至输液前水平以上，0.2kPa 以内，可继续按上法补液，至休克纠正或 CVP 达到不允许采用 "5-2" 法则为止

（3）休克时肺小动脉楔压（PAWP）值与补液速度关系

1）根据补液前所测 PAWP 值，确定开始之补液速度（表 2-7）。

表 2-7　PAWP 值与补液速度关系

补液前 PAWP	补液速度（ml/10min）
>2.13kPa（16mmHg）	50
1.04~1.6kPa（8~12mmHg）	100
<1.04kPa（8mmHg）	200

2）根据每 15 分钟、30 分钟、60 分钟所测得的 PAWP 增加值，决定以后的输液速度（表 2-8）。

表 2-8　Weil "7-3" 补液法则

补液后 PAWP 增加值	补液量
>0.93kPa（7mmHg），持续 1 分钟以上 0.40~0.93kPa（3~7mmHg） 持续>0.40kPa（3mmHg）10 分钟以上	停止 可按原速度输液，观察 10 分钟 暂停，如 PAWP 降至输液前水平以上 0.40kPa 以内，可继续按上法补液，直至休克纠正或 PAWP 达到不允许采用 "7-3" 法则为止

六、护理措施

1. **营养护理**　患者在休克时处于高代谢需求状态。因此，要尽早进行营养素的摄入，满足机体的需要。

2. **皮肤护理**　由于大量液体淤积在组织间隙易引起皮肤损伤。因此，要经常观察患者的皮肤情况，保持局部皮肤干燥，通过给患者睡气垫床，定期帮助患者翻身，减少局部受压过久而引起的压疮。

3. **加强与患者及其家庭成员的沟通**　及时向患者及家属通报病情，做好患者及其家属的心理护理，使他们对该病有所了解，便于配合治疗和护理。

总之，在护理休克患者的过程中，护士始终要保持高度的警觉，只有这样才能为挽救患者的生命创造机会。

第三节　心 电 监 护

心电监护是指长时间显示和（或）记录患者的心电变化，及时发现和诊断心律失常的一种方法。它可以连续、动态地反映患者的心电变化，具有可干预性、自律性与实时性等特点。

一、心电监护的临床意义

心电监护可以及时准确地反映心律失常的性质，为早期诊断和早期治疗提供依据。另外，心电监护是监测心律（率）、心肌供血、电解质紊乱、心脏压塞和药物反应的重要参考指标，是 ICU 中重要的监护项目之一。因此，ICU 的医护人员应掌握心电监护技能，识别各类型的心律失常并了解其临床意义。

二、多功能心电监护仪操作程序

1. 检查、确认监护仪所要求的电压范围，有稳压器的应先将其打开，接通交流电源线，并接地线。

2. 打开监护仪开关，将心电导联线、无创血压计、血氧饱和度导线与监护仪连接。

3. 选择电极片粘贴部位并清洁局部皮肤。

4. 连接各导联线：RA 右上臂、LA 左上臂、LL 左下肢、RL 右下肢。

5. 连接无创血压计袖带于患者上臂；将血氧饱和度探头夹于患者手指端。

6. 选择心电监护导联：调节 QRS 波振幅，设置心率报警界限。

7. 选择测压方式：根据病情选择测压时间，设置血压报警界限。

8. 调节血氧饱和度图形，设置血氧饱和度报警界限。

9. 开始监护。

三、电极片安置部位及方法

1. **安置部位**　ICU 危重患者，其中一个特点就是身上插管多，特别是开胸术后患者，胸部不仅要插胸腔引流管而且还要打胸带，因此，电极片的安放位置受到限制。ICU 多功能心电监护仪一般为 3 只电极、4 只电极和 5 只电极 3 种。3 只电极分别将电极片安放在左、右臂和左腿；第 4 只电极片安放在右腿，作为地线；第 5 只电极片安放在胸前，用于诊断心肌缺血。

2. **安置方法**　心电监护多采用一次性贴附电极片，该电极片由塑膜或泡沫圆盘涂上粘贴剂而成。粘贴前先将局部皮肤清洁，然后再将电极片薄膜撕去，将带粘贴剂面贴附于皮肤上，向外的金属小扣则与电极导联线相扣接。

四、心电导联线的连接方法

1. 字母标记　RA 连接右上臂、LA 连接左上臂、LL 连接左下肢、RL 连接右下肢。

2. 颜色标记

（1）3 只电极连接法：白色连接右上臂，黑色连接左上臂，红色连接左下肢。

欧洲产监护仪电极颜色标记：红色连接右上臂、黄色连接左上臂、绿色连接左下肢。

（2）5 只电极连接法：白色连接右上臂、黑色连接左上臂、红色连接左下肢，绿色连接右下肢，棕色连接胸前区任意部位。

欧洲产监护仪电极颜色标记：红色连接右上臂、黄色连接左上臂、绿色连接左下肢，黑色连接右下肢，白色连接任意部位。

五、正常心电图波形

正常心电图波形图，如图 2-1。

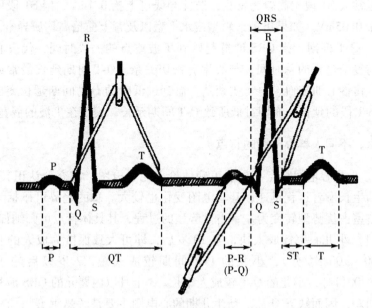

图 2-1　心电图的测量方法

1. **P 波**　代表左、右心房的激动。正常 P 波时间 0.06~0.11s，平均 0.09s，高度为 0.22~0.25mV，形态为钝圆形。

2. **QRS 波**　代表心室肌的除极过程。正常成人 QRS 波群时间为 0.06~0.10s，很少到 0.11s。

正常 Q 波比较狭小，宽度不大于 0.03s，深度不超过同一导线 R 波的 1/4。从异常 Q 波出现的导联，常可帮助心肌梗死的定位。

3. **T 波**　代表心室肌的复极过程。正常情况下 T 波上升支较缓慢，到达顶峰后下降比较迅速，因而上下支不对称。

T 波电轴常和 QRS 波电轴一致，即 QRS 主波向上，T 波直立；QRS 主波向下时，T 波也倒置。在 R 波为主的导联中，T 波高度不大于 0.8mV，但也不应低于同导联 R 波的 1/10。

4. **U 波**　U 波出现在 T 波之后 0.02~0.04s 间，正常高度 0.05~0.2mV，宽度 0.12s，方向大多与 T 波一致。U 波增高最常见的原因是血钾过低，出现倒置或双相的 U 波常见于冠心病或高血压心脏病伴心力衰竭。

5. **P-R 间期**　代表自心房肌开始除极到心室肌开始除极的时间。正常时间为 0.12~0.20s，与心率有一定关系，心率越快，P-R 间期越短。

6. **ST 段**　指 QRS 波终点和 T 波起始间的距离。正常 ST 段接近等电位线，因而呈一水平线。常受心率影响，心率越快，ST 段越短。

正常人 ST 段抬高较为常见，肢体导线可上抬 0.1mV，但 ST 段压低不应大于 0.05mV。如果出现下斜型或水平型以及背上曲抬高均属异常。

7. **Q-T 间期**　指 QRS 波群起始到 T 波终点的一段时间，代表心室肌除极与复极过程的总时间，与心率有密切关系。Q-T 间期延长最常见于心肌炎、慢性心肌缺血、电解质紊乱。血钙过低时的 Q-T 间期延长突出，表现在 S-T 段的延长。血钾过低所致 Q-T 间期延长，表现在 T 波的展宽。

六、不同人群心电图的特点

1. **小儿心电图特点**　为了正确估价小儿心电图，需充分认识其特点。小儿的生长发育过程迅速，其心电图变化也较大。总的趋势可概括为自起初的右室占优势型转变为左室占优势型的过程，其具体特点可归纳如下。

（1）小儿心率较成人快，至 10 岁后，即可大致保持为成人的心率水平（60~100 次/分），小儿的 P-R 间期较成人短，7 岁以后趋于恒定（0.10~0.11s），小儿的 Q-T 较成人略长。3 个月以内婴儿的 QRS 波初始向量常向左，因而缺乏 Q 波。新生儿期的心电图主要是"悬垂型"，心电轴>+90°，以后与成人大致相同。

（2）小儿 T 波的变异较大，新生儿期，肢导联及左胸前导联常出现 T 波低平、倒置。

2. 老年人心电图特点 老年人动脉粥样硬化发生率高，生理与病理的界线难以划分，老年人高血压病、冠心病、肺心病的患病率以及异常心电图的出现率可达青年人的 3 倍以上，不论有无心脏病，在老年人中，心电图完全正常者不足受检总人数的 1/5~2/5。在异常心电图中，以早搏（期前收缩）、房颤以及束支及其分支阻滞最为常见，Ⅰ度房室传导阻滞者约占 5%。动态长时程心电图的研究提示，对心律失常的检出率要比常规心电图高 3~4 倍；其次多见的是 ST-T 改变，占 15%~40%。左心室高电压、左心室肥厚或右心室肥大者占异常心电图的 10% 左右。

3. 心肌缺血心电图特点 手术患者约 15% 有心血管疾病，尤以冠心病最为常见。冠心病患者以及有冠心病危险因素者，行较大手术时，27%~41% 发生围术期心肌缺血。其中 75% 的人没有症状，临床诊断很困难，主要依靠心电图的监测发现。心肌缺血的心电图特征如下。

（1）在 J 点后 60~80μs，S-T 段水平或斜坡下降>1mm。

（2）持续时间>1 分钟。

（3）与其他心律异常变化间隔时间应大于 1 分钟，仅 J 点下降和 S-T 段上升部分压低，提示有心肌缺血的可能。

七、心电监护中常见的心律失常

1. 窦性心动过速和窦性心动过缓

共同点：P 波有规律的发生；P-R 间期≥0.12s；每个 P 波后均存在 QRS 波群。

不同点：窦性心动过速，心率超过正常范围（成人>100 次/分，小儿随年龄而异），而窦性心动过缓，心率则低于正常范围（成人<60 次/分，小儿随年龄而异）。

2. 房性早搏

（1）提前出现与窦性 P 波有差别的 P′波。

（2）P′-R 间期可正常或大于 0.20s（伴Ⅰ度房室传导阻滞）。

（3）P′波后存在室上性 QRS 波群。如存在束支阻滞，则 QRS 呈束支阻滞图形。如 P′波发生较早，传入心室时，可能有部分心室肌尚处于相对不应期，而引起心室内差异性传导。如心室肌处于绝对不应期，则不能激动心室，P′波后无 QRS-T 波群出现。

（4）房性早搏后常有不完全代偿间歇。

（5）如为多源性房性早搏，则异位 P′波形态各不相同。

3. 阵发性房性心动过速

（1）心房率多为 160~220 次/分，P′波形态不同于窦性 P 波，有的 P′波可能埋在前一个 T 波中。

（2）PP′-R 间期一般在 0.10~0.12s 之间。

（3）QRS 间期可能正常；如存在束支传导阻滞或室内差异性传导，QRS 波可增宽；当心房率>200 次/分时，可呈 2∶1 房室传导。

4. 心房扑动和心房颤动

（1）心房扑动的心电图特点

1）P 波消失，代之以锯齿状的大"F"波，间距均齐、规则，频率250~350 次/分。

2）QRS 波群形态与窦性相同，可伴室内差异性传导。

3）心室率取决于房室传导比例，大多为 2∶1，其次为 4∶1，有时呈不规则房室传导。

（2）心房颤动的心电图特点

1）窦性 P 波消失，代之以大小不等、形态不一的小"f"波，R-R 间距绝对不齐，频率在 350~450 次/分或更快，能通过房室结激动心室者常在 200 次/分以下。

2）QRS 波群形态与窦性相同，可伴有室内差异传导。

5. 室性早搏

（1）提早出现的 QRS-T 波群形态宽大、粗钝或呈切迹，QRS 时限≥0.12s，T 波与 QRS 主波方向相反。

（2）QRS 波前无波。

（3）室性早搏后有完全代偿间歇，早搏前后，两个正常窦性 P 波间距等于正常 P-P 间歇的 2 倍。

（4）在 1 个或 2 个窦性激动后，有规律地出现室性早搏，称为二联律或三联律。

（5）同一导联上有 2 个或 2 个以上形态不同的室性早搏，表明起源于心室内不同的兴奋灶，称为多源性早搏。

6. 室性心动过速

（1）室性早搏连续发生在 3 个以上，称为室性心动过速。QRS 波群宽度≥0.12s，T 波与 QRS 主波方向相反，心室率一般在 100~250 次/分。

（2）P 波频率较 QRS 波慢，期间无固定关系，形成房室脱节。一旦 P 波能下传，可出现心室夺获或出现融合波，此为室性心动过速特有的心电图表现。

（3）如心室律不规则又无 P 波，应检查有无 F 波或 f 波，以除外房扑、房颤伴室内差异性传导，或预激综合征。

7. 心室扑动和心室颤动

（1）心室扑动的心电图特点

1）出现连续而均匀的扑动波，QRS 与 ST-T 无法区分，呈正弦波形。

2）心室扑动频率在 180~250 次/分之间。

（2）心室颤动的心电图特点

1）QRS-T 波群完全消失，代之以波形不同、大小各异、频率极不匀齐的颤动波。

2）心室颤动波频率常在 250~500 次/分之间。

3）颤动波电压>0.5mV 者为粗颤，<0.5mV 为细颤。

8. 房室传导阻滞

（1）一度房室传导阻滞：仅表现为 P-R 间期延长，>0.20s，但每一次心房激动都能下传到心室。

（2）二度 I 型房室传导阻滞：P-R 间期逐渐延长，R-R 间期逐渐缩短，终于出现 QRS 漏搏，其后又恢复最初的 P-R 间期。

（3）二度 II 型房室传导阻滞：QRS 波有规律或不定时地漏搏，能下传的 P-R 间期固定不变。如果房室间的传导关系呈 2∶1、3∶1，心室律是整齐的。

（4）三度（完全性）房室传导阻滞

1）P 波频率明显高于 QRS 波频率。

2）P-P 间期和 R-R 间期各自匀齐或大致匀齐，期间无固定关系。

3）QRS 波形不定，心室节奏点越低，QRS 波越宽。

八、心电监护要点

1. 定时观察和记录心率及心律。

2. 观察是否有 P 波以及 P 波的形态、高度和宽度。

3. 测量 P-R 间期、R-R 间期、Q-T 间期。

4. 观察 QRS 波形是否正常，有无"漏搏"。

5. 观察 T 波是否正常。

6. 注意有无异常波形出现。

7. 一旦出现异常波形及时描记，分析原因并报告值班医师处理。

九、使用注意事项

1. 电源电压与机器电压一致，插头牢固，接稳压电源是保证各项监护指标准确及保护仪器的最佳保障。

2. 严密观察监护仪各项指标，发现异常及时处理。

3. 带有起搏器的患者要严密监护，区别正常心率与起搏心率，防止心搏停止后误把起搏心率按正常心率计数。

4. 为了防止电击危险，必须保证监护仪接地线。

5. 在清洁或消毒监护仪前必须拔掉电源，对监护仪不能进行高温、高压、气体熏蒸或液体浸泡。

6. 若出现严重电流干扰，可能因电极脱落、导线断裂或电极导电糊干涸、脱落等引起。

7. 若出现严重肌电干扰，多因电极位置放置不当。电极不宜放在胸壁肌肉较多的部位以免发生干扰。电极片贴附应避开手术切口。

8. 基线漂移，常由于患者活动或电极固定不牢。

9. 心电图振幅低，常因正负电极距离过近或两个电极放在心肌梗死部位的体表投影区。

10. 避免强电磁干扰对监护仪的影响。

第四节　人工气道的建立与管理

人工气道是将一导管经口/鼻或气管切开插入气管内建立的气体通道。建立人工气道是治疗和改善呼吸衰竭的重要手段，它可以纠正患者缺氧状态，改善通气功能，有效地清除气道分泌物，与多功能呼吸机连接，可通过监测通气量、呼吸力学等参数，了解患者的呼吸功能。

一、人工气道的建立方法

1. 环甲膜穿刺

（1）部位：环甲膜软骨与甲状软骨之间的一层膜状结构。男性患者恰在喉结之下，标志十分清楚。

（2）方法：用 18~20 号粗针头经颈中线甲状软骨下缘与环状软骨弓上缘之间穿刺即可进入气管，且不宜损伤大血管。

（3）注意：该方法只作为患者突然呼吸停止急救时，提供有效通气的暂时性措施，应尽快做气管插管或气管切开。

2.气管插管　分为经口插管和经鼻插管两种。

（1）经口腔明视插管术

1）患者取仰卧位头后仰，若其口未张开，可双手将下颌向前、向上托起，必要时可以右手自右口角处将口腔打开，其方法是右手拇指对着下牙列，以一旋转力量启开口腔。左手持喉镜自右口角放入口腔，将舌推向左方，然后徐徐向前推进，显露腭垂。这时，以右手提起下颌，并将喉镜继续向前推进，直至看见会厌为止。

2）左手稍用力将喉镜略向前推进，使窥视片前端进入舌根与会厌角内，然后将喉镜向上、向前提起，即可显露声门。

3）右手执气管导管后端，使其前端自口右角进入口腔，对着声门，以一旋转的力量轻轻进入声门，再向前推进5cm左右即可插入气管。导管的弯度不佳，致前端难以接近声门时，则可借助管芯于导管进入声门后再将管芯退出。

4）安置牙垫，退出喉镜，观察导管外端有无气体进出。若患者原已呼吸停止，可口对着导管外端吹入空气或接上手控气囊、呼吸机、麻醉机压入氧气，观察胸部有无起伏运动，并用听诊器听呼吸音，以确定插管是否正确。

5）导管外端和牙垫一并固定。

6）套囊充气：原则是充气后以不漏气打气较少为好。

（2）经鼻腔盲探插管术

1）首先检查鼻腔是否通畅，鼻中隔是否偏斜以及有无息肉及咽后壁纤维瘤等情况。

2）用不带管芯、口径较小的导管，从通气较好的一侧鼻孔插入。

3）当导管前端出鼻后孔后接近喉部时，术者一边使导管前进，一边以耳接近导管外端，随时探测最大通气强度。

4）根据通气声音大小，适当改变患者头部位置，探寻到最大通气声时，立即将导管插入气管。

5）必要时可借喉镜在明视下看准声门，用环钳夹住导管前端送进气管。

6）该方法主要用于张口困难（如下颌关节炎）或口腔、颌骨外伤以及需较长时间保留气管插管者。

3. 气管切开术

（1）方法

1）在确保气道通畅的前提下，将一薄枕垫于患者肩下，延伸其颈部，使气管尽量靠近皮肤。

2）常规消毒铺巾，局麻后在胸骨切迹上 1cm 颈中线纵行切开皮肤及皮下组织，钝性分离切开肌膜及气管前筋膜，于第 3~4 环状软骨处切开，分开气管，向下插入气管套管于气管内。固定气管切开导管后，立即吸痰保持呼吸道通畅，进行氧疗或人工通气。

（2）并发症

1）损伤：较常见的有切牙脱落或断裂，唇腭、咽喉壁部位黏膜擦伤出血，严重者可导致声门损伤，气管壁损伤致纵隔气肿、皮下气肿、气管食管瘘等。正确的操作手法可避免发生损伤。

2）导管阻塞：是导管保留期间常见的并发症。较常见的原因有：①分泌物、痰、血或异物入侵导管；②导管折曲、压扁；③充气囊老化，失去弹性，充气后套囊偏向一侧膨胀，促使导管斜口贴于气管壁引起阻塞；④充气套囊过松，滑向导管斜口，充气后盖住部分斜口而引起阻塞；⑤俯卧而头扭曲，或头过度后仰体位，均可使导管斜口贴向气管；⑥衔接内径过细，相当于导管部分阻塞。

对这类并发症应根据原因做好预防。一旦发生，经处理而仍不能解除者，可通过调整气管导管位置，放套囊后再给予小容量充气，试通过吸痰等方法处理确系无效者，应拔除导管，在保证有效通气的条件下安置新管。

3）感染：人工气道的建立，解除了上呼吸道的防御功能，从而易于引起下呼吸道的细菌感染。正常情况下，下呼吸道为相对无菌区域，但建立人工气道 24 小时内常能发生下呼吸道细菌移植，因此，应加强人工气道的管理。

二、人工气道的管理

1. 病室管理

（1）有条件的将患者置于有空气净化装置的病房内，无条件的在普通病房时，应将患者安置在单人房间。

（2）每日用消毒液擦拭房间地面 2 次，空气消毒 2 次。

（3）关闭病房门，使之与病区环境隔开。

（4）定时开窗通风与外界交换空气。

（5）保持室内温度 18~20℃，湿度 50%~60%，粉尘颗粒数<100000/m³。

2. 人员管理

（1）限制探视与陪住，减少病室内流动人员。

（2）进入室内者应戴好帽子、口罩。

（3）谢绝上呼吸道感染者入内。

3. 套管位置管理

（1）气管插管

1）气管插管后应拍胸片，调节插管位置使之位于气管杈即隆突上1~2cm。

2）记录插管外露长度：经口插管者应从切牙测量，经鼻插管者应从外鼻孔测量。

3）固定好插管位置：外露长度应每班测量 1 次并交班。

（2）气管切开

1）切口不宜过大，否则易脱出。

2）尽量减少患者头部的活动或强调头颈部一致转动。

3）固定套管的固定带松紧度适中，以能伸入一小指为宜，其松紧度应定时检查并随时调整。

（3）防止套管脱出

1）防止患者自行拔管：对神志清醒者应讲明插管意义、配合方法及注意事项；对神志不清、躁动不安患者，应给予适当的肢体约束，必要时应用镇静剂。

2）医护方面的防护：患者床旁至少有一名医师或护士；注意观察患者体位变化、头部、四肢的活动度；患者体位需变化时，应注意调节好呼吸机管路，以防拉出气管套管。

（4）套管脱出的处理

1）气管插管：遇到套管脱出时，首先不要惊慌，要沉着冷静。若套管脱出 5cm 以内时，吸净患者口鼻及气囊上的滞留物，放出气囊内的气体，将套管插回原深度，并拍胸片确定插管位置；若套管脱出超过 5cm，放开气囊，拔除气管插管，给予鼻导管或面罩吸氧，密切观察病情变化，必要时重新插管（有人统计，气管插管脱出后，约有 50%重插成功率）。

2）气管切开：切口未形成窦道前即术后 48 小时后，套管脱出时，一定要请耳鼻喉科医师处理，不可私自插回。窦道形成后若导管脱出，吸痰后，放气囊，插回套管，重新固定。

4. 气囊管理　气囊充气后，压迫在气管壁上，达到密闭固定的目的，保证潮气量的供给，预防口腔和胃内容物的误吸。但充气量过大，压迫气管黏膜过久，会影响该处的血液循环，导致气管黏膜损伤、甚至坏死。即使使用高容量低压气囊，若充气过多，同样也会造成气管黏膜损伤；若充气量不足，又会造成潮气量的损失、误吸等并发症。因此，掌握气囊的充气量至关重要。

（1）气囊充气量：最理想的气囊压力应小于毛细血管渗透压 $25cmH_2O$。目前，有一种气囊测压注射器，可准确测量气囊的压力，由于经济条件限制，临床上应用较少。但可以采用以下两种方法，掌握气囊充气量。

1）最小漏气技术：即气囊充气后，吸气时有少量气体漏出。

方法：将听诊器置于气管处，向气囊内注气，直到听不到漏气声为止；然后从 0.1ml 开始抽气，直到吸气时听到少量漏气声为止。

优点：可预防气囊对气管壁的损伤。

缺点：由于少量漏气，进食时易发生误吸；增加肺内感染机会；对潮气量有一定影响。

2）最小闭合技术：即气囊充气后，吸气时恰好无气体漏出。

方法：将听诊器置于气管处，向气囊内注气，直到听不到漏气声为止；然后抽出 0.5ml 开始抽气，又可听到少量漏气声，再注气，直到吸气时听不到漏气声为止。

优点：不易发生误吸；不影响潮气量。

缺点：比最小漏气技术易发生气道损伤。

（2）清除滞留物

1）充分吸引气管内、口、鼻腔内分泌物。

2）在患者开始吸气时，用力挤压简易呼吸器，使肺充分膨胀，同时助手放气囊内的气，并在患者呼气时迅速充气囊。

3）再次吸引口、鼻腔内分泌物。如此反复操作 2~3 次，直到完全清除气囊上的分泌物为止。

作用原理：患者开始吸气时，用力挤压简易呼吸器，使肺充气膨胀的同时放气囊，气囊上分泌物流向气道内的同时，患者呼气，借助于胸廓的弹性回缩，产生较大且快的呼气流速，将流下的分泌物冲到气囊上，此时，迅速充气囊，阻止气囊上分泌物流入气道内，再经口、鼻腔吸出。

（3）注意事项

1）每 6~8 小时气囊放气 1 次，每次 5~10 分钟。但临床上很难做到，原因是患者的病情不允许，有人主张气囊放气时，适当加大潮气量来弥补漏气所致的潮气量不足。总之，应灵活掌握，以尽可能地不增加患者缺氧，维持合适的呼吸功能，又将气道压降至最低为目的（目前国外不主张放气囊，但要掌握好最小闭合和最小漏气技术）。

2）放气时，必须先吸净气道内及气囊上滞留物。

3）进食时，不宜采用最小闭合和最小漏气技术，而应将气囊充分充气，取半卧位。

4）气囊破裂：呼吸机低压报警（此报警器千万不要关闭），在气管插管处，随着呼吸机送气时可听到漏气声或者用注射器从气囊内无限抽出气体时，立即通知值班医师进行处理，必要时更换气管插管。

5. 头部位置的固定和调换

（1）头部位置的固定：建立人工气道的患者，头部位置应相对固定，一是减少导管和套管与气管间的摩擦，减少损伤；二是减少套管滑出气道的可能性，防止气道堵塞；三是减少气囊的耗损和破裂。固定方法是选择患者合适和舒服的位置，并适当地抬高或充填，防止颈后部腾空所造成的不适。另外，还应做好患者的思想工作，使其主动配合是最好的方法。

（2）头部位置的调换：经常调换头、颈部位置的目的，是改变人工气道与气管黏膜的接触面，防止某个部位压迫时间过长所致的损伤，此点在临床上很容易被忽视。调换的方式一般只有 3 种：仰卧、左转、右转，三种方向可交替选择。改变头部方向时，需强调头、颈部一致性或同方向的转动，否则不但减轻不了局部压迫，还有可能加重压迫。

6. 人工气道内分泌物的吸引 建立人工气道后的患者，因会厌失去作用，咳嗽反射降低，使咳嗽能力丧失。因此，人工吸引成为清除气道内分泌物的唯一重要的方法，是气道管理中重要的技术之一。

（1）有效吸痰程序：气道内盲目地吸引，只能吸出气管分支附近的痰液，而不能除去末梢支气管痰液，还会给患者带来不必要的痛苦。支气管哮喘患者会因吸痰刺激而诱发支气管痉挛。因此，掌握有效的吸痰方法非常必要，具体程序如下。

1）吸痰前评估（根据血气、胸片、听诊）。

2）加大气道湿化、吸氧浓度或潮气量等参数。

3）体位：根据痰液潴留部位调整患者体位，使痰液潴留的肺区域在上。

4）挤压振颤胸廓（国外常用此方法，在患者呼气时挤压胸廓）。

5）吸引：评估患者的呼吸及痰液阻塞情况，发现喉部有痰鸣音、肺部有湿啰音、呼吸音低、呼吸频率加快或呼吸困难、排痰不畅时，应及时给予吸痰。

（2）吸痰的操作步骤

1）向患者或家属解释吸痰的目的和方法，以便取得配合。

2）备齐物品，携至患者床旁。检查吸引器的功能是否良好。

3）选择吸痰途径，保持有效的吸痰效果。

4）吸痰方法：轻送、旋转、提升。

①轻送：操作时左手夹闭吸引管以关闭负压，右手持吸痰管，以快而轻柔的动作将吸痰管送至气管深部。送管的过程可刺激气管隆突引起咳嗽，将下气道痰液咳至气管内。

②旋转：吸引时旋转吸痰管，以充分吸引气管内分泌物。

③提升：待吸引管被送入气管深处时，松开左手开放负压，右手边向上提升边左右转动吸痰管，切忌将吸痰管上下提插。

（3）吸痰的注意事项

1）掌握吸引时机：除了送管和拔管的技巧外，掌握好吸引的间隔和持续时间也很重要。一般可根据患者的耐受程度，有的患者呼吸功能差、低氧血症严重，无法耐受较长时间的缺氧，以增加吸引次数、缩短吸引时间的方法抵消吸引时的不利影响。

2）掌握吸引技巧：为了使吸引管能插入较深的气道，尽可能地吸出呼吸道的分泌物，除用水、液状石蜡或凡士林润滑吸引管外，选用粗细适中的吸引管也很重要。吸引管的外径以能被顺利插入的最大外径为妥，一般应略小于人工气道内径的1/2。

3）吸引前后应用简易呼吸器加压给氧或调节呼吸机给氧浓度至100%数分钟，以提高患者血氧饱和度，避免吸引时发生严重的低氧血症（目前，一些呼吸机上带有瞬时纯氧呼吸功能，2分钟自动恢复原设定的给氧浓度）。

4）注意无菌操作：吸引时必须做到无菌操作，戴无菌手套持吸痰管的手不得被污染，一根吸痰管只用于1次吸引。

5）冲洗吸引管的生理盐水瓶，应分别注明"口鼻腔"和"气管内"的字样，不能交叉使用，以免污染吸痰管、最好使用密闭式吸痰管。

6）吸引时根据痰液的黏稠度及时调整气管内的湿化。

7）吸引时负压不得大于50.7mmHg，以免损伤气道黏膜。尤其对支气管哮喘患者，应避免吸引时的刺激，诱发支气管痉挛。

8）吸引时间：每次操作时间不多于 15 秒，吸引时间太长，会引起患者缺氧，如果患者痰液较多，需要反复吸引，中间应给予患者氧气吸入。

9）吸痰时，先将口腔、鼻咽部的分泌物吸净，再吸深部痰液。

10）吸引时，应注意吸痰管插入是否顺利，遇有阻力时，应分析原因，不得粗暴操作。

（4）吸痰的并发症：①低氧血症；②气道损伤；③颅压升高；④咳嗽、支气管痉挛；⑤感染；⑥心率增快、心律失常；⑦人工气道梗阻。

（5）吸痰的护理

1）在吸痰的过程中，随时擦净喷出的分泌物，观察吸痰前后呼吸频率的变化，同时注意观察吸出物的形状、颜色及量并做好记录。

2）对于严重缺氧、心功能不全的患者，吸痰前应适当增加吸入氧浓度。在吸痰过程中应监测心率、心律及血氧饱和度的变化，若出现心率、血氧饱和度骤然下降或心律失常，需暂停吸引，给予氧气吸入，待缓解后再重复操作。

3）口腔护理 2 次/天，防止口腔黏膜及牙龈感染溃疡。

7. 人工气道湿化　建立人工气道后，使患者失去了鼻腔等上呼吸道对吸入气的加湿加温作用。气体直接进入气道内，并且机械通气时被送入流速、容量较大的气体，使呼吸道失水，痰液变黏稠；损伤黏膜纤毛系统的功能，使清除气道分泌物的能力大大降低，痰液不易排出，甚至阻塞人工气道。因此，人工加温、加湿，保护呼吸道黏膜纤毛及腺体功能的正常发挥是非常重要的。

（1）蒸汽加温、加湿

1）吸入气温：一般设定在 32~34℃。若温度在 32℃ 以下，会使吸入气温不足，达不到湿化目的；若温度>40℃会造成气道烫伤。因此，应监测湿化器上的温度变化，及时调整至标准范围内。

2）调整呼吸机管路，使接水瓶处于垂直状态。呼吸机管路应低于气管套管和湿化罐，以免管路中的冷凝水反流入患者气道和湿化罐内，避免气道感染的发生。

3）湿化罐管理：水位应定在标准线以内，过高会影响通气量，过低易被烧干，损坏仪器。打开报警装置（因为水位低于标准线时，加热开关自动关闭，打开此开关可以保护仪器）。

4）预防感染：湿化罐内的蒸馏水每日需更换 1 次，防止交叉感染。

（2）气管内直接滴注加湿

1）气道内给药：用注射器抽吸已配好的药液 3~10ml，取下针头，断开呼吸机，在患者吸气时从气管导管外口直接注入。接呼吸机通气 1~2 分钟，然后再吸痰。

2）气管内给药：注入前，充分吸净气道内分泌物。滴注时，在注射器内抽吸一定量的空气，并接 1 根吸痰管，插入气管导管深处，使注射器垂直向下，在患者吸气时，将药液及空气一并注入，接呼吸机通气 1~2 分钟，然后再吸痰。

3）湿化液：0.45% 盐水+药物，如 0.45% 盐水 250ml+沐舒坦 90mg。

4）注入量：应根据痰液的黏稠度湿化气道，如需注入量较大，可随患者呼吸量分次注入。

痰液的黏稠度分为以下 3 度。

Ⅰ度（稀痰）：如米汤或泡沫样，吸痰后，玻璃接头内壁上无痰液滞留。提示气管滴药过量，要适当减少滴药量和次数。

Ⅱ度（中度黏痰）：痰液外观较Ⅰ度黏稠，吸痰后，有少量痰液滞留在玻璃接头内壁，易被水冲洗干净。提示气道湿化不足，应适当增加滴药量和次数。

Ⅲ度（重度黏稠）：痰液外观明显黏稠，常呈黄色，吸痰管常因负压过大而塌陷，玻璃接头内壁上滞留大量痰液，且不易被水冲洗干净。提示气道湿化严重不足或伴有机体脱水，需加大滴药量和次数，必要时加大输液量。

（3）雾化吸入加湿

1）在吸气回路中连接一雾化器，利用射流原理，将水滴撞击成微小颗粒，送入气道。

2）在同样条件下，雾化器所产生的雾滴的量和平均直径大小，因雾化器种类不同而各异。

3）雾滴直径大小决定雾滴在气道内沉积的部位，大于 $10\mu m$ 多沉积在大气道内，$2~10\mu m$ 则沉积在较小气道内，产生较强湿化效果。

4）雾化器的湿化效果不如蒸汽湿化器，故雾化器多用于气道内给药。

（4）人工鼻的应用

1）人工鼻又称温-湿交换过滤器，是由数层吸水材料及亲水化合物制成的细孔网纱结构的装置，使用时，一端与人工气道连接，另一端与呼吸机管路连接。

2）原理：当气体呼出时，呼出气内的热量和水分保留下来，吸气时，气体经过人工鼻，热量和水分重新被带入气道内。

3）对细菌有一定的过滤作用，能降低管路被细菌污染的危险性。

4）不适用于 COPD 痰液较多者。长期机械通气者，不能单独依靠人工鼻，否则，会使呼吸道湿化不足，堵塞人工气道。

第五节　呼吸系统的监护

一、呼吸功能的监护

正常呼吸功能是维持机体内外环境稳定的重要生理活动之一，而呼吸系统的监测是判定呼吸功能状况、预防并发症和推测预后的必要手段，是临床危重患者治疗和监护的依据。

1. 一般监护指标

（1）潮气量：一次吸入或呼出的气量，正常成人为 500ml 左右，小儿为 8~12ml/kg。

（2）每分通气量：潮气量×呼吸频率，大于 12L 为过度通气，小于 3L 为通气不足。

（3）每分钟肺泡通气量（有效通气量）：（潮气量-无效腔量）×呼吸频率。

（4）功能残气量：在生理上起着稳定肺泡气体分压的缓冲作用，减少了呼吸间歇对肺泡内气体交换的影响，即防止每次吸气后新鲜空气进入肺泡所引起的肺泡气体浓度过大变化。

2. 临床监护指标　患者的体征是临床监护的主要内容。

（1）意识状态：清醒、蒙眬、浅昏迷或深昏迷。

（2）呼吸状态：注意是否有自主呼吸以及患者呼吸频率、深浅度，是否有口唇、甲床发绀等。

（3）肺部听诊：正常时双肺呼吸音清晰；呼吸音减弱常见于疼痛、肺不张、肺淤血、肺炎、气胸、气管插管不合适等；湿性啰音见于肺部感染；干性啰音见于气道狭窄、哮喘等，要及时报告医师并处理。

（4）咳嗽反射：应注意记录咳嗽反射的程度，如消失、微弱、尚可、较强、强等。

（5）观察记录痰的性状和量：粉红色泡沫状痰为肺水肿引起，大量稀薄血水样痰应考虑为呼吸窘迫综合征，黄绿色黏稠痰为感染时的分泌物，血丝或血块痰多为创伤所致。

3. 动脉血气监测

（1）动脉血 pH

1）概念：表示血浆中所含氢离子的浓度。由于氢离子浓度太小，约 $4 \times 10^{-8}/L$，故一直沿用 pH（即氢离子浓度的负对数）来表示。

2）正常值：健康人动脉血 pH 为 7.35～7.45。

3）临床意义：pH<7.35 为酸中毒；pH>7.45 为碱中毒。

（2）动脉血二氧化碳分压（$PaCO_2$）

1）概念：物理溶解于血浆（血液）中的二氧化碳气体产生的压力。它反映动脉血液中 CO_2 的浓度。

2）正常值：4.7～6.0kPa（35～45mmHg）。

3）临床意义：$PaCO_2$ 下降为呼吸性碱中毒；$PaCO_2$ 升高为呼吸性酸中毒。

（3）动脉血氧分压（PaO_2）

1）概念：指血液中物理溶解的氧分子所产生的压力。

2）正常值：12.6～13.3kPa（95～100mmHg）。

轻度缺氧：PaO_2>6.67kPa（>50mmHg）。

中度缺氧：PaO_2 4.0～6.67kPa（30～50mmHg）。

重度缺氧：PaO_2<4.0kPa（<30mmHg）。

3）临床意义：低氧血症见于肺部疾病导致分流、通气血流比例失调、通气不足以及弥散障碍，高氧血症见于吸氧治疗和过度通气。

4. 脉搏血氧饱和度监测

（1）原理：脉搏血氧饱和度仪的发光二极管所产生的两个波长的光线可以透过波动的血管床被光学感受器接收。

（2）准确性：当氧饱和度高于 80% 时，脉搏血氧饱和度的准确性为（4%～5%）；当氧饱和度低于 80% 时，测定准确性进一步降低。

（3）局限性

1）SpO_2：不能很好地反映高氧血症。另外，氧饱和度也不是低通气的敏感指标。

2）仪器和探头间的差异：不同厂家间有所差异，不同探头发光二极管的输出也存在差别。因此，患者应固定使用同一仪器以及探头。

3）异常血红蛋白血症：氧血红蛋白会使测定结果偏高，高铁血红蛋白使测量值总是接近 85%，而胎儿血红蛋白则不会影响测量结果。

4）内源性和外源性染料：染料如亚甲蓝能够影响测量准确性，指甲油也有影响，而高胆红素血症对测量没有影响。

5）皮肤色素：皮肤色素较深会影响测量结果。

6）血流灌注：心排血量下降或严重的外周血管收缩，测量结果不可靠。

7）贫血：重度贫血会使测量准确性下降。

8）周围光线过强：周围光线过强会影响测量结果。

9）脉搏异常：静脉波动和大的动脉波的重搏切迹会影响测量准确性。

二、无创正压通气

无创正压通气（NPPV）是指无需建立人工气道的正压通气，常通过鼻罩/面罩等方法连接患者。NPPV 可以减少急性呼吸衰竭的气管插管或气管切开以及相应的并发症，改善预后。

1. 呼吸机的选择　要求能提供双相的压力控制/压力支持，其提供的吸气压力可达到 20~30cmH$_2$O，能够提供满足患者吸气需求的高流量气体（60~100L/min），具备一些基本的报警功能；若用于Ⅰ型呼吸衰竭，要求能提供较高的吸氧浓度（>50%）和更高的流速需求。

2. 连接方式　无创通气以口/鼻面罩与患者相连。面罩种类包括：全脸面罩、口罩、鼻罩等，应根据不同患者选择合适的面罩。

3. 适应证　①呼吸窘迫伴呼吸困难，辅助肌群参与呼吸，腹部反常运动；②pH<7.35 且 PaCO$_2$>45mmHg；③呼吸频率>25 次/分。

4. 相对禁忌证　①呼吸停止；②心血管状态不稳定；③患者依从性差；④面部、胃、食管手术；⑤颅面部创伤或烧伤；⑥误吸风险高；⑦需要大剂量镇静者；⑧极度肥胖；⑨呼吸道大量分泌物。

5. 通气模式与参数调节

（1）通气模式

1）持续气道正压（CPAP）：在自主呼吸条件下，整个呼吸周期气道保持正压。患者完成全部的呼吸功。

2）双水平正压通气（BiPAP）：BiPAP 有两种工作方式，即自主呼吸通气模式（S 模式，相当于 PSV+PEEP）和后备控制通气模式（T 模式，相当于 PCV+PEEP）。BiPAP 的参数设置包括吸气压（IPAP）、呼气压（EPAP）及后备控制通气频率。当自主呼吸间隔时间低于设定值（由后备频率决定）时，即处于 S 模式；自主呼吸间隔时间超过设定值时，即由 S 模式转向 T 模式，即启动时间切换的背景通气 PCV。在急性心源性肺水肿（ACPE）患者首选 CPAP，如果存在高碳酸血症或呼吸困难不缓解可考虑换用 BiPAP。

（2）参数调节

1）BiPAP 参数调节原则：IPAP/EPAP 均从较低水平开始，待患者耐受后再逐渐上调，直到达到满意的通气和氧合水平，或调至患者可能耐受的最高水平。

2）参数设置常用参考值

IPAP/潮气量：（10~25）cmH$_2$O/（7~15）ml/kg。

EPAP：3~5cmH$_2$O（Ⅰ型呼吸衰竭时用 4~12cmH$_2$O）。

后备频率（T 模式）：10~20 次/分。

吸气时间：0.8~1.2s。

6. 护理要点

（1）保证安全而有效的通气治疗：做好解释以充分取得患者的配合，确保连接质量，设置适当的参数，监测动脉血气及 SpO$_2$。

（2）保证足够的氧气和通气：做好各项监测，包括动脉血气、SpO$_2$、呼吸频率和状态、患者是否耐受呼吸机等。

（3）减少患者焦虑：做好解释工作，指导患者使用呼吸机。

（4）减轻患者不适：包括面部压迫、磨损、眼睛不适、胃肠胀气等。

（5）密切观察并发症的发生：如误吸、呼吸衰竭、意识水平下降等。

三、机械正压通气

机械通气最早是作为肺脏通气功能的支持治疗手段，经过多年来医学理论的发展及呼吸机技术的进步，已经成为涉及气体交换、呼吸做功、肺损伤、胸腔内器官压力及容积环境、循环功能等，可产生多方面影响的重要干预措施。并主要通过提高氧输送、肺脏保护、改善内环境等途径成为治疗多器官功能不全综合征的重要治疗手段。

1. 机械通气的生理与临床目标
合理的机械通气首先必须明确机械通气的目标。明确有创机械通气的生理和临床目标，既有助于解决指征问题，以免延误治疗，又能使机械通气治疗实现个体化，获得最佳疗效。

（1）改善或维持动脉氧合：改善低氧血症，提高氧输送是机械通气最重要的生理目标。吸入氧浓度适当的条件下，动脉血氧饱和度>90%，或动脉氧分压>60mmHg 是保证氧输送的前提。

（2）支持肺泡通气：使肺泡通气量达到正常水平，将动脉二氧化碳分压水平维持在基本正常的范围内，是基本生理目标之一。根据病情需要，可保持二氧化碳分压低于或高于正常范围。

（3）维持或增加肺容积：通过应用控制性肺膨胀、间歇性高水平呼气末正压、俯卧位通气等肺泡复张手段，可明显增加呼气末肺泡容积（功能残气量），改善呼吸窘迫和低氧血症。

（4）减少呼吸功：机械通气替代患者呼吸肌做功，降低呼吸肌氧耗，有助于改善其他重要器官和组织的氧供。

（5）机械通气的临床目标：①纠正低氧血症；②纠正急性呼吸性酸中毒；③缓解缺氧和二氧化碳潴留引起的呼吸窘迫；④防止或改善肺不张；⑤防止或改善呼吸肌疲劳；⑥保证镇静和肌松剂使用的安全性；⑦减少全身和心肌氧耗；⑧降低颅内压；⑨促进胸壁的稳定，维持通气和肺膨胀。

2. 应遵循的原则

（1）个体化原则：不同疾病和不同病程，机械通气的设置应有所不同。

（2）氧输送原则：机械通气的根本目的是保证全身氧输送，改善组织缺氧。

（3）肺保护原则：机械通气不当可引起呼吸机相关性肺损伤等严重并发症。

（4）动态监测原则：机械通气过程中，应动态监测潮气量、气道压力、呼吸频率、每分通气量、PEEP 及内源性 PEEP 等呼吸生理参数。

（5）多器官功能障碍（MODS）防治原则：机械通气不当不但可加重肺损伤，而且可引起或加重肺外的 MODS。

3. 机械通气的分类

（1）根据吸气向呼气的切换方式不同：可分为"定容"型通气和"定压"型通气。

1）定容型通气：呼吸机以预设通气容量来管理通气，即呼吸机送气达预设容量后停止送气，依靠肺、胸廓的弹性回缩力被动呼气。

常见的定容通气模式有容量控制通气（VCV）、容量辅助-控制通气（V-ACV）、间歇指令通气（IMV）和同步间歇指令通气（SIMV）等，也可将它们统称为容量预置型通气（VPV）。VPV 能够保证潮气量的恒定，从而保障每分通气量；VPV 的吸气流速波形为恒流波形，即方波，不能和患者的吸气需要相配合，尤其是存在自主吸气的患者，这种人-机的不协调增加镇静剂和肌松剂的需要，并消耗很高的吸气功，从而诱发呼吸肌疲劳和呼吸困难；当肺顺应性较差或气道阻力增加时，产生过高的气道压，易致呼吸机相关性肺损伤（VILI）。

2）定压型通气：以气道压力来管理通气，当吸气达预设压力水平时，吸气停止，转换为呼气，故定压型通气时，气道压力是设定的独立参数，而通气容量（和流速）是从属变化的，与呼吸系统顺应性和气道阻力相关。

常见的定压型通气模式有压力控制通气（PCV）、压力辅助控制通气（P-ACV）、压力控制–同步间歇指令通气（PC-SIMV）、压力支持通气（PSV）等，将它们统称为压力预置型通气（PPV）。PPV 时潮气量随肺顺应性和气道阻力而改变；气道压力一般不会超过预置水平，利于限制过高的肺泡压和预防 VILI；易于人-机同步，减少使用镇静剂和肌松剂，易保留自主呼吸；流速多为减速波，肺泡在吸气早期即充盈，利于肺内气体交换。

（2）根据开始吸气的机制：分为控制通气和辅助通气。

1）控制通气（CV）：呼吸机完全代替患者的自主呼吸，呼吸频率、潮气量、吸呼比、吸气流速完全由呼吸机控制，呼吸机提供全部的呼吸功。

CV 适用于严重呼吸抑制或伴呼吸暂停的患者，如麻醉、中枢神经系统功能障碍、神经肌肉疾病、药物过量等情况。对患者呼吸力学进行监测时，如静态肺顺应性、内源性 PEEP、呼吸功能的监测，也需在 CV 时进行，所测得的数值才准确可靠。

如潮气量、呼吸频率等参数设置不当，可造成通气不足或过度通气；应用镇静剂或肌松剂可能导致低心排、低血压、分泌物廓清障碍等；长时间应用 CV 将导致呼吸肌萎缩或呼吸机依赖。

2）辅助通气（AV）：依靠患者的吸气努力触发或开启呼吸机吸气活瓣实现通气，当存在自主呼吸时，气道内轻微的压力降低或少量气流触发呼吸机，按预设的潮气量（定容）或吸气压力（定压）将气体输送给患者，呼吸功由患者和呼吸机共同完成。

AV 适用于呼吸中枢驱动稳定的患者，患者的自主呼吸易与呼吸机同步，通气时可减少或避免应用镇静剂，保留自主呼吸可避免呼吸肌萎缩，有利于改善机械通气对血流动力学的不利影响，有利于撤机过程。

4. 机械通气常见模式

（1）辅助控制通气（ACV）：是辅助通气（AV）和控制通气（CV）两种通气模式的结合，当患者自主呼吸频率低于预置频率或无力使气道压力降低或产生少量气流触发呼吸机送气时，呼吸机即以预置的潮气量及通气频率进行正压通气，即 CV；当患者的吸气用力可触发呼吸机时，通气以高于预置频率的任何频率进行，即 AV。结果：触发时为辅助通气，无触发时为控制通气。参数设置如下。

1）容量切换：触发敏感度、潮气量、通气频率、吸气流速/流速波形。

2）压力切换：触发敏感度、压力水平、吸气时间、通气频率。

（2）同步间歇指令通气（SIMV）：是自主呼吸与控制通气相结合的呼吸模式，在触发窗内患者可触发和自主呼吸同步的指令正压通气，在两次指令通气周期之间允许患者自主呼吸，指令呼吸可以以预设容量（容量控制 SIMV）或预设压力（压力控制 SIMV）的形式来进行。

参数设置：潮气量、流速/吸气时间、控制频率、触发敏感度，当压力控制 SIMV 时需设置压力水平及吸气时间。

（3）压力支持通气（PSV）：属于部分通气支持模式，是患者触发、压力目标、流量切换的一种机械通气模式，即患者触发通气并控制呼吸频率及潮气量，当气道压力达预设的压力支持水平时，且吸气流速降低至低于阈值水平时，由吸气相切换到呼气相。

参数设置：压力、触发敏感度，有些呼吸机有压力上升速度、呼气敏感度（ESENS）。

（4）持续气道正压（CPAP）：是在自主呼吸条件下，整个呼吸周期以内（吸气及呼气期间）气道均保持正压，患者完成全部的呼吸功，是呼气末正压（PEEP）在自主呼吸条件下的特殊技术。

参数设置：仅需设定 CPAP 水平。

（5）双水平气道正压通气（BIPAP）：是指自主呼吸时，交替给予两种不同水平的气道正压，高压力水平（Phigh）和低压力水平（Plow）之间定时切换，且其高压时间、低压时间、高压水平、低压水平各自独立可调，利用从 Phigh 切换至 Plow 时功能残气量（FRC）的减少，增加呼出气量，改善肺泡通气。

参数设置：高压力水平（Phigh）、低压力水平（Plow）即 PEEP、高压时间（Tinsp）、呼吸频率、触发敏感度。

5. 机械通气参数的调整

（1）潮气量的设定：在容量控制通气模式下，潮气量的选择应确保足够的气体交换及患者的舒适性，通常依据体重选择 6~8ml/kg，并结合呼吸系统的顺应性、阻力进行调整；依据肺机械参数，维持气道压最低时的 VT，其压力最高应低于 $35cmH_2O$，可避免气压伤及呼吸机相关性肺损伤（VILI）；在压力控制通气模式下，潮气量是由选定的目标压力、呼吸系统的阻力及患者的自主呼吸方式决定的；依据 P-V 曲线将 VT 设定于 P-V 曲线陡直段。

依据肺机械参数，以维持气道压最低时的 VT，其压力最高应低于 35cmH$_2$O，最终应以血气分析进行调整。

（2）呼吸频率的设定：呼吸频率的选择根据通气模式、无效腔/潮气量比、代谢率、目标 PaCO$_2$ 水平及自主呼吸强度等决定，原则上成人通常设定为 12~20 次/分，急/慢性限制性肺疾病时也可根据每分通气量和目标 PaCO$_2$ 水平超过 20 次/分。

（3）流速调节：理想的峰流速应能满足患者吸气峰流速的需要，成人常用的流速可设置在 40~60L/min 之间，根据每分通气量和呼吸系统的阻力和肺的顺应性调整，控制通气时由于吸气时间的限制，峰流速可低于 40L/min，压力控制型通气模式下流速由选择的压力水平、气道阻力及患者的吸气努力决定。流速波形在临床常用恒流（方波）或减速波。

（4）吸气时间/吸呼比（I∶E）的设置：I∶E 的选择是基于患者的血流动力学、氧合状态及自主呼吸水平，适当的设置能保持良好的人-机同步性，根据血流动力学、氧合、自主呼吸选择吸气时间或吸呼比，自主呼吸患者通常设置吸气时间为 0.8~1.2 秒或吸呼比为 1∶（1.5~2）。

（5）触发灵敏度调节：一般情况下，压力触发常为 -0.5~-1.5cmH$_2$O，流速触发常为 2~5L/min，合适的触发灵敏度设置将明显使患者更舒适，促进人机协调。

（6）吸入氧浓度（FiO$_2$）：机械通气初始阶段，可给高 FiO$_2$（100%）以迅速纠正严重缺氧，后依据目标 PaO$_2$、PEEP 水平、MAP 水平和血流动力学状态，酌情降低设定 FiO$_2$ 至 50% 以下，并设法维持 SaO$_2$>90%，若不能达上述目标，即可加用 PEEP、增加平均气道压，应用镇静剂或肌松剂；若适当 PEEP 和 MAP 可以使 SaO$_2$>90%，应保持最低的 FiO$_2$。

（7）PEEP 的设定：设置 PEEP 的作用是使萎陷的肺泡复张，增加平均气道压，改善氧合，减少回心血量，减少左室后负荷。克服 PEEP 引起呼吸功的增加。虽然 PEEP 设置的上限没有共识，但下限通常在 P-V 曲线的低拐点（LIP）或 LIP 之上 2cmH$_2$O。

6. 机械通气过程中的监测与管理

（1）进行常规呼吸功能监测：①观察胸廓运动情况；②听诊肺部判断呼吸音情况；③观察口唇、肢端颜色，判断有无缺氧现象；④观察甲床按压后恢复时间，判定血流灌注时间，一般在 0.5 秒恢复；⑤观察精神症状及神经状况；⑥观察有无颈外静脉曲张情况，可判断胸内压高低和右心功能状态。

（2）呼吸功能的监测：潮气量、呼吸频率、每分通气量、吸呼比值、气道平均压、血气分析、血氧饱和度。

7. 机械通气的并发症 机械通气是重要的生命支持手段之一，但机械通气也会带来一些并发症，甚至是致命的并发症。合理应用机械通气将有助于减少甚至避免并发症的产生。

（1）人工气道相关的并发症：人工气道是将导管直接插入或经上呼吸道插入气管所建立的气体通道。临床上常用的人工气道是气管插管和气管切开。

1）导管异位：插管过深或固定不佳，均可使导管进入支气管。因右主支气管与气管所成角度较小，插管过深进入右主支气管，可造成左侧肺不张及同侧气胸。

2）气道损伤：困难插管和急诊插管容易损伤声门和声带，长期气管插管可以导致声带功能异常，气道松弛。气囊充气过多、压力太高，压迫气管，气管黏膜缺血坏死，形成溃疡，可造成出血。

3）人工气道梗阻：人工气道梗阻是人工气道最为严重的临床急症，常威胁患者生命。导致气道梗阻的常见原因包括：导管扭曲、气囊疝出而嵌顿导管远端开口、痰栓或异物阻塞管道、管道坍陷、管道远端开口嵌顿于隆突、气管侧壁或支气管。

4）气道出血：人工气道的患者出现气道出血，特别是大量鲜红色血液从气道涌出时，往往威胁患者生命，需要紧急处理。气道出血的常见原因包括：气道抽吸、气道腐蚀等。

5）气管切开的常见并发症：根据并发症出现的时间，可分为早期、后期并发症。

①早期并发症：指气管切开一般24小时内出现的并发症。主要包括：A. 出血是最常见的早期并发症；B. 气胸是胸腔顶部胸膜受损的表现，胸膜腔顶部胸膜位置较高者易出现，多见于儿童、肺气肿等慢性阻塞性肺疾病患者等；C. 空气栓塞：是较为少见的并发症，与气管切开时损伤胸膜静脉有关；D. 皮下气肿和纵隔气肿：是气管切开后较常见的并发症。皮下气肿和纵隔气肿本身并不会危及生命，但有可能伴发张力性气胸，需密切观察。

②后期并发症：指气管切开24~48小时后出现的并发症，发生率高达40%。主要包括：A. 切口感染；B. 气管切开后期出血；C. 气道梗阻；D. 吞咽困难；E. 气管食管瘘；F. 气管软化。

（2）正压通气相关的并发症

1）呼吸机相关肺损伤：指机械通气对正常肺组织的损伤或使已损伤的肺组织损伤加重，包括气压伤、容积伤、萎陷伤和生物伤。

2）呼吸机相关肺炎：是指机械通气 48 小时后发生的院内获得性肺炎。气管内插管或气管切开导致声门的关闭功能丧失，机械通气患者胃肠内容物反流误吸是发生院内获得性肺炎的主要原因。

3）氧中毒：即长时间地吸入高浓度氧导致的肺损伤。当患者病情严重必须吸高浓度氧时，应避免长时间吸入，应少于 24 小时，浓度尽量不超过 60%。

4）呼吸机相关的膈肌功能不全：特指在长时间机械通气过程中膈肌收缩能力下降。保留自主呼吸可以保护膈肌功能。机械通气患者使用肌松剂和大剂量糖皮质激素可以导致明显肌病的发生。机械通气患者应尽量避免使用肌松剂和糖皮质激素，以免加重膈肌功能不全。

（3）机械通气对肺外器官功能的影响

1）对心血管系统的影响

①低血压与休克：机械通气使胸腔内压升高，导致静脉回流减少，心脏前负荷降低，其综合效应是心排出量降低，血压降低。

②心律失常：机械通气期间，可发生多种类型心律失常，其中以室性和房性早搏多见。

2）对其他脏器功能的影响

①肾功能不全：机械通气引起患者胸腔内压力升高，静脉回流减少，导致抗利尿激素释放增加，机体水钠潴留；同时机械通气导致静脉回流减少，使心脏前负荷降低，导致心排血量降低，使肾脏血流灌注减少。可能导致肾脏功能不全。

②消化系统功能不全：机械通气患者常出现腹胀，卧床、应用镇静剂、肌松剂等原因可引起肠道蠕动功能降低和便秘，咽喉部刺激和腹胀可引起呕吐，肠道缺血和应激等因素可导致消化道溃疡和出血。另外，PEEP 的应用可导致肝脏血液回流障碍和胆汁排泄障碍，可出现高胆红素血症和转氨酶轻度升高。

③精神障碍：极为常见，表现为紧张、焦虑、恐惧，主要与睡眠差、疼痛、恐惧、交流困难有关，也与对呼吸机治疗的恐惧、对治疗的无知及呼吸道造成的强烈刺激有关。

（4）与镇静剂及肌松剂相关的并发症：镇静剂的应用可导致血管扩张和心排血量降低，导致血压降低、心率加快。镇静不足不能达到镇静目的，镇静过度抑制了咳嗽反射，使气道分泌物易发生潴留而导致肺不张和肺部感染。

8. 撤离呼吸机的指征

（1）导致机械通气的病因好转或被去除。

（2）氧合指标：PaO_2/FiO_2 为 $150 \sim 200$；PEEP 为 $5 \sim 8cmH_2O$；$FiO_2 \leqslant 0.40$；对于 COPD 患者：$pH > 7.30$，$FiO_2 < 0.35$，$PaO_2 > 50mmHg$。

（3）血流动力学稳定：无心肌缺血动态变化，临床上无明显低血压，不需要血管活性药物治疗或只需要小剂量药物，如多巴胺 $<5\mu g/(kg \cdot min)$。

（4）有自主呼吸能力，存在咳嗽和吞咽反射。

9. 撤离呼吸机的方法

（1）直接撤机：适用于机械通气前肺功能良好，因手术等突发因素或急性疾病行机械通气的患者。

1）降低呼吸机辅助条件：包括 PEEP、PSV 水平直至达到撤机标准；降低 FiO_2 至 0.40 以下。

2）呼吸机参数降至以上水平后，患者通气及氧合指标满意（$PaO_2 > 60mmHg$，$SaO_2 > 93\%$），可考虑撤除呼吸机。

（2）分次或间断撤机

1）根据临床状况及血气分析指标逐渐降低 FiO_2。

2）采用 SIMV 通气方式在呼吸较弱期间给予辅助，随着自主呼吸增强，辅助呼吸次数逐渐减少直到自主呼吸完全恢复。当 SIMV 频率降至 5 次/分，如果患者呼吸平稳、血气大致正常、能较好地维持通气和氧合，可考虑撤机。

3）采用 PSV 通气方式：开始可逐渐增加 PSV 的压力支持水平，利于肺的充分膨胀。以后再逐渐降低压力支持水平至撤机水平后，可考虑脱机。

4）采用 CPAP 通气方式：方法与 PSV 通气模式基本相同，逐渐降低压力支持水平，如自主呼吸频率过快，应寻找原因，必要时更换通气模式。

5）间断脱机：每日分次脱机，并根据病情逐渐延长脱机时间和增加脱机次数，直至完全脱机。

10. 呼吸机使用的注意事项

（1）呼吸机安装完毕后调试各参数，开机顺序为：压缩空气→氧气→主机。中心供氧和供气情况下，先连接氧气、空气，再开主机。进行试机后处于待用状态，并请第二人查对。

（2）使用前重新检查呼吸机性能、调试参数及运转情况，用检测膜肺试行通气，确保准确无误后连接患者。

（3）定期听双肺呼吸音，检查通气效果。

（4）检查呼吸机监测指标和管道有无故障并排除。

（5）机械通气 30 分钟后查血气分析，根据结果调整各项参数。

（6）密切注意相关脏器功能状态，记录血压、心率、呼吸、尿量等。

11. 机械通气过程中异常情况的处理

（1）漏气：因导管气囊充气不足、缓慢逸气、破裂和呼吸机管道连接松脱所致。

1）临床所见：呼吸机容量监控报警装置发出声光报警指示潮气量下降，胸廓活动幅度减小，气道压力明显下降。

2）处理：应排除气囊漏气的可能，如属气囊内气体的缓慢逸散，应注意经常充气。气囊破裂应更换气管导管。寻找呼吸机本身常见漏气原因，雾化罐水槽是否旋紧；呼吸机管道系统连接有无松脱等。如找不到漏气原因，考虑呼吸机机械装置失灵所致，应断离呼吸机，暂由手控呼吸囊给氧并更换呼吸机。

（2）通气停止：呼吸机与气管导管接头处及本身管道的完全脱开或扭曲致通气完全停止；气源或电源的突然中断及呼吸机管道接错所致致命性危险。

预防：应用呼吸机前，应对呼吸机的运转功能及管道连接进行全面检查，确认一切正常方可使用，并注意应用中的监护。

（3）报警失灵：在机械通气中，如呼吸机报警失灵或关闭后就有可能忽视一些可能发生的问题。因而强调注意临床观察，不能完全依赖报警装置。

12. 呼吸机相关性肺炎与呼吸机集束干预策略 呼吸机相关性肺炎（VAP）是患者使用呼吸机 48 小时后出现的一种院内感染式的肺炎。有研究显示，接受呼吸机给氧的患者出现 VAP 的发病率是 22.8%，而使用呼吸机的患者比未使用呼吸机的患者出现肺炎的风险高 3~10 倍，还有研究显示，VAP 可使患者住院天数增加、住院成本增加及病死率增高。

呼吸机集束干预策略是指为预防 VAP 的发生，执行的一系列有循证的治疗及护理措施。在临床工作中一定要对患者持续地执行集束干预策略中的每一项措施，不能间断执行或选择其中的某一项或两项来执行。

呼吸机集束干预策略包括以下措施。

（1）抬高床头：为防止患者因床头过低产生误吸，应将床头抬高30°~40°，同时可改善患者的通气功能，有利于呼吸；已脱机患者，抬高床头可更易用力作自主式呼吸。但患者患有颈椎骨折情况除外。另外，抬高床头后，应将床尾稍抬高，防止患者身体下滑使背部皮肤受损。

（2）镇静休假：指每天暂时停止使用镇静药物及试行脱机和拔管，也称"每天唤醒"。这样可减低VAP产生的机会。执行"镇静休假"计划时，应注意观察患者有无疼痛、躁动、焦虑等不适症状，防止出现呼吸机对抗及意外拔管。

（3）预防消化性溃疡：危重患者若出现消化性溃疡及其他相关并发症，如消化道出血、消化道缺血坏死、消化道感染等，不但延长患者使用呼吸机天数及住院时间，还会大大增加VAP的发生。H_2受体抑制剂能有效减少消化性溃疡。

（4）预防中心静脉栓塞：危重患者一般采用加压弹性袜子或下肢间歇充气加压泵，增加下肢静脉内血液回流，以预防中心静脉栓塞。

四、氧疗

当组织氧供不足或其利用氧气发生障碍而致使机体发生代谢功能和形态异常时，称为缺氧。缺氧有许多类型，但低氧血症是其主要类型之一。氧疗是通过吸入氧气提高肺泡氧分压，进而提高动脉氧分压，达到纠正缺氧的一种方法。

1. 低氧血症的定义

低氧血症是血液中氧分不足的一种状态。动脉血氧分压（PaO_2）低于75mmHg。可分为轻、中、重度。低氧血症可引起广泛的组织细胞损伤。

轻度低氧血症：$50mmHg<PaO_2<75mmHg$。

中度低氧血症：$30mmHg<PaO_2<50mmHg$。

重度低氧血症：$PaO_2<30mmHg$。

2. 引起低氧血症的原因

（1）吸入氧分压低：主要见于高原居住或工作、高空飞行、潜水等。

（2）肺部疾病

1）肺泡通气不足：主要见于慢性阻塞性肺疾病、重症肌无力等。

2）通气/血流比例失调：见于动静脉分流、肺不张、肺栓塞、急性呼吸窘迫综合征等。

3）弥散障碍：见于急性肺水肿、肺间质纤维化。

4）氧气运输障碍：氧供降低，见于低血压、贫血、氧合降低等。

5）组织氧合降低：正常组织摄氧率为 25%。摄氧率降低见于：脓毒症、碱中毒、CO 中毒。

3. 缺氧的类型

（1）乏氧性缺氧：各种原因所致动脉血氧分压降低引起的缺氧。

（2）贫血型缺氧：因血红蛋白减少或变性导致氧运输发生障碍，组织器官不能得到氧供引起的缺氧。

（3）循环淤滞型缺氧：循环功能障碍，使得全身或局部的血流缓慢或淤滞，造成组织或器官氧供减少。

（4）组织中毒型缺氧：中毒引起组织和细胞利用氧的能力下降或障碍引起的缺氧。

4. 氧气疗法

（1）适应证：①吸入氧分压低，如高原反应；②肺泡通气不足，如慢性阻塞性肺疾病患者、重症肌无力患者呼吸功能障碍；③通气/血流比例失调，如肺不张、肺栓塞；④弥散障碍，如急性肺水肿、肺间质纤维化；⑤氧供降低，如低血压、贫血、氧合不足等；⑥组织氧合降低，如脓毒血症、碱中毒、CO 中毒等。

（2）临床应用：①轻度缺氧，给予鼻塞或鼻导管吸氧，$2 \sim 4L/min$，也可面罩吸氧，$<4L/min$。②中度缺氧，无 $PaCO_2$ 升高，给予面罩吸氧 $4 \sim 10L/min$。③中度缺氧并 $PaCO_2$ 升高，采取持续低流量的方式吸氧，可使用 Venturi 面罩。必要时采用间歇正压给氧和适当的辅助通气治疗。④严重缺氧，使用呼吸机。

（3）不良反应：①呼吸抑制，尤其长时间、高浓度给氧可引起呼吸中枢抑制，加重 COPD 患者 CO_2 潴留。②氧中毒，长时间、高浓度给氧可引起氧中毒，发生肺毛细血管充血、肺泡膜增厚、肺不张、肺纤维化等病理改变。

五、人工气道管理

人工气道是指为保证气道通畅而在生理气道与空气或其他气源之间建立的有效连接。做好人工气道的管理是关系到危重症患者重要脏器功能保障和救治能得到顺利转归的重要环节。

1. 人工气道的作用

（1）为防止误吸提供相对的保护。

（2）维持气体交换所需的通畅气道。

（3）提供肺与呼吸机连接的途径。

（4）建立清除分泌物的通道。

2. 适应证　①上呼吸道梗阻；②气道保护性机制受损；③气道分泌物潴留；④实施机械通气。

3. 类型　①上人工气道：包括口咽通气道和鼻咽通气道。②下人工气道：包括气管插管和气管切开，常用的人工气道为下人工气道。

4. 人工气道对患者的影响

（1）破坏了呼吸道的正常防御机制。

（2）抑制正常咳嗽反射。

（3）语言交流障碍。

（4）自尊、自我形象受损。

5. 气管插管过程中的配合与监测

（1）患者取仰卧位，头部靠近床头，如床头栏可移动，撤掉床头栏，便于医师插管操作。如床头栏不能撤掉，将患者摆成对角线体位，即：头在床头右上角，脚朝向床尾左下角，对清醒患者做好解释工作，有义齿的即刻取出。

（2）遵医嘱备咪达唑仑注射液，在近心端血管，最好是中心静脉导管给药，使其快速发挥药效。

（3）必要时备黏膜麻醉剂，如1%丁卡因喷咽、喉部表面麻醉。

（4）备吸引物品，做好插管过程中的吸引准备。

（5）在床旁，备摆放插管等物品的操作台面，如床头桌、移动餐桌等。

（6）适当约束患者。

（7）插管过程中，严密监测患者的呼吸频率、幅度、方式；观察口唇、四肢末梢、皮肤黏膜的颜色；监测血压、ECG、SpO_2。

6. 人工气道的固定

（1）经口气管插管的固定

1）使用专用固定器固定气管插管。

2）带牙垫固定法：先用胶布将牙垫与气管插管进行固定，再使用寸带给予固定。寸带与患者皮肤接触处，应有保护措施，预防皮肤损伤。

3）去牙垫固定法：用于无牙、有牙但镇静满意或有牙配合良好的患者。以胶布在插管位于切牙处缠绕一圈，再将寸带固定于胶布处，寸带较长的一端绕过患者头部，与另一端打结。此方法可增加患者舒适度。

（2）经鼻气管插管的固定：以胶布在插管位于鼻翼处缠绕一圈，再将寸带固定于胶布处，寸带较长的一端绕过患者头部，与另一端打结。

（3）气管切开插管的固定：取两根寸带，一长一短，分别系于套管两侧，较长的一根绕过患者头部，与另一根打结。注意应打死结，避免自行松开。

7. 人工气道的湿化

（1）常用方法

1）保证充足的液体入量：如果机体液体量不足，即使呼吸道进行湿化，呼吸道内的水分也会进入到失水的组织中去，呼吸道仍处于缺水状态。

2）加温湿化器：湿化罐内应注入蒸馏水，加热温度以气管插管的气体温度达到37℃为宜，以使吸入气体的湿度达到100%。

3）湿热交换器：也称人工鼻。可放置在"Y"形管与气管导管之间，为被动湿化。呼气时，随温度的下降，呼出的水分被截留在人工鼻中，吸气时，温度逐渐升高，人工鼻内的水分进入吸入气体中。如患者呼吸道分泌物黏稠或呈血性、体温过低、呼出潮气量过高或过低，不宜使用人工鼻。

（2）湿化效果评价

1）湿化满意：痰液稀薄，容易吸出或咳出；吸痰管壁上留有少量痰液，容易被冲洗干净；听诊呼吸道内无干鸣音或大量痰鸣音。

2）湿化过度：痰液过度稀薄，需不断吸引；听诊呼吸道内大量痰鸣音；患者频繁咳嗽、人机对抗。

3）湿化不足：痰液黏稠，不易吸出或咳出；吸痰管壁上留有较多痰液，不易被冲洗干净；听诊呼吸道内有干鸣音。

8. 气囊的管理

（1）气囊压力

1）理想的气囊压力为18mmHg。正常成人气管黏膜的动脉灌注压约为30mmHg，毛细血管静脉端的压力为18mmHg。当气囊压力大于18mmHg时，会引起气管黏膜静脉回流受阻而出现淤血。气囊压力过高，会造成黏膜损伤；压力过低，则不能有效封闭气囊与气管间的间隙。因此，应注意检查气囊压力，保持在合适状态。而且，气囊不需要定时放气。

2）气囊充气量：在没有气囊测压表时，气囊充气量可采用最小漏气技术和最小闭合技术。

最小漏气技术：即气囊充气后，吸气时允许有少量气体漏出。

方法：将听诊器置于患者气管处，听漏气声。向气囊内缓慢注气直到听不到声音，然后从 0.1ml 开始抽出气体，直到吸气时能听到少量漏气声为止。

最小闭合技术：即气囊充气后，吸气时恰好无气体漏出。

方法：将听诊器置于患者气管处，边向气管内注气边听漏气声，直到听不到声音，然后抽出 0.5ml 气体时，又可听到少量气体漏气声，再注气，直到吸气时听不到漏气声为止。该方法可在一定程度上减少气囊对气管壁的损伤，进食时不易发生误吸，不影响潮气量。

（2）气囊上分泌物的清除

1）使用带声门下吸引的气管导管。

2）将气管插管内痰液吸干净，将吸痰管插入至超过气管插管长度 2cm 处，一人放气囊另一人吸痰，使得气囊上分泌物被清除，然后及时将气囊充气。

3）在气囊放气的同时，通过呼吸机或简易呼吸器，经人工气道给予较大的潮气量，在塌陷的气囊周围形成正压，将分泌物吹到口咽部，经口腔和鼻腔进行吸引。

9. 吸痰

（1）吸痰的时机：应强调按需吸痰。吸痰指征：①患者咳嗽或有呼吸窘迫；②听诊或病床旁听到有痰鸣；③呼吸机气道压力升高报警；④氧分压或氧饱和度突然降低；⑤体位变化前后。

（2）吸痰管的选择：吸痰管材质应对气管黏膜损伤小；吸痰管能顺利通过气管导管；合适的长度，较气管导管长至少 5cm；粗细合适，吸痰管外径小于气管导管内径的一半；单根独立无菌包装。

（3）操作要点：严格遵守无菌操作原则，冲洗液应为无菌生理盐水；吸痰前应提高氧浓度或吸纯氧；吸痰管进入气管导管时，应不带负压，到达合适位置后，再开启负压；吸痰管在人工气道内的时间不超过 15 秒；吸痰过程中应密切观察患者生命体征。

（4）吸痰的并发症：低氧血症、心律失常、低血压、肺萎陷或肺不张。

第六节 循环系统的监护

一、无创血压监测

无创血压监测（NIBP）是通过加压袖带阻断动脉血流，在持续放气时测定袖带压力振荡，或袖带放气时血流继续流经动脉时的压力。

1. 测量技术

（1）手动法：尽管手动法测定无创血压耗时较长且个体差异较大，但由于其操作简便，成本低廉，仍得到广泛应用。

1）听诊法：首先利用袖带加压阻断血管血流，随着袖带压力降低，血管内逐渐形成湍流，而产生 Korotkoff 音，通过听诊可以确定收缩压，而当血流声音消失时的压力即为舒张压。

2）示波测量法：该方法将袖带与压力表相连，随着袖带逐渐放气，第一个振荡出现时的压力即为收缩压，而振荡消失时的压力即为舒张压。

（2）自动无创测量技术：此法由于使用方便而得到广泛应用。多数自动测量血压设备均采用示波测量技术。一般而言，袖带充气至超过前次收缩压 40mmHg（或达到约 170mmHg），此后在逐渐放气的同时用传感器监测袖带内的压力振荡。最大振荡出现时的最低压力与 MAP 有很好的相关性。收缩压和舒张压可通过运算法则确定，但通常分别与最大振荡波形的初始上升和最后下降相对应。

2. 注意事项

（1）袖带宽度适中：袖带宽度应覆盖上臂或大腿长度的 2/3，即袖带宽度相当于肢体直径的 120%。袖带过窄可导致测量值过高，袖带过宽可导致测量值过低。

（2）停止活动：活动可能导致测量时间过长，此时部分仪器甚至无法测量血压。

（3）常规监测时测量周期不应少于 2 分钟，如果设定测量血压过于频繁，可能导致静脉淤血；某些仪器设有 STAT 模式，可快速反复测量血压，但可能影响肢体灌注并损害外周神经。

（4）心律失常患者有时没有正常的心脏搏动，因此在袖带逐渐放气时可能无法记录实际血压。血压很低或很高，电子测压仪很难感知压力振荡。

（5）在一次血压测量完毕后，将袖带完全放气，需等待30秒，方可进行下一次血压监测。

（6）血压计袖带内垫一次性衬布，每4小时松开袖带片刻或更换肢体进行血压测量，以减少因持续充气而对肢体血液循环产生的影响，并减轻给患者带来的紧张与不适。

（7）无论电子测压仪还是手动血压计，因长时间使用，精确度会降低，因而每半年由专业技师检测一次准确度。当电子测压仪测量血压异常与患者体征不相符时，要用人工测量法进行核实。

（8）患者转出ICU时，血压计袖带放臭氧消毒柜消毒后备用。

二、有创动脉血压监测

有创血压监测（IBPM）是将动脉导管置入动脉内直接测量动脉内血压的方法。IBPM为持续的动态变化过程，不受人工加压、减压、袖带宽窄及松紧度的影响，准确、直观，可根据动脉波形变化来判断分析心肌的收缩力。患者在应用血管活性药时及早发现动脉压的突然变化，有利于医务人员根据动脉压的瞬间变化及时调整治疗。还可以反复动脉抽血监测血气分析，避免反复动脉穿刺，减轻患者痛苦和护士工作量，也可为临床诊治提供可靠的监测数据。

1. 概念 IBPM为直接感知血液内的压强，将套管针置于动脉血管内连接延长管、传感器及监护仪，传感器将导管内液体压转换为电信号输入监测仪，最终将其转换成数字和波形，显示于屏幕上。有创压较无创压高5～20mmHg（1mmHg = 0.133kPa）。一般股动脉收缩压较桡动脉高10～20mmHg，而舒张压低15～20mmHg，足背动脉收缩压可能较桡动脉高10mmHg，而舒张压低10mmHg。

2. 置管方法 穿刺部位首选桡动脉，因为桡动脉位置表浅，易触及、易定位、易观察，易于护理和固定。其次是股动脉、足背动脉、肱动脉等。以桡动脉为例，操作时，常规消毒铺巾，操作者左手示指、中指触及患者桡动脉搏动，右手持穿刺针，在搏动最强处进针，穿刺针与皮肤呈30°～40°，若有鲜红色的血液喷至针蒂，表明针芯已进入动脉，此时将穿刺针压低15°，再向前进针约2mm，如仍有回血，送入外套管，拔出针芯，有搏动性血液喷出，说明导管位置良好，即可连接测压装置，此为直接法；如果不再有回血表明已经穿透血管，再进少许针，退出针芯，接注射器缓慢回吸后退，当回血通畅时，保持导管与血管方向一致，捻转推进导管，此为穿透法。

3. IBPM 管道的管理

（1）测压管道的连接：在穿刺成功后，应立即连接冲洗装置，调整压力传感器的高度平右心房的水平，一般放在腋中线第四肋间。压力袋内的肝素盐水（配置浓度为 2～4U/ml），24 小时更换 1 次。压力袋外加压至 300mmHg，主要起抑制动脉血反流的作用。

（2）压力换能器的调零：监测取值前实施调零操作（关近端，通大气，归零，关闭大气，打开近端），最好 4 小时调零 1 次。测压过程中如对数值有疑问，需随时调零。如监护仪上动脉波形消失，可能是动脉堵塞引起，应用注射器抽吸，如无回血，需立即拔出动脉导管，严禁动脉内注射加压冲洗。

（3）从测压管抽取血标本：从测压管抽取血标本时，应先将管道内液体全部抽出后再取血，以避免因血液稀释而影响检查结果。

（4）严防气体进入血液：在测压、取血、调零或冲洗管道等操作过程中，要严防气体进入血液而造成动脉气栓。

（5）注意事项：定时冲洗管道，保持通畅，防止血液凝固堵塞，确保动脉测压的有效性和预防动脉内血栓形成。

4. 波形的识别与分析

正常动脉压力波形分为升支、降支和重搏波。升支表示心室快速射血进入主动脉，至顶峰为收缩压，正常值为 100～140mmHg（1mmHg＝0.133kPa）；降支表示血液经大动脉流向外周，当心室内压力低于主动脉时，主动脉瓣关闭与大动脉弹性回缩同时形成重搏波。之后动脉内压力继续下降至最低点，为舒张压，正常值为 60～90mmHg。从主动脉到周围动脉，随着动脉管径和血管弹性的降低，动脉压力波形也随之变化，表现为升支逐渐陡峭，波幅逐渐增高。

5. 常见并发症的预防及护理措施

（1）防止血栓形成：实施 IBPM 引发血栓形成的概率为 20%～50%，其主要是由于置管时间过长、导管过粗或质量较差、反复穿刺或血肿形成以及重症休克或低心排血量综合征等因素引起。因此，为防止血栓形成应做到：①避免反复穿刺损伤血管；②发现血凝块应及时抽出，禁止注入，如抽出有困难，立刻拔管；③取血标本后立即将血液冲回血管内；④发现缺血征象如肤色发白、发凉及有疼痛感等异常变化，应及时拔管；⑤动脉置管时间长短与血栓形成相关，一般不宜超过 7 天；⑥防止管道漏液，应把测压管道的各个接头连接紧密。

（2）预防感染：IBPM 诱发的感染通常主要是由于导管直接与血管相

通，破坏了皮肤的屏障作用，导管放置时间长，细菌容易通过三通管或压力传感器进入体内。为预防此类感染发生，穿刺过程要求严格执行无菌技术，局部皮肤感染应及时拔管更换测压部位。在留取血标本、测压及冲洗管道等操作时，应严格执行无菌操作原则。每日消毒穿刺点及更换无菌贴膜 1 次。密切观察穿刺部位有无出血，防止细菌从导管入口进入血液而导致逆行感染发生菌血症及败血症。三通管应用无菌巾包好，24 小时更换。拔管后要进行常规导管尖端细菌培养。

（3）预防出血和血肿：套管针脱出或部分脱出、拔除导管后压迫时间过短、接头衔接不牢或脱离等，易导致局部出血、渗血或形成血肿。因此在进行各项治疗护理工作时，避免牵拉导管，将动脉置管处暴露，加强巡视。同时因肝素在肝脏代谢，大部分代谢物从肾脏排除，对老年人及肝肾功能不良者尤应注意出血倾向。对于意识不清和烦躁患者给予约束带约束置管侧肢体，固定牢套管针。拔管后，局部按压 5~10 分钟，再用绷带加压包扎，30 分钟后予以解除。如果出现血肿可局部用 30%硫酸镁湿敷。

（4）预防动脉空气栓塞：由于冲洗装置排气不彻底、管道系统连接不紧密及更换肝素帽或采集血标本时，空气很容易进入。残留空气不仅能引起空气栓塞，还会影响测压数值，因为气泡常使机械信号减弱或衰减，从而导致一个减幅的类似波和错误的压力读数。因此在实施护理时，要拧紧所有的接头，确保开关无残气；避免增加不必要的开关和延长管；应在取血或调零后，快速冲洗开关处。

三、中心静脉压监测

中心静脉压（CVP）是指腔静脉与右心房交界处的压力，反映右心前负荷的指标。将导管经颈内静脉或锁骨下静脉插入上腔静脉，导管末端再与充满液体的延长管和换能器相连，通过测压装置与多功能监护仪相连，即可由监护仪上获得中心静脉压的波形与数值。CVP 由四种成分组成：①右心室充盈压；②静脉内壁压力，即静脉内血容量；③作用于静脉外壁的压力，即静脉收缩压和张力；④静脉毛细血管压。CVP 是临床观察血流动力学的主要指标之一。

1. 正常值及临床意义 CVP 正常值为 $5 \sim 12cmH_2O$（$2 \sim 8mmHg$）。$CVP2 \sim 5cmH_2O$ 常提示右心房充盈欠佳或血容量不足，$CVP15 \sim 20cmH_2O$ 时，则表示右心功能不良，心脏负荷过重。当患者出现左心功能不全时，CVP 也就失去了参考价值。CVP 结合其他血流动力学参数综合分析，在 ICU 中对患者右心功能和血容量变化的评估有很高的参考价值。因而在输血补液及使用心血管药物治疗时连续观察 CVP 的变化极为重要。临床上根据 CVP 与血压、尿量的关系来分析病情,特别是心脏大手术后患者 CVP 与血压、尿量受各种因素影响而变化。因此,ICU 护士必须具备高度的责任心和丰富的临床经验,根据不同的情况及时配合医师采取相应的急救措施。

(1) CVP 与血压、尿量的关系及病情分析

CVP 与血压、尿量的关系见表 2-9。

表 2-9 CVP 与血压、尿量的关系及临床提示和处理原则

CVP	血压	尿量	临床提示	处理原则
↓	↓	↓	血容量不足或血管扩张	充分补液
↓	正常	↓	回心血量不足,周围血管收缩	适当补液
↑	↓	↓	血容量相对过多,心肌收缩无力或输液量过多	给予强心药,纠正酸中毒,舒张血管
↑	↑	↓	右心功能不全,肺循环阻力增加,血管收缩或肾功能不全	舒张血管
正常	↓	↓	右心功能不全,血管收缩,心输出量降低	补液试验
↑	↑	↑	血容量过多,组织间液回流量大	

1) 补液试验:取等渗盐水 250ml,于 5~10 分钟内经静脉滴入,若血压升高,CVP 不变,提示血容量不足;若血压不变而 CVP 升高 3~5cmH_2O (0.29~0.49mmHg),则提示心功能不全。

2) Weil "5-2 法则":也是补充血容量治疗中的指导方法之一。在输液中如 CVP 值升高超过原基础值 5cmH_2O,应暂停输液;如输液后 CVP 值升高低于 5cmH_2O,但高于 2cmH_2O,则短时间暂停输液,如 CVP 值持续升高 2cmH_2O 以上,应进行监护观察;如 CVP 值升高随后降至 2cmH_2O 以下,可再开始冲击补液。

(2) 不同病情对 CVP 的要求不尽相同:例如,某些左心手术或左心功能不全的患者,虽然左房压已超出正常范围,但 CVP 仍可能为正常或低于正常,而有些右心手术患者,CVP 虽然已超出正常范围,但仍存在容量不足。临床上要调节和保持最适合患者病情需要的 CVP。

2. 适应证 ①各类大型手术,尤其是心血管、颅脑和胸部大而复杂的

手术；②各种类型的休克；③脱水、失血和血容量不足；④右心功能不全；⑤大量静脉输血、输液。

3. CVP 的监测方式

（1）经玻璃水柱测定

1）将 T 形管和三通管分别连接患者的中心静脉导管、有刻度数字的消毒测压管和静脉输液系统，柱内充满输液液体。

2）测压计垂直地固定在输液架上。

3）水柱零点通常在第四肋间腋中线部位，平右心房水平，水柱向中心静脉压开放。

4）至水柱逐渐下降停止，在呼气末时读的水柱对应的刻度数字的数值即为中心静脉压的值。

5）机械通气患者应关闭 PEEP 后测定或者按 PEEP 每 $4cmH_2O$ 约 1mmHg 计算。

（2）经换能器测定

1）留置中心静脉导管成功。

2）测压装置与导管接头应连接紧密，妥善固定，以防滑脱。

3）每次测压前要先抽吸测压管有无回血，如回血不畅或无回血应考虑到导管是否已脱出，或导管紧贴静脉壁，或为静脉瓣所堵塞，此时应及时调整导管位置后方可测定。

4）确保管道通畅：每间隔 2~4 小时，快速滴注 10~15ml 液体，以确定管道的通畅性，必要时可用肝素溶液冲洗。同时导管连接要紧密牢固，防止因接头松脱而导致出血。

5）保持测压的准确性：每次测压均应调整零点。使换能器指示点对准腋中线与腋前线之间与第四肋间的交叉点，以此点作为右心房水平，旋转三通管，使换能器与大气相通，校对零点；对好零点后，再次旋转三通管，使中心静脉导管与测压装置相通，待显示器显示的数值稳定后，即为此刻 CVP 值。

4. CVP 监测的注意事项

（1）判断导管插入上、下腔静脉或右心房无误。

（2）将零点置于第四肋间右心房水平腋中线。

（3）确保静脉内导管和测压管道系统内无凝血、无空气，管道无扭曲等。

（4）测压时确保静脉内导管畅通无阻。

（5）加强管理，严格无菌操作。

5. 影响 CVP 的因素

（1）CVP 上升的常见因素

1）右心泵功能低下，如充血性心力衰竭、心源性休克。

2）心脏填塞。

3）肺循环阻力升高，如肺水肿、严重肺不张、肺循环高压。

4）药物影响，如使用强烈收缩血管的药物，小动脉收缩，回心血量相对增加，致使中心静脉压上升。

5）胸内压升高时，如气胸、血胸或使用呼吸机正压通气，气管内吸引或剧烈咳嗽时。

6）电解质紊乱或酸碱平衡失调时，可影响心血管功能。

7）三尖瓣狭窄或反流时右房扩大，压力上升，即使在血容量不足时，中心静脉压亦高或正常。

8）补液量过多或过快。

（2）CVP 下降的常见因素：①血容量不足；②应用血管扩张剂的影响。

6. CVP 的监测护理

（1）根据病情或医嘱监测中心静脉压，并注意观察变化趋势。

（2）预防感染：导管置入过程中严格遵守无菌操作原则，压力监测系统保持无菌，避免污染。如穿刺部位出现红肿、疼痛情况，应立即拔出导管。

（3）调定零点：导管置入后，连接充满液体的压力延长管及换能器，换能器应置于腋中线第四肋间水平。每次测压前应调定零点。患者更换体位后应重新调定零点。

（4）测压通路应尽量避免滴注升压药或其他抢救药物，以免测压时药物输入中断引起病情波动。

（5）穿刺部位护理：密切观察穿刺部位情况，每日用安尔碘消毒一次，特殊情况随时消毒。局部以透明敷贴覆盖以利于观察，并视具体情况随时更换。

（6）接受正压呼吸机辅助呼吸的患者，吸气压>25cmH$_2$O 时胸内压增高，会影响中心静脉压值。咳嗽、呕吐、躁动、抽搐或用力时均可影响中心静脉压，应在安静 10~15 分钟后再进行测定。

7. CVP 的并发症及防治

（1）感染：中心静脉置管感染率为 2%~10%，因此在操作过程中应严格遵守无菌技术，加强护理，每天更换敷料，每天用肝素稀释液冲洗导管。

（2）出血和血肿：颈内静脉穿刺时，穿刺点或进针方向偏向内侧时，易穿破颈动脉，进针太深可能穿破椎动脉和锁骨下动脉，在颈部可形成血肿，肝素化后或凝血机制障碍的患者更易发生。因此，穿刺前应熟悉局部解剖，掌握穿刺要点，一旦误穿入动脉，应做局部压迫，对肝素化患者，更应延长局部压迫时间。

（3）其他：包括气胸、血胸、气栓、血栓、神经和淋巴管损伤等。虽然发病率很低，但后果严重。因此，必须加强预防措施，熟悉解剖，认真操作，一旦发现并发症，应立即采取积极治疗措施。

四、有创血流动力学监测

有创血流动力学监测用于心肌梗死、心力衰竭、急性肺水肿、急性肺栓塞，各种原因导致的休克、心跳呼吸骤停、严重多发伤、多器官功能衰竭、严重心脏病围术期等需严密监测循环系统功能变化的患者，提供可靠的血流动力学指标，指导治疗。

1. 用品

（1）Swan-Ganz 导管：目前常用四腔导管，有 3 个腔和 1 根金属线。导管顶端用于测量肺动脉压；近端开口距离顶端 30cm，用于测量 CVP；与气囊相通的腔；气囊附近有一热敏电阻，用于热稀释法测定心排血量。

（2）多功能床旁监护仪。

（3）测压装置：包括换能器、压力延长管、三通管、加压输液袋、2‰肝素盐水等。

2. 肺动脉压力监测

（1）肺动脉压（PAP）：由导管肺动脉压力腔测得。肺动脉收缩压正常情况下与右室收缩压相等，正常值为（15~28）/（5~14）mmHg。升高见于低氧血症、肺栓塞、肺不张、肺血管疾病等。降低见于低血容量性休克。

（2）肺小动脉楔压（PCWP）：测压管连接于肺动脉压力腔，向气囊内注入 1.2ml 气体，导管顶端进入肺动脉分支，此时测得的压力为 PCWP，正常值为 8~12mmHg。PCWP 可较好地反映左房平均压及左室舒张末压。升高见于左心功能不全、心源性休克、二尖瓣狭窄或关闭不全、胸腔压力增加、使用升压药物等。降低见于血容量不足、应用扩张血管的药物。

（3）右心房压（RAP）：由导管中心静脉压腔测得，正常值为 2~

8mmHg。反映循环容量负荷或右心房前负荷变化，比 CVP 更为准确。心包积液及心力衰竭时可造成相对性右室前负荷增加，右室注入道狭窄（如三尖瓣狭窄）时右房压不能完全代表右室前负荷。

（4）右室压（RVP）：在导管进出右室时测得。正常值为（15~28）/（0~6）mmHg。舒张末期压力与右房压相等。

（5）心排血量（CO）：利用热稀释法测得。向右房内快速而均匀注入 5~10ml 室温水或冰盐水，导管尖端热敏电阻即可感知注射前后导管尖端外周肺动脉内血流温度之差，此温差与心排血量之间存在着一定的关系，通过多功能监护仪的计算便可直接显示心排血量。此方法所得结果有一定误差，因此，至少应重复 3 次，取平均值。静息状态下正常值为 4~8L/min。CO 降低常见于各种原因引起的心功能不全以及脱水、失血、休克等原因引起的心排血量降低。

3. 与 CO 有关的血流动力学指标

（1）心脏排血指数（CI）：为每分钟心排血量除以体表面积（CO/BSA）。正常值：$2.8~4.2L/(min \cdot m^2)$。经体表面积化后排除了体重不同对心排血量的影响，更准确地反映了心脏泵血功能。$<2.5L/(min \cdot m^2)$ 提示心功能不全，$<1.8L/(min \cdot m^2)$ 会出现心源性休克。CI 升高见于某些高动力性心衰，如甲亢、贫血等。

（2）心脏每搏排出量（SV）：正常值为 50~110ml。SV 反映心脏每搏泵血能力，影响因素有：心肌收缩力、前负荷、后负荷，一些作用于心肌细胞膜内 β 受体及能改变心肌浆网钙离子释放的药物能明显增加 SV；在一定范围内，增加心脏的前负荷或后负荷亦可适当增加 SV，但在心肌有严重损伤时心肌耗氧量会增加。

（3）肺血管阻力（PVR）：正常值为 15~25（kPa·s）/L。PVR 反映右心室后负荷大小，肺血管及肺实质病变时亦可影响结果。表示为：PVR =（MPAP−PCWP）×8/CO。

（4）全身血管阻力（SVR）：正常值为 90~150（kPa·s）/L。反映左心室后负荷大小。左室衰竭、心源性休克、低血容量性休克、小动脉收缩等使 SVR 升高；贫血、中度低氧血症使 SVR 降低。表示为：SVR =（MAP−CVP）×8/CO。

4. 监测指标的临床意义

（1）循环功能的判断：根据血流动力学指标，大体可了解循环灌注状况、心脏泵血功能、循环容量和心脏前负荷、循环阻力或心脏后负荷等。

（2）帮助临床鉴别诊断：心源性与非心源性肺水肿的鉴别，在排除影响 PCWP 因素后，可用 PCWP 指标来鉴别，PCWP>2.4kPa（18mmHg）时心源性可能性大，>3.3kPa（25mmHg）时则心源性肺水肿可以肯定，<1.9kPa（14mmHg）则可基本排除心源性肺水肿。急性肺栓塞临床表现类似心源性休克，血流动力学均可表现为 PAP、PVR 升高，MAP、CI 降低，但前者 PCWP 偏低，后者 PCWP 偏高。急性心脏压塞与缩窄性心包炎时均可出现 SV、CI、MAP 下降，RAP 与 PCWP 升高值相似，但后者 RAP 监测波形呈"平方根号"样特征性改变。血流动力学监测对区别不同类型休克亦有鉴别意义。心源性休克常出现 CI 下降、心脏前负荷增加；低血容量休克表现为心脏前负荷下降、CI 降低、SVRI 增加；过敏性休克时全身血管扩张而阻力降低、心脏前负荷下降、CI 减少；感染性休克按血流动力学可分为高心排低阻力型和低心排高阻力型休克。

（3）指导临床治疗：危重患者血流动力学监测的目的是确定输液量、血管活性药物应用的种类和剂量以及利尿剂的应用，以便维持有效的血液灌注，保证充足的氧供，同时又不过多增加心脏负担和心肌氧耗量，故应根据监测指标综合分析，及时解决主要矛盾。

1）一般型：CI>2.5L/（min·m²）、PCWP<15mmHg，本组患者无需特殊处理，当心率>100 次/分，可考虑应用镇静剂或小剂量 β 受体阻滞剂。

2）肺淤血型：CI>2.5L/（min·m²）、PCWP>15mmHg，治疗目标为降低 PCWP，可应用利尿剂、静脉扩张药。

3）低血容量型：CI<2.5L/（min·m²）、PCWP<15mmHg，治疗目标为适当静脉输液，增加心脏前负荷，提高心排血量。

4）左心功能不全型：CI<2.5L/（min·m²）、PCWP>15mmHg，治疗目标为提高 CI、降低 PCWP，使用血管扩张剂、利尿剂，必要时加用正性肌力药物。

5）心源性休克型：CI<1.8L/（min·m²）、PCWP>30mmHg，治疗目标为提高 CI、降低 PCWP，以正性肌力药及血管扩张药为主，同时可采用主动脉内球囊反搏治疗。

6）右心室梗死型：CI<2.5L/（min·m²）、CVP 或 RAP 升高，PCWP<CVP（或 RAP），治疗目标是提高 CI，以静脉补液为主，维持 RAP 在 18mmHg 以下为宜，有利于提高左心室心排量，禁用利尿剂。

（4）了解肺换气功能及全身氧动力学状况：根据动脉和混合静脉血血气结果、吸入氧浓度等，可经有关公式计算出肺的换气功能和全身动力学。

5. 监测及管理

（1）根据病情需要，及时测定各项参数，换能器应置于心脏水平，每次测压前应调整零点。通过压力波形确定导管所在部位。

（2）肺动脉导管和右房导管应间断以 2‰肝素液 3ml/h 静脉滴注，防止凝血。

（3）导管固定应牢固，防止移位或脱出。当波形改变时，应及时调整，使之准确。必要时，X 线床旁摄片，以确定导管位置。

（4）严格执行无菌操作原则，测压和测心排血量时应注意预防污染。病情好转后应尽早拔除。

（5）持续监测心律的变化，测量肺小动脉楔压时，充气量不可超过1.5ml，且应间断、缓慢地充气。气囊过度膨胀或长时间嵌楔，血管收缩时气囊受压，可致导管内血栓形成。应持续监测肺动脉压力波形，定时拍胸片检查导管尖端位置，预防肺栓塞。肺动脉高压的患者，其肺动脉壁脆而薄，气囊充气过度可引起肺出血或肺动脉破裂。

（6）漂浮导管拔除时，应在监测心率的条件下进行。拔管后，施行局部压迫止血。

五、脉搏指示持续心排血量监测

脉搏指示持续心排血量监测（PiCCO），依据质量守恒定律即某特定物质在系统末端流出的量等于该物质流入端的量跟系统流入端与流出端之间减少或增加的量之和，将单次心排血量测定发展为以脉搏的每搏心排血量为基准的连续心排血量监测技术。与其他 CO 监测方法相比，具有微创伤、低危险、简便、精确、连续等优点。可监测胸腔内血容量、血管外肺水含量、每搏输出量变异度等容量指标，从而反映机体心脏前负荷及肺水肿状态。

1. 方法 为患者行中心静脉置管，于股动脉放置一根 PiCCO 专用监测导管，中心静脉导管及温度感知接头与压力模块相连接，动脉导管连接测压管路，与压力及 PiCCO 模块相连接。测量开始，从中心静脉注入一定量的冰生理盐水（2~15℃），经过上腔静脉→右心房→右心室→肺动脉血管外肺水→肺静脉→左心房→左心室→升主动脉→腹主动脉→股动脉→PiCCO 导管接收端。监护仪可将整个热稀释过程描绘成曲线，再对曲线波形进行分析，得出一参数，再结合测得的股动脉压力波形，计算出一系列数值。热稀释测量需进行 3 次，取平均值作为常数，以后只需连续测定主动脉压力波形下的面积，即可得出患者的连续心排血量。

2. **监测参数**

（1）经肺温度稀释：心排血量（CO）、胸内血容量（ITBV）、血管外肺水（EVLW）。

（2）动脉脉搏轮廓计算：连续心排血量（CCO）、心搏容积（SV）、心搏容积变量（SVV）、外周血管阻力（SVR）。

3. **适应证** 凡需要心血管功能和循环容量状态监测的患者，诸如外科、内科、心脏、严重烧伤以及需要中心静脉和动脉插管监测的患者，均可采用 PiCCO。①休克；②急性呼吸窘迫综合征（ARDS）；③急性心功能不全；④肺动脉高压；⑤心脏及腹部、骨科大手术；⑥严重创伤；⑦脏器移植手术。

4. **禁忌证** 有些为相对禁忌证，例如，股动脉插管受限的可考虑腋动脉或其他大动脉，下列情况有些是测定值的变差较大，也列入了其中。①出血性疾病；②主动脉瘤、大动脉炎；③动脉狭窄，肢体有栓塞史；④肺叶切除、肺栓塞、胸内巨大占位性病变；⑤体外循环期间；⑥体温或血压短时间变差过大；⑦严重心律失常；⑧严重气胸、心肺压缩性疾患；⑨心腔肿瘤；⑩心内分流。

六、主动脉内球囊反搏术

主动脉内球囊反搏术（IABP）导管植入术多用于经药物治疗未见改善的心源性休克或心脏手术后无法脱离体外循环支持的危重患者。它的使用是临时性的，通过一段时间的辅助或使心脏功能改善，或为终末期心脏病患者进行心脏移植术赢得一些准备时间，是临床应用比较广泛和有效的一种机械循环辅助装置。

1. **原理** IABP 是利用"反搏（counterpulsation）"的原理与心脏的心动周期同步运行，使冠状动脉的血流量增加和心脏的后负荷下降的装置。将带有一个气囊的导管植入降主动脉近心端，在心脏收缩期，气囊内气体迅速排空，造成主动脉压力瞬间下降，心脏射血阻力降低，心脏后负荷下降，心脏排血量增加，心肌耗氧量减少。舒张期主动脉瓣关闭同时气囊迅速充盈向主动脉远、近两侧驱血，使主动脉瓣根部舒张压增高，增加了冠状动脉血流和心肌氧供，全身灌注增加。总的效果是：使心肌氧供/氧需比率得到改善，并伴有外周灌注的增加。

2. **适应证** ①各种原因引起的心泵衰竭，如急性心肌梗死并发心源性休克、围术期发生的心肌梗死、心脏手术后难以纠正的心源性休克、心脏挫伤、病毒性心肌炎等；②急性心肌梗死后的各种并发症，如急性二尖瓣关闭不全、梗死后室间隔缺损、乳头肌断裂、大室壁瘤等;③内科治疗无效的不稳定型心绞痛;④缺血性室性心动过速;⑤其他:高危患者进行各种导管及介入和手术治疗、心脏移植前后的辅助治疗、人工心脏的过度治疗。

3. 禁忌证 ①主动脉瓣反流;②主动脉夹层动脉瘤;③脑出血或不可逆性的脑损害;④心脏病或其他疾病的终末期;⑤严重的凝血机制障碍。

4. 安装使用程序

(1) 主动脉气囊反搏导管的选择:现在使用中的主动脉气囊反搏导管采用的是硅酮化多聚氨基甲酸乙酯(siliconized polyurethane)材料,具有很好的柔韧性并可将在气囊表面血栓形成的危险减少到最小。在选择导管时应考虑气囊充气时可阻塞主动脉管腔的 90%~95%。目前有多种型号的导管可供选择,主要为 4.5~12.0F,气囊容积为 2.5~50ml,临床可以根据患者的体表面积和股动脉的粗细选择气囊的大小。

(2) 主动脉气囊反搏导管插入技术

1) 主动脉气囊反搏导管的插入方法

①经皮股动脉穿刺是目前使用最广泛的方法。插入前评价患者股动脉和足背动脉搏动、双下肢皮肤颜色、温度等有助于气囊插入后对肢体缺血的迅速识别。采用严格无菌技术在腹股沟韧带下方行股动脉穿刺,送入导引钢丝后拔除穿刺针,沿导引钢丝送入扩张器扩张股动脉穿刺口后撤除扩张器,再沿导引钢丝送入鞘管至降主动脉胸段,将主动脉气囊反搏导管插入引导鞘管,使其顶端位于左锁骨下动脉开口以下 1~2cm 气囊的末端在肾动脉开口水平以上,可通过胸部 X 线片观察导管尖端是否位于第二至第三肋间,将鞘管退出至留在体内 2~4cm 后固定,连接压力传感器和床旁反搏机。

②经股动脉直视插入:手术暴露股动脉,将一段长 5cm,直径 8~10mm 的人工血管以 45°插至股动脉,将主动脉气囊反搏导管经人工血管插入动脉,同前所述定位后,用带子结扎人工血管固定气囊反搏导管。

③经胸骨正中切开插入:当有腹主动脉瘤或严重的外周血管病变而不能经股动脉插入主动脉气囊反搏导管时,可在进行心脏手术时经胸骨正中切开,直接将气囊反搏导管插入升主动脉或主动脉弓,经主动脉弓将气囊推进至降主动脉胸段。

2) 主动脉气囊反搏导管插入前的准备和插入过程中的监护

①主动脉气囊反搏导管插入前的准备

A. 协助医师评价患者情况,包括:双下肢皮肤颜色、温度、动脉搏动、基础感觉和运动能力以及患者插管前的血流动力学状态,并进行全面的神经系统的检查。向患者及家属简单、概括地解释与 IABP 治疗相关的问题，如治疗的目的、反搏的原理、可能出现的并发症、使用中如何配合等，取得患者及家属对操作的理解，消除他们的恐惧，并签署知情同意书。

B. 保持静脉通路开放，以备在导管插入过程中出现紧急情况可以快速给药；检查患者正在使用的仪器设备的运行是否正常以及报警设备是否正确，如呼吸机、心电监护仪、输液泵以及负压吸引装置等。护士应常规进行备皮准备，协助医师进行皮肤消毒。插管前提醒医师检查气囊是否存在漏气情况。

②主动脉气囊反搏导管插入过程中的监护：主动脉气囊反搏导管插入过程中可能发生的并发症，包括栓塞、动脉内膜剥脱、主动脉穿通、气囊位置放置错误等。监护护士必须密切观察、测量并记录患者的血压、心率、心律、尿量及双下肢温度、颜色、动脉搏动等，对患者出现的每一个临床表现尤其是疼痛有所警觉（如胸前或后背疼痛均提示主动脉内膜剥脱），及早发现和处理并发症。插管后常规立即行床旁 X 线胸片检查，明确主动脉气囊反搏导管的位置。

（3）主动脉气囊反搏泵主机的准备

1）触发方式的选择：触发时生理性的相关信号，它使得放置在主动脉内的气囊进行充气和放气时相连续不断地切换。触发启动点在主机显示屏上的一个时间点上标明，指示气囊充气或排气，并且可以听到主机发出的声音。一般的主动脉内球囊反搏泵常采用心电图 R 波作为触发的识别标志，同时还具备有更精细、复杂的系统使之可以采用其他触发方式，如根据动脉压力波形触发、心室或房室起搏器起搏信号触发等方式。主动脉气囊反搏泵还可以由操作者选择内部强制触发方式，例如当行心肺复苏时，患者的心电和血压均不足以触发反搏而采取的内部强制触发方式。基本的触发方式有以下几种。

①心电图触发方式：是最常用的触发方式，心电图 R 波信号反馈到一个微程序处理器，经过整合后将控制信号传递到气体传输系统，驱动气囊充气和排气。外部的电干扰如起搏器发出的起搏信号、电刀干扰等可能严重地干扰触发启动探测的可信性，现在许多主动脉气囊反搏装置已经安装有滤波装置，以保证在这些不利情况下保持适当的触发和时相判定。

②压力触发方式：各种原因心电图不能有效触发或心电图信号不清楚时，可选择压力触发方式，触发的信号标志可以从气囊导管中心测压腔获得，要求收缩压>50mmHg，脉压>20mmHg。因为不规则的心律可导致动脉

压力波形形态发生变化，所以不建议用于不规则的心律。

③起搏状态触发方式：当患者正在应用起搏器进行心房起搏、心室起搏或房室顺序起搏时，可以选择利用起搏信号触发模式。在这种触发方式下，高尖的起搏信号成为触发识别的信号，因此既要兼顾主动脉气囊反搏达到最大效益，同时又要让起搏器继续起搏。

④内部强制触发方式：主动脉气囊反搏主机还设有一个非同步的触发方式，其用于患者不能产生心脏输出时，如心搏骤停时心脏的电活动和搏动不足以启动主动脉内球囊反搏泵，此时主机强制触发反搏可以固定的频率（自动状态为 80 次/分）触发产生冠状动脉的血流灌注。为了防止相反的作用，主机自动监测患者心脏的自主电活动，并在监测到 R 波时排气。一旦患者出现自主的心脏电活动，可将触发模式转换回心电图触发方式。

2）时相转换：在反搏过程中，时相转换适当可以使主动脉内气囊在每个心动周期中的充气和排气协调地相互交替发生作用。理想的反搏结果是：产生高的动脉舒张压（理想的 PDA），从而增加冠状动脉的灌注；降低主动脉舒张末压（后负荷），从而减少心肌氧耗，增加心排血量。达到理想的舒张期增量不仅仅依靠充气的时相，而且还取决于气囊的位置、气囊充气的速度、排血量的多少、主动脉的顺应性以及主动脉瓣的情况等。气囊充气起始点在主动脉波形重脉切迹（DN 点）处，产生显著的舒张压增高，舒张末期压力降低，收缩峰压下降。气囊排气时相假设预期在收缩期有一个使心肌氧需求下降的结果，气囊排气刚好在心室射血期前主动脉内血液容积突然锐减，致使主动脉内压力下降，从而有效降低了左心室的后负荷，最终减少心肌对氧的需求。

主动脉内球囊反搏充气/排气时相转换适当地获得安全有效应用的前提，需要监护室医师和护士具有有关心动周期的基础知识和操作上的一些技巧。首先，操作者一定要能够明确舒张期的开始。在主动脉压力波形上表示舒张期开始的标志是重脉切迹，它代表主动脉瓣关闭，气囊充气最好在此点稍前。其次，操作者一定要能够确定收缩期的开始。动脉压力波形向上快速升高表示主动脉瓣开放、心室射血，气囊排气最好发生在此之前。

主动脉瓣内气囊充气/排气时相设置不当会造成以下四种情况。

①充气过早：IABP 在主动脉瓣关闭之前充气→主动脉瓣提前关闭→每搏射血量减少（CO 减少）。

②充气过迟：PDP 低于理想状态。主动脉舒张压放大效果降低冠状动脉的灌注量减少（疗效欠佳）。

③排气过早：APSP＝PSP，BAEDP 处成"U"形。后负荷未减轻，心肌耗氧未减轻。

④排气过迟：BAEDP 大于 PAEDP。左室的后负荷增加→心肌耗氧量增加、CO 减少。

为了能够达到理想的充气/排气时相和简化临床操作，现代的主动脉内球囊反搏仪具有自动控制时相的功能，它可以在心率和心律的变化中自动校正时相对衰竭的心脏进行支持。

5. 监护要点 在接受 IABP 支持治疗患者的整个治疗监护过程中，重症监护室（ICU）护理人员的作用是非常重要的。进行 IABP 支持治疗的患者需要 24 小时不间断的监护，他们的病情一般都非常严重，随时可能发生变化，所以监护人员必须做到正确地、安全地处理各种病情变化。监护人员对 IABP 技术掌握的熟练程度、对解剖学和病理生理学知识的理解程度决定了他们在监护过程中可以及时提供极其重要的信息，对医师做出应用 IABP 支持治疗的选择、在整个过程中正确处理病情变化和调整 IABP 支持治疗非常有帮助。

（1）妥善固定插管：无菌敷料包扎插管部位，并妥善固定，当 IABP 治疗开始以后，监护人员要按照无菌原则对插管部位进行包扎处理，将主动脉气囊反搏导管固定在患者的大腿上，防止脱位。每 24 小时更换敷料，必要时随时更换。

（2）体位和活动：对安装 IABP 的患者，监护人员一定要强调其绝对卧床。插管侧大腿弯曲不应超过 30°，床头抬高也不应超过 30°，以防导管打折或移位。但是护理人员还是应鼓励和协助患者在限制允许的范围内多移动。

（3）心理护理：患者应用 IABP 支持治疗时对病情和治疗现状感到焦虑，经常会提出有关治疗和预后方面的问题；患者也可以因为在自己体内存在一个治疗装置而感到困惑或不安，还可以为经济、家庭关系等方面的问题而焦虑。护士应耐心解释患者提出的问题，安慰鼓励患者，为患者创造一个安静的、能够充分休息的环境非常重要。在条件允许的情况下可以遵医嘱给予镇静药。

（4）血流动力学状态的监测：根据需要每 15~60 分钟评估并记录患者血流动力学状态及对 IABP 支持治疗的反应。主要观察和记录数据包括：生命体征、中心静脉压、肺动脉压、肺毛细血管楔压（PCWP）、心排血量、液体出入量、血气分析及其他实验室检查。在 IABP 支持治疗开始 15 分钟，各种血流动力学指标可以得到改善。

（5）主动脉血管并发症的预防：IABP 治疗中最常见的并发症是主动脉血管并发症，发生率在 6%~24% 之间。通常与插入操作有关，主要危险因素有：糖尿病患者、高血压患者、女性患者和外周血管疾病患者。护士应该密切观察患者是否出现血管性并发症的症状和体征，如突然剧烈的疼痛、低血压、心动过速、血红蛋白下降、肢体末梢凉等，并及时向医师报告。

（6）下肢缺血的预防：下肢缺血发生率在 5%~19%。监护室护士对应用 IABP 支持治疗的患者应加强观察其穿刺侧肢体的脉搏、皮肤颜色、感觉、肢体运动、皮肤温度等。在主动脉内气囊导管插入后第一小时内每隔 15 分钟观察判断一次，此后每一小时测量、判断一次。当发生插入术后的下肢缺血时，应撤出气囊导管。

（7）预防血栓、出血和血小板减少症：注意要把主动脉气囊反搏泵因故障不工作的时间控制在 15 分钟内，1∶3 IABP 不超过 1 小时。观察足背动脉情况、下肢温度及颜色变化；观察尿量变化：如尿量减少、尿比重低，应考虑是否肾衰竭或肾动脉栓塞。正确执行肝素抗凝治疗及全身凝血酶原激活时间（ACT）监测，维持 ACT 在 180~200 秒。监测血小板计数、血红蛋白、血细胞比容。如果发生出血，根据需要进行输血，必要时输血小板。

（8）预防感染：按照无菌原则进行伤口更换敷料，注意伤口有无红、肿、热、痛和分泌物。常规预防性使用抗生素。对患者进行细致的生活护理，包括口腔护理、中心静脉插管护理、导尿管护理等。密切监测患者的体温、白细胞计数等，必要时进行血培养。

（9）保持最佳的主动脉内球囊反搏效果：IABP 治疗的有效性取决于患者的血流动力学状态和仪器的有关参数的正确选择。监护人员可以通过 IABP 治疗期间主动脉压力波形的变化来判断辅助治疗效果。另外监护人员还要知道如何判断主机工作状态和常见问题和故障的排除。

（10）其他治疗：在施行 IABP 期间，应同时执行其他有关治疗，如纠正酸中毒、补足血容量、纠正心律失常、应用血管活性药物维持血管张力和呼吸机治疗等。

6. 主动脉内球囊反搏的撤离

（1）IABP 撤离的指征：①心排指数>2.0L/（min·m^2）；②动脉收缩压>90mmHg；③左心房和右心房压<20mmHg；④心率<110 次/分；⑤尿量>0.5ml/（kg·h）；⑥无正性肌力药物支持或用量<5μg/（kg·min）。

（2）酌情早期撤离：有主动脉血管内并发症、下肢缺血、气囊导管内形成血栓等并发症时，应酌情早期撤离 IABP。

（3）撤离步骤

1）撤离 IABP 的过程要在医师的指导下逐步地减少主动脉内球囊反搏的辅助比例，从 1∶1 减少到 1∶2 最终到 1∶4，并逐渐减少抗凝剂的应用，在拔除气囊导管前 4 小时停止用肝素，确认 ACT<180 秒，这样可减少出血并发症。

2）给予少量镇静药，剪断固定缝线。

3）停机后用 50ml 注射器将气囊内气体抽空，将气囊导管与鞘管一起拔除。

4）让血液从穿刺口冲出几秒或 1~2 个心动周期，以清除血管内可能存在的血栓碎片。

5）局部压迫 30 分钟，继以沙袋压迫 8 小时。护士应嘱咐患者平卧 6~12 小时，严密观察穿刺部位出血情况，最初 30 分钟观察一次，2~3 小时后可适当延长观察时间。

6）在拔除气囊导管后，护士应立即检查远端动脉搏动情况和患者血流动力学状态等，及早发现异常并及时处理。

七、氧代谢监测

生理情况下，机体细胞正常活动有赖于持续不断的氧供给，当细胞内氧的利用发生障碍时，导致机体出现一系列的功能、代谢和形态的改变，甚至危及生命。恰当的氧供给取决于心、肺及血液系统功能的协调。机体的氧代谢主要包括摄取、输送和消耗 3 个环节。监测氧代谢，可及时发现脏器组织氧代谢的障碍，实施能改善组织的氧输送和氧消耗的有效措施，是提高危重患者治疗水平的关键一环。组织氧合的全身性测定包括全身性氧输送（DO_2）、氧消耗（VO_2）、氧摄取率（ERO_2）、混合静脉血氧饱和度（SvO_2）及动脉血乳酸测定值（ABL）。

1. 氧输送　DO_2 是指每分钟心脏向外周组织输送的氧量。由心脏排血指数（CI）及动脉血氧含量（CaO_2）所决定。动脉血氧含量由血红蛋白、动脉血氧饱和度及动脉血氧分压决定，即：

$$DO_2 = CI \times CaO_2 \times 10$$
$$CaO_2 = 1.34 \times Hb \times SaO_2 + 0.003 \times PaO_2$$

2. 氧消耗　VO_2 是指每分钟机体实际的耗氧量，在正常情况下，VO_2

反映机体对氧的需求量，但并不代表组织的实际需氧量。VO_2 的决定因素是 DO_2 血红蛋白氧解离曲线的 P50、组织需氧量及细胞的摄氧能力。VO_2 主要有 2 种测定方法：

（1）直接测定单位时间内吸入气和呼出气中氧含量并计算其差值。

（2）通过反向 Fick（reverse-Fick）法计算，即：

$$VO_2 = CI \times (CaO_2 - CvO_2) \times 10$$
$$CvO_2 = 1.34 \times Hb \times SvO_2 + 0.003 \times PvO_2$$

3. 氧摄取率 ERO_2 是指每分钟氧的利用率，即组织从血液中摄取氧的能力，反映组织的内呼吸，与微循环灌注及细胞内线粒体功能有关。即：

$$ERO_2 = VO_2 / DO_2$$

正常基础状态 ERO_2 为 $0.25 \sim 0.33$，即 VO_2 为 DO_2 的 $1/4 \sim 1/3$。

4. 混合静脉血氧饱和度 SvO_2 反映组织器官摄取氧的状态，正常范围在 $60\% \sim 80\%$。全身氧输送降低或氧需求大于氧输送时，SvO_2 降低；组织器官利用氧障碍或微血管分流增加时，SvO_2 升高。肺动脉内的血是理想的混合静脉血标本，通常经 Swan-Ganz 导管抽取肺动脉血。SvO_2 与中心静脉血氧饱和度（$ScvO_2$）有一定相关性，$ScvO_2$ 的值比 SvO_2 的值高 $5\% \sim 15\%$。

5. 动脉血乳酸测定 血乳酸和乳酸清除率是近年来评价疾病严重程度及预后的重要指标之一。组织缺氧使动脉血乳酸升高，但仅以血乳酸浓度不能充分反映组织的氧合状态，研究表明，患者乳酸清除率能够更好地反映患者预后。监测乳酸>2mmol/L 所持续的时间、连续监测血乳酸及乳酸清除率的动态变化，能够更好地指导危重患者的救治。

第七节　中枢神经系统的监护

中枢神经系统是人体意识行为的控制系统，其解剖结构和功能十分复杂。因而对于这一系统的临床监测也变得更加困难，因此，ICU 护理人员不仅要有扎实的危重病急救知识和抢救技术，同时还必须具有神经系统的基本知识和技能，并能对一些神经系统阳性体征和监测结果有初步分析及判断的能力。

一、意识状态的观察

意识状态是指人对周围环境和自身状态的认知与觉察能力，是大脑高级神经中枢功能活动的综合表现。意识活动主要包括认知、思维、情感、记忆和定向力五个方面。

凡能影响大脑功能活动的疾病均会引起不同程度的意识改变，称为意识障碍，可表现为兴奋不安、思维紊乱、语言表达能力减退或失常、情感活动异常、无意识动作增加等。

1. 意识障碍病因及发生机制　正常意识状态的维持取决于大脑皮质及皮质下网状结构功能的完整性。受感染或非感染性因素（如肿瘤、外伤、中毒或脑部病变及氧供不足）影响，均可能发生病理损害，引起脑细胞代谢紊乱、功能低下，从而产生意识障碍。

2. 意识障碍的临床表现　意识障碍可根据意识清晰程度、意识障碍范围、意识障碍内容的不同而有不同表现。临床上常见的意识障碍有嗜睡、意识模糊、昏睡、昏迷和谵妄等。

（1）嗜睡：是一种轻度的意识障碍。患者呈病理性持续睡眠状态，经刺激可唤醒，醒后能回答问题，能配合体格检查。刺激停止后又复入睡。

（2）意识模糊：是一种较嗜睡更重的意识障碍。患者虽能保持简单的精神活动，但对周围事物的刺激判断能力下降，出现定向力障碍，常伴有错觉和幻觉，思维不连贯。

（3）昏睡：是一种较严重的意识障碍，需强烈刺激方能唤醒患者，但很快又入睡。醒时回答问题含糊不清或答非所问，昏睡时随意运动明显减少或消失，但生理反射存在。

（4）昏迷：患者意识丧失，是一种严重的意识障碍。根据昏迷程度可分为以下三种。

1）浅昏迷：患者随意运动丧失，对周围事物及声、光刺激无反应，对疼痛刺激有反应，但不能唤醒。吞咽反射、咳嗽反射、角膜反射、瞳孔对光反射存在，眼球能转动。

2）中度昏迷：对周围刺激无反应，防御反射、角膜反射减弱，瞳孔对光反射迟钝，眼球无转动。

3）深昏迷：对一切刺激均无反应，全身肌肉松弛，深浅反射、吞咽反射及咳嗽反射均消失。

（5）谵妄：是一种以兴奋性增高为主的急性脑功能活动失调状态，其特点为意识模糊，定向力丧失伴有错觉和幻觉，烦躁不安，言语紊乱。可见于急性感染的发热期、颠茄类药物中毒、肝性脑病及中枢神经系统疾病等。

3. 意识障碍的评估方法　判断患者意识状态多采用问诊，通过交谈了解患者的思维、反应、情感、计算、定向力等方面的情况。对较为严重者，应进行痛觉试验、瞳孔反射以及腱反射等检查以确定患者的意识状态。

（1）临床评定：根据患者的语言反应、对答是否切题、对疼痛刺激的反应、肢体活动、瞳孔大小及对光反射、角膜反射等可判断患者有无意识障碍及其程度。

（2）量表评定：目前比较常用的是格拉斯哥昏迷评分表（GCS）对意识障碍的程度进行观察与测定。主要依据对睁眼、言语刺激的回答及命令动作的情况对意识障碍的程度进行评估（表 2-10）。

表 2-10　格拉斯哥昏迷评分表（成人用）

检查项目	反　　应	得分
睁眼反应	自动睁眼	4
	呼唤睁眼	3
	针刺后睁眼	2
	针刺无反应	1
语言反应	切题	5
	不切题	4
	含混不清（言语不清，但字音可辨）	3
	言语模糊不清，字意难辨	2
	任何刺激均毫无言语反应	1
运动反应	遵嘱动作	6
	针刺时有推开动作（定位动作）	5
	针刺时有躲避反应（肢体回缩）	4
	针刺时有肢体屈曲	3
	针刺时有肢体伸直	2
	针刺时毫无反应	1

1）量表的使用：GCS 反映意识障碍等级评分的项目包括睁眼反应、言语反应和运动反应，分别测 3 个项目并予以计分，再将各个项目分值相加求其总和，即可得到有关成人患者意识障碍水平的客观评分。

2）评分及意义：被观察总分为 3~15 分，正常人为 15 分。为获得反应所需的刺激越大，得分越低。总分低于或等于 7 分者为昏迷，3 分者为深度昏迷。

动态的 GCS 评分和记录可显示意识障碍演变的连续性，可将 3 项记录分值分别绘制成横向的 3 条曲线。如总分值减少，曲线下降，提示患者意识状态恶化，病情趋向严重。总分值增加，意识曲线上升，提示意识情况好转，病情趋于缓和。注意评估患者的反应时，必须以其最佳反应计分。

4. 意识障碍伴随症状

（1）意识障碍伴持续高热：先发热后意识障碍者见于重症感染疾病；先有意识障碍后有发热见于脑出血、蛛网膜下隙出血等。

（2）意识障碍伴抽搐：见于癫痫持续状态、尿毒症、脑炎。

（3）意识障碍伴高血压：见于高血压脑病、脑出血、子痫。

（4）意识障碍伴心动过缓：见于房室传导阻滞、颅内高压等。

（5）意识障碍伴呼吸缓慢：见于吗啡、巴比妥类药物、有机磷农药中毒。

（6）意识障碍伴瞳孔缩小：见于吗啡类、巴比妥类、有机磷农药中毒。

（7）意识障碍伴瞳孔散大：见于颠茄类、酒精、氰化物中毒及癫痫、低血糖状态。

二、瞳孔监测

1. 正确掌握观察瞳孔的方法　正常成人瞳孔成圆形，直径 2~4mm，双侧对称等大等圆，对光反射灵敏。<2mm 为瞳孔缩小，>5mm 为瞳孔散大。光照一侧瞳孔有无对光反射。

观察时要用聚光集中的电筒，对准两眼中间照射，对比观察瞳孔大小、形状及对光反射，再将光源分别移向双侧瞳孔中央，观察瞳孔的直接和间接对光反射，注意对光反射是否灵敏。

2. 颅脑损伤时的瞳孔变化

（1）一侧瞳孔缩小：小脑幕切迹疝早期可出现，继而瞳孔扩大。

（2）一侧瞳孔缩小伴眼睑下垂：交感神经麻痹所致，见于 Horner 综合征。

（3）双侧瞳孔缩小：常见于脑桥出血或阿片类药物中毒，亦见于脑室或蛛网膜下出血。

（4）双侧瞳孔时大时小、变化不定：对光反射差，常为脑干损伤的特征。

（5）一侧瞳孔扩大：见于中脑受压，如果伤后患者神志清醒，而一侧瞳孔散大，可能为动眼神经损伤。

（6）双侧瞳孔散大：对光反射消失，眼球固定伴深昏迷，则提示临终状态。

（7）眼球震颤：为小脑或脑干损伤。

3. **角膜反射** 用棉签的棉花毛由睫毛外缘轻触角膜。正常情况下，眼睑迅速闭合。此反射用来判断昏迷的程度。浅昏迷时，角膜反射存在；中度昏迷，角膜反射减弱；深昏迷角膜反射消失。如一侧角膜反射消失，考虑对侧大脑半球病变或同侧脑桥病变。

三、肢体运动监测

1. **上肢检查** 双上肢抬起与肢体成直角位，检查者突然放手，健侧上肢缓慢落下，瘫痪侧迅速落下。

2. **下肢检查** 双下肢屈膝 90°，双足平放于床上，检查者突然放手，健侧保持垂直位，患侧不能自动伸直，并倒向外侧。

3. **反射** 注意腱反射、腹壁反射和提睾反射是否对称。

4. **肌力** 是指肢体做某种运动时肌肉的收缩力。肌力分为五级。

0 级：肌肉完全麻痹，肌肉不能收缩。

Ⅰ级：肌肉轻微收缩，但不能平行移动。

Ⅱ级：肢体能在床上平行移动，但不能对抗地心引力而抬离床面。

Ⅲ级：能对抗地心引力而抬离床面，但不能对抗阻力。

Ⅳ级：能对抗较大的阻力，但比正常者弱。

Ⅴ级：正常肌力。

四、生命体征监测

密切监测患者的生命体征，特别是患者颅内压增高时血压会增高，心率、呼吸会减慢，当颅内压增高到一定程度时患者的血压会下降，脉搏快而弱，出现潮式呼吸，并可发生呼吸停止。生命体征的监护如下。

1. **体温** 脑干、丘脑等损伤时，由于体温调节功能受损，会出现持续性高热，达 40℃ 以上，同时伴有意识障碍，预后不佳。

2. **心率和血压** 颅脑损伤后，心率和血压常有短时间的变动。

3. **呼吸** 当患者神经系统遭受功能损害时，以呼吸变化最为敏感和多变。

4. **呕吐及局部症状** 观察视力、视野、肢体活动、语言、尿量来判断神经功能受损情况。

五、颅内压监测

颅内压是指颅腔内容物（脑组织、脑脊液和血液）对颅腔壁产生的压力，由脑室或脊髓蛛网膜下腔导出的脑脊液（CSF）压表示。

临床通常以侧卧位腰穿测得的压力表示，正常值成人为 0.68～1.96kPa（7～20cmH$_2$O），儿童 0.49～0.98kPa（5～10cmH$_2$O）。颅内压的调节除部分依靠颅内的静脉血被排挤到颅外的血液循环外，主要是通过脑脊液量的增减来调节。

1. 临床观察 颅内压增高的基本临床特征是头痛、呕吐、视盘水肿、意识障碍和脑疝等。然而由于不同的发病原因，根据其起病和临床经过可分为急性和慢性颅内压增高。

（1）头痛：慢性颅内压增高所致头痛多呈周期性和搏动性，常于夜间或清晨时加重，如无其他体征常易误诊为血管性头痛。如在咳嗽、喷嚏、呵欠时加重，说明颅内压增高严重。急性颅内压增高多由于外伤所致颅内血肿、脑挫伤、严重脑水肿等引起脑室系统的急性梗阻，因此其头痛剧烈，而且不能被缓解，常很快发生意识障碍，甚至脑出血。

（2）呕吐：恶心和呕吐常是颅内压增高的征兆，尤其是慢性颅内压增高唯一的临床征象。伴剧烈头痛的喷射状呕吐则是急性颅内压增高的佐证。

（3）视神经盘水肿：视神经盘水肿是诊断颅内压增高的准确依据。由于急性颅内压增高病情进展迅速，一般很少发生此种情况。慢性颅内压增高往往有典型的视盘水肿表现，首先是鼻侧边缘模糊不清、视盘颜色淡红、静脉增粗、搏动消失；继而发展为视盘生理凹陷消失，视盘肿胀隆起，其周围有时可见"火焰性"出血。

（4）意识障碍：它是急性颅内压增高最重要的症状之一，系由中脑与脑桥上部的被盖部受压缺氧或出血，使脑干网状上行激活系统受损所致。慢性颅内压增高不一定有意识障碍，但随着病情进展，可出现情感障碍、兴奋、躁动、失眠、嗜睡等。

（5）脑疝：由于颅内压增高，脑组织在向阻力最小的地方移位时，被挤压入硬膜间隙或颅骨生理孔道中，发生嵌顿，称为脑疝。颅内压高达 2.9～4.9kPa 持续 30 分钟就可发生脑疝。脑疝发生后，一方面是被嵌入的脑组织发生继发性病理损害（淤血、水肿、出血、软化等）；另一方面是损害邻近神经组织，阻碍和破坏脑脊液和血液的循环通路和生理调节，使颅内压更为增高，形成恶性循环，以致危及生命。临床常见的脑疝有小脑幕裂孔疝和枕骨大孔疝。

1）小脑幕裂孔疝：多发生于幕上大脑半球的病变，临床表现为病灶侧瞳孔先缩小后散大、意识障碍、对侧偏瘫和生命体征变化，如心率慢、血压高、呼吸深慢和不规则等。

2）枕骨大孔疝：主要由于增高的颅内压传导至后颅凹或因后颅凹本身病变而引起。早期临床表现为后枕部疼痛，颈项强直。急性的枕骨大孔疝常表现为突然昏迷、明显的呼吸障碍（呼吸慢、不规则或呼吸骤停），心率加快是其特征。

2. 适应证 ①有颅内出血倾向者；②有脑水肿倾向者；③术前已有颅内压增高者，如梗死性脑积水需行脑室外引流者。

3. 有创颅内压监测 是将导管或微型压力传感器探头置于颅腔内，导管与传感器的另一端与颅内压（ICP）监护仪连接，将 ICP 压力动态变化转为电信号，显示于示波屏或数字仪上，并用记录器连续描记出压力曲线，以便随时了解 ICP 的一种技术。

（1）目的：颅脑创伤后常伴有 ICP 增高，根据 ICP 高低及压力波形，可及时准确地分析患者 ICP 变化，对判断颅内伤情，脑水肿情况和指导治疗，估计预后都有参考价值。

（2）实施指征：临床症状和体征可为 ICP 变化提供重要信息，但在危重患者，ICP 升高的一些典型症状和体征，有可能被其他症状所掩盖，而且对体征的判断也受检测者经验和水平的影响，因此是不够准确的。判断 ICP 变化最准确的方法是进行有创的 ICP 监测。实施的指征为：①所有开颅术后的患者；②CT 显示有可以暂不必手术的损伤，但 GCS 评分<7 分，该类患者有 50%可发展为颅内高压；③虽然 CT 正常，但 GCS<7 分，并且有下列情况两项以上者：年龄>40 岁；收缩压<11.0kPa；有异常的肢体姿态，该类患者发展为颅内高压的可能性为 60%。

（3）方法：实施有创 ICP 监测的方法有四种。

1）脑室内压监护：是颅内压监测的"金标准"，一般选择侧脑室额角穿刺，穿刺点在冠状缝前 2cm，中线旁 2.5cm 交点。颅锥行额角穿刺，置入导管深度 6~7cm，将导管与头皮固定后，导管另一端与颅内压传感器及颅内压监护仪连接。将传感器固定并保持在室间孔水平，应用液压传感器，应定时调整零点，保证数据准确性。脑室内置管可测量整体颅内压（ICP），而且还可外接导管引流脑脊液及脑室内注入药物（如抗生素），然而，如果由于脑肿胀或颅内占位病变使脑室变小或移位，置管变得困难。

脑室内置管并发感染的发生率达11%。置管5天后感染概率增加，一般监护时间不宜超过5天。

近期研究发现，许多患者可能在置管过程中发生脑脊液感染。脑室内导管可能会堵塞，尤其是蛛网膜下隙出血或脑脊液蛋白升高时。如果脑室内导管顶部的引流孔部分阻塞，导管顶部脑脊液引流阻力增加，导管中形成压力差，那么通过导管相连的传感器所得颅内压较实际偏低。尽管通过冲洗可使导管恢复通畅，反复冲洗操作明显增加了感染概率。

2）脑实质内压监护：是将传感器直接插入脑实质内，连接颅内压监护仪进行颅压监护。

3）硬脑膜外压监护：是将传感器置于硬膜外进行监测，由于硬脑膜完整并发颅内感染的机会较少，但是如果传感器探头与硬脑膜接触不均匀，可能影响压力测定的准确性。

4）腰穿测压：在急性ICP升高，特别是未做减压术的患者不宜采用，因有诱发脑疝形成的可能。一旦脑疝形成后，脊髓腔内压力将不能准确反映ICP。

4. 护理措施

（1）妥善固定：防止管道脱出、打折和阻塞。

（2）保持密闭、无菌、通畅：保持测压管通畅，敷料保持干燥，防止颅内感染。

（3）确保监测装置正常：监测过程每1~2小时检查系统的功能状态。每一次监测前均要校零，零点参照点一般位于外耳道水平。

（4）保持ICP监测的准确性：各种操作如翻身、吸痰、躁动、尿潴留等，均可影响ICP值。患者平静后测量，确保ICP监测的准确性。当ICP>2.0kPa即被认为ICP增高，在常规治疗的基础上合理使用脱水药效果好。

（5）掌握ICP与病情变化的联系：ICP与意识、瞳孔及生命体征有着连动作用，监测过程中，同时需严密观察神志、瞳孔及生命体征变化，并结合ICP数据，进行综合、准确的判断，抓住抢救时机。

（6）监测过程中操作要轻柔：避免晃动患者的头部，同时防止光纤探头位置移动，避免损伤硬膜致硬膜外血肿发生。

（7）监测一般不超过7天。

5. 颅内压监护时的注意事项

（1）保持患者呼吸道通畅，躁动时应用镇静剂以免影响监护。

（2）监护前调整传感器零点，监护的零参照点一般位于外耳道水平，患者平卧或头高 10°~15°。

（3）颅内压监护整个操作过程中注意严格执行无菌操作，预防性应用抗生素。

（4）颅内压监护无绝对禁忌证，但存在相对禁忌证，凝血可增加相关性出血的风险，应尽量等到 INR、PT、PTT 等指标纠正至正常范围之后再进行 ICP 监护。通常情况下 PT 应当低于 13.5 秒，并且 INR 应当小于 1.4 秒。对于存在高 INR 及 PT，而又需要 ICP 监护或神经外科手术的患者，可给予香豆素中提取的单倍剂量重组凝血因子。对于服用抗血小板药物的患者，应当给予血小板治疗，同时结合凝血时间评估血小板功能。无论是医源性或病理性免疫抑制，均为 ICP 监护的相对禁忌。

第八节　肾功能与水、电解质、酸碱平衡的监护

肾脏在维持人体内环境的稳定中起着重要的作用，它具有调节体内水、电解质、酸碱平衡的功能。当某种原因造成肾功能严重障碍时，人体内环境就会发生紊乱，其主要表现为代谢产物在体内蓄积，水、电解质平衡失衡，并伴有尿量和尿质的改变以及肾分泌功能障碍所引起一系列病理、生理的变化。因此，ICU 护士应熟练掌握肾功能及水、电解质酸碱平衡的监测指标及临床意义。

一、肾功能监护

1. 尿液检查

（1）一般性状检查

1）尿量：正常成人每 24 小时尿量为 1000~2000ml，平均为 1500ml，每千克体重每小时尿量不少于 1ml。大于 2500ml 为多尿，见于尿崩症、肾小管疾病。肾功能障碍时，常伴有少尿或无尿，24 小时的尿量少于 400ml 为少尿，说明一定程度的肾功能损害。尿量少于 100ml 为无尿，成为肾衰竭的基础诊断依据。当每小时尿量少于 30ml，多为肾灌注不足，间接反映了全身血流量的减少。

2）尿色：正常尿色主要由尿色素所致，其每日排泄量大体恒定。肾功能障碍时，由于尿少的程度不同，尿色呈黄色、琥珀色甚至深棕色。当患有肾结核、肾肿瘤、急性肾炎、急性膀胱炎等疾病，尿液色可因含一定量的红细胞而呈红色，称为肉眼血尿。当泌尿生殖系统或邻近器官组织有感染性炎症，尿中可含有大量的白细胞，肉眼即见尿浑浊或乳白色称为肉

眼脓尿。另外,肝细胞性黄疸、阵发性血红蛋白尿、有色食物及药物(如服用维生素 B_2)等均能引起尿色的异常。

3)尿比重和渗透压的测定:尿比重和渗透压均能反映尿液中溶质含量,而比重受尿液内溶质颗粒性质的影响,如蛋白质、葡萄糖及造影剂等均可使尿比重增高,而渗透压则只与溶质颗粒数目有关,不受颗粒性质的影响。因此,尿渗透压更能切实地反映肾脏的浓缩和稀释功能。

尿渗透压的测定在 24 小时内,最大范围在 $40 \sim 1400 mOsm/(kg \cdot H_2O)$,一般在 $600 \sim 1000 mOsm/(kg \cdot H_2O)$。

若同时测定尿、血渗透压,计算渗比,即尿渗透压/血渗透压,可以直接反映血浆通过肾脏重吸收形成尿液后,其溶质被浓缩的倍数,参考值为 2.5 左右,比值愈大,浓缩功能愈好,比值愈小,浓缩功能愈差,如尿毒症患者为 1.03 ± 0.17。

(2)尿常规检查

1)显微镜检查:正常人每小时尿中红细胞数不超过 10 万,离心尿每高倍视野多于 3 个,即为异常表现。当肾小球有病变、滤过膜通透性增高时,红细胞能通过滤过膜进入尿中;若病变损伤肾小管、肾间质、肾血管以及肾盂、输尿管、膀胱、前列腺和尿道时,均可引起血尿。临床上以尿三杯试验确定血尿发生部位。仅第一杯有血者,血尿来自尿道;仅第三杯有血者,来自膀胱三角区或前列腺;三杯均有血来自肾脏;若见到红细胞管型或伴有重度蛋白尿,亦表明血尿来自肾脏。此外,常用显微镜检查红细胞形态,若呈多种形态畸形,则为肾小球源性血尿,单形态非畸形性红细胞则为非肾小球源性血尿。

正常人 24 小时尿中白细胞数不超过 200 万,离心尿每高倍视野 $5 \sim 10$ 个即为异常。肾小球肾炎、肾病综合征可致尿内白细胞轻度增多;若发现多量白细胞,则提示有泌尿系感染,如肾盂肾炎、膀胱炎、尿道炎或肾结核。尿三杯试验对了解病变部位有帮助,若白细胞伴有白细胞管型,则可确定为来自肾脏。出现白细胞尿需进一步做清洁中段尿培养,以利诊断和治疗。

正常人尿中无管型或偶有透明管型(每 10 个高倍视野不超过 1 个)。管型是蛋白质在肾小管内凝聚而成,它的出现对肾脏疾病诊断有重要意义。

透明管型:当它多量持续出现,特别是和其他管型同时存在,才有意义,提示肾实质病变。

细胞管型:红细胞管型提示肾脏出血;白细胞管型提示肾脏有炎症;

上皮细胞管型提示肾小管有病变。

颗粒管型：提示肾小球、肾小管有损伤。

脂肪管型：见于慢性肾炎、肾管型肾炎及类脂质肾病。

肾衰管型：急性肾功能不全早期，此管型可大量出现，随着肾功能改善，肾衰管型可逐渐减少。在慢性肾功能不全时，尿中出现此管型提示预后不良。

蜡样管型：提示肾脏有长期而严重的病变。

2）蛋白质检查：正常人尿中含有极微量蛋白（24 小时尿中少于 150mg，多数仅为 40~70mg），常规定性试验呈阳性或尿中蛋白质含量每日超过 150mg 即为蛋白尿。病理性蛋白尿有三种：①肾小球性蛋白尿是由于肾小球疾病所致，蛋白滤过过多超过肾小管重吸收的阈值；②肾小管性蛋白尿因肾小管重吸收蛋白质功能障碍所致；③溢出性蛋白尿是由于某种中、小分子蛋白质在血液中显著增加，超过肾小管的重吸收能力，如血管内溶血性蛋白尿。病理性蛋白尿见于肾小球肾炎、肾盂肾炎、急性肾衰竭、高血压肾病、妊娠中毒症、狼疮性肾炎及肾中毒、肿瘤等。

2. 肾脏功能试验

（1）内生肌酐清除率：临床常用内生肌酐清除率基本反映肾小球功能。内生肌酐清除率测定前，需要连续低蛋白饮食、忌肉类和避免消耗性运动 3 天，从第三天起收集 24 小时全部尿液（加防腐剂），同时抽血测定血肌酐含量，其计算如下：

$$内生肌酐清除率 = \frac{尿肌酐(mg/dl) \times 24 小时尿量（ml）}{尿肌酐（mg/dl） \times 1440（min）}（ml/min）$$

$$校正内生肌酐清除率 = \frac{内生肌酐清除率 \times 标准体表面积（1.73m^2）}{实际体表面积}$$

校正内生肌酐清除率正常值为 80~120ml/min，50~80ml/min 为轻度肾功能损害；20~50ml/min 为中度损害；低于 10ml/min 为重度损害。

（2）肾小管功能测定：肾小管浓缩与稀释功能的检查包括尿比重、尿渗透压的测定，莫氏试验等多种方法。

莫氏试验是改良的浓缩稀释试验。正常情况下 24 小时尿量为 1000~2000ml，夜间尿量不超过 750ml，昼尿量与夜尿量之比为（3~4）∶1，最高比重应在 1.020 以上，最高比重与最低比重之差不少于 0.009。若各次尿比重固定在 1.010~1.012 之间，提示肾功能严重损害，日间最高一次比重低于 1.018 提示肾功能严重损害，日间最高一次比重高于 1.018 提示肾浓缩功能不全。

肾小管酸化功能测定包括血、尿 pH 测定，血二氧化碳分压测定，滤过碳酸氢根排泄分数测定等。

3. 血液生化检查

（1）尿素氮（BUN）：正常值为 2.9~7.1mmol/L。

很多因素能够影响血 BUN 含量，如蛋白质摄入过多、烧伤分解代谢增高、发热时肾血流量下降等，以上因素可导致 BUN 升高；肝功能不全时阻碍氨基酸代谢，水分摄入过多，将致 BUN 下降。

（2）肌酐（Cr）：正常值 62~133mmol/L。Cr 的影响因素较少，Cr 每日递增 44.2~88.4mmol/L 提示可能发生肾衰竭。

4. 正确留取化验标本的措施

尿标本需清洁、新鲜，最好留早晨第一次较浓缩的尿液，取中段尿。标本若不能在 1 小时内检查，应放在冰箱内冷藏。

5. 经皮肾穿刺活检术

（1）意义及目的：经皮肾穿刺活检术简称肾穿刺术。其检查意义在于明确肾脏疾病的病理变化和病理类型，并结合临床作出疾病的最终诊断；根据病理变化、病理类型和严重程度制订治疗方案；根据病理变化的发展，判断治疗方案的正确与否，为治疗计划的继续实施或修正提供依据。

（2）适应证：理论上讲，对于大多数肾实质疾病，在没有禁忌证的情况下，均应该行肾穿刺检查。国外最近的观点是对于蛋白尿、镜下血尿、不好解释的肾衰竭及有肾脏表现的系统疾病均是肾穿刺的适应证。

（3）禁忌证：孤立肾、明显的出血倾向、重度高血压、精神疾病、体位不良、肾脏感染、肾脏肿瘤、肾脏位置过高或游走肾、慢性肾衰竭和心力衰竭、休克、严重贫血、妊娠、年迈等情况存在时，不宜肾穿刺检查。

（4）术前准备

1）向患者及家属解释肾穿刺的必要性，简单介绍肾穿刺的方法和过程，消除患者及家属的疑虑及恐惧心理，征得患者及家属的同意，签署手术知情同意书。

2）教会患者穿刺时的体位配合。一般为仰卧位并在腹部垫一高度为 10cm 的枕头，确定患者能耐受这种体位。教会患者在这种体位下憋气。最好分别训练吸气末憋气、呼气末憋气和吸气中憋气，以便在穿刺时可以较灵活地调整患者肾脏的高低，一般 20 秒即可。

3）训练患者床上大小便。

（5）术后观察和护理

1）术后平车仰卧位回病房，去枕平卧位 8 小时，卧床休息 24 小时，有肉眼血尿时，要适当延长卧床时间，术后 1 周内不宜剧烈活动。

2）密切观察血压和心率变化。

3）在病情允许的情况下，鼓励患者多饮水，增加尿量，减少血块阻塞尿路的发生。

4）连续检查尿常规三次，观察尿的颜色及变化。

5）术后常规给予抗生素三天预防感染，如果出现血尿，酌情给予止血药。

6）取出的肾组织应尽快放置在 4%甲醛溶液中，冷存并及时送检。

二、水、电解质及酸碱平衡失调的监护

1. 低钾血症　钾离子是人体细胞内的主要电解质，绝大多数分布在细胞内液间隙。普通成年人的体内钾总量为 40～50mmol/kg。通常情况下，钾的摄入量和排泄量保持平衡。每日钾摄入量为 1～1.5mmol/kg。虽然常用血清钾作为反映体内钾总量的指标，但钾在不同酸碱环境、渗透压水平、胰岛素和儿茶酚胺水平时可以在细胞内外移动而重新分布。

血清钾浓度小于 3.5mmol/L 为低钾血症。一般认为血清钾浓度每下降 1mmol/L 代表体内钾总量缺少 200～350mmol。

（1）常见病因

1）细胞内外重新分布：①碱中毒（pH 每升高 0.1，钾浓度降低 0.1～0.7mmol）；②循环中儿茶酚胺浓度增加；③胰岛素水平增加。

2）肾脏原因：①由于使用利尿剂或渗透性利尿而引起肾脏排钾过多，从而导致体内总钾量减少；②低镁血症；③醛固酮增多症；④肾动脉狭窄；⑤肾小管酸中毒；⑥大剂量青霉素。

3）急性白血病。

4）消化道钾丢失过多：①分泌性腹泻、绒毛状腺瘤；②呕吐。

5）饮食摄入不足。

6）锂中毒。

7）体温过低。

（2）临床表现：肌痛、肌痉挛、肌无力、麻痹、横纹肌溶解、尿潴留、肠梗阻和直立性低血压。低钾血症逐渐恶化所导致的心电图表现依次为 T 波低平、Q-T 间期延长、U 波出现、ST 段压低和 QRS 间期延长。心律

失常亦较为常见，包括房颤、室性早搏、室上性心动过速、交界性心动过速和莫氏Ⅰ型二度房室传导阻滞（即文氏现象）。

（3）临床监护

1）危重患者由于各种原因极易引起电解质紊乱，因此应密切观察病情，当发现低血钾临床指征时要及时复查血钾以确定诊断。

2）出现低血钾或可能出现低血钾时，要定时测定血钾，尤其是对接受洋地黄和脱水利尿治疗的患者更为重要。

3）对于严重低钾血症或不能服用口服制剂的患者宜静脉补钾。补钾速度根据临床表现决定，建议每千克体重每小时最大静脉补钾速度为0.5~0.7mmol/L，同时需要持续监测心电图，并应在补钾过程中密切监测血清钾的水平。

4）钾盐对外周血管刺激性较大，浓度较高时应从中心静脉输入，护士要密切观察输液部位，防止外渗造成局部坏死。

5）口服补钾时要在进食好的情况下进行，以防刺激胃肠道造成恶心呕吐、腹部不适及腹泻。

2. 高钾血症　血清钾高于5.5mmol/L为高钾血症。

（1）常见病因：①标本溶血；②白细胞增多症；③血小板增多症；④细胞内外重新分布：酸中毒；胰岛素缺乏；药物作用（洋地黄类、β受体阻滞剂、琥珀酰胆碱）；⑤恶性高热；⑥细胞坏死（横纹肌溶解、溶血、烧伤）；⑦补钾治疗和输血导致的摄入增加；⑧肾脏排泄钾减少：肾衰竭；醛固酮减少症；远端肾小管内钠减少。药物：包括肝素、血管紧张素转换酶抑制剂和保钾利尿剂（螺内酯、阿米洛利、氨苯蝶啶）。

（2）临床表现：包括肌无力和心脏传导异常，心电图改变包括房性和室性异位早搏（血清钾浓度在6~7mmol/L之间）、Q-T间期缩短和T波高尖。高钾血症进一步恶化会出现P波消失、QRS波增宽并最终与T波融合而导致室颤。

（3）临床监护

1）补钾时必须稀释到一定浓度才能经静脉输入，不能推入。

2）见尿补钾，尿量≤20ml/h持续2小时，立即停止使用钾盐。

3）当出现高血钾时，可立即停止输入钾盐并报告医师，必要时30分钟后复查，以保证结果准确性。

4）如果高钾血症患者出现心电图变化，则不论血钾水平如何均应进行紧急处理，尤其血钾超过6.5mmol/L者，建议持续心电图监测。

5）高血钾时可使用葡萄糖酸钙或氯化钙对抗，以稳定细胞膜并降低细胞的兴奋性。

6）采取紧急措施以使细胞外钾离子向细胞内转移，以恢复细胞的极化状态。措施包括静脉输注碳酸氢钠+胰岛素+葡萄糖。

7）降低总体钾的措施包括应用利尿剂，如呋塞米等。

3. 低钠血症　钠离子是人体细胞外液最主要的电解质，血清钠离子浓度的正常范围是 135~145mmol/L。血清钠浓度异常提示水平衡和钠平衡两方面的异常。钠的代谢由神经体液系统调控，包括肾素-血管紧张素-醛固酮系统、抗利尿激素、甲状旁腺素和交感神经系统。

血清钠浓度低于 135mmol/L 为低钠血症。常由于胃肠功能紊乱，出汗过多，使用利尿剂等引起。

（1）分类：根据血浆张性不同将低钠血症分类如下：①等张性低钠血症；②高张性低钠血症；③低张性低钠血症：低容量性低张性低钠血症；高容量性低张性低钠血症；等容量性低张性低钠血症。

（2）临床表现：厌食、恶心、呕吐、腹肌痉挛、乏力与虚弱、意识模糊、肌肉抽搐，严重者出现神经系统症状和心脏异常，如偏瘫、癫痫发作、昏迷、心律失常等。

（3）临床监护

1）准确记录患者体重。

2）详细记录出入量并能进行认真分析。

3）及时准确测量血清钠以判断治疗进展情况。

4）对于症状明显的低钠血症患者需要紧急处理。血清钠的纠正速度很重要，过慢或过快都可能引起神经病变，必须视个体情况而定。对于正常容量的患者通常可用高张盐水（3%NaCl 溶液），而低容量患者使用生理盐水。应控制输液速度，使血清钠在第一个 24 小时内每小时增加 1~2mmol/L 或达到 120mmol/L，然后减慢输液速度使血清钠每小时增加 0.5~1mmol/L。

5）合理调节饮食，多食含钠类食物，控制水的入量。

4. 高钠血症　是指血清钠浓度大于 145mmol/L。多为摄入钠过量或水分丢失所致。

（1）分类：①低容量性高钠血症；②等容量性高钠血症；③高容量性高钠血症。

（2）临床表现包括震颤、易激惹、痉挛状态、癫痫发作、意识不清、烦躁不安、谵妄、嗜睡，进而昏迷。

（3）临床护理

1）可给低张晶体液，如 0.3% 或 0.45%NaCl 溶液以降低血钠。

2）密切监测神经系统状态。降低血钠速度不宜过快，因快速降低血钠可导致脑组织间液一过性渗透压降低，易造成脑细胞水肿。高钠血症的纠正速度应约为 1mmol/（L·h），完全纠正需 24~48 小时。

3）严密监测血钠，定时采血，及时报告医师。

5. 低钙血症　钙离子是体内含量最丰富的电解质，大部分贮存于骨骼内，肠道和肾脏对于维持钙平衡起着非常重要的作用。钙是体内多种酶活动中必不可少的离子，在肌肉收缩、神经活动、凝血功能中起着重要作用。同时，钙对心肌兴奋性、收缩性有着重要的影响。

血清钙低于 2.25mmol/L 为低钙血症。主要临床表现为手指、足趾、口周麻木，肌肉痉挛，腱反射亢进、抽搐；典型体征包括 Trousseau 征（上肢肌肉痉挛引起腕部和拇指屈曲而手指伸直，可通过阻断上肢血液循环诱发）和 Chvostek 征（轻叩下颌的面神经所在部位可引起同侧面肌收缩）。心电图改变包括 Q-T 间期延长和心脏传导阻滞。治疗可按 4mg/kg 元素钙输注钙剂，可以 10% 葡萄糖酸钙或 10% 氯化钙 10ml 加等量葡萄糖溶液或生理盐水静脉推注。给予负荷量后继续输液维持，因为负荷量仅能使钙离子升高 1~2 小时。使用地高辛的患者需要监测心电图。为避免形成钙盐沉淀，静脉钙溶液不能与静脉使用的碳酸氢钠溶液混合。氯化钙可损伤外周静脉，如有可能应通过中心静脉给药。

6. 高钙血症　一般高钙血症较少见，血清钙高于 2.9mmol/L 为高钙血症。临床表现包括胃肠道症状（恶心、呕吐、便秘、腹部绞痛）、关节痛、肌无力、骨痛、嗜睡、神志状态改变，严重时可出现休克和昏迷。高钙血症还可引起高血压和心律失常。心电图异常包括 Q-T 间期缩短、P-R 间期和 QRS 间期延长、T 波低平和房室传导阻滞。由于肾脏不能浓缩尿液，还可出现多尿和脱水。紧急处理措施是输注生理盐水进行水化以恢复容量状态，并通过稀释降低血清钙浓度。容量恢复正常后，应联合应用生理盐水和利尿剂，目标是维持尿量 3~5ml/（kg·h）。同时需要密切监测其他电解质水平，必要时给予补充。

7. 代谢性酸中毒

（1）原因：主要有术中组织灌注不足，氧合不佳，血液过度稀释，失血过多，低温及末梢血管收缩等。术后多因血容量不足、心动过缓或过速、心包填塞等引起的低心排血量综合征，或呼吸系统并发症引起的通气换气不足等。酸性代谢产物的堆积可使心功能减弱、心室颤动，易诱发顽固性心室颤动。酸中毒还能使肺和肾的血管阻力增加，并减弱血红蛋白对氧的亲和力，使组织缺氧更加严重。

（2）防治：保证组织灌注和供氧，维护良好的循环功能和呼吸功能，临床出现明显的代谢性酸中毒时，应给予碱性药物（碳酸氢钠）治疗，还应注意纠治贫血、发热、躁动等导致缺氧的因素。应用碳酸氢钠纠正代谢性酸中毒时，需注意以下问题。

1）用量根据碱缺失的多少而定，计算公式为：所需补充碳酸氢钠摩尔数＝BE 绝对值×0.3×体重（kg）。

一般先补充计算量的 1/3～1/2，监测血气后决定是否需要继续补充，要注意预防矫枉过度而产生碳酸氢钠过量。

2）补充碳酸氢钠后，代谢性酸中毒得到纠正，血钾往往降低，易诱发室颤。因此，在应用碳酸氢钠时要监测血钾，必要时补充钾盐。

3）补充碳酸氢钠后发生以下化学变化：

$$NaHCO_3 \rightarrow Na^+ + HCO_3^-$$
$$HCO_3^- + H^+ \rightarrow H_2CO_3 \rightarrow H_2O + CO_2$$

可见，HCO_3^- 中和 H^+ 所产生的 CO_2 有赖于良好的通气，将 CO_2 排出体外。

4）大量碳酸氢钠输入，钠和水潴留会增加循环血容量，加重心脏负担。对严重心功能不全的患者，应警惕心力衰竭加重。

5）碱性溶液刺激性强，能迅速形成静脉血栓，宜通过导管，经中心静脉输入。

6）大量补充碳酸氢钠可造成高钠血症，影响中枢神经系统，产生脑水肿而使颅内压升高。尤其是新生儿高钠血症会造成颅内出血，产生严重后果，对需要纠正酸中毒的新生儿，可用其他碱性药物代替碳酸氢钠，如三羟甲基氨基甲烷（THAM）。

8. 代谢性碱中毒　产生原因有碱性药物应用过量，低钠血症时尿内排出 H^+ 增加等。其他如大量应用肾上腺皮质激素，大量呕吐导致低氯性碱中毒等。碱中毒时氧解离曲线左移，氧释放减少，造成组织内缺氧，还可加重低钾血症，易诱发心律失常或发生洋地黄中毒。

代谢性碱中毒应对因实施治疗，如系容量的缺失，应积极补充血容量；如系低钾性碱中毒，则应补充钾盐。

9. 呼吸性酸中毒　产生原因主要是肺部病变所致的通气不足。也可因呼吸机调节不当，通气不足，辅助呼吸方式掌握不正确，或拔除气管插管过早，自主呼吸恢复不完全而致 CO_2 蓄积，结果造成呼吸性酸中毒。治疗以改善通气为主，还应治疗肺部病变，调节呼吸机参数，增加每分通气量。如确系拔管过早，则应考虑重新插入气管插管，以改善呼吸功能。

10. 呼吸性碱中毒 由于低氧血症，机械通气过度而引起。当重症代谢性酸中毒时，代偿性过度换气也可造成呼吸性碱中毒。轻症患者通过自身调节可以得到平衡。但重症患者因其直接影响氧的利用，应予以治疗。应用机械通气的患者，可通过调整呼吸机参数，降低通气量和压力，达到治疗目的。

三、连续性血液净化疗法

连续性血液净化（CBP）疗法是指所有以连续、缓慢特点清除机体过多水分和溶质治疗方式的总称。治疗模式包括：连续性动（静）脉血液滤过；连续性动（静）脉血液透析；连续性动（静）脉血液透析滤过；动静脉缓慢连续性超滤；连续性血液滤过吸附；日间连续性肾脏替代治疗等多项技术。已经从单纯肾脏替代治疗的手段扩展到各种临床危重病例的救治，与机械通气和全胃肠外营养地位同样重要。

1. 特点 血流动力学稳定，可缓慢、等渗地清除水和溶质；更有利于纠正酸碱失衡及电解质紊乱，具有更高的溶质清除率，能更好地控制氮质血症；可以大量清除炎症介质和细胞因子，保护内皮系统功能；延长了血液净化时间；增大体外循环中的血流量；生物相容性好；配备大量置换液；设置精确的液体平衡系统，为危重症患者的救治提供了极其重要的内稳态平衡，能满足大量液体的摄入，有利于营养支持治疗。

2. 适应证

（1）肾脏疾病：①重症急性肾损伤；②慢性肾衰竭。

（2）非肾脏疾病：包括多器官功能障碍综合征、全身炎性反应综合征、急性呼吸窘迫综合征、挤压综合征、乳酸酸中毒、重症急性胰腺炎、充血性心力衰竭、肝功能衰竭、药物或毒物中毒，严重水、电解质和酸碱失调等。

3. 禁忌证 无绝对禁忌证，但存在以下情况时应慎用：①精神障碍不能配合治疗者；②严重的凝血功能障碍患者；③严重的活动性出血患者；④易感染患者。

4. CBP 治疗前的监护

（1）环境准备：一般在基础护理后开始血液净化，有条件要对环境进行消毒，严格限制患者家属进入 CBP 治疗场所，患者家属进入时要穿鞋套、戴口罩等。条件允许时配置换液场所有空气净化装置。

（2）药品及物品准备：包括抗凝剂的选择，如普通肝素溶液、低分子量肝素。各种无菌溶液及药品，如生理盐水、碳酸氢钠、葡萄糖、灭菌用水、硫酸镁、葡萄糖酸钙、氯化钾等。CBP 物品包括血路管、血滤器、转换接头、注射器、静脉高营养袋、电子秤等。抢救物品包括各类抢救药物、氧气、心电监护仪、呼吸机、吸引器、除颤仪等。

（3）血管通路的准备

1）置管前护理：①置管前向清醒患者及家属详细介绍置管的必要性和重要性，同时说明在穿刺过程中及术后可能出现的并发症，患者若清醒尽量让患者本人签知情同意书。②周围环境要宽敞，便于操作。③减少人员走动，减少污染，严格无菌操作。

2）置管中护理：①在置管过程中，应密切观察病情变化，及时发现异常及早处理，保证患者安全。②穿刺时要严格执行无菌操作。正确选择穿刺点，严格消毒，尽量做到一次穿刺成功，穿刺不成功，反复穿刺容易引起血肿。

5. CBP 治疗过程中的监护

（1）CBP 仪器的操作及监护：护士应熟练掌握 CBP 机器的性能及操作程序，机器所提供的各种参数及报警信息，需护理人员对其进行干预才能最终保证体外循环的连续运转及治疗的顺利进行。如报警无法解除且血泵停止运转，立即停止治疗，手动回血，速请维修人员到场处理。检查管路是否紧密、牢固连接，治疗过程中密切监视机器运转工作情况以及动脉压、静脉压、跨膜压和血流量变化。

（2）置换液的配置：CBP 治疗时需使用大量的置换液，如果液体配置不严格，会造成渗透压的改变，或被污染后引起毒血症。护士应严格按医嘱配液，在配液和换液过程中严格无菌操作，置换液必须无菌、无病毒和无致热源。尽量做到个体化治疗。液体现用现配，注意配伍禁忌，避免输液反应。在温度较低的环境中补充大量未经加温的置换液可能导致不良反应，应注意患者的保暖和置换液加温。

（3）患者的监护：CBP 治疗期间由专人护理，询问患者自我感觉，密切监测患者呼吸、脉搏、心率、血压、意识等基本生命体征，每小时记录1次治疗参数及治疗量。有中心静脉压、有创动脉压监测、心电血压、脉搏氧监护条件者最佳。在使用抗凝剂时，要严密观察患者有无出血倾向，监测凝血功能，观察患者的引流液及管路凝血情况。

（4）血管通路的监护和护理

1）检查导管固定是否牢固，置管口有无渗血、渗液、红肿或脓性分泌物，如果有渗血、渗液、局部红肿等报告医师及时处理。如无特殊情况，采用常规消毒置管部位、更换无菌敷料。

2）取下导管敷料，铺无菌治疗巾，消毒导管口，取下肝素帽，再次消毒后用注射器回抽导管内封管肝素和可能形成的血凝块。

3）确认管路通畅后连接血路管，CBP 管路与留置导管连接处用无菌治疗巾覆盖。

4）做好 CBP 管路的固定。固定血管通路时注意给患者留有活动长度，最好固定在患者身上某个部位或床单上，置管术后避免剧烈活动，以防将导管拔出。

5）CBP 治疗结束按常规回血后用 20ml 生理盐水冲洗导管动静脉端管腔，再注入相应导管腔容量的肝素封管液于动、静脉导管腔内封管。在注入管腔等量肝素封管液的同时立即夹闭导管，使导管腔内保持正压状态，然后拧紧消毒的肝素帽。导管口用无菌敷料包扎并妥善固定。

6）严格无菌操作，避免感染；抗凝剂封管液量应视管腔容量而定；肝素帽每次 CBP 治疗时均更换。

7）CBP 治疗结束决定拔管时用无菌纱布压迫防止血肿发生。

8）中心静脉置管是血透患者的生命线，应该专管专用，CBP 治疗期间尽量不要用导管输液、采血，注意防止交叉感染及血行感染，延长使用时间。

6. CBP 治疗后的监护

（1）注意观察体温、脉搏、呼吸、血压、脉搏氧以及神志变化。发现异常及时报告医师。注意观察穿刺点局部皮肤有无红、肿、热、痛、渗血及脓性分泌物等。穿刺点敷料应每日更换。

（2）保护固定好管道，防止脱管。

（3）合理膳食，维持足够营养：控制蛋白质摄入量有利于降低血尿素氮、血磷和减轻酸中毒，所以应给予优质低蛋白饮食，以动物蛋白为主。饮食宜清淡，易消化。食物应富含 B 族维生素、维生素 C、叶酸和钙质等以满足机体的需要。

（4）限制水、钠摄入，维持机体平衡：条件允许者每日定时测量体重，准确记录出入量。应严格控制入液量，量出而入。

（5）预防感染：患者抵抗力差，易发生感染。定期消毒穿刺部位，严格执行无菌操作原则。

7. CBP 治疗并发症的监护

（1）症状性低血压：少部分患者发生低血压时无任何症状，但大多数患者有自觉症状，打哈欠、便意感、背后酸疼等往往是低血压前的先兆症状，需细心观察并及早处理。低血压典型症状是恶心、呕吐、出冷汗、肌肉痉挛等。重者可出现面色苍白、呼吸困难等。低血压时应迅速将患者平卧，头低位停止超滤，输入生理盐水 100~200ml，多数患者可缓解。必要时可给予高渗葡萄糖、血浆、代血浆和白蛋白，以提高血浆渗透压。如血压仍不升，立即使用升压药，并采取其他相应的措施。

（2）感染：是最常见的并发症，如果是导管出口处局部感染，及时消毒，更换敷料，可口服抗生素；如导管内感染，一般需要拔除临时导管，并合理使用抗生素，如果是长期导管，可以先给予抗生素治疗，疗效不佳者也应拔除导管。

（3）出血：一旦发现可予以压迫止血，并调整抗凝剂使用量，必要时拔管压迫止血，并叮嘱患者穿刺部位不能剧烈运动，静卧休息。

第九节　脉搏血氧饱和度监护

血氧饱和度是指动脉血中血红蛋白实际含氧量与其最大结合能力之比。正常值为 95%~100%。脉搏血氧饱和度监测法是根据血红蛋白的光吸收特性设计的，是将测量传感器夹在指（趾）端或耳垂的一种无创持续性连续监测血氧饱和度的方法。它广泛应用于各专科患者的监护。尤其是在 ICU 中，被看做是每个患者必备的常规监测手段之一。

一、优点

1. 脉搏血氧饱和度法所测得的血氧饱和度（SpO_2）与患者即刻的实际动脉血氧饱和度（SpO_2）有很高的相关性，能够及时而敏感地反映患者的血液氧合情况，并同时计数脉搏。

2. 连续监测，能够及时诊断缺氧，特别是能够发现尚未出现临床症状的早期低氧血症。

3. 监测为无创性，患者无痛苦，且操作简便，开机即可测定，无需校正。

4. 适用范围广，可用于 ICU、手术室、复苏室及各科患者的监护。便携型脉搏血氧饱和度监测仪可使用干电池或充电电池作为电源，可用于患者转院、转科或从手术室回病房途中的监测。

二、工作原理

1. 氧合血红蛋白与还原血红蛋白的吸收光谱不同,并且对特定波长的光吸收作用都有一个脉冲部分。

2. 动脉血管床的搏动使其光吸收力作用产生脉冲信号。脉搏血氧饱和度监测是利用动脉搏动时的光吸收特点来消除其他组织对光吸收的影响。动脉血的光吸收强度随动脉的搏动而变化,在心室射血期,指动脉血管的搏动性膨胀时光的吸收作用增强,心室舒张期则动脉的光吸收作用减弱;而非搏动性血管(静脉和毛细血管)内血液、皮肤、软组织和骨骼等的光吸收强度则保持不变。

脉搏血氧饱和度监测仪是根据搏动性动脉血能产生光吸收脉冲这一特性,以心室舒张期所测得的透过组织的光强度作为基线,与收缩期测得的透过光强度比较,其差即为动脉血的光吸收强度,所以不需要对组织加压、加热,不需要校正。

三、临床应用

实验研究及临床观察均证明利用脉搏血氧饱和度监测仪测得的 SpO_2 能准确反映患者实际 SpO_2。而 SpO_2 的测定为有创性,不能连续监测。因此脉搏血氧饱和度监测在临床上具有其独特的优越性,且操作方便。

1. **方法** 开机后将感应器套在患者指(趾)或夹在耳垂上,即可直接读取 SpO_2 和脉搏数值。

2. **临床意义** 正常健康青壮年在平静状态下呼吸空气,SpO_2 可达 95%~98%。因此脉搏血氧饱和度监测法的正常值为 $SpO_2 \geqslant 95\%$,SpO_2 90%~94%为轻度不饱和,85%~89%为中度不饱和,<85%为重度不饱和,轻、中度不饱和不一定表现出缺氧的征象,60 岁以上老年人在平静不吸氧情况下,以及夜间入睡以后,SpO_2 通常仅达 89%~92%,但并无不适反应。

3. **临床应用**

(1)危重患者及手术、麻醉患者的血液氧合情况是不断变化的,早期缺氧临床上不易识别,如仅根据患者的血压、心率和呼吸等生命体征的改变以及皮肤、黏膜和手术野血液颜色来判断有无缺氧或缺氧程度,是相当粗糙和不可靠的。

（2）慢性阻塞性肺疾病（COPD）患者通常存在一定程度的低氧血症和（或）高碳酸血症，其 SpO_2 降至 85% 左右时，临床可不出现缺氧症状。

（3）麻醉状态下患者的呼吸、循环系统对缺氧的反应性降低，轻中度缺氧可不引起呼吸、血压和心率的变化，也可能无发绀，如未及时发现和处理，缺氧进一步加重则可能引起心动过缓和心搏骤停。

（4）危重患者常因肺内外因素发生低氧血症，其血压和心率更是受多种因素的影响，如不进行监测，单凭临床观察是很难做出正确判断的，一旦出现发绀，往往也是缺氧比较严重，而难以避免不良后果。因此，危重患者特别是有呼吸功能不全或有潜在呼吸抑制危险的患者应常规监测 SpO_2，以便发现变化，早期处理，提高疗效。

四、注意事项

1. 全麻患者术后从手术室转入到 ICU 的途中，有发生严重缺氧的高度危险，特别是在全麻未完全清醒，呼吸恢复不好，拔管后上呼吸道梗阻，以及简易手握式呼吸器使用不当的情况下，更易发生。患者从手术室转到 ICU，中途脱氧时间为 4~12 分钟（多为 6~8 分钟），多数患者保留气管内插管并用简易呼吸器辅助呼吸，但仍有 35%~40% 的患者发生中度不饱和，15% 左右的患者发生重度不饱和。转运途中对缺氧的识别和处理措施均有限，因此需常规监测 SpO_2 和继续给氧。SpO_2 可作为判断患者能否离开手术室或复苏室，以及能否脱离氧治疗的一个基本指标。

2. 脉搏血氧饱和度虽能准确反映 SpO_2，用于危重患者的床旁连续动态监测具有较高临床价值，但并不能完全代替有创性动脉血气分析。在需要了解 PaO_2、$PaCO_2$ 和血液酸碱度，以及有影响 PaO_2 准确性的因素存在时仍需及时做动脉血气分析。

第十节　介入治疗患者的监护

一、冠状动脉介入性诊断、治疗及监护

（一）冠状动脉造影术

冠状动脉造影术（CAG）可以提供冠状动脉病变部位、性质、范围、侧支循环状况等的准确资料，有助于选择最佳的治疗方案，是诊断冠心病最可靠的方法。

1. 评定冠状动脉狭窄的分级标准　评定冠状动脉狭窄的程度一般用 TIMI 试验所提出的分级标准：①0 级：无血流灌注，闭塞血管远端无血流；②Ⅰ级：造影剂部分通过，冠状动脉狭窄远端不能完全充盈；③Ⅱ级：冠状动脉狭窄远端可完全充盈，但显影慢，造影剂消除也慢；④Ⅲ级：冠状动脉远端造影剂完全而且迅速充盈和消除，同正常冠状动脉血流。

2. 方法　用特殊形状的心导管经股动脉、肱动脉或桡动脉送到主动脉根部，分别插入左、右冠状动脉口，注入造影剂使冠状动脉及其主要分支显影。

3. 适应证　①对药物治疗中心绞痛仍较重者，明确动脉病变情况以及考虑介入性治疗或旁路移植手术；②胸痛似心绞痛而不能确诊者；③中老年人心脏增大、心力衰竭、心律失常，疑有冠心病而无创性检查未能确诊者。

（二）经皮冠状动脉介入治疗

经皮冠状动脉介入治疗（PCI）是用心导管技术疏通狭窄甚至闭塞的冠状动脉管腔，从而改善心肌的血流灌注的方法，包括经皮冠状动脉腔内成形术（PTCA）、经皮冠状动脉内支架置入术、冠状动脉内旋切术、旋磨术和激光成形，统称为冠状动脉介入治疗。其中，PTCA 和支架置入术是冠心病的重要治疗手段。

1. 方法　PTCA 是用以扩张冠状动脉内径，解除其狭窄，使相应心肌供血增加，缓解症状，改善心功能的一种非外科手术方法，是冠状动脉介入诊疗的最基本手段。

冠状动脉内支架置入术是将不锈钢或合金材料制成的支架置入病变的冠状动脉内，支撑其管壁，以保持管腔内血流畅通，是在 PTCA 基础上发展而来的，目的是为了防止和减少 PTCA 后急性冠状动脉闭塞和后期再狭窄，以保证血流畅通。

2. 适应证

（1）稳定型心绞痛经药物治疗后仍有症状，狭窄的血管供应中到大面积处于危险中的存活心肌的患者。

（2）有轻度心绞痛症状或无症状但心肌缺血的客观证据明确，狭窄病变显著病变血管供应中到大面积存活心肌的患者。

（3）介入治疗后心绞痛复发，管腔再狭窄的患者。

（4）急性心肌梗死患者

1）直接 PTCA：发病 12 小时以内属下列情况者：①ST 段抬高和新出现的左束支传导阻滞（影响 ST 段的分析）的心肌梗死；②ST 段抬高的心肌梗死并发心源性休克；③适合再灌注治疗而有溶栓治疗禁忌证者；④无 ST 段抬高的心肌梗死，但梗死相关动脉严重狭窄，血流≤TIMIⅡ级。

2）补救性 PCI：溶栓治疗后仍有明显胸痛，抬高的 ST 段无明显降低，冠状动脉造影显示 TIMI 0～Ⅱ级血流者。

3）溶栓治疗再通者的 PCI：溶栓治疗成功的患者，如无缺血复发表现，7～10 天后根据冠脉造影结果，对适宜的残留狭窄病变行 PCI 治疗。

（5）主动脉-冠状动脉旁路移植术后复发心绞痛的患者，包括扩张旁路移植血管的狭窄，吻合口远端的病变或冠状动脉新发生的病变。

（6）不稳定型心绞痛经积极药物治疗，病情未能稳定；心绞痛发作时心电图 ST 段压低>1mm，保持时间>20 分钟或血肌钙蛋白升高的患者。

3. 围术期护理

（1）术前护理

1）向患者及家属介绍手术的方法和意义、手术的必要性和安全性，以解除其思想顾虑和精神紧张，必要时手术前夜让患者口服地西泮 5mg，保证充足的睡眠。

2）指导患者完成必要的实验室检查（血、尿常规，血型、出凝血时间，血电解质，肝肾功能）、胸片、超声心动图等。

3）根据需要进行双侧腹股沟及会阴部或上肢、锁骨下静脉穿刺术区备皮及清洁皮肤。

4）进行青霉素皮试及造影剂碘过敏试验。

5）穿刺股动脉者应检查两侧足背动脉搏动情况并标记，以便于术中、术后对照观察。

6）进行床上排尿、排便训练，避免术后因卧位不习惯而引起排便困难。

7）指导患者衣着舒适，术前排空膀胱。

8）术前不需禁食，术前一餐以六成饱为宜，可进食米饭、面条等，不宜喝牛奶、吃海鲜和油腻食物，以免术后卧床出现腹胀或腹泻。

9）向患者说明介入治疗的必要性、简单的过程及手术成功后的获益等，帮助患者保持稳定的情绪，增加信心。对其进行呼吸、屏气、咳嗽训练以便于术中顺利配合手术。

10）遵医嘱术前口服抗血小板聚集药物。

11）拟行桡动脉穿刺者，术前进行 Allen 试验，即同时按压桡、尺动脉，嘱患者连续伸屈五指至掌面苍白时松开尺侧，如10秒内掌面颜色恢复正常，提示尺动脉功能好，可行桡动脉介入治疗。留置静脉套管针，应避免在术侧上肢。

（2）术中配合

1）严密监测生命体征及心律、心率变化，准确记录压力数据，出现异常及时通知医师并配合处理。

2）因患者采取局部麻醉，在整个检查过程中神志始终是清醒的，因此，尽量多陪伴在患者身边，多与患者交谈，分散其注意力，以缓解对陌生环境和仪器设备的紧张焦虑感等。同时告知患者出现任何不适症状如有心悸、胸闷等，应立即告诉医护人员。球囊扩张时，患者可有胸闷、心绞痛发作的症状，应做好安慰解释工作，并给予相应处置。

3）重点监测导管定位时、造影时、球囊扩张时及有可能出现再灌注心律失常时心电及血压的变化，发现异常，及时报告医师并采取有效措施。

4）维持静脉通路通畅，准确及时给药。

5）准备递送所需各种器械，完成术中记录。

6）备齐抢救药品、物品和器械，以供急需。

（3）术后护理

1）患者卧床休息，穿刺侧肢体制动10~12小时，卧床期间帮其做好生活护理。

2）一般于术后停用肝素4~6小时后，测定ACT<150秒，即可拔除动脉鞘管。拔除动脉鞘管后，按压穿刺部位15~20分钟以彻底止血。经桡动脉穿刺者术后立即拔除鞘管，局部按压彻底止血后加压包扎。股动脉穿刺者压迫止血后进行加压包扎，以1千克沙袋压迫伤口6小时。观察穿刺点有无出血与血肿，如有异常立即通知医师。检查足背动脉搏动情况，比较两侧肢端的颜色、温度、感觉与运动功能情况。

3）心电、血压监护24小时。心电监护需严密观察有无心律失常、心肌缺血、心肌梗死等急性期并发症。对血压不稳定者应每15~30分钟测量1次，直至血压稳定后改为每1小时测量1次。

4）即刻做12导联心电图，与术前对比，有症状时再复查。

5）术后24小时后，嘱患者逐渐增加活动量，起床、下蹲时动作应缓慢，不要突然用力。经桡动脉穿刺者除急诊外，如无特殊病情变化，不强调严格卧床时间，但仍注意病情观察。

6）术后鼓励患者多饮水，以加速造影剂的排泄；指导患者合理饮食，少食多餐，避免过饱；保持大便通畅；卧床期间加强生活护理；满足患者的生活需要。

7）抗凝治疗的护理：术后常规给予低分子肝素皮下注射，注意观察有无出血倾向，如伤口渗血、牙龈出血、鼻出血、血尿、血便、呕血等。

8）常规使用抗生素 3~5 天，预防感染。

9）术后负性效应的观察与护理

①腰酸、腹胀：多数由于术后要求平卧、术侧肢体伸直制动体位所致。应告诉患者起床活动后腰酸与腹胀自然会消失，可适当活动另一侧肢体，严重者可帮助热敷、适当按摩腰背部以减轻症状。

②穿刺血管损伤的并发症：包括穿刺血管（包括动、静脉）损伤产生夹层、血栓形成和栓塞，以及穿刺动脉局部压迫止血不当产生的出血、血肿、假性动脉瘤和动静脉瘘等并发症。

A. 采取正确压迫止血方法（压迫动脉不压迫静脉）后，嘱患者术侧下肢保持伸直位，咳嗽及用力排便时压紧穿刺点，观察术区有无出血、渗血或血肿，无并发症者一般于 24 小时后方可活动，必要时予以重新包扎并适当延长肢体制动时间。经桡动脉穿刺者注意观察术区加压包扎是否有效，松紧度是否适当，监测桡动脉搏动情况。

B. 腹膜后出血或血肿常表现为低血压、贫血貌、血细胞比容降低>5%、腹股沟区疼痛、张力高和压痛等，一旦确诊应立即进行输血和压迫止血等处理，必要时行外科修补止血，否则可因失血性休克而死亡。

C. 假性动脉瘤和动静脉瘘多在鞘管拔除后 1~3 天内形成，前者表现为穿刺局部出现搏动性肿块和收缩期杂音，后者表现为局部连续性杂音，一旦确诊应立即局部加压包扎，如不能愈合可行外科修补术。

D. 穿刺动脉血栓形成或栓塞可引起动脉闭塞产生肢体缺血，术后应注意观察双下肢足背动脉搏动情况，皮肤颜色、温度、感觉改变，下床活动后肢体有无疼痛或跛行等，发现异常及时通知医师；穿刺静脉血栓形成或栓塞可引起致命性肺栓塞，术后应注意观察患者有无突然咳嗽、呼吸困难、咯血或胸痛，需积极配合给予抗凝或溶栓治疗。若术后动脉止血压迫和包扎过紧，可使动、静脉血流严重受阻而形成血栓。

E. 对于局部血肿及淤血者，出血停止后可用 50% 硫酸镁湿热敷或理疗，以促进血肿和淤血的消散和吸收。

③尿潴留：系因患者不习惯床上排尿而引起。护理措施：A. 术前训练床上排尿；B. 做好心理疏导，解除床上排便时的紧张心理；C. 以上措施均无效时可行导尿术。

④低血压：多为拔除鞘管时伤口局部加压后引起血管迷走反射所致。备好利多卡因，协助医师在拔除鞘管前局部麻醉，减轻患者疼痛感。备齐阿托品、多巴胺等抢救药品，连接心电、血压监护仪，除颤仪床旁备用，密切观察心率、心律、呼吸、血压变化，及早发现病情变化。迷走反射性低血压常表现为血压下降伴心率减慢、恶心、呕吐、出冷汗，严重时心跳停止。一旦发生应立即报告医师，并积极配合处理。此外，静滴硝酸甘油时要严格掌握滴数，并监测血压。

⑤造影剂反应：极少数患者注入造影剂后出现皮疹或有寒战感觉，经使用地塞米松后可缓解。肾损害及严重过敏反应罕见。术后可经静脉或口服补液，在术后 4~6 小时内（拔管前）使尿量达到 1000~2000ml，可起到清除造影剂保护肾功能和补充血容量的双重作用。

⑥心肌梗死：由于病变处血栓形成导致急性闭塞所致。故术后要注意观察患者有无胸闷、胸痛症状，并注意有无心肌缺血的心电图表现和心电图的动态变化情况。

10）遵医嘱口服抑制血小板集聚的药物，如氯吡格雷 75mg，1 次/日，连用 6~9 个月，阿司匹林 300mg，1 次/日，3 个月后改为 100mg，1 次/日。以预防血栓形成和栓塞而致血管闭塞和急性心肌梗死。定期监测血小板、出凝血时间的变化。

11）指导患者出院后根据医嘱继续服用药物，以巩固冠脉介入治疗的疗效，预防再狭窄发生。PTCA 术后半年内约有 30% 的患者可能发生再狭窄，支架置入后半年内再狭窄率约为 20%，故应定期门诊随访。

二、介入治疗患者的监护

介入治疗学是近年迅速发展起来的一门融放射诊断学和临床治疗学于一体的学科。它是在放射诊断学设备（数字减影 X 线机、CT 机、磁共振机和常规 X 线机等）的指导下，通过微小的创口将特制的导管、导丝等精密器械，引入人体，对体内病态进行诊断和局部治疗的临床应用学科。

1. 目前发展介入治疗的范畴

（1）消化系统：肝、胃、胰、肠等部位恶性肿瘤的介入化疗和栓塞术；食管、胆道良恶性狭窄和梗阻的扩张和支架治疗；肝血管瘤、肝囊肿、脾功能亢进的介入栓塞治疗。

（2）呼吸系统：肺癌的介入化疗和栓塞术；咯血的介入栓塞治疗；气道良恶性狭窄，梗阻的扩张和支架治疗。

（3）循环系统：动、静脉狭窄的扩张和支架治疗；急、慢性外周动、静脉血栓形成的溶栓治疗；外周动脉瘤、海绵状血管瘤的栓塞治疗。

（4）神经系统：脑血管病（动脉瘤、动静脉畸形、海绵窦瘘等）的栓塞术；脑血栓形成急性期的溶栓术。

（5）骨与软组织系统：骨与软组织恶性肿瘤的介入化疗和栓塞术；椎体成形术（针对骨质疏松、转移性肿瘤引起的椎体塌陷和椎体血管瘤）；椎间盘突出的介入治疗；股骨头无菌性坏死的介入治疗。

（6）泌尿生殖系统：肾、盆腔、乳腺恶性肿瘤的介入化疗和栓塞术；子宫肌瘤的血管内的栓塞术；肾囊肿的介入治疗，盆腔出血的介入治疗。

2. 介入术前的护理

（1）心理疏导：患者介入治疗前存在不同程度的焦虑、紧张、恐惧等心理，针对其不良心理因素护士应采用通俗易懂的语言，向患者及家属介绍疾病知识及介入治疗的必要性和重要性，讲解术前准备、术中配合、术后注意事项，消除患者不良心理，使其以最佳状态接受介入治疗。

（2）饮食护理：术前不需禁食，指导患者进食低盐、高蛋白、富含维生素、低脂肪的易消化食物，增加营养以提高机体的抵抗力和耐受力，使介入治疗顺利进行。

（3）皮肤准备：术前根据手术类型及插管途径做好皮肤准备，常用的穿刺部位为腹股沟区，应进行双侧腹股沟区及会阴部备皮，并检查穿刺部位皮肤有无感染、破损等。协助患者着清洁、舒适的病员服。

（4）一般护理：术前一日训练床上排尿，晚间保证充足的睡眠，术日晨测体温、脉搏、呼吸、血压变化，如果生命体征异常，应通知医师及时给予相应处理。协助测量身高、体重，以备术中计算药物剂量。根据术前医嘱给予抗生素治疗，以预防感染。对于手术时间长及泌尿生殖系统疾病应留置导尿管以获得清晰的造影图像，同时也避免术中膀胱过度充盈致患者烦躁影响操作，或因患者尿失禁而污染手术台。

（5）辅助检查：按时做术前常规检查，如血常规，肝、肾功能，凝血功能，HIV 抗体，HCV 抗体，胸部 X 线片，B 超等检查。

3. 介入术中的监护

（1）一般监护：接诊患者入导管室，核对确认患者，了解病情及一般情况（姓名、床号、住院号、对比剂过敏情况等），嘱患者不要紧张，安慰好患者，解除患者紧张情绪。协助患者平卧于介入手术台上，摆好体位，双手自然放置于床边，用支架承托患者输液侧手臂，告知患者术中制动的重要性，避免导管脱出和影响荧光屏图像监视而影响手术的进行。对于术中躁动不能配合者给予约束或全麻。

（2）常规心电血压监测：必要时监测脉搏氧，给予鼻导管吸氧，除颤仪、负压吸引器备用。密切观察患者生命体征、尿量、意识、动脉压波形的变化，保持液路通畅，注意心率、心律、血压、脉搏氧的变化，重视患者主诉。护士应注意力高度集中，随时准备处理可能发生的情况，如出血、血压下降、液体量不足，发现后立即报告术者，准确执行术中医嘱，并做好记录。

（3）有创动脉压力（ABP）监测：术中介入护士在监护中要不断地认识血流动力学改变的趋势，波形变化比绝对值变化更重要。术中压力突然升高而压力波形示动脉压波形时，应给予患者舌下含化降压药，待压力恢复正常后再进行操作；若压力突然降低，可能与导管插入过深、冠状动脉开口或起始处病变造成的导管嵌顿有关，回撤导管后压力仍不恢复，应及时给予升压药如多巴胺、阿拉明（间羟胺）等，做好抢救准备。

（4）准确传递术中所需物品和药物：使用前再次检查物品材料的名称、型号、性能和有效期，确保完好。术中所用药物护士必须再复述一次药名、剂量、用法，正确无误后方可应用，并将安瓿保留，以便再次核对。随时为术者提供需要的物品，留存并严格登记所使用的一次性耗材，对手术中所用导管器材，将条形码保留下来，进行逐一粘贴，一式三份以备术后核查。

（5）保持呼吸道通畅，预防低氧血症：对全身麻醉、小儿、肺部疾患患者，术中应注意保持呼吸道通畅，预防舌后坠及分泌物堵塞气道，一旦发生呕吐应将患者头偏向一侧，防止呕吐物误吸，必要时使用吸痰器帮助清除口腔呕吐物。脉搏氧低者，及时去除病因，使血氧饱和度升至正常。经吸氧、开通呼吸道，脉搏氧持续下降者，可给予气管插管，呼吸器辅助呼吸。

（6）并发症的观察

1）心脏压塞：心脏介入术中严重的并发症。射频消融术时电极导管误入并损伤冠状静脉窦、左心耳腔壁薄张力低的部位；临时起搏器导管置放在右心室壁较薄部位；PCI 中常见原因是冠状动脉穿孔，一般发生在选择使用硬度较大的指引导丝，做完全性血管闭塞时。偶尔发生在高压释放支架，旋切、旋磨时，导致的冠脉穿孔，使部分对比剂和血液渗入心包，导致心脏压塞。急性心脏压塞时患者出现血压降低、心慌憋气、烦躁等，超声心动图发现心包积液阴影区。一旦确诊立即处理，遵医嘱迅速静脉注射阿托品、多巴胺维持正常心率、血压，同时补充液体；配合医师心包穿刺，准备临时起搏器和起搏导管，准备鱼精蛋白对抗肝素。经紧急处理后观察，如继续出血，血压降低难以维持正常水平，症状恶化，立即协助转入心胸外科手术。

2）下肢血液循环的观察与护理：术中由于导管、导丝的刺激及患者精神紧张等，易发生血管痉挛，处于高凝状态及未达到肝素化的患者发生血栓形成或栓子脱落。因此，术中护士应定时触摸患者的足背动脉搏动是否良好，观察穿刺肢体的皮肤颜色、温度、感觉、运动等，发现异常及时报告医师进行处理。

3）胃肠道不良反应的观察及护理：急性心肌梗死进行急诊冠状动脉介入治疗时，由于心肌坏死物对迷走神经的刺激，升压药（如多巴胺）和镇静剂（如吗啡、哌替啶）应用后可发生恶心、呕吐；肿瘤患者行动脉栓塞化疗术时，由于短时间内注入大剂量的化疗药也可致恶心、呕吐。呕吐时应将患者头部偏向一侧以防止误吸，遵医嘱给予甲氧氯普胺（胃复安）或维生素 B_6 肌内注射。

4）对比剂过敏反应的观察与护理：目前使用的血管对比剂，无论是离子型对比剂（如泛影葡胺）还是非离子型对比剂（如欧乃派克、碘必乐、优维显、威视派克），均为含碘对比剂，与血液混合后可释放出碘原子，从而引起变态反应。对比剂过敏反应可表现为皮肤荨麻疹、眼睑水肿、胸部憋闷、呼吸困难，严重的可出现喉水肿、过敏性休克甚至是心搏骤停。对比剂过敏反应多表现为速发型过敏反应，发生于对比剂使用后的 30 分钟内，特别是最初的 5 分钟内，可引起严重不良后果。如出现面色潮红、恶心、呕吐、头痛、血压下降、呼吸困难、惊厥、休克和昏迷，应考虑过敏反应。应保持呼吸道通畅，给予吸氧，遵医嘱给予地塞米松、肾上腺素、氨茶碱等抗过敏药物，过敏性休克者给予抗休克治疗。

5）疼痛的观察和监护：术中当栓塞剂和（或）化疗药物到达靶血管时，刺激血管内膜，引起血管强烈收缩，随着靶血管逐渐被栓塞，引起血管供应区缺血，出现组织缺血性疼痛。对轻微疼痛者，护士可给予安慰、鼓励，对估计可能疼痛程度较重的患者，可在术前或术中遵医嘱注射哌替啶等药物，以减少患者的痛苦。

6）急性冠状动脉闭塞：为 PCI 最严重的并发症，是指靶血管的完全闭塞，多发生于术中 50~80 分钟。患者情绪紧张是导致冠脉痉挛的常见诱因，持续剧烈的冠脉痉挛可导致血栓形成、血管闭塞。患者主要表现为持久而严重的胸痛、大汗、血压下降、室性心律失常、室颤甚至死亡。处理的关键是迅速恢复血流。出现此并发症后应立即氧气吸入、止痛并配合医师抗凝、溶栓，必要时进行急诊介入或冠脉搭桥术。

7）心律失常：在各种介入检查治疗过程中，尤其是心导管的介入，由于患者均有心脏疾患，导管对心肌和冠状动脉的刺激、对比剂注射过多或使用离子型对比剂、导管嵌顿在冠状动脉内等因素，均可导致心律失常，因此，应加强心律、心率的监测。

①心室颤动：是最严重的并发症之一，绝大多数心室颤动发生于右冠状动脉造影时。原因为压力嵌顿或右冠状动脉起始部痉挛，导管插入过深，阻塞圆锥支血供，阻塞冠状动脉；注入对比剂时间过长、剂量过大；对比剂排空不畅，长时间淤滞于右冠状动脉内。如出现室颤，立即撤出导管，给予电除颤。

②室性早搏、室性心动过速：冠状动脉介入过程中出现室早、室速多与导管的机械刺激有关，一旦发生，立即撤出导管。有血流动力学紊乱的快速室性心律失常，应立即电复律，给予抗心律失常药物。

③心房扑动、颤动：与基础心脏病有关，可给予毛花苷丙（西地兰）或普罗帕酮（心律平）、胺碘酮等药物，若直流动力学异常，应立即处理，常以同步直流 50~100 瓦秒电转复。

④房室传导阻滞：与心脏基础病变有关或对比剂过度敏感及推注过多、时间过长、排空延迟及导管插入过深，阻塞窦房结动脉。出现异常，嘱患者用力咳嗽，以加速对比剂的排空，必要时静脉推注阿托品或安置临时人工起搏器。

4. 介入术后的护理

（1）一般护理：与导管室人员或医师交接患者，了解手术类型及术中情况，协助患者卧于病床上。根据手术性质、全身状况及麻醉方式，选择合适的体位。全身麻醉未清醒者应平卧位，头偏向一侧，避免口腔分泌物或呕吐物误吸入呼吸道。全身麻醉清醒后及局部麻醉者可取仰卧位。讲解术后注意事项，遵医嘱给予静脉补液，补充液体及抗生素。多饮水加速药物的排泄，减轻药物的毒性作用。全麻术后 6 小时无呕吐者，可进食高热量、高蛋白、富含维生素、清淡易消化的流质饮食，根据情况逐渐过渡到半流质或普通饮食，同时进含高纤维素的饮食，以保持大便通畅。术后恶心、呕吐严重者，可经静脉补充营养。经桡动脉穿刺者，术后即可给予普通饮食。

（2）持续监测生命体征：术后送入监护病房，持续 24 小时心电、血压、脉搏氧监测，密切观察心电示波及生命体征的变化。肿瘤介入治疗后，由于肿瘤组织坏死，机体的重吸收及栓塞剂的刺激，会引起不同程度的发热。一般在 38~38.5℃，不超过 39℃，应及时找出病因，监测体温变化，体温高于 38.5℃，给予适当的物理降温，肝癌患者不宜酒精擦浴，遵医嘱及时给予抗生素。关注患者个人卫生，加强口腔、皮肤等基础护理。并鼓励患者多饮水，以加速肾脏对化疗药、对比剂及毒素的排泄。对颅内疾病介入治疗的患者，还应观察意识、瞳孔、语言及肢体活动变化，观察有无脑水肿、脑出血等情况的发生。

（3）穿刺部位的观察：桡动脉穿刺者应用桡动脉止血器，嘱患者穿刺侧腕关节伸直，避免腕关节过度屈伸，观察有无穿刺点渗血，上肢有无肿胀。一般 6 小时解除止血器，再用弹力绷带轻轻加压包扎，12 小时后如无出血、血肿可解除弹力绷带包扎，用带棉垫的医用输液贴覆盖穿刺伤口即可。股动脉穿刺者穿刺点压迫 15~20 分钟后加压包扎，用 1kg 沙袋压迫穿刺部位 6 小时，穿刺侧下肢伸直制动 12 小时，股静脉穿刺者压迫 2~4 小时，注意沙袋不能移位，下肢伸直并制动 6~8 小时，保持血流通畅，防止血栓形成。避免剧咳、打喷嚏和用力大便，以免腹压剧增而导致穿刺口出血。密切观察穿刺部位有无渗血、出血及皮下血肿形成。如有渗出及时更换敷料，保持穿刺部位敷料干燥，防止感染。

（4）密切观察与监护穿刺侧肢体血液循环情况：观察足背动脉搏动情况、双下肢皮肤颜色、温度是否异常、毛细血管充盈时间是否延长、穿刺侧肢体有无疼痛和感觉障碍等。观察足背动脉每次 30~60 秒，双足同时触摸，以便对照。卧床期间指导患者进行床上肢体活动，以防止下肢中心静脉血栓形成或发生肺梗死，还可以使用气垫床避免术后卧位带来的腰痛。血栓形成多在术后 1~3 小时内出现症状，如果趾端苍白、小腿疼痛剧烈、皮温下降、感觉迟钝，则提示有股动脉血栓形成的可能，应及时通知医师进行相应的处理。

（5）脑过度灌注综合征：脑血管介入治疗后出现，主要是由于颅内血管长期处于低血流灌注状态，一旦血管突然扩张，血流明显增多可发生脑过度灌注综合征，多数在重建术后短时间内发生，亦可发生在重建术后 3 周内的任何时间，临床表现有头痛、头胀、恶心、呕吐、癫痫和意识障碍，严重的可发生颅内出血，术后有效地控制血压，是预防此病发生的关键，血压维持在 120/80mmHg，术后 24~48 小时连续动态监测血压、心率、呼吸、血氧饱和度的变化并记录，严密观察患者的临床表现，一旦出现症状立即通知医师及时处理。

（6）迷走神经反射：各种刺激因素包括疼痛、大血管压迫、恐惧等，作用于皮层中枢和下丘脑，使胆碱能自主神经的张力突然增加，引起内脏及肌肉小血管强烈反射性扩张，导致血压急剧下降，迷走神经兴奋时导致心率传导减慢，心房肌功能减弱等抑制效应。患者表现为面色苍白、出冷汗、恶心、呕吐、低血压，严重者表现为晕厥、休克，多见于术后拔管过程中，拔管后也可出现并反复发生，部分可能与血容量不足有关。为了预防迷走神经反射的发生，应做好宣教工作，充分消除患者紧张、焦虑情绪，必要时给予镇静剂。对疼痛敏感的患者，拔管前给鞘管周围局部麻醉。拔管动作不宜过猛、过快，按压穿刺点力度适中。充分认识血管迷走神经反射的临床特点，重视早期表现如恶心、呕吐、面色苍白、脉搏和血压变化等，为早期诊断，早期处理提供信息，做好急救准备。发生迷走神经反射，静脉滴注阿托品、多巴胺后患者症状缓解，心率、血压恢复正常。

（7）排尿困难：术后患者排尿困难发生率较高，多与体位限制、排尿习惯改变、紧张、腹带压迫以及本身存在尿路梗阻、使用阿托品有关。若发生尿潴留，首先应给予诱导排尿，如用温水冲洗会阴部，让患者听流水声，用热毛巾热敷腹部，按摩膀胱等，必要时进行导尿术。可选择桡动脉穿刺或行股动脉封堵术来减少卧床时间而减少该症状的发生。

（8）胃肠道反应：如恶心、呕吐，先给予止吐药物肌内注射或静脉滴注以缓解症状，呕吐时头偏向一侧。注意呕吐物性质、颜色、量，并做好记录，发现呕血或黑便及时处理，术后 12 小时进流质饮食，渐进半流质饮食至普食，饮食宜清淡，少量多餐，加强口腔护理，减轻不良刺激，促进食欲。

第十一节 危重患者营养支持的监护

危重患者处于高分解代谢状态，患者的热量、蛋白质和其他营养物质的补充极为重要。许多患者不能经口进食或进食不能满足机体的营养需要，均需进行静脉营养、肠外营养和肠内营养。合理的营养支持能增强机体的抵抗力，促进病情好转，改善患者的预后。

一、与营养有关的名词

1. **静息能量消耗（REE）** 指人体在餐后 2 小时以上，合适温度下，安静平卧 30 分钟后所测得的人体能量消耗。

2. **基础能量消耗** 指人体在清醒而极度安静的状态下，不受肌肉活动、环境改变、食物和精神紧张等因素影响时的能量代谢率，以 kJ/d 表示。

3. **总能量的消耗** 指全天的能量消耗，食物特殊动力作用和基础能量消耗。

二、危重患者营养代谢

1. 高能量消耗代谢　主要与神经内分泌和系统性炎症反应有关，同时还受到患者的体温、意识状态、肌张力、活动度和治疗等的影响。

2. 高分解代谢　大量受体组织和内脏蛋白分解提供能源、氮源，具有强制性。外源性营养底物不能减少这种分解代谢，即自噬现象。

3. 高血糖　由于炎症递质、细胞因子、神经内分泌系统的影响，危重患者糖代谢特点为：①糖异生增加，使血糖升高；②胰岛素抵抗，糖利用障碍。

4. 免疫功能障碍　早期主要表现为某种程度的细胞免疫的抑制，随着病程的延续，持续高分解代谢带来以低蛋白为主的营养不良和胃肠道屏障功能障碍。

5. 胃肠道功能障碍　早期神经内分泌和系统性炎症反应的影响，缺血再灌注损伤，局部组织代谢障碍，使胃肠道功能受损。如长期禁食和肠外营养，也使得胃肠道功能受损，表现为肠道细菌、毒素移位、免疫功能受损。

三、危重患者的营养

1. 热量的估算

（1）基础热量消耗（BEE）的计算：普遍采用 Harris-Benedict 公式

$$男性：BEE = 66.5 + 13.8W + 5.0H - 6.8A$$
$$女性：BEE = 655.1 + 9.6W + 1.8H - 4.7A$$

式中，W 为体重（kg）；H 为身高（cm）；A 为年龄（岁）。

（2）每天静息热量（REE）：REE = BEE × 应激系数

不同应激原因下的应激系数

应激原因	应激系数
无并发症的大手术	1.0~1.1
中度创伤、中度腹膜炎	1.25
严重损伤、感染、器官衰竭	1.3~1.6
烧伤面积≥体表面积40%	2.0

（3）每天总需要量：肌肉做功活动（包括烦躁），增加 10%~25%；

发热每升高 1℃增加 5%~10%。

2. 确定热氮比和糖脂比例　危重患者热氮量 = 1∶200~1∶100；葡萄糖可占到 60%［最大输注速度 4~5mg/（kg·min）］；脂肪占 3%~30%（败血症可达 50%）。

3. 补充充足的各种微量元素、电解质和维生素　为了安全，目前推荐低热量，一般从 20~25kcal/（kg·d）开始，逐步增量，直到目标值。

4. 营养支持原则　肠内肠外各有其优缺点，有各自的适应证，根据不同的患者及患者的不同病期来选择肠内营养、肠外营养或肠内营养加肠外营养联合营养支持，没有一成不变的方式。

（1）肠外营养与肠内营养之间应优选肠内营养。

（2）经周围静脉与经中心静脉营养两者之间应优选经周围静脉肠外营养。

（3）肠内营养不足时可用肠外营养补充。

（4）营养需要量较高或期望短期改善营养状况时可用肠外营养；需较长时间营养支持者应设法应用肠内营养。

四、肠内营养

肠内营养（EN）是经胃肠道用口服或管饲来提供、补充代谢需要的营养基质及其他各种营养素的营养支持方法。

1. 肠内营养的意义

（1）刺激消化液和胃肠道激素的分泌，促进胆囊收缩和胃肠蠕动，提高患者的免疫功能。

（2）改善门静脉系统循环，改善肠道血液灌注与氧的供给。

（3）维护肠黏膜屏障功能，减少肠道细菌、内毒素移位。

（4）避免肠道长期处于旷置状态，减少肠源性感染的发生。

2. 肠内营养的时机

（1）早期肠内营养：早期肠内营养能明显降低死亡率和感染率，改善营养摄取，减少住院费用。早期肠内营养的概念为进入 ICU 24~48 小时内，并且血流动力学稳定、无禁忌证的情况下开始肠道喂养。

（2）烧伤后 6 小时内给予肠内营养是安全、有效的，能够更快地达到正氮平衡。

（3）重症急性胰腺炎患者，初期复苏后条件允许时可开始营养支持，并优先考虑经空肠营养。

（4）大多数脑外伤患者在 1 周内均有胃排空延迟，半数以上患者在伤后第 2 周内仍有胃排空延迟，直至 16 天后所有患者才能耐受足量肠内营养，宜选择经空肠实施肠内营养。

（5）早期是否闻及肠鸣音并非决定喂饲的指征，在发病 24~72 小时后，如果没有禁忌证应尽快给予肠内营养。

（6）重症患者急性应激期营养支持应掌握"允许性低热量"原则 $[20~25kcal/(kg·d)]$；在应激与代谢状态稳定后，能量供给量需要适当的增加 $[30~35kcal/(kg·d)]$。

3. 肠内营养的适应证　当患者因原发疾病或因治疗与诊断的需要而不能或不愿经口摄食，或摄食量不足以满足需要时，胃肠道功能允许而又可耐受，首先考虑采用肠内营养。

4. 肠内营养的禁忌证　①肠梗阻、肠瘘、吻合口瘘；②胃肠道需要休息或严重吸收不良；③重症急性胰腺炎急性期；④短肠综合征，小肠<60cm；⑤处于严重应激状态、血流动力学不稳定；⑥年龄小于 3 个月的婴儿不能耐受高张液体膳的喂养。

5. 肠内营养途径的选择

（1）肠内营养时间小于 6 周，没有误吸危险的可选择鼻胃管。

（2）肠内营养时间小于 6 周，有误吸危险的应选择鼻空肠管或鼻十二指肠管。

（3）肠内营养时间大于 6 周，选择经皮内镜下空肠置管或经皮内镜下胃造口。

6. 喂养管的选择

（1）橡胶管或硅胶管质地粗硬，对鼻咽部有刺激和压迫作用，橡胶管现已弃用。

（2）聚氯乙烯管是橡胶管的换代产品，患者不舒适感仍较明显，放置时间长时易变脆，必须经常更换，优点是廉价。

（3）聚氨酯管是目前临床上应用最多的材料之一。其优点是质软、刺激性小、患者耐受良好，可置于消化道内 2 个月以上。由于质软，故在置管时需要导丝的帮助。

（4）聚硅酮管用聚硅酮材料制成喂养管较软，经久耐用，患者耐受良好。

7. 肠内营养制剂的选择　首先评估患者的年龄、营养素的需要量、病种、患者胃肠道功能、喂养途径、患者对某些膳食的耐受性等。

其次在肠内营养开始时先选择较易消化和吸收的化学精制要素膳或液体要素膳，然后渐进至整蛋白为氮源的肠内营养液。自始至终仅仅使用"一种"肠内营养制剂是不科学也不现实的。对部分合并糖尿病、COPD、肾功能不良、肝功能不良的老年痴呆症患者等，需采用特殊疾病专用型制剂。

8. 常见的营养制剂

（1）整蛋白型：补充的氮是以完整蛋白质形式提供，如大豆蛋白、酪蛋白，要求胃肠道具有较好的消化功能。分为含膳食纤维和不含膳食纤维，前者有渣，如能全力、瑞能、瑞代等；后者无渣，如能全素、安素。

（2）要素/短肽型：不需经过消化就能直接吸收，对胃肠道的功能要求相对较低，无渣。可分为结晶氨基酸为氮源的要素饮食，如爱伦多；短肽为氮源的要素饮食，如百普力、百普素。

（3）特殊制剂：如瑞代、康全力适用于高血糖患者，瑞高适用于能量需求高而有液体限制的患者，如心衰。

（4）均浆膳和混合奶：由食堂或患者家属自己配制，只能间断推注使用。

常见营养制剂见表 2-11。

表 2-11　常见营养制剂

品名	能量 （kcal/ml）	蛋白质 （g/L）	脂肪 （g/L）	糖类 （g/L）	特　　点
安素	1000	35	35	137	整蛋白型肠内营养制剂、粉剂
瑞素	1000	38	34	138	整蛋白型肠内营养制剂
瑞代	900	34	32	120	缓释淀粉为糖类来源，适用于糖尿病及应激性高血糖患者
瑞先	1500	56	58	188	含膳食纤维
瑞能	1300	58.5	72	104	高脂肪、高能量、低糖类，癌症患者的肠内营养，含有 ω-3 脂肪酸、维生素 A、维生素 C、维生素 E，能改善免疫功能
瑞高	1500	75	58	170	高蛋白、高能量、易于消化的脂肪，适用于液体入量受限的患者

续　表

品名	能量 （kcal/ml）	蛋白质 （g/L）	脂肪 （g/L）	糖类 （g/L）	特　点
百普力	1000	40	10	188	短肽型（含有一定量氨基酸）
能全力	1000	40	39	123	整蛋白制剂，多种规格： 0.75kcal/ml、1kcal/ml、 1.5kcal/ml
能全素	1000	40	39	123	整蛋白制剂、粉剂
益菲佳	1500	63	92	105	高能量高脂肪低糖营养配方， 适用于 COPD、呼吸衰竭患者
益力佳	1000	42.5	54.4	85	高纤维、低糖营养配方，适用 于糖尿病及应激性高血糖患者
维沃	1000	38.3	2.78	205.67	氨基酸型肠内营养制剂

9. 肠内营养的输注方式

（1）持续性输注：通过重力或肠内营养泵匀速滴注。开始时滴注速度缓慢。第一天为 30~40ml/h，如患者无不适，以后可以逐天增加输入量，增加速度为每天 20ml/h，最大输入速度为 100~125ml/h。营养液最好连续输入 18~20 小时后，停 4~6 小时。

持续性输注的优点：①不容易发生胃潴留和误吸；②胃肠容纳好，较少出现恶心、呕吐、腹泻等；③吸收较为容易，营养液利用充分；④减轻了护理负担。

（2）间歇输注：在 1~2 小时的时间内将一瓶（通常 500ml）营养液输注给患者，3~4 次/天，可按通常的用餐时间进行。与持续滴注相比，发生腹泻、恶心呕吐、胃潴留的风险要大。

（3）大剂量定时推注：每天数次，定时用注射器推注。一般由少量开始（大约 100 毫升/次），渐增至最大量 250 毫升/次。缺点：①不利于营养液的消化和吸收；②患者不适感明显；③增加护士工作量；④易发生胃潴留、腹泻、反流、误吸等。

10. 肠内营养的原则

（1）清洁无菌。

（2）循序渐进：浓度由低到高、容量由少到多、速度由慢到快。

（3）持续输注。

（4）掌握六个度

1）浓度：从温开水或盐水开始，逐渐增加浓度或全浓度。

2）速度：开始阶段应以缓慢速度滴注，速度不能过快（30~40ml/h），最大速度<125ml/h。

3）温度：温度为 37~40℃，加温器放在营养管和胃管连接处，夏天可不用加热。

4）高度：患者体位无特殊要求时，床头应抬高 30°~45°。

5）清洁度：操作前洗手，操作后彻底清洗研钵、空针，每天更换营养管、空针。

6）耐受度：观察患者腹胀、腹泻、便秘情况。

（5）三冲洗：营养前、中（4~6 小时一次）、后。

根据患者对开始阶段或前一阶段肠内营养液输注的耐受情况，逐渐增加输注的速度与浓度。这一过程因病情而定，分别逐渐增加速度、浓度和量。速度与浓度不能同时增加。新指南要求 3 天达到目标喂养量。

11. 肠内营养的护理

（1）喂养管选择：机械通气的患者用小号的鼻饲管，以减少对胃黏膜的刺激和呼吸机相关性肺炎的发生。

（2）管道固定：妥善固定（两固定）肠内营养管，床头交接班时，严格交接肠内营养管的长度，预防导管脱出。

（3）确认管道：每次肠内营养前应检查胃管的位置及通畅，胃内有无出血。肠内营养管位置的确认方法如下。

1）腹部听诊：听气过水声。

2）回抽液 pH 值测试法：胃液的 pH 值范围是 0~4，小肠液是 6~8.5，使用抗酸药患者胃液的 pH 值可为 0~6。

3）观察回抽液的颜色：胃液应该是浑浊的草绿或褐色液体，小肠液应该是清亮的金黄色黏稠液体。当肠内营养管在胸膜腔时，可抽出淡黄色液体，易被误认为是小肠液。当肠内营养管在气管内时，有误吸的患者可能会抽出类似胃液样的液体。如出现上述情况，应综合判断。

4）腹部 X 线平片法：确定鼻空肠管位置的方法（金标准）。

（4）遵循肠内营养的原则：循序渐进、持续输注、六个度（浓度、温度、速度、清洁度、高度、耐受度）、清洁无菌的原则。

（5）冲洗和测胃内残留：每 4~6 小时抽胃内残留量并冲洗，如胃残留量>100ml，空肠置管时其小肠内残留量>200ml，停止喂养 2~8 小时，密切观察。

（6）进食后半小时暂禁吸痰和搬动患者，翻身时暂停肠内营养。

（7）对于反流和误吸明显的患者，气管切开非机械通气时给予气囊充气。

（8）做好口腔护理：每日4次口腔护理。长期留置胃管者每日在鼻腔内滴入少量液状石蜡，防止鼻黏膜干燥损伤。

（9）注意有无恶心、呕吐、腹痛、腹胀、便秘及代谢性并发症的发生。

观察患者的血糖、血脂的变化，定期检查肝肾功能及白蛋白的变化，评价肠内营养的效果。

12. 肠内营养常见的护理诊断及护理措施

（1）营养失调——低于机体需要量：与无法摄取、消化、吸收有关。护理措施是观察电解质、血氨、尿素、肌酐及血糖变化。每天测量患者体重，密切观察输入与排出的平衡，确保患者得到医嘱所开的营养量。

（2）有误吸的危险：与胃肠道出血、延迟胃排空时间及所使用胃管有关。护理措施是评估呼吸系统，评估肠鸣音，抬高床头 30°~45°。如果胃潴留量大于每小时喂食量的50%，则需要暂停喂食1小时，而后再测胃潴留量。

（3）腹泻：与一次性灌食、乳糖不耐受、灌输浓度、渗透压过高、药物、低纤维素喂食内容物相关。护理措施是观察腹泻次数与粪便性状、腹痛次数、肠鸣音、腹胀、皮肤完整性及是否出现脱水现象。如患者接受一次性灌食，考虑改为间断性或持续性输注。如果乳糖不耐受，可改为没有乳糖的营养品。检测喂食时的可能污染环节，所有的营养管道每24小时更换。如果营养液是高渗的需考虑稀释后应用。

（4）有体液不足的危险：与身体的调控机制失常有关。发生液体不足时，可能出现低血糖、高血糖、高渗性非酮体综合征。患者的体重需要每日测量，密切观察血糖变化，严格记录输入与排出量，必要时给予强化胰岛素治疗。

（5）有感染的危险：与过多侵入性操作及营养不良有关。密切观察患者血象及体温变化，观察局部是否有异常或红肿，严格各项无菌操作，实施感染质量监控，如有疑似感染抽取血培养。

13. 肠内营养并发症及预防

（1）胃肠道并发症

1）腹泻：是一种症状，指排便次数比原来增多，粪便稀薄并带有黏液、脓血或未消化食物，并常伴肛门部不适感，大便次数>3次/天。在直肠便秘时，由于粪便嵌塞于直肠腔内，刺激直肠黏膜，也可有排便次数增加，常伴有里急后重感，不应列为腹泻。

2）反流、误吸

①预防：喂养管柔软，喂养管尖端过幽门。营养液速度、浓度、量逐渐增加。定时检查喂养管位置，监测胃潴留。床头抬高30°~45°。

②处理：停止肠内营养。鼓励咳嗽、清除气管内分泌物。气管镜检查，冲洗吸出，应用抗生素。

3）便秘：是指由于粪便在肠内停留过久，以致大便次数减少、大便干结排出困难或不尽。一般2天以上无排便可提示便秘存在，如果每天均排便但排便困难且排便后仍有残便或伴有腹胀，也应纳入便秘的范围。

①原因：水分摄入不足、膳食纤维不足、长期卧床。

②处理：可选用含膳食纤维的营养制剂，必要时遵医嘱给予大黄或用开塞露灌肠。

（2）机械并发症

1）喂养管错位、移位：①原因，置管错误、牵拉、剧烈咳嗽、呕吐、固定不牢。②处理，A.妥善固定喂养管，应做好两固定（鼻部、面颊），并记录刻度，以避免移位至食管而导致误吸。B.取合适的体位，患者应取半卧位30°~45°。C.及时估计胃内残留量。

胃潴留是指自上次喂养后2小时胃内容物有100~150ml或喂养1小时后残留50%的喂养物。若胃残留量在200~500ml，称之为胃潴量过多，建议减慢肠内营养的速度或暂停肠内营养，同时给予促进胃排空的药物，如甲氧氯普胺、西沙必利等。

2）喂养管堵塞：①原因，管道、药物、营养液、肠液相互作用。②处理，A.负压吸引；B.正压冲洗；C.选择药物溶解（5%碳酸氢钠5ml浸泡30分钟）。③预防，A.冲洗方法是温水20ml脉冲式冲洗，冲洗时间为喂药前后、营养前后、持续营养中4小时一次；B.评估高危药物、高危营养液、高危管道（冲洗不畅）；C.5%碳酸氢钠封管，保留20分钟后温水20ml脉冲式冲洗。

（3）代谢并发症

1）低血糖：①原因，在治疗高血糖时突然停药、摄入糖少。②处理，给予逐渐降低速度。

2）高血糖：①原因，应激状态、高糖饮食、糖尿病。②处理，定时监测血糖，应用胰岛素。

3）电解质紊乱：①原因，体液不足，膳食用量过大或不足，腹泻。②处理，定期监测电解质，及时处理。

五、肠外营养

全肠外营养（TPN）现统称为肠外营养（PN），是指由胃肠外途径（通常是静脉）供给机体足够的蛋白质（氨基酸）、脂肪、糖类、维生素、微量元素、电解质和水分。即使在不进食的情况下，患者也能获得正常营养。

1. 肠外营养的适应证 ①胃肠道功能吸收障碍：如大量小肠（>70%）切除、放射性肠炎、SLE、结缔组织病；②接受强烈化疗或放疗者、骨髓移植者；③中重度急性胰腺炎；④重度分解代谢：大手术、>50%烧伤、毒血症；⑤严重营养不良伴胃肠功能障碍；⑥手术创伤及复合性外伤、妊娠剧烈呕吐或神经性拒食、入院 7~10 天不能建立充足的肠内营养。

2. 肠外营养的禁忌证 ①患者的消化道功能正常，能获得足够的营养；②严重水、电解质、酸碱平衡紊乱或并发休克者；③估计 TPN 应用不超过 5 天；④预计肠外营养并发症的危险大于其可能带来的益处；⑤原发病需及早手术，不宜强求术前行人工胃肠支持。

3. 肠外营养的输注途径和方式

（1）输注途径

1）中心静脉途径：中心静脉实施肠外营养首选锁骨下静脉置管途径。

2）周围静脉途径：PICC。

不同静脉营养途径的比较见表 2-12。

表 2-12 不同静脉营养途径的比较

项目	中心静脉	周围静脉
使用时间	长期	短期
营养液能量	能够给予高能量	有限度
置管技术	需要熟练技术和无菌条件	有可利用的周围静脉
患者的活动度	活动自由	受到限制
导管相关并发症	气胸、血栓形成、败血症	血管痛、血栓性静脉炎
代谢性并发症	高血糖、渗透性排尿	过多的水分输入、高脂血症

（2）输注方式

1）持续输注法：将全天的营养液在 24 小时内持续均匀输入到体内的方法称为持续输注法。

2）循环输注法：是在持续输注营养液稳定的基础上，缩短输注时间，由 24 小时缩短至 12～18 小时，使患者有一段不输液体的时间。其优点是可预防或治疗持续输注所致的肝毒性。

4. 静脉营养液的组成 水、电解质（10%氯化钾、10%葡萄糖酸钙、25%硫酸镁、10%氯化钠等）和微量元素制剂（安达美、派达益儿）。每天成人液体量以 3000ml 为宜。

（1）钾：肾功能正常每天补给 2～3g。

（2）钠：每天需要 4.5～9g。

（3）维生素制剂：包括水溶性和脂溶性（脂维他、维他利匹特）。

（4）糖类：是人体的主要供能物质，所需热量应根据患者的体重、消耗量、创伤及感染程度而定。输注速度 $4mg/(kg \cdot min)$，输注量最多不超过 $200g/d$，占总能量的 60%～70%。1g 葡萄糖产热量约 4kcal。

（5）氨基酸：是合成蛋白质的基质，足够的氮源可补充和减轻体内蛋白质的消耗，促进愈合及酶和激素的合成。需要量应达到 $1.2～1.5g/(kg \cdot d)$，热氮比＝（100～2504）kcal∶1N，蛋白质需要量 $1～3g/(kg \cdot d)$，氨基酸（g）÷6.25＝蛋白质（g）。

（6）脂肪乳剂：成人每天 $1～2g/kg$，提供总能量的 30%～50%，它不但可以提供能量，而且还可以为机体提供必需的脂肪酸。含脂肪的全营养混合液（TNA）应 24 小时内匀速输注，如脂肪乳剂单瓶输注，输注时间应>12 小时。常用的有 10%、20%、30%英脱利匹特、力能等。1g 脂肪量约 9kcal。

5. 特殊营养素 主要为精氨酸、谷氨酰胺、ω-3 脂肪酸、核酸、膳食纤维等。能够增加患者的免疫力，改善重要脏器功能。

（1）谷氨酰胺

1）谷氨酰胺属非必需氨基酸，是体内含量最丰富的氨基酸，占总游离氨基酸量的 50%以上，是肠黏膜细胞、淋巴细胞、肾小管细胞等快速生长细胞的能量底物，对蛋白质合成及机体免疫功能起调节与促进作用。

2）意义：可促进肠黏膜细胞的生长、维持肠屏障完整、防止细菌移位，并通过增加小肠对葡萄糖的吸收和肝细胞对葡萄糖的摄取来调节血糖水平。

3）目前国内唯一的静脉用谷氨酰胺制剂是丙氨酰谷氨酰胺（力太，

dipeptiven），输入体内后分解为谷氨酰胺。由于渗透压高（921mOsm/L），不能单独输注，需加入全营养混合液或其他液体中使用。

（2）鱼油（ω-3PUFA）：ω-3PUFA 通过竞争方式影响传统脂肪乳剂（ω-6PUFA）代谢的中间产物（花生四烯酸）的代谢，产生 3 系列前列腺素和 5 系列白三烯产物，从而有助于下调过度的炎症反应，促进巨噬细胞的吞噬功能，改善免疫功能。

（3）精氨酸：是应激状态下体内不可缺少的氨基酸，它可影响应激后的蛋白质代谢，参与蛋白质合成。

（4）膳食纤维（DF）：可溶性膳食纤维经过细菌代谢后产生结肠上皮细胞主要能源底物——短链脂肪酸。肠道功能完好的患者应首选含膳食纤维的营养制剂。

正常饮食纤维摄取量为 30g/d。分为：①可溶性纤维（SDF），如果胶、树胶和植物多糖等；②不溶性纤维（IDF），如 α-纤维素、木质素和半纤维素。

1）可溶性纤维的作用：①缓解葡萄糖在小肠的吸收；②降低血清胆固醇；③延缓胃排空。

2）不溶性纤维的作用：①吸收水分，增加粪便的重量；②促进肠蠕动，减少粪便在结肠内的停留时间；③刺激胃肠黏膜的增殖，促进肠壁肌层的生长。

6. 静脉营养液的要求

（1）pH 值应调整在人体血液缓冲能力的范围之内。

（2）适当的渗透压：当输入低渗透压溶液时，水分子将进入细胞内，严重时可有溶血现象。当输入高渗溶液时，细胞内的水分子逸出而发生细胞皱缩，对血管刺激较大，尤其是采用外周静脉，可以引起静脉炎、静脉血栓。

（3）必须无菌、无热源。

（4）微粒异物不能超过规定。目前各国药典中规定的微粒的最大直径不超过 10μm。

（5）无毒性，如水解蛋白质不能含有引起过敏的异性蛋白质。

7. 静脉营养液的配制

（1）配制要求：有独立的配制室，定期进行清扫和消毒，工作人员入室应穿无菌工作服，并对气压、温度、微生物等经常进行检测，有条件可在空气净化台或层流空气罩内操作。

（2）配制前准备：配制前仔细阅读医嘱单，准备好各种液体和器械，避免因多次走动而增加污染的机会。用酒精擦拭工作台和输液瓶，使之干净、无浮尘。层流工作台启动 20 分钟后，可以洗手或戴无菌手套，开始静脉营养液的配制。

（3）配制顺序

1）将电解质、水溶性维生素（如水乐维他）、微量元素（如安达美）、胰岛素等加入葡萄糖或氨基酸中。

2）磷酸盐（如格利福斯）加入另一瓶氨基酸中。

3）脂溶性维生素（如维他利匹特）加入脂肪乳中。

4）将含有各种添加物的氨基酸液或葡萄糖液以三通管加入 3L 袋中。

5）之后加入脂肪乳剂，轻轻摇匀混合，排出多余气体，夹紧输入管，用无菌剪刀将余管剪除，末端用无菌纱布包裹备用。

（4）注意事项

1）严格无菌操作，配制与输入过程中应严格执行无菌操作规程。

2）注意各营养素的混合

①安达美中含有铬、铜、铁、锰、钼、硒、锌、氟和碘多种微量元素，本品渗透压较高 ［$1900mOsm/(kg \cdot H_2O)$］、pH 较低（pH 等于 2.2），故未经稀释不能输注。本品与乐凡命和葡萄糖注射液能很好地配伍。

②安达美不得与维生素 C、磷酸氢钾相混合。

③安达美不得与水乐维他、维他利匹特直接混合。

④安达美不得与格利福斯直接混合，用同一只注射器加安达美和格利福斯时，中间必须用其他液体冲洗注射器。

⑤格利福斯不得与钙直接混合，钙与磷酸盐可形成沉淀。一般磷要在钙之前添加，然后才能加入脂肪乳剂，并且要边加边摇动使其充分混合，以预防微粒的产生。

3）没有确切报道或临床证实的药物不能加入 TNA，在可能的情况下应尽量减少注入 TNA 中的物质。

4）室温下全营养混合液 24 小时内，脂肪颗粒不破坏，如配制后暂不使用可置于 4℃冰箱内保存。

5）高渗液体可破坏脂肪乳剂的完整性，而电解质、微量元素均为高渗液体，不能直接加入脂肪乳剂中，应先将它们与葡萄糖或氨基酸溶液混合稀释。

6）氨基酸液对脂肪乳剂的稳定性有保护作用，当氨基酸容量不足时，可引起脂肪颗粒裂解，配 TNA 液不可没有氨基酸。

7）电解质浓度应有限制，一般一价阳离子总浓度<150mmol/L，二价阳离子总浓度<2.5mmol/L，因脂肪颗粒表面带负电荷，阳离子浓度过大可引起脂肪颗粒破坏，一价阳离子的最大浓度小于 150mmol/L。

8）葡萄糖的最终浓度小于 23%。

8. 肠外营养并发症及预防

（1）导管并发症

1）气胸：易发生在肺气肿、极度消瘦的患者，当患者静脉穿刺时或置管后，出现胸闷、胸痛、呼吸困难、同侧呼吸音减弱时，应怀疑气胸的发生。胸部 X 线检查可明确诊断，一旦发生，应暂停置管，严重者应考虑行胸腔闭式引流术。

2）空气栓塞：可发生在置管、输液及拔管过程中，少量可无症状，大量进入后可有呼吸困难、发绀、神志不清，严重者可死亡。

①置管时空气栓塞的预防要点：A. 穿刺时置患者于头高脚低位，使静脉压增高；B. 穿刺静脉时，令患者吸气后憋住；C. 卸下注射器时，要防止空气进入；D. 尽量使用密闭置管方法。

②输液时预防空气栓塞的要点：A. 及时更换输液瓶；B. 防止输液管连接部脱落，如果发生应及时闭塞，并嘱患者不可大声呼叫；C. 应用带有报警装置的输液泵；D. 使用 3L 袋输液；E. 采用重力输液时，使输液管的最低点于患者的心脏 10cm；F. 拔管时嘱患者安静、配合，操作者在拔管后应紧压置管处 3~5 分钟。

3）静脉血栓形成：长期置管者较常见，主要原因是导管材料不佳。预防方法如下：①采用硅胶静脉置管；②应用肝素稀释液静脉封管；③确认导管尖端的位置是否正确，一旦确定血栓形成，应立即拔出导管，拔管时剪下导管尖端送细菌培养，并开始抗凝治疗，常用的抗凝药物是肝素。

4）动脉或静脉出血：是穿刺置管时较常见的并发症，多数病例无需治疗，极少数病例需要开胸止血。

5）静脉炎：主要原因有高渗液体对血管壁的刺激和导管材料不佳。

6）其他并发症：如皮下气肿及血管、淋巴管、神经损伤等。

（2）感染性并发症

1）局部感染：一是穿刺点的皮肤，二是导管尖端周围的血管壁。

2）全身感染：如导管败血症，是胃肠外营养中最严重的并发症。

临床特点是拔管前发热与寒战呈持续间断性发作，发热伴有寒战，发热在导管拔出后 8~12 小时逐渐消退。

（3）代谢性并发症

1）糖代谢异常：理想的血糖水平应维持在 8.4mmol/L 左右，不宜超过 11.1mmol/L。

2）必需脂肪酸缺乏症。

3）氨基酸代谢异常。

4）电解质紊乱。

（4）消化系统并发症：临床表现为肝脏酶谱异常、脂肪变性和胆汁淤积等。应及时调整营养液配方，减少总热量的摄入，调整葡萄糖与脂肪乳剂的比例，改换氨基酸制剂，严重者停止静脉营养制剂，一般可逆转肝功能损害。

9. 肠外营养的护理

（1）严格无菌操作，按时更换敷料，消毒导管入口处、导管及穿刺点周围皮肤，消除穿刺点周围皮肤上的血迹。

（2）定期更换敷料，如有敷料潮湿或密闭不严，应及时更换。

（3）观察穿刺周围皮肤有无红肿、破溃及分泌物。

（4）调整好导管位置，保持导管不打结，若导管滑出，不可将导管直接送入体内。

（5）每天更换输液导管一次，应采用密闭式输液系统。接口处注意拧紧，防止松脱、漏液。

（6）导管一般不做抽血、输血和测中心静脉压用，以防导管堵塞与污染。

（7）当胃肠外营养结束或导管堵塞或怀疑导管感染时，应及时拔除导管，拔出的导管用无菌剪刀剪下尖端（长 1~2cm）送细菌和真菌培养。

第十二节　新生儿的监护

新生儿重症监护病房（NICU）是专门收治需要密切监护或抢救治疗的新生儿。进入 NICU 的重症新生儿大多已处于危重状态或具有多种潜在危险，NICU 的护士应守护在危重患儿身旁，全面了解病情，对患儿各系统进行严密的监护。

一、循环系统的监护

1. 胎儿血液循环特点　　胎儿血液循环始于胎盘，胎儿所需的一切能量物质及代谢产物均由胎盘获取和排出。与成人相比，胎儿血液循环有许多不同的特点，最基本的是气体交换部位的不同。成人气体交换的部位在肺，而胎儿气体和营养交换的部位在胎盘，成人血循环不存在分流，而胎儿血液循环存在四处分流：胎盘、脐带、静脉导管及动脉导管。胎盘接受的血量为左右心室混合血液的 50%，是胎儿储存血液量最大的器官，且胎盘的血管阻力最低。

上腔静脉接受上身血液，包括占心室混合血量 15% 的脑部血流，下腔静脉接受来自占心室混合血量 75% 的下身和胎盘血流。由于胎儿血流是在胎盘中进行血液氧气交换的，所以下腔静脉的血氧饱和度为 70%，上腔静脉的血氧饱和度为 40%，脐静脉的血氧饱和度最高，可达到 80%~90%。大部分上腔静脉血回流入右心室，约 1/3 下腔静脉血流通过卵圆孔进入左心房，剩下 2/3 血流进入右心室和主动脉。这一血流特点保证了脑和心脏冠状动脉循环能获得含氧量比下半身含氧量高的血液。

出生后新生儿血循环的最根本的改变是血液气体交换的部位由胎盘转移到肺脏，即胎盘循环终止，肺循环开始建立。胎盘-脐血循环停止；肺循环阻力下降，肺血流增加；回流至左心房的血量明显增加，体循环阻力上升；卵圆孔、动脉导管功能上关闭。严重肺炎、酸中毒、低氧血症时，肺血管压力升高，当压力等于或超过体循环时，可致卵圆孔、动脉导管重新开放，出现右向左分流，称持续胎儿循环或持续肺动脉高压。

2. 临床监护

（1）生命体征的监测：如患儿的皮肤颜色，有无发绀，是否出现呼吸困难，给予加压给氧后呼吸困难是否好转等。患儿持续循环异常，表现为出现严重发绀，低氧血症，且吸入高浓度氧，发绀可能不减轻。

（2）心电监护：看心电波形、心率、心律等是否正常、规整。新生儿正常心率为 120~140 次/分，窦性心律、律齐、规整。

（3）氧疗监护：维持脉搏氧在 85%~93% 之间即可。高浓度的氧气或长时间吸氧，可导致患儿发生氧中毒、视网膜病变、肺损伤等。

（4）血压的监测：血压是反应循环的指标，需要经常监测，正常血压为 70/50mmHg，如持续性动脉导管未闭，可能出现顽固性低血压，扩容难以纠正。

（5）尿量：1.5~3.0ml/（kg·h）的尿量表明心排血量正常，一般血压也会波动在正常范围。

二、呼吸系统的监护

1. 新生儿呼吸系统的生理特点

（1）鼻腔：直到新生儿期，鼻腔仍未发育完善，鼻腔黏膜富于淋巴结和血管，吸痰刺激等可能导致鼻腔充血水肿，甚至闭塞。

（2）声带及喉部黏膜：新生儿声带及喉部黏膜较薄弱，富于血管及淋巴组织。

（3）肺及呼吸肌特点：从胎龄 12 周开始至孕 36 周渐趋规律的宫内胎儿呼吸，虽不能进行气体交换，但它是肺准备性发育的内容之一，能促进胎儿呼吸肌的正常发育，为生后呼吸活动做准备。胎儿自产道娩出时，胸廓受到压力，致 1/3 以上的肺液被迫通过气道挤出。生后胸廓的弹性回缩，吸入 8~42ml 的空气，以替代被挤出的肺液，产生了第一次呼吸。早产儿由于缺乏表面活性物质，持续呼吸所需的肺跨压增大，易造成肺泡壁的损害，其裂孔增大，使大量的血浆蛋白进入肺泡，形成呼吸窘迫综合征的特征性病理变化，使肺透明膜形成。同时由于肺泡壁的表面张力较高，以及肺液内蛋白含量的增多，使早产儿肺的淋巴管回流也较足月儿为低。

2. 临床监护

（1）生命体征的检测：观察患儿的皮肤颜色，有无发绀，是否存在吸气性三凹征，呼吸频率等，呼吸窘迫的患儿不应忽视腹胀。

（2）血氧饱和度监测：一般患儿的血氧饱和度在 85%~93% 之间即可，防止氧浓度过高导致视网膜病变和慢性肺部疾病，尤其对于早产儿切忌常规吸氧。

（3）血气监测：动脉血气的正常值为 pH 在 7.35~7.45，$PaCO_2$ 在 35~45mmHg，PaO_2 在 55~65mmHg，血气中其他成分都是根据这三项值计算的。

1）代谢性酸中毒：pH<7.35，$PaCO_2$ 正常，BE<-5，如窒息、休克。

2）代谢性碱中毒：pH>7.45，BE>5，低 $PaCO_2$，高 PaO_2，如换气过度，注射器内有气泡，高通气治疗；高 $PaCO_2$，正常或高 PaO_2，如气管内阻塞、气胸、呼吸机故障、动脉导管未闭。

三、消化系统的监护

1. 新生儿消化系统的生理特点　消化道面积相对较大，管壁薄、通透性高，有利于营养物质的吸收，但肠腔内毒素和消化不全产物也容易进入

血循环，引起中毒症状。足月儿出生时吞咽功能已经完善，但食管下部括约肌松弛，胃呈水平位，贲门括约肌发育较差，而幽门括约肌较发达，所以易溢乳甚至呕吐。早产儿吸吮力差，吞咽反射弱，胃容量小，常出现吃奶困难或乳汁吸入引起吸入性肺炎。

（1）消化酶：新生儿的胰脂肪酶和胰蛋白酶的活性较低，而胰淀粉酶的分泌出现较晚，至 3~4 个月后方可喂哺淀粉类食物。早产儿消化酶含量接近足月儿，但胆酸分泌少，脂肪的消化吸收较差。

（2）胎便：由胎儿肠道分泌物、胆汁及咽下的羊水等组成，呈糊状，为墨绿色。足月儿在生后 24 小时内排胎便，2~3 天排完。早产儿由于胎粪形成较少及肠蠕动差，胎粪排出常延迟。

（3）肝功能：肝内尿苷二磷酸葡萄糖醛酸基转移酶的量及活力不足是生理性黄疸的主要原因，同时对多种药物处理能力（葡萄糖醛酸化）低下，易发生药物中毒。早产儿肝脏合成蛋白能力差，糖原储备少，易发生低蛋白血症、水肿和低血糖。

（4）消化道内细菌：胎儿消化道内无细菌，出生后细菌很快从口、鼻、肛门上下两端侵入，其种类与数量迅速增加，至第三天已近高峰。肠腔内菌群在一定程度上受食物成分的影响，单纯用母乳喂养者双歧杆菌占优势，因人乳中的乙型乳糖能促进双歧杆菌的生长。有少量肠球菌、大肠杆菌、变形杆菌等。人工喂养者，大肠杆菌占优势，因牛乳中含有甲型乳糖，能促进大肠杆菌的生长。肠内细菌含有各种酶，它能水解蛋白、分解糖类（碳水化合物）、降解纤维素、合成维生素 K 和 B 族维生素。正常情况下胃及十二指肠内几乎无菌，细菌多集中在大肠及直肠内。患消化道疾病时，细菌大量繁殖的结果是细菌进入小肠，甚至胃内，使食物过度分解，其产物与细菌上行时所产生的物质均对机体不利，引起一系列中毒症状。

2. 临床监护

（1）密切观察患儿喂养情况，有无溢奶、呕吐等情况，并及时给予处理。

（2）观察患儿胃内残余情况、颜色、性状和量。

（3）观察患儿有无腹胀、腹壁膨隆、腹肌紧张等症状。

（4）检测患儿血糖情况。新生儿正常血糖为 2.2~7.0mmol/L，凡是血糖低于 2.2mmol/L 为新生儿低血糖，发生低血糖时，应立即报告医师，遵医嘱给予 10% 葡萄糖液 2ml/kg，静脉注射。

（5）检测患儿黄疸情况，必要时给予蓝光治疗。早产儿因肝功能较差，黄疸出现较早且重，需早期治疗。

（6）注意患儿大便、尿量。早产儿胎便排出延迟，必要时给予清洁灌肠。

四、血液系统的监护

1. 新生儿血液系统的生理特点

（1）血红蛋白：足月儿出生时血红蛋白为 150~220g/L，由于出生时入量少、不显性失水等原因，血液浓缩，血红蛋白值上升，生后 24 小时最高，约于第一周末恢复至出生时水平，以后逐渐下降。血红蛋白中胎儿血红蛋白占 70%~80%，5 周后降至 55%，随后逐渐被成人型血红蛋白取代。

（2）网织红细胞：网织红细胞数出生 3 天内为 0.04~0.06，4~7 天迅速降至 0.005~0.015，4~6 周后回升至 0.02~0.08。

（3）白细胞：白细胞数生后第一天为（15~20）×10^9/L，3 天后明显下降，5 天接近婴儿值，分类中以中性粒细胞为主，4~6 天中性粒细胞与淋巴细胞相近，以后淋巴细胞占优势。

（4）血容量：血容量为 85~100ml/kg，与脐带结扎时间有关，脐带结扎延迟可从胎盘多获得 35% 的血容量。

（5）血小板：血小板数与成人相似。

（6）凝血因子：由于胎儿肝脏维生素 K 储存量少，凝血因子 Ⅱ、Ⅶ、Ⅸ、Ⅹ 活性较低。

（7）贫血：常见症状为皮肤黏膜苍白，呼吸暂停、呼吸窘迫、软弱、低血压或休克等。

1）失血性贫血：在新生儿监护室，25% 的新生儿红细胞容积<25ml/kg，大部分严重贫血是由失血引起的。轻症者不需立即治疗，急性失血患儿应立即采取紧急措施，给予输血疗法。

2）生理性贫血：由于早产儿红细胞生成素水平低下，先天性铁储备少、血容量迅速增加，"生理性贫血"出现早，而且胎龄越小，贫血持续时间越长，程度越严重。

3）溶血性贫血：ABO 血型不合、Rh 血型不合等。早期换血可移去抗体及胆红素，纠正贫血。

2. 临床监护

（1）定期监测患儿血红蛋白的含量，早发现贫血。

（2）观察患儿出凝血情况，针眼处止血情况。

（3）输血疗法的监护：需输血的患儿应给予全血，输入的血液尽可能为新鲜血，库存血应去除保养液。

（4）用药监护：贫血患儿给予促红细胞生成素、补充铁剂等，应按医嘱及时执行，并注意用药安全。

五、水、电解质和酸碱平衡的监护

体液是维持机体生命活动的重要组成部分，广泛的分布于细胞内外，构成了人体的内环境。新生儿的细胞外液比成人多，约占 45%，易发生脱水。肾脏是调节水、电解质的重要器官，年龄越小，肾脏的调节功能越不成熟，新生儿不显性失水量相对比较大，又无主动调整摄入水、盐类的能力，所以新生儿特别是早产儿更易发生水、电解质的代谢紊乱。

1. 低钠血症　低钠血症是血清钠<130mmol/L，是各种原因所致的钠缺乏和水潴留引起的临床综合征。

（1）钠缺乏原因：产前 24 小时或更长时间连续使用利尿剂；早产儿尿失钠多，而每日需钠量大；腹泻、肠漏、外科引流、肠梗阻等胃肠道丢失钠。

（2）水潴留原因：水摄入过多，肾脏排水障碍，如窒息、缺氧、感染、术后、呼吸机治疗等导致抗利尿激素（ADH）分泌异常；心衰等。

（3）临床表现：一般血清钠<125mmol/L 即出现症状。眼窝及前囟凹陷，皮肤弹性减低，心率增快，四肢厥冷，血压降低，严重者可发生休克，无休克时尿不少。低钠严重者可发生脑细胞水肿，出现神经系统症状，如呼吸暂停、嗜睡、昏睡、昏迷或惊厥。

（4）治疗原则：主要是积极治疗原发病，去除病因，恢复血清钠。纠正低钠血症的速度取决于临床表现。治疗的目的是解除严重低钠血症的危害，使血清钠恢复到 120mmol/L 以上，而不是在短时间内使之完全恢复正常。轻度低钠者可口服 0.9%生理盐水，严重者由静脉补充生理盐水或碳酸氢钠。及时采血化验，防止血钠过高。

2. 高钠血症　高钠血症是血清钠>145mmol/L，是各种原因所致的水缺乏和钠潴留引起的临床综合征。

（1）水缺乏原因：水摄入不足；不显性失水增多，如早产儿，发热、辐射保温、光疗和呼吸增快患儿；早产儿肾浓缩功能差，肾失水相对较多等。

（2）钠潴留原因：钠摄入过多，腹泻脱水口服补液盐溶液配制不当，浓度过高；纠酸时应用碳酸氢钠过多；新生儿肾脏排钠能力差等。

（3）临床表现：一般症状较轻，有烦渴、尿少，黏膜、皮肤干燥。急性高钠血症在早期即出现神经系统症状，如发热、烦躁、嗜睡、昏睡、昏迷、震颤、腱反射亢进、肌张力增高、颈强直、尖叫、惊厥等。重症可发生颅内出血或血栓形成。

（4）治疗原则：治疗方法主要是积极治疗原发病，去除病因，恢复血清钠。可给予 0.3%氯化钠溶液以降低血钠。

3. 低钾血症 低钾血症是血清钾<3.5 mmol/L。

（1）低钾原因

1）钾摄入不足：长期不能进食或进食甚少。

2）钾丢失过多：呕吐、腹泻、胃肠引流等经胃肠道丢失；利尿药使用、酸中毒等经肾脏丢失。

（2）临床表现：主要是神经-肌肉、心脏、肾脏和消化道症状。神经-肌肉功能紊乱、表情淡漠、无力、腹胀、肠鸣音减弱、严重时肠麻痹，心率增快，严重时出现心律失常，心电图出现 ST 段压低，T 波低平或倒置，出现 U 波，Q-T 间期延长。

（3）治疗原则：首先是治疗原发病，尽量去除病因，防止钾的继续丢失。尽量恢复喂奶，乳内含有丰富的钾。轻度低钾者，可口服 10%氯化钾溶液，新生儿可静脉泵入氯化钾 3mmol/（kg·d），补钾浓度≤0.3%，速度宜慢，见尿补钾。补钾过程中注意观察病情，及时化验检测。

4. 高钾血症 高钾血症是日龄 3~7 天后的血清钾>5.5mmol/L。

（1）高钾原因

1）钾摄入过多：短时间内给予大量钾或静脉注射大量青霉素钾盐等。

2）钾潴留：肾衰竭导致钾排出障碍；血容量减少，使钾相对增多；早产儿，败血症、缺氧等导致肾上腺皮质功能不全，保钾利尿剂的使用等。

（2）临床表现：主要是神经-肌肉、心脏症状。神经-肌肉兴奋性降低、精神萎靡、嗜睡、躯干和四肢肌肉无力、腱反射减弱或消失，严重时呈弛缓性瘫痪，心脏收缩无力，心音减弱，心电图早期 T 波高尖，严重时除 T 波改变外 P 波低平增宽，P-R 间期延长，ST 段下降，以后 P 波消失 R 波变低，S 波增深。严重时可出现心脏传导阻滞。

（3）治疗原则：主要是纠正高血钾和治疗原发病，停用钾剂、含钾药物（潴钾利尿剂），禁用库存血，暂停授乳。

（4）紧急治疗：血清钾>6.5mmol/L 要迅速采取以下措施。

1）拮抗高钾对心脏的毒性作用：10%葡萄糖酸钙 0.5~1ml/kg 缓慢静

脉注射，显效快，维持时间短。

2）20%葡萄糖 10ml/kg 加胰岛素 0.5U 于 30 分钟静脉泵入，大约 60 分钟内生效，必要时重复使用，也可静脉泵入维持。

3）5%碳酸氢钠 3~5ml/kg，缓慢静脉注射，必要时可重复使用。

4）可静脉注射呋塞米（速尿），促进肾排钾。

5）紧急情况下可用腹膜透析或血液透析。

5. 低钙血症　血清总钙<1.8mmol/L（7mg/dl），血清游离钙<0.9mmol/L（3.5mg/dl），即为低钙血症。

（1）临床表现：主要表现为烦躁不安、肌肉抽动及震颤，可有惊跳及惊厥、心肌收缩力下降等。抽搐发作时常伴有不同程度的呼吸改变、心率加快、发绀、肌张力稍高、腱反射增强等，最严重的表现是喉痉挛和呼吸暂停。

（2）治疗原则：出现惊厥或其他明显神经-肌肉兴奋症状时，应静脉补钙。可用 10%葡萄糖酸钙每次 2ml/kg，以 5%葡萄糖液稀释 1 倍后，缓慢静脉注射。必要时可间隔 6~8 小时再次给药。惊厥停止后，改为口服钙维持。

（3）监护

1）监测体温、脉搏、呼吸、血压等。

2）心电监护患儿，观察心电图性质，发现心律失常及时报告医师进行处理。

3）准确详细地记录 24 小时出入量、体重，注意观察尿量，尿量<30ml/24h 及时通知医师。

4）用胰岛素治疗高钾时要检测血糖，避免低血糖。

5）及时抽血查各种电解质指标，根据结果及时调整用药。

6）抽搐患儿立即处理，静脉推注钙要注意选用新血管、缓慢静脉注射，一般需 10~15 分钟注入，以免注入过快引起循环衰竭和呕吐等毒性反应；同时观察患儿心率情况，保持心率在 80 次/分以上。

6. 酸碱平衡的监护　新生儿出生时往往表现有混合性酸中毒，但生后随着呼吸的建立，呼吸性酸中毒迅速消除，代谢性酸中毒持续较久，呈代偿性。pH 在 7.3~7.39。足月儿早在生后 12 小时即可恢复正常，早产儿在 24 小时可达正常，亦可持续数周，但均无症状。新生儿危重症常有酸碱平衡的紊乱。

（1）代谢性酸中毒：新生儿最常见的一种。因各种原因引起的无氧代谢增加，产生高乳酸血症及新生儿腹泻所致 HCO_3^- 丢失过多所致。

常表现为精神萎靡，面色及口唇、口腔黏膜樱桃红色。一般轻度酸中毒以补液为主，不一定给碱性药物，较重的代酸应补碱性药物，恢复与 H_2CO_3 之正常比值。碳酸氢钠是新生儿常用的碱性药物，用量（mmol）＝（24−实测 HCO_3^-）×体重（kg）×0.3 或用量（mmol）＝ BE 绝对值×体重（kg）×0.3。应用时速度宜慢。

（2）代谢性碱中毒：新生儿较少见，多为幽门痉挛持续呕吐引起。一般补适量生理盐水、氯化钾可纠正。

（3）呼吸性酸碱失衡：以调整通气量，改善通气血流比值，使 $PaCO_2$ 上升或下降，以恢复 HCO_3^-/H_2CO_3 之比值为原则。

第三章　ICU 护理技术操作

第一节　ICU 常用护理技术操作

一、动脉血气分析及标本采集法

【目的】了解肺脏的通气和换气功能与机体酸碱失衡情况；对重症呼吸系统疾病及心脏手术患者进行监护；指导临床输氧浓度和给氧量及药物治疗。

【用物】治疗盘内放：一次性 2ml 注射器或 5ml 注射器 1 具、备用 6 号或 7 号一次性针头、橡皮塞、125U/ml 肝素溶液。

【具体方法】

(1) 采血部位：桡动脉、肱动脉、股动脉。

(2) 用 2ml 或 5ml 注射器，抽取肝素注射液 0.2ml，然后上下抽动针栓几次，使之均匀附于管壁，针头向上将药液全部推掉（针头死腔内药液保留）。注射器内无残留气泡。

(3) 穿刺部位皮肤常规消毒，同时消毒术者左手拇指、示指和中指。

(4) 穿刺针成直角或 60°角刺入动脉，观察针头与注射器乳头连接处有血液波动现象即为动脉血，抽 1ml 即可。

(5) 拔针后以无菌干棉签按压穿刺部位 3~5 分钟，以防出血。

(6) 采血后立即将针头刺入橡皮塞中，隔绝空气并迅速捻搓注射器，使血液与肝素充分混匀。

【注意事项】

(1) 采血前向患者说明目的和要求，以取得合作。

(2) 严格执行无菌技术操作规程。

(3) 采血前严格检查注射器与针头是否符合要求，严防漏气。

(4) 采血后针头立即刺入橡皮塞中防止空气进入影响结果，并迅速捻搓注射器防止凝血。

(5) 标本送检要及时，一般不超过 30 分钟，否则影响准确性。

(6) 采血后若发现针刺部位肿胀、疼痛，应及时处理。

二、中心静脉置管及管理

【目的】测定右心房及上、下腔静脉的压力，了解血容量、心功能及周围循环阻力情况。

【用物】治疗盘内放：生理盐水，1%～2%利多卡因，无菌静脉导管，无菌中心静脉压（CVP）测定装置，静脉导管穿刺包，输液器，无菌手套、消毒用物、棉签、无菌纱布、胶布等。

【具体方法】

1. 锁骨下静脉穿刺

（1）经锁骨上穿刺术

1）采用头低肩高位或平卧位，头转向对侧，显露胸锁乳突肌的外形，用1%甲紫划出该肌锁骨头外侧缘与锁骨上缘所形成之夹角，该角平分线之顶端或其后0.5cm左右处为穿刺点。

2）常规消毒皮肤，铺消毒巾。

3）用2ml注射器抽吸1%普鲁卡因于事先标记的进针点作皮内与皮下浸润麻醉，针尖指向胸锁关节，进针角度30°～40°，边进针边抽回血，试穿锁骨下静脉，以探测进针方向、角度与深度。一般进针2.5～4cm即达锁骨下静脉。

4）按试穿的方位将穿刺针迅速通过皮肤，再穿刺锁骨下静脉，见回血后固定穿刺针，取下注射器，经穿刺针送入导引钢丝，退出穿刺针，沿导引钢丝插入扩张管，扩张皮肤及皮下组织，退出扩张管，沿导引钢丝送入静脉留置导管，插入长度15cm左右，退出导引钢丝，接上输液导管。

5）将小纱布垫于进针点处，其上以无菌纱布覆盖，胶布固定或用一次性贴膜覆盖，固定。小儿可在穿刺点处穿一缝线，将导管结扎固定，以便长期保留。

（2）经锁骨下穿刺术

1）体位及准备同上。

2）取锁骨中点内侧1～2cm处（或锁骨中点与内1/3之间）锁骨下缘为穿刺点，一般多选用右侧。

3）局部用普鲁卡因浸润麻醉，在选定的穿刺点处进针，针尖指向头部方向，与胸骨纵轴约呈45°，与皮肤呈10°～30°角。进针时针尖先抵向锁骨，然后回撤，再抬高针尾，紧贴锁骨下缘负压进针，深度一般为4～5cm。若通畅抽出暗红色静脉血，则移去注射器，导入导引钢丝。按上述锁骨上穿刺法插入中心静脉留置导管。

2. 颈内静脉穿刺术

（1）平卧，头低 20°~30°或肩枕过伸位。头转向对侧（一般多取右侧穿刺）。

（2）找出胸锁乳突肌的锁骨头、胸骨头和锁骨三者所形成的三角区，该区的顶部即为穿刺点。如解剖部位不明显，可于平卧后将头抬起，以显露胸锁乳突肌的轮廓或取锁骨上 3cm 与正中线旁开 3cm 的交叉点为穿刺点。

（3）皮肤常规消毒，铺无菌洞巾，以 1%利多卡因或 1%普鲁卡因局部浸润麻醉，并以此针头做试探性穿刺，由穿刺点刺入，使其与矢状面平行，与冠状面呈 30°，向下向后及稍向外进针，指向胸锁关节的下后方，边进针边抽吸，见有明显回血，即表明已进入颈内静脉。

（4）穿刺尾端接 10ml 注射器，针头斜面朝上，按试穿方向穿刺。置管方法与锁骨下静脉穿刺法相同。

3. 股静脉穿刺法

（1）向患者做好解释工作，以取得患者合作。

（2）患者仰卧，下肢伸直并略外展。

（3）局部消毒，消毒面积为上至腹股沟，下至膝关节处，左右至大腿内外侧，待干。

（4）术者戴无菌手套，位于穿刺侧，铺无菌治疗巾。

（5）由助手协作，抽取无菌生理盐水溶液 3ml，以左手示指、中指在患者腹股沟韧带下方扪清股动脉搏动最明显部位。

（6）右手持穿刺针，针头斜面向上，与皮肤呈 45°角刺入，穿刺点位于动脉内侧 0.5~1cm 处。

（7）深度达 2~5cm 时，将抽有溶液的注射器与置管针连接、回抽，若无回血，则边退针边回抽。

（8）抽至有回血后，可推进溶液。推注和回抽均顺利证明置管在血管中。

（9）术者一手固定置管针针芯，另一手缓慢将套管送入静脉。

（10）抽出针芯，连接肝素帽（可提前将肝素帽与输液针头连接好），调节滴速。

（11）脱手套，贴膜固定，注明置管日期、时间，收拾用物，向患者及陪护人员交代注意事项。记录置管时间、局部状态等。

（12）每日输液完毕后封管，用肝素稀释液 100mg/100ml 或无菌生理盐水正压封管。每4~6小时封管一次。

（13）需拔留置针时，用无菌棉球放于穿刺点上方，拔除套管针，按压穿刺点5~10分钟。

（14）贴膜每周更换一次，必要时，随时更换，注明更换日期及时间。

4. 经外周中心静脉置管术（PICC）　PICC全称外周静脉置入中心静脉导管，是由外周静脉（贵要静脉、肘正中静脉、头静脉）穿刺插管，其尖端定位于上腔静脉下1/3处。用于为患者提供中期至长期的静脉输液治疗。

（1）操作步骤

1）选择血管：在患者上臂中段扎止血带，选择穿刺静脉。通常选择较粗大较直的血管，尽量避开静脉瓣，首选贵要静脉。

2）体位：仰卧位，拟穿刺上肢外展90°。

3）测量：自穿刺点至同侧胸锁关节，自胸锁关节至同侧第三肋间，两者之和为大致进管长度。

4）穿刺静脉：应用PICC管专用穿刺针穿刺静脉，确认针孔全部进入血管。

5）放置导管：左手固定针头、右手向内送管。导管大约进入肩部时，让患者头部转向穿刺上肢方向并尽量靠近锁骨。继续送管直至预定长度，退出穿刺针，修正导管长度，连接充满盐水的注射器。抽吸见回血，给予脉冲式冲管，接正压接头或肝素帽，用透明敷贴固定，记录导管实际长度。拍片确认导管位置是否正确。

（2）护理

1）置管前护理：置管前，操作护士要向患者或家属讲明置管的重要性、可能发生的情况以及在操作过程中需患者配合的要点，取得患者和家属的理解和支持，并与其签订知情同意书。了解患者的凝血功能及血小板的数值；仔细测量置管长度。在操作过程中严格无菌操作，并进行相应的心理护理。

2）置管中的护理：置管过程中注意保暖，当导管进入肩部时，让患者头部转向穿刺侧，下颌靠肩以防止导管进入颈内静脉。送导管困难，可稍拉回导管，轻微调整穿刺针再送管，或边推0.9%氯化钠注射液边送管，遇阻力不可强行送管，嘱患者适当调整体位，使上肢与躯干垂直，或稍作停顿后再送管，如果不行则改为对侧静脉置入。

3）置管后护理：在穿刺点处放置一块约2cm×2cm大小的纱布再加以透明贴膜，这样一方面可以起到加压止血的作用，另一方面利于观察出血情况。一般情况下 24 小时更换贴膜，以后每周更换一次，如有出血、污染、潮湿应随时更换。更换时注意要自下而上的去除贴膜，不要用手触动贴膜覆盖区内的皮肤，严格无菌操作。严密观察穿刺点有无出血、水肿，触摸穿刺点有无疼痛、硬结。如有疼痛、硬结发生，可用类肝素软膏涂抹效果较好。如出血量较少直接更换贴膜即可，出血量较大时可在贴膜外用弹力绷带加压包扎或在穿刺点放置凝胶海绵止血。每日观察导管的刻度并记录，查看导管有无打折。如导管有部分脱出，可采用局部固定，切不可将脱出导管再送入血管中，以防感染。每次输液时观察输液速度，如滴速不畅，可能有管道堵塞现象，并于每日输液完毕后用 20ml 生理盐水脉冲封管。

4）拔管护理：拔除导管后，按压穿刺点 5 分钟以上，防止出现局部血肿，用碘酒、酒精消毒局部，贴无菌敷贴或纱布。穿刺点与大静脉之间可能形成隧道，拔管后大静脉就与空气直接相通，为避免空气栓塞在穿刺点涂眼膏或贴凡士林纱布。拔管后均作细菌培养。

5. **置入式静脉输液港（PORT）**　又称人工血管，它包含输液腔部分和导管部分，输液腔部分大小如一元硬币，是一个小型硬的塑胶或金属圆腔，中间有封闭性硅质的橡皮膜，圆腔旁有一条含锁扣的导管，导管使用的皆为硅质材料，质地柔软，不易损伤血管内壁或造成血管穿孔，具有良好的组织共容性，在 X 线照射下也可以显影。导管长约 70cm，一般留在体内约 20cm。内植式输液港可完全植入人体内，用来注射药物、营养物、血液制品或其他液体，亦可经此路径抽血。输液港安放技术如下。

（1）安放位置：静脉内植式输液港一般常置于右锁骨下窝中，而导管则由此经锁骨下静脉而终止于上腔静脉下 1/3 处。

（2）血管选择：有下列几种选择，包括锁骨下静脉、颈内静脉、头静脉、股静脉。一般多植入静脉系统，导管植入中央静脉，输注座固定于胸前锁骨下的胸壁或是两侧手臂的位置。至于其他部位属于腹腔内系统或动脉内系统是比较少见的。

（3）植入过程：患者安排在手术室局部麻醉下，由锁骨外侧 1/3 皮下穿刺锁骨下静脉，然后在导丝的导引下，将可以剥离分开的硅质导管置入上腔静脉与右心房交界处，再于同侧前胸壁做一皮下隧道，以连接导管接口，并将此入口置于前胸皮下，然后使用专用蝶翼针穿刺入口处，以确定导管系统已安放在正确位置。当安放完毕，伤口愈合后，所见到的仅是一条长 4~5cm 线状的小瘢痕，胸壁会有一个像一元硬币大小的圆形凸起，除此之外，外观并无其他改变。

（4）停止使用时的处理：为防止在导管内形成凝血而阻塞，静脉内与动脉内系统在每次使用后，必须用 10~20ml 生理盐水脉冲式冲管，2~3ml 的抗凝剂（抗凝剂为含肝素的生理盐水）正压封管，腹腔内系统必须用 20ml 的抗凝剂冲管。若长期未使用此装置的患者，必须定期回医院冲洗本系统。

【注意事项】

（1）严格无菌操作以免引起感染，注意勿进入空气，防止形成空气栓塞。

（2）测压前确定标准点，应注意与右心房在同一平面上，体位变动时应注意调整。

（3）导管留置时间一般不超过 5 天，以免引起血栓或静脉炎。

（4）拔管时先用注射器抽吸后拔出，以防止尖端附着的血栓脱落形成栓塞。

三、血糖快速测定仪使用方法

【目的】血糖快速测定仪（简称血糖仪）是光电一体化的高技术产品，它具有携带及使用方便、精确度高等特点。主要用于糖尿病诊断、普查及糖尿病患者日常血糖监测及血糖浓度的动态观察；定时测量患者血糖浓度，指导胰岛素及血糖调节药物的使用，指导糖尿病患者预防慢性并发症的发生等。

【用物】血糖快速测定仪一套、酒精棉球、无菌干棉签等。

【具体方法】血糖仪的类型很多，目前应用最多的是进口产品，如美国的强生、乐康全，还有雅培等型号，因其基本原理相同，操作使用方法大同小异，现以"乐康全"血糖仪为例介绍使用方法如下。

（1）准备好血糖仪、采血笔、血糖试纸、75%酒精、无菌干棉签。

（2）取出血糖试纸筒中的密码芯片，将其插入血糖仪的密码槽中，确定芯片插入到位后开机，此时屏幕上显示 Gluc 和三位数的密码，同时测试窗外红光闪烁。对照屏幕显示的密码与试纸筒上的密码是否一致，确认一致后进行下一步。

（3）从试纸筒中取出一条试纸，轻拿试纸一端，使黄色的测试垫向上，沿箭头方向将试纸插到血糖仪的试纸槽上，直到听到轻微的"咔"声，这时屏幕上三位数的密码消失，出现一试纸图形和一黑色血滴闪烁图形，测试窗有红光闪烁。

（4）以 75%酒精棉签消毒被测试者指尖，使用采血笔在消毒后的指尖两侧指甲角皮肤薄处采血，让血滴自然流出，勿用力挤压指尖。垂直滴一滴指血到试纸的黄色检测垫上，不要滴两滴血在上面。

（5）滴血后会立即听到仪器发出短促的"B"声，同时有一个计时符号在屏幕上出现。

（6）读取检查结果后，按下开关键关机，轻轻提起试纸并拔掉，检查结束。

【注意事项】

（1）血滴应完全覆盖检测垫，否则会得出错误结果。

（2）开机后采血，检测应在 90 秒内完成，超过 90 秒仪器会自动关机，这时已滴血的试纸作废，重新开机检查一定要用新试纸。

（3）连续测试多个病例时不必关机，将标有向上箭头的按钮按下即可进行下一次测试。

（4）为方便采血，血糖仪可在机外滴血：即开机试纸插入测试槽后，屏幕上出现试纸图形和黑色血滴闪烁图形时将试纸取下，在指尖处吸血滴，20 秒内再插入仪器内，完成检测步骤。若超过 20 秒未能将已采血试纸插入仪器，仪器将自动关机。

（5）注意每筒试纸调配有一相应的密码芯片，与本筒试纸相对应，更换新试纸应使用包装中的密码芯片，测试过程中芯片不得取出。

（6）为避免经血液传播性疾病，为不同患者检测时一定要换采血笔针头，采血时应严格消毒，避免血液污染他处或仪器。

（7）有的血糖仪使用时密码不是插入芯片，而是按照试纸筒上标明的密码在机器上手工输入，如美国强生血糖仪，打开机器后屏幕上出现 888 字样，这时按照试纸筒上标明的密码，撬动机上按钮调整出与之相同的号，确认后即可测试。

四、体温调节器使用方法

【目的】用于持续高热、行乙醇（酒精）擦浴效果不佳者；末梢循环差、体温不升者以及体外循环术后复温的患者监测，可测得被监护病员的体温数据，并且具有良好的调温效果，使用较为方便。

【用物】调温毯及调温装置 1 套、配电盘、监护仪、蒸馏水、布单 1 条等。

【优点】①体温调节器应用方便，无碍各项操作护理工作；②患者皮肤湿润，易于保护；③能持续应用，当患者体温正常时可以暂时停用而不需取下调温毯，患者无不适；④调温效果好。

【具体方法】

（1）让患者平卧，用 1 层布单包裹调温毯平放于患者背部。

（2）在水槽内放入 10L 蒸馏水。接电源，打开开关，根据病情需要调节水温。患者的体温即可按需要逐步升高或下降。

（3）将监护仪的温度探头置于患者的腋窝或腹股沟（侧卧时）并固定，接上导线，观察监护仪屏幕上的体温读数，了解调温效果。

（4）一般高热患者 3 小时后体温可达正常。若将温度调至 30℃后，患者体温仍不能恢复正常则应停用体温调节器。

【注意事项】

（1）保护患者的皮肤：调温毯不能直接与患者皮肤接触，需用布单隔开。

（2）掌握操作程序：水槽内无水时，绝对不能启动机器，以防损坏。

（3）调节水温：经常检查水槽内水量，要求水面浸没螺旋铜管。水量不够时应随时加入蒸馏水。槽内水每隔两天更换 1 次，防止气道内和水中的杂质损坏体温调节器。各管道连接要准确、牢固，防止漏水。

（4）随时观察水温并调节至治疗所需温度。注意体温监测探头与患者皮肤接触并固定，保证监测数据的准确性。

五、简易胰岛素泵使用方法

【目的】模拟人体有胰岛素基础分泌和高峰分泌的规律，使患者血糖得到近于正常生理浓度的控制，且避免传统疗法仅餐前使用胰岛素易发生低血糖反应之弊。

【用物】20ml 注射器、简易注射泵、头皮针、连接注射器的硅胶管、配制好的胰岛素药液、碘伏、棉签、胶布。

【具体方法】

（1）简易注射泵是由 20ml 注射器作泵体，外配有机玻璃外壳，两者之间嵌有旋钮式可控制性推力弹簧装置。将注射器连接硅胶管和头皮针，输注时，只需旋转外壳上的旋钮，即可推动注射器的活塞，使胰岛素经插入皮下的头皮针注入人体。

（2）将胰岛素稀释为 4U/ml 浓度并抽吸到 20ml 注射器内，连接硅胶管和头皮针。

（3）按无菌操作要求将头皮针注入皮下并固定。

（4）输注时，只需要旋转外壳上的旋钮，每转动壳体旋钮一圈（360°），即可注入胰岛素 4U；转动旋钮 1/4 圈（90°），即可注入胰岛素

1U（0.25ml），且每转动旋钮 90°，即发出 1 次声响，尤其便于视力减退患者按给药剂量自行操作。

【护理要点】

（1）首先向患者说明有关简易胰岛素泵的结构、功能、使用价值和操作方法，使患者乐于接受，主动配合。

（2）使用前需先检查患者 24 小时内血糖波动情况，作为胰岛素用量的依据，一般以清晨空腹时、午餐前半小时、午餐后 2 小时、晚餐前半小时和睡前共 5 个时间作为代表性测定，然后将胰岛素治疗剂量分配为基础剂量和餐前追加剂量，前者剂量甚微，于日间按相对间隔时间注入，6~8 次/天；后者剂量加大，于三餐前注入。此外，还需定期测定空腹血糖、尿糖、血浆 C 肽水平以及糖基化血红蛋白值，以便及时调整胰岛素的餐前追加剂量。

（3）简易胰岛素泵只是部分模拟胰岛功能，并非完全替代，故仍需继续进行饮食控制，并鼓励患者适当运动，按规定进餐。

（4）如患者出现情绪不佳、感染发热、饮食不规律或休息不好等情况，要严密观察用药反应和血糖变化，并及时与医师联系，以便适当调整饮食和胰岛素用量。

【注意事项】

（1）当气温高于 30℃时，注射器、硅胶管、针头每天更换 1 次；气温低于 30℃时，隔天更换 1 次。操作时注意无菌技术。患者沐浴可安排在拔针、更换注射器这段时间内。

（2）部位选择：大多选用腹壁、脐周皮下组织较宽松处进针，此处便于固定且不影响日常活动。更换插针时两点间距要>2cm，并经常观察局部有无红肿、硬结。

（3）简易胰岛素泵内胰岛素有时需储放 2 天，应防止外周温度过高影响其效价。泵体应置于患者衣、被之外，药液有变色或污染应立即更换。硅胶管不能折叠或扭曲，以防胰岛素输注受阻。

（4）训练患者使用简易胰岛素泵的技能和熟悉应用注意事项，以提高患者自我护理能力。

六、微量注射泵使用方法

【目的】微量注射泵是一种新型泵力仪器，可供微量静脉给药以达到剂量准确、定时定量、给药均匀的作用。常于 ICU、CCU、儿科、心胸外科等重症患者治疗时用。

【用物】微量注射泵、50ml专用注射器、塑料延长管、无菌注射盘、止血带、胶布、输液垫、按医嘱备药。

【具体方法】

（1）使用前向清醒患者做好解释工作，严格三查七对，配置药液遵守无菌操作原则。

（2）将微量注射泵固定于支架或床头桌上，接电源，开机，检查电源及仪器性能。

（3）将已抽吸药液的注射器与延长管和头皮针连接，排气后置于泵的针管滑座内，可见泵的操作面板上"20"和"50"中相应注射器指示灯亮。

（4）根据医嘱选择所需泵速，按快进键将头皮针内空气排尽，按启动键"STAT"，可见注射指示闪动，连接静脉通道，微量注射泵进入工作状态。

（5）微量注射泵使用结束，先按停止键，自静脉通道拔除头皮针，关闭电源，整理清洁微量泵，做好消毒工作。

（6）蓄电池，连接交流电可自行充电，充电16小时，在断电后可连续使用3小时左右。

（7）注射泵泵速在0.1~99.9ml/h之间选择。通常使用20ml或50ml注射器。它的报警系统包括管道受阻、阻塞、接近注射完毕、已经注射完毕、暂停时间过长、滑座与注射器分离、余量、低电池容量报警等。

【注意事项】

（1）吸药时应排净气体，防止将空气压入血管内。

（2）严格无菌操作，每抽吸一次药液须更换注射器。

（3）注射开通后，定时检查药物是否渗漏，如有报警应及时查找原因，作相应处理。常见报警原因有脱管、管道受压或扭转、滑座与注射器分离、药液注完等。

（4）使用时将药物参数（μg·min·kg）准确换算为泵的固定输入参数（ml/h），然后输入泵内显示器上。

（5）使用硝普钠等避光药物时，应用避光纸遮盖管路，以保证药物效价。

（6）注射器内的药液即将注完应提前抽好药液以备及时更换，保持使用药物的连续性。

（7）使用过程中要及时清洗注射泵表面污物、残液、防止腐蚀机器，用后由专人保管。

七、容量智能输液泵使用法

【目的】容量智能输液泵是微机控制，有固定和自选程序，准确、自动控制输液速度及容量，可记忆、储存，具有堵塞传感器、超声空气监测器、安全夹、暂停、自测检验等完善的控制和报警系统，能提高输液治疗安全性和可靠性。

【用物】输液泵、配套专用输液器、输液泵专用车、治疗盘、输液用物等。

【具体方法】

（1）在治疗室按治疗卡核对准备药液，备齐物品置于治疗车上。

（2）推治疗车至患者床前，向患者解释使用目的，按需要协助患者排便。

（3）输液泵放置适当位置，将输液架插入泵体，置架孔内并旋钮固定。

（4）再次查对输液卡及药物。按常规静脉输液备好液体。

（5）将特制的输液管连接输液瓶，并排尽管内空气。

（6）打开泵门将输液管夹入泵夹内，关严泵门，注意不要压迫管道。

（7）接通输液泵电源。

（8）开总开关，待机器自检完毕，设定输液速度（ml/h），再设定总输液量。

（9）连接输液针头，按无菌操作原则进行静脉穿刺。

（10）穿刺成功后按"开始"键，开始输液。

（11）协助患者取舒适卧位，整理床单元，清理用物。

（12）加强巡视，观察输液后反应。

（13）机器报警液体输完，按停止键，关总开关，拔输液针头，安置患者后，将机器推至治疗室，将输液器取出、清水擦拭机身及各部件，妥善保管。

【注意事项】

（1）熟悉操作程序，按步骤操作，遇特殊情况请专业人员维修。

（2）报警原因：管路有气泡或排空、管路堵塞、输液完成、开门报警、电压不足。

（3）交流电压，设定容量应符合输液泵电源要求。

（4）及时清除泵装置、传感器上液体、污物。

（5）使用智能输液泵适宜环境温度 15～40℃，以保证微机正常准确运行。

（6）启动泵前检查管路安装是否合适，有无扭曲、接口松动及渗漏等情况。

（7）泵启动后观察液体滴速状态并证实液体流动。

八、冰盐水去甲肾上腺素胃内止血法

【目的】利用冰盐水降低胃黏膜的温度及去甲肾上腺素强烈的缩血管作用，使胃黏膜血管收缩，血流量减少，以达到止血目的。

【用物】无菌治疗盘内放置：胃管1根、50ml注射器1个、治疗碗、弯盘各1个、血管钳1把、液状石蜡棉球、棉签、胶布，遵医嘱准备-2~4℃冰盐水和去甲肾上腺素。

【具体方法】

（1）向患者说明治疗目的、方法和注意事项，以取得合作。

（2）按鼻饲法插入胃管50~60cm，用胶布固定。

（3）用注射器将胃内容物抽净，缓缓注入冰盐水50~100ml，内加去甲肾上腺素4~8mg，注入后嘱患者左右侧卧位，使冰盐水与胃黏膜均匀接触，待10~15分钟后将注入的冰盐水全部抽出，用同样的方法注2次，以后每隔1小时注入1次、2次后，每2小时注入1次，共4次。

【注意事项】

（1）注入冰盐水后应密切观察患者用药的效果及反应，如有反应及时处理。

（2）将冰盐水温度保持在-2~4℃，药物稀释浓度要恰当，此药不能长期使用，以免造成胃肠道缺血、黏膜糜烂而加重出血。

（3）治疗结束后，胃管不要立即拔出，保留2~4小时，观察疗效。

九、机械胸部振动排痰机的应用

【目的】①促进分泌物及痰液的排出；②缓解支气管平滑肌痉挛；③促进局部血液循环，加速淋巴回流；④消除水肿，减轻阻塞；⑤改善呼吸音。

【具体方法】以BT-2008多功能振动排痰机为例。

（1）洗手：将多功能排痰机推至患者床前，查对并向患者解释排痰的重要性，并取得患者合作。

（2）关闭门窗：防止排痰操作过程中患者受凉，听诊确定痰液位置并安排患者取相应卧位。在患者暴露皮肤处盖一单巾，单巾不宜过厚以免影

响排痰效果。

（3）仪器操作

1）成人用：连接电源→打开开关→选择模式→成人模式→（按模式按键）选择固定模式2（固定模式2为成人常用模式）→点击开始→工作。成人模式分为手动模式和固定模式两种。固定模式分为1、2、3种模式，见表3-1。

表3-1　成人用排痰机仪器模式、时间及转数

模式	时间（分）	转数
手动模式	可根据医嘱设定	可根据医嘱设定
固定模式 1	10	15-25-15
固定模式 2	10	25-40-25
固定模式 3	10	35-50-35

2）儿童模式：连接电源→打开开关→选择模式→手动模式/固定模式。

手动模式里时间转数根据医嘱设定，固定模式是机器已经设定好的参数。

关机顺序：机器停止工作→关闭开关→断开电源。

（4）排痰完毕，听诊呼吸音，嘱患者咳嗽或吸痰。

1）清醒患者，排痰完毕可协助漱口咳痰，注意咳痰的性质及量，咳痰完毕再次听诊，必要时给予雾化加强排痰效果。

2）经口气管插管或气管切开的患者吸痰前加大吸氧流量，检查经口气管插管的插管刻度，检查气囊是否饱满。吸痰时间<15秒，吸痰过程中观察患者并注意痰液性质及量，及时报告医师。吸痰结束加大氧流量纠正缺氧症状，听诊呼吸音并记录。

十、气管镜经鼻或人工气道吸痰

【用物】各种抢救物品、药品齐全；检查纤维支气管镜（纤支镜）清晰度，连接管道是否通畅，冷光源系统是否正常；确认吸痰装置完好。

【具体方法】

（1）操作方法：患者取仰卧位，头下垫一薄枕，持续吸氧，氧流量

2L/min，机械通气，先吸入纯氧 10~15 分钟，SpO_2 90%以上，光源在患者右侧，操作者在床头，连接吸引器，润滑纤支镜，纤支镜经鼻或人工气道进入气管、支气管，插管过程中出现咳嗽，遵医嘱气道内注入 2%利多卡因 1~2ml 行气道表面麻醉；协助医师吸出痰液。

（2）密切观察生命体征及病情：呼吸道操作过程中出现 SpO_2 下降及心律失常最常见。吸痰过程中出现 SpO_2<88%，心率>140 次/分或<60 次/分，应暂停操作。

（3）严格无菌操作：操作过程中动作应轻、快、稳，并应间断、反复吸引，避免持续吸引而使患者缺氧加重，吸引负压成人为-0.04~-0.0533MPa，不要太高以免损坏气道黏膜。

【注意事项】

（1）退出纤支镜后，安慰患者，擦净口鼻。

（2）嘱咐患者术后 2 小时禁饮食。

（3）严密观察有无并发症的发生及咳嗽咳痰情况，告知患者出现胸痛、气促、少量出血属正常现象，鼓励患者轻轻咳出，如出现大咯血立即通知医务人员。

（4）密切观察呼吸，持续心电监护，定期复查血气胸片。

（5）纤支镜吸痰后应加强各种呼吸物理疗法，防止肺不张的复发。

十一、超声雾化吸入法

【目的】超声波雾化器是应用超声波声能，把药液变成细微的气雾随着患者吸气而进入呼吸道。具有消炎、祛痰、镇咳、解除支气管痉挛，消除鼻、咽、喉部的充血、水肿等作用。适用于急、慢性咽喉炎，扁桃体炎，急、慢性呼吸道炎症，痰液黏稠，哮喘等。

【用物】超声雾化器一套、抗生素、化痰药、地塞米松等。

【具体方法】

（1）在超声雾化器的水槽内加冷蒸馏水 250ml，液面高度约 3cm，以浸没雾化罐底的透明膜为度。

（2）雾化罐内放入药液稀释至 30~50ml，旋紧罐盖，将雾化罐放入水槽内，盖紧水槽盖。

（3）接通电源，先开电源开关，预热 3~5 分钟（冬季 8 分钟），再开雾化开关，此时药液呈雾状喷出。

（4）根据需要调节雾量，将喷嘴放入患者口中。嘱患者自然呼吸或深呼吸，将雾化的药液吸入。

（5）如发现雾化罐内液体过少影响雾化，应继续增加药量，由盖上小孔注入。每次治疗时间一般为 15~20 分钟。

（6）治疗完毕，先关雾化开关，再关电源开关，以免损坏电子管。将水槽内的水放掉，擦干待用，雾化螺旋管浸泡消毒后，清水冲洗，晾干备用。

【注意事项】

（1）使用前先检查机器设备是否完好。

（2）水槽底部的电晶片和雾化罐底部透明膜质脆易破，不可用力过猛，以免损坏。

（3）水槽和雾化罐内忌加入温水和热水，使用过程中如发现水槽内水温超过 60℃，应更换冷水。换水时需关闭机器。

（4）如要连续使用，中间应间隔半小时。

（5）每次使用完毕，将雾化罐和口含管浸入消毒液中浸泡消毒。

（6）雾化后不宜立即进食和漱口。

十二、止喘气雾剂正确使用方法

【目的】利用气雾剂的作用原理和使用剂量小、起效快、副作用小、使用方便等优点，达到预防哮喘的目的。

【用物】药液、喷射装置等。

【具体方法】

（1）患者张口，微仰头，将气雾剂喷嘴对准患者口腔。

（2）嘱患者先用力呼尽气，然后在开始吸气时揿动气阀，同时深而缓慢地吸气，尽量让喷入的气雾剂能随气流方向进入支气管深部。

（3）喷后应闭气 5~10 秒，再把口闭紧，用鼻子慢慢呼气。

（4）间隔 2~3 分钟，再次喷雾。如此喷雾，可使药液直达深部支气管黏膜，使其充分发挥疗效，并尽量减少药液的咽下。

（5）待药液起效，即哮喘平息后，用半杯清水漱口，以免药液沉积在口腔和食管黏膜上。

【注意事项】

（1）必须严格遵循医嘱，千万不要擅自用药或更改医嘱。

（2）掌握操作要领，达到"药半功倍"的效果。

（3）要了解气雾剂的使用剂量，不要因为想早日痊愈而盲目加大剂量，或缩短喷雾间隔时间。因沙丁胺醇（舒喘灵）、特布他林（喘康速）等止喘气雾剂对支气管平滑肌具有高度的选择性，若过量使用，导致"物极必反"，使支气管扩张过度而转为收缩，反而加重哮喘。此时若误以为剂量不足，再次加大剂量，就会出现严重后果。

（4）要了解人体对各种气雾剂都有一定耐受性，即长时间反复应用后，止喘效果会越来越差。为避免耐受性，最好同时交叉使用两种气雾剂。

十三、胃肠减压法

【目的】利用负压装置的原理吸出胃肠道内积气和积液，以减轻胃肠道内压力，缓解症状预防并发症，同时也可根据胃液的性质、颜色来协助诊断。用于胃肠道手术前后、肠梗阻、腹膜炎、急性胆囊炎、胰腺炎、急性胃扩张、胃及十二指肠穿孔患者。

【用物】治疗盘内盛治疗碗、胃管、弯盘、镊子、纱布、液状石蜡棉球、20ml 注射器、治疗巾 1 块、棉签、别针、胶布、听诊器和胃肠减压器。

【具体方法】

（1）患者取半卧位，昏迷及不能坐起的患者取平卧位，颌下铺治疗巾，用湿棉签清洁鼻孔。

（2）用液状石蜡棉球润滑胃管前端，左手持纱布托住胃管，右手持镊子夹住胃管前端，自一侧鼻孔缓慢插入，至咽部时嘱其做吞咽动作，使胃管顺利经食管进入胃中，插入深度为 50~55cm。

（3）用注射器抽吸，如有胃液则证明在胃中，即以胶布固定胃管于鼻部及面颌部。

（4）胃管连接胃肠减压装置持续减压，用别针将吸引管固定在床边，整理用物。

【注意事项】

（1）胃肠减压前检查负压装置是否漏气，连接是否正确。

（2）向患者解释插管的必要性与配合方法，以取得患者合作。

（3）插胃管时动作要轻柔，以免损伤食管黏膜或误入气管。如患者恶心应稍停片刻，嘱其张口呼吸，待恶心好转后继续插入。咽部过分敏感者，插管确有困难时可用地卡因喷雾咽部，表面麻醉后插入。

（4）减压过程中应密切观察效果，引流是否通畅，腹胀是否减轻，引流液的颜色、性质、液量并记录。胃肠吻合术若有新鲜血液引出，可考虑吻合口出血，应立即停止胃肠减压，及时通知医师处理。

（5）保持胃管通畅，每 2~4 小时用注射器抽吸 20ml 生理盐水或温开水冲洗胃管1次。

（6）每天行口腔护理，保持口腔清洁，以防口腔炎、口腔溃疡的发生。

（7）在减压期间应禁食，必须经口服药者，应在服药后停止抽吸1小时。必要时记录24小时出入水量。

（8）及时倾倒引流物，以免影响引流效果。

十四、密闭式膀胱冲洗法

【目的】①冲洗膀胱内的异物，如脓血、黏液等，以减轻刺激，减少污染；②保持尿液引流通畅，防止泌尿系统感染；③对某些疾病如膀胱炎、术后出血、留置尿管有预防感染和治疗作用；④自动训练膀胱内压力，可训练膀胱逼尿肌功能。

【用物】无菌冲洗装置1套、冲洗液、瓶套、输液器（冲洗管连接Y形管、调节器）、无菌换药碗内盛碘伏棉球、洗必泰棉球、纱布2块、输液架等。

【具体方法】

（1）备齐用物携至患者床旁，将备好的冲洗液悬于床旁输液架上。

（2）分离留置导尿管与引流接管，用碘伏棉球消毒导尿管壶部及引流管，然后将Y形管分别连接导尿管和引流管。

（3）冲洗：将引流管夹住，开放冲洗管使冲洗液缓缓流入膀胱，调节滴数60滴/分，注入一定量后，夹住冲洗管开放引流管，尿液经Y形管流入引流袋，可反复冲洗3次。

（4）冲洗完毕，撤除冲洗装置，留置导尿管连接引流管。

（5）用生理盐水棉球清洗尿道口，再取洗必泰棉球消毒尿道口。

（6）整理用物。

【注意事项】

（1）严格无菌操作，冲洗前排空膀胱。

（2）冲洗液高度一般距骨盆1cm左右。

（3）Y形管的位置相当于膀胱同一水平。

（4）冲洗时观察尿液速度、色泽及浑浊度，冲洗时不宜压迫膀胱。

十五、胸腔闭式引流

【目的】①引流胸腔内积液、积血、积气；②重建负压，保持纵隔的正常位置；③促进肺膨胀。

【具体方法】

（1）保持管道密闭：①保持引流管各衔接处密封，引流管固定通畅；②水封瓶的长管以浸入水面下 3~4cm 并直立；③搬动患者或更换引流瓶时，应夹闭引流管，防止空气进入；④若引流管连接处脱落或引流瓶损坏，应立即夹闭胸壁引流导管，并更换引流装置；⑤若引流管从胸腔滑脱，应立即用手捏闭伤口处皮肤，报告医师进一步处理。

（2）严格无菌操作，防止逆行感染：①保持引流装置无菌；②保持胸壁引流口处敷料清洁、干燥，一旦渗湿应及时更换；③引流瓶应低于胸壁引流口平面60cm，防止瓶内液体逆流入胸膜腔；④24小时更换引流瓶基底液，要先夹闭引流管，防止气体进入或液体倒流。

（3）保持引流管通畅：①患者取半卧位，经常改变体位，依靠重力引流；②定时挤压引流管，防止其阻塞、扭曲、受压；③鼓励患者咳嗽及深呼吸，促进胸腔内积气、积液排出，促进肺复张。

（4）观察和记录：①密切观察引流管水柱随呼吸上下波动的情况，有无波动是提示引流管是否通畅的重要标志。水柱波动幅度反映死腔的大小和胸膜腔内负压的情况，一般情况下，水柱上下波动的范围为 4~6cm，若水柱波动过大，表示可能存在肺不张；若无波动，提示引流管不通畅或肺已经完全扩张；若患者表现为气促、胸闷、气管向健侧偏移等肺受压症状，则提示血块阻塞引流管，应积极采取措施，促使其通畅，并及时通知医师处理。②观察并准确记录引流液的颜色、性质、量。③出血情况的观察：出血已停止，引流液多呈暗红色。创伤后引流液较多，引流液呈鲜红色，伴有血凝块，触之引流管温度高，应考虑胸腔内有活动性出血，当一次排出血液>1000ml 或连续观察胸腔闭式引流液为 150~200ml/h 或 3~5ml/(kg·h)（儿童），连续2小时，应立即报告医师准备开胸止血。

（5）拔管：①拔管指征，置管引流48~72小时后，临床观察引流瓶中无气体溢出且颜色变浅，24小时引流液量<50ml，脓液<10ml，X线检查肺膨胀良好无漏气，患者无呼吸困难或气促时，即可终止引流，考虑拔管。②协助医师拔管，嘱患者先吸一口气，在其吸气末迅速拔管，并立即用敷料封闭胸部伤口并包扎固定。③拔管后观察，拔管后24小时内应密切观察患者是否有胸闷、呼吸困难、发绀、切口漏气、渗液、出血和皮下气肿等，如发现异常及时报告医师处理。

【注意事项】

（1）保持引流管通畅，避免引流管打折、扭曲、受压、脱出。

（2）如不慎将引流瓶碰撞破损，患者或家属应立即夹闭引流管，再通知医师、护士处理。

（3）引流瓶位置应低于引流管出口平面60cm，防止引流液反流。

十六、胸腔引流瓶更换法

【目的】①观察引流液的性质、颜色及记录引流量；②保持胸瓶内一定水平面，有利于胸腔内积液、积气的排出；③保持水封瓶无菌，防止感染。

【用物】无菌水封瓶1个，内盛外用生理盐水（700~800ml）或根据水封瓶的容量而定，使水深（5~6cm），长血管钳1把、无菌弯盘内盛消毒纱布2块、胶布等。

【具体方法】

（1）首先在备好的水封瓶液面上贴胶布作标记，以便于观察引流量。

（2）患者取半卧位，挤压胸管后用长血管钳夹住胸管。

（3）打开需更换的水封瓶之纱布，将胸腔引流管下端连接的长玻璃管抽出，插入新准备的无菌水封瓶内至液面下3~5cm，无菌纱布密闭瓶口，胶布固定。如为橡胶塞水封瓶，应轻轻将瓶塞连同玻璃管一起取出，插入新准备的无菌水封瓶内，塞紧瓶塞。

（4）检查各处无漏气后打开血管钳，观察水柱波动情况。

【注意事项】

（1）严格无菌操作，以防感染。胸瓶每日更换1次，引流量多于400ml随时更换。

（2）更换时必须夹闭引流管，防止空气进入胸膜腔引起气胸。

（3）胸瓶连接胸管后不可高于床面，以免引流液倒流，导致胸腔感染。

（4）橡胶瓶塞上的长玻璃管上端高出瓶口10cm，下端在水面下3~5cm，以保持胸腔负压，短玻璃管上下端应距瓶口5~7cm，以调节大气压力。

（5）操作时动作轻稳，避免损伤玻璃管。

（6）记录引流量。

（7）胸瓶可用消毒液初步浸泡消毒、再清洗、灭菌后备用。

十七、胸腔引流管拔除法

【指征】胸腔手术后引流管一般在术后36~72小时拔管，水封瓶内呈一定负压，患者咳嗽时水柱无波动或轻微波动，渗液已趋停止，24小时内<50ml，肺膨胀良好，特殊情况应透视证实肺已膨胀，胸腔无积液方可拔管。

【用物】无菌弯盘内盛碘伏棉球、凡士林纱布、拆线剪、镊子2把、无菌纱布数块、胶布、胸带。

【具体方法】

（1）向患者讲明拔管的目的、方法和注意事项，以取得配合。

（2）患者取半卧位，充分暴露拔管处，术者挤压胸腔引流管，使管内保持负压，然后用长止血钳夹住胸腔引流管。

（3）揭去置管处的敷料于弯盘内，用碘伏棉球消毒插管周围皮肤及胸管5cm左右，剪断固定胸腔引流管之缝线。

（4）术者一手持无菌纱布及凡士林油纱布，另一手持引流管嘱患者深吸气后屏气，于屏气时转动胸管，迅速将管拔出，随即将无菌纱布及凡士林油纱布按压拔管创口后嘱患者自然呼吸，胶布固定，胸带包扎，整理用物。

【注意事项】

（1）胸腔引流管一般在手术后36~72小时拔管，渗液多时可延长拔管时间。

（2）严格无菌操作，动作应轻柔、敏捷。拔管后应紧压置管口片刻，防止空气进入胸膜腔。

（3）拔管后24小时内严密观察患者有无胸闷、呼吸困难、切口漏气及渗液等情况，一旦发现及时通知医师处理。

（4）胸腔引流管、水封瓶用后应浸泡消毒后清洗干净，灭菌备用。

十八、外科营养疗法

1. 十二指肠灌注法 是指医师在手术过程中将一根内径为0.2~0.4cm的硅胶管采用逆行方法，经食管由鼻腔引出，另一端置于十二指肠降部，此管为营养液灌注管。

【目的】通过营养灌注管，补充营养与水分，保持水、电解质平衡，减少对吻合口刺激，有利于吻合口愈合，预防并发症，常用于食管手术后患者。

【用物】保温瓶内盛温度为37~40℃的营养液（根据医嘱由营养室配制），特殊瓶塞、瓶套、输液器、18号针头、输液架、水温计、漏斗、无菌纱布、量杯。

【具体方法】

（1）按医嘱配营养液并过滤，然后装入保温瓶内，保持温度 37 ~ 40℃，盖紧瓶盖，套瓶套，接好输液器。

（2）将准备好的用物携至患者床前，向患者解释营养液灌注的目的和方法。

（3）将装好输液器的保温瓶悬挂于输液架上，排气后安上 18 号针头，并与营养管相关，调节所需滴数。

（4）每次灌注结束用温水冲洗管道，保持管道清洁。

（5）整理用物，消毒备用。

【注意事项】

（1）配营养液时，要保持清洁并过滤，以免阻塞管腔。

（2）测营养液温度应在装入保温瓶后测量，并随即盖紧瓶塞，保持温度在 37~40℃。

（3）灌注量与速度：首先每日 3 次共滴入 500ml，20~30 滴/分，如无不适，可逐渐增加灌注量为 2000~3000ml/d，增加滴数为 60~80 滴/分。

（4）灌注过程中，密切观察患者反应，随时注意患者有无腹痛、腹胀、腹泻等情况，如有发生应减慢滴数或停止灌注，并报告医师。

（5）灌注完毕，清洗用物，消毒备用。输液器、针头每日更换。

2. 全胃肠外营养法

【目的】完全从静脉供给患者所需的全部营养，包括氨基酸、脂肪乳剂、葡萄糖、维生素、电解质和微量元素，以达到营养治疗的一种方法。

插管途径：目前普遍采用上腔静脉插管进行全胃肠外营养。上腔静脉插管可经颈外静脉、锁骨下静脉、头静脉等途径。

【用物】一次性无菌深静脉穿刺包一套、碘伏、棉签、无菌手套、利多卡因 1 支、胶布、缝合包一套、液体、瓶套、输液器、高静脉营养袋（3 升袋）、20ml、5ml 注射器各数具。

【具体方法】

（1）配制营养液：按无菌操作技术，在专用配制室净化台内进行全营养混合液的配制。

将各种营养液按一定的顺序混合置于大输液袋内（3 升袋），注明床号、姓名及配制时间，最好现用现配。营养液混合标准：氨基酸、葡萄糖、脂肪乳剂的容量比是 2∶1∶1，及 1∶1∶1 或 2∶1∶0.5。

（2）将配制好的营养液排气后挂在输液架上。

（3）选择穿刺部位：以颈外静脉为例，在下颌角和锁骨上缘中点连线之上 1/3 处，在颈外静脉外缘作穿刺点。

（4）按照无菌操作技术进行颈外静脉穿刺插管。插管成功后，用缝合线固定导管，最后用透明薄膜粘贴。

（5）将已备好的 3 升袋与深静脉硅胶管连接，调节滴数。

（6）输注的方法：应将一日内预定输入的液体均匀在 24 小时内输入。

（7）整理用物。

（8）液体输入完毕后，用肝素生理盐水封管。

【注意事项】

（1）营养液应在严格的无菌操作下配制。

（2）准确记录 24 小时内出入水量及氮平衡计算，观察患者体重变化。

（3）注意监测电解质、肝、肾功能变化。

（4）输液速度应保持恒定，不可突然换用无糖溶液，以防体内胰岛素过多造成低血糖休克。

（5）每周输血或血浆 1~2 次。

（6）患者用药、采血及输血应用周围静脉，深静脉置管只用于输入全营养混合液。

（7）配制液体的空气净化台及周围空气采样做细菌、真菌培养每月 1 次。

（8）输液用的 3 升袋每日更换 1 次。

（9）拔管时，硅胶管末端接上空针，边抽吸边拔管，防止残留小血块进入血液，造成栓塞。

十九、抗休克裤使用方法

【目的】抗休克裤是用聚乙烯制成的一种双层可充气服装，穿着于患者身上，压迫腹部、骨盆部和双下肢，通过充气加压，可压回自体血750~1000ml，起到抗休克作用。对创伤性出血有压迫止血之效，对骨折有一定的固定作用。

【适应证】①收缩压<80mmHg 患者；②活动性腹腔出血需加压止血者；③腹部以下软组织血管损伤需直接加压止血者；④骨盆、股骨及下肢骨折需固定者。

【禁忌证】①肺水肿患者；②颅脑外伤性出血患者；③脑内出血患者。

【具体方法】

（1）平铺抗休克裤于双足下，逐步移至臀部并抬高臀部，进一步移至肋缘下，包裹左右下肢，紧闭尼龙搭扣，再包裹腹部，紧闭尼龙搭扣。

（2）开启活塞，用脚踏气泵或高压气源充气，待达到 40mmHg，观察血压变化；再继续充气测血压，待收缩压达到 100mmHg 时，停止充气。气囊有两种类型：①腹部及双下肢相通气囊；②腹部、双下肢共有 3 个气囊。

（3）观察计量表，应用中断阀可预防过量充气，关闭活塞。本裤可保持充气状态 2 小时，如必须维持更长时间，则应在中途交替地加压或减压。

（4）在此期间，应建立静脉输液、输血通道，积极做好术前准备工作。

（5）当病情已不需抗休克裤时，打开腹部充气活塞，逐步放气减压，并严密观察血压、脉搏及病情变化，与此同时，通过输液途径，补充血容量，以维持适当的血压。如病情需要，患者可带休克裤进入手术室。

【注意事项】

（1）不需要休克裤时，应保障 1 条有效静脉通路，抢救工作就绪，再打开活塞逐渐放气。

（2）放气不可过快，否则可致血压骤降，应注意避免。

二十、降温毯使用方法

【目的】为了减少患者体内能量的消耗，保证重要脏器的功能，降温效果安全可靠。

【具体方法】

（1）开机前准备工作

1）主机放置患者床旁，主机背面与物体间距离必须大于 20cm，以利于散热。

2）将左右人体探头插至主机相应的插座上，另一端至患者腋下。

3）将冰毯的出水、回水管按要求一端接在冰毯的出水、回水处，另一端接到本机的左右冰毯的出水、回水管接头上。插接要牢靠。

4）检查供电源插座上地线是否符合标准，电压范围（交流 220V±22V）应符合要求，连接电源，接好地线。

（2）加水：打开电源开关，拧开加水孔盖，加入 5~7.5L 蒸馏水，加水速度要慢，同时要观察机箱上水位指示，到"正常"水位中部可停止加水。水位过高有"停止加水"提示和报警声，自控系统停止工作，溢水孔向外流水，所以注水必须在正常范围内。

（3）设置温度值：根据医嘱或患者情况调整水温，设置冰毯机的报警值，完成后按一次"确认"键，再按一次"启动"键，使主机开始制冷工作（延时 5 分钟）。

（4）关机程序：关闭左、右泵开关，然后断开电源开关。拔下电源插头拆下保护地线，缠绕在机箱后的电缆线支架上。拔下冰毯的进水出水管，注意将毯内存水倒干净，体温探头拔下并清洗干净。

【注意事项】

（1）病室环境要求：病室应保持清洁卫生，室内温度不宜过高，保持18~24℃，湿度50%~60%，通风良好，室内减少陪护人员和流动。

（2）降温毯的安放：降温毯平铺于气垫床上，面上铺一层吸水性强的床单（床单平整无接缝，以免造成患者压疮）。使用时降温毯铺于患者肩部和背部，不要触及颈部，以免因副交感神经兴奋而引起心动过缓。进出水管一端靠近床尾，水平放置，勿打折扭曲，安置妥当，方便各项治疗操作。注意保护冰毯表面，防止针刺，以免破损（针刺小孔可导致冰毯漏水，冻伤患者、冰毯报废）影响使用。

（3）严密观察生命体征变化：在使用降温毯的过程中，除密切观察患者体温、面色、脉搏、呼吸、瞳孔大小、对光反射外，要配合心电监护和血氧饱和度的检测，因低温状态下会引起血压降低和心率减慢，尤其是儿童和老年患者。

（4）加强皮肤护理：每小时翻身叩背一次，注意皮肤有无发红、发紫、破溃，衣被有无潮湿等情况以便及时处理。保持床单的干燥，如有潮湿应及时更换。翻身时，将靠背枕垫置于冰毯下（保持冰毯始终与患者接触而不被枕垫等物品隔开），否则影响降温效果。

（5）预防呼吸系统并发症：为了防止患者在体温下降过程中出现寒战，同时配合使用冬眠药物肌松剂的患者，常引起呼吸减慢，潮气量下降，甚至呼吸抑制，必须密切观察呼吸模式频率、血氧饱和度，保持呼吸道通畅，充分给氧，及时清除呼吸道分泌物。气管切开的患者，充分湿化气道，雾化吸入每天2次，防止呼吸道黏膜干燥。

（6）注意患者胃肠道的保护：因患者处于低温治疗状态，腰背部紧贴于降温毯，鼻饲后可出现腹泻，所以鼻饲必须严格遵守护理操作规程，并在患者腰臀部加垫一层棉垫，效果更好。

（7）做好降温患者的肢体保暖：肢体保暖既能保证输液通畅，又能保证患者舒适，在患者足部加盖棉垫，降温效果更加。早期尽量鼻饲以补充营养，维持机体代谢所需能量，增强抵抗力，同时能有效预防应激性溃疡发生。

（8）掌握停机时机：降温毯应连续使用一段时间，使体温维持在一个恒定水平，即使体温已降至正常也不应急于停机，应在病情稳定后方可逐渐停机，这样降温效果好，也可防止体温反跳。长时间亚低温可能会加重脑缺血损害，治疗时间以 3~7 天比较适宜，最长 <14 天，而后自然复温，复温时间应控制在 10~12 小时，以保安全。

（9）保持降温毯的软水管通畅，避免折叠或弯曲：降温毯使用过程中应观察探头的放置位置，要经常检查是否有脱落或位置不正确，应及时纠正。长时间使用机器时，经常检查机器是否工作，如制冷水位有无缺失。冰毯铺放平整，避免部分折叠，造成循环受阻，影响降温效果。

二十一、空气波压力治疗仪使用方法

【目的】空气波压力治疗仪产生的脉动气流通过管道进入紧覆在肢体治疗部位的气囊上，气囊随压力的上升和下降对肢体进行大面积的挤压、按摩，气压力可刺激深部肌肉，促进血液、淋巴液的回流。压力降低时使静脉血迅速充盈，显著提高血流速度。

【设置流程】以韩国 DI2002D 空气波压力治疗仪为例。

（1）设置充气模式：仪器开机默认模式为仪器上次关机前运行的一个"模式"或多个"模式"组合。

1）按"MODE"键选择所需模式。

2）开机键出现 [A] 时，即已经选中"模式 A"（开机默认），再按一次"MODE"则"模式 A"被取消。

3）此时如果重复按"MODE"，则"模式 A"在被选中和没被选中之间转换。

4）通过按面板上的"上键""下键"和"MODE"键选择所需充气模式。

5）[A] →表示选中"模式 A"，A→则表示没有选中"模式 A"，B~H 模式选定方法同 A。

当只选择一个模式时，仪器会自动重复运行此模式。

当同时选择多个模式时，仪器会循环运行选择模式，直至所设置的时间运行结束。

（2）设置治疗时间：时间设置范围为 1~99 分钟，仪器开机默认治疗时间为 15 分钟。

1）按"TIME"键。

2）液晶面板上的"TIME"闪烁。

3）用"上键"和"下键"调节所需治疗时间。

（3）设置压力大小：压力范围为 0~200mmHg；压力区间为 20~

200mmHg，在此区间压力调节 10mmHg；每腔室压力均可单独调节；仪器开机默认值为 60mmHg。

1）按"PRESSURE"键一次，液晶面板上整个腿形图标闪烁，"STEP0"此时通过按"上键"和"下键"，可以同时调节整个 12 腔压力大小。

2）通过按"PRESSURE"键，当"STEP1"为 1 时，即腿形图标①处闪烁时，按"上键"和"下键"可以设置第一腔室压力的大小。

3）再按"PRESSURE"键一次，继续下一腔室压力设置。

4）通过上述步骤，可以设置 12 个腔室中每个腔室压力大小。

（4）设置持续压力时间：持续压力时间是指腔室压力达到所设定大小后并保持此压力的时间；持续压力时间范围在 0~6 秒；仪器开机默认值为 5 秒。

1）按"HOLD"键一次，液晶面板上腿形图标闪烁，此时可以设置持续压力时间。

2）再按"上键""下键"，设定所需持续压力时间。

（5）设置充气间歇时间：充气间歇时间是指 12 个腔室充气结束时间到下次充气开始的间隔时间；充气间歇时间范围在 0~19 秒；仪器开机默认值为 5 秒。

1）按"INTERVAL"键一次，液晶面板上"INTERVAL"处会闪烁，此时可以调节充气间歇时间。

2）通过按"上键"和"下键"设定所需充气间歇时间。

【管道连接】

（1）气管与主机的连接：只用一个套筒时，用两条单组气管，并按颜色分别与主机和套筒连接；同时用两个套筒时，用两条双组气管，并按颜色分别与主机和套筒连接。将气管插头与插座插牢，否则会漏气。

（2）气管与套筒的连接：将气管接头与套筒接头按颜色分别正确连接。

（3）髂部套筒的使用（选配件）：将套筒套在髂部，然后将两条单组气管按颜色分别与主机和套筒连接。如果插得不牢，套筒会漏气。

（4）加宽带的使用：如果套筒直径过小，请选用加宽带。拉开上/下肢套筒的拉链，然后将加宽带放至中间并分别拉紧拉链。

【注意事项】首次使用时，切忌一开始就选用高压力，应从 2 或 3 级压力开始，然后再逐渐提高压力，并以尽量舒展放松的姿势躺下并带上套筒。

使用中要确保治疗仪、插管和主机插管连接紧密，然后套好气囊套筒，拉好拉链并扣好，避免漏气。

第二节　ICU 特殊护理技术操作

一、心脏电复律术

【目的】利用高压电流使心肌同时除颤，以终止异位心律、恢复窦性心律。

【用物】除颤器、心电图示波器、起搏器、气管插管 1 套、氧气装置 1 套、人工呼吸机、吸痰器、导电糊或盐水纱布 4 块。

【具体方法】

（1）非同步心脏电复律

1）解开患者衣服，暴露胸部。

2）将除颤电极板从支架上取下来，并将导电糊均匀涂于电极板上。

3）选择能量：将"能量选择"旋钮旋至要求的能量级别（详细能量级别参考注意事项部分）。

4）充电：按仪器面板上的"充电"（charge）按钮，或按下心尖位置电极上的黄色充电按钮。除颤器即可开始充电，当"charge done"灯亮时表示"充电完毕"，此时仪器处于待命状态，监护仪上显示所需能量。

5）除颤：将左电极放在患者胸骨右缘第二肋间隙（心底部），右电极板放于患者左乳头的左下方（心尖部），电极板要与患者皮肤紧密接触，嘱其他人离开床边，操作者两臂伸直固定电极板，使自己身体离开床缘，双手同时按下除颤按钮进行除颤。

6）除颤完毕：将能量选择钮旋至"off"位置，用纱布擦净电极板并放回原处，擦去患者身上的导电糊并帮其整理衣服。

（2）同步心脏电复律：是一项手动模式的功能，它让除颤器的电击与正监护的 ECG 的 R 波同步。

1）将"能量选择"开关转到"监护仪接通"位置。

2）按 lead select，选择所需的 ECG 导联。

3）按一次 SYNC，将仪器置于"同步"模式，显示屏上出现信息"SYNC"。

4）以下步骤同非同步心脏电复律的操作流程。

【注意事项】

（1）电极板应涂导电糊（膏），紧贴皮肤并施加一定压力，以减少胸部阻抗；两块电极板之间的距离不能小于10cm。小儿除颤要使用小儿除颤电极板组。

（2）除颤前选择合适的除颤部位，避开潮湿和敷料，如有植入性起搏器，至少避开10cm。

（3）除颤时应避免自身与患者直接或间接的接触，避免周围人员与患者直接或间接的接触。

（4）操作应迅速，准确。

（5）除颤能量：单相波除颤时，成人首次电击使用200J，失败可重复电击，并提高电击能量，但最大不超过360J，小儿按4J/kg予以除颤。双相波除颤为120~200J。

（6）开胸除颤时，电极直接放在心脏前后壁，除颤量从5J开始，最多不超过50J。

（7）对于细颤型室颤者，应先进行心脏按压、氧疗及药物处理后，使之变为粗颤，再行电击。

（8）无论是体内还是体外电除颤，室颤都是非同步电除颤的绝对和紧急适应证。由于心搏骤停（SCA）最常见的心律为室颤，因此主张对骤停者进行电除颤。SCA最重要表现为意识丧失、大动脉搏动及心音消失，医务或现场人员可通过拍打、呼喊与触摸（颈动脉或股动脉搏动），来判断患者意识是否丧失以及大动脉搏动是否消失，切勿因听心音存在与否，甚至等待做心电图检查，而耽误宝贵的抢救时机。心室扑动（室扑）通常是室颤的前奏，故心电图或心电监测显示室扑者可予以电除颤。另外，室性心动过速（无脉性室速）也可作为电除颤的适应证。

（9）断开与患者相连的其他仪器设备，例如心电图机（除非这些仪器设备有抗除颤功能）。

二、临时心脏起搏术

【目的】利用人造的脉冲电流刺激心脏，带动心脏起搏。主要用于治疗缓慢的心律失常，也可用于快速心律失常的诊断和治疗。

【用物】心电监护仪、床边X线机、起搏器1套、缝合包1套、静脉切开包1套、无菌手套2~4副、利多卡因、碘伏、棉签、纱布、胶布、5ml注射器具及抢救物品等。

【具体方法】

（1）临时性经静脉心内膜起搏：按无菌操作技术，经皮穿刺周围静脉，按常规方法插入临时起搏电极，根据病情将起搏电极的顶端放置于右心室心尖部（右心室心内膜起搏）或右心房心耳（右心房心内膜起搏），或冠状静脉窦（冠状静脉窦起搏），经观察临时起搏电极位置良好，测得起搏阈值等指标满意（如心室起搏阈值低于 1V），将起搏电极的尾端连接体外起搏脉冲发生器，进行临时起搏，穿刺处缝合固定临时起搏电极。

（2）永久性经静脉心内膜起搏：按无菌操作技术，经手术切口游离有关静脉（一般采用头静脉）或经皮穿刺周围静脉，按常规方法插入永久起搏电极，根据病情将起搏电极的顶端置于右心室心尖部或右心房心耳。也有个别选择冠状静脉窦。

经观察永久起搏电极位置良好，监测起搏电极的各项指标满意，即心房起搏时起搏阈值<1.5V 或<3mA，阻抗<1000Ω，心内 P 波幅度≥2mV；心室起搏时起搏阈值<1V 或<2mA，阻抗<1000Ω，心内 R 波幅度≥5mV，随后缝合固定起搏电极的皮下部分，将其尾端与起搏脉冲发生器妥为连接，起搏脉冲发生器埋藏于附近或适当部位皮下的囊袋中，进行永久起搏。以上操作一般在 X 线监视下进行。

【护理措施】

（1）调节起搏阈值和工作参数：正常情况下起搏阈值为 3～5mA 或 1.5～3V。临时起搏器的电压一般调至在起搏阈值的两倍为宜，即 3～6V。成人的起搏频率一般设置在 90 次/分左右，儿童设在 100～120 次/分，婴幼儿设在 120～140 次/分为宜。当然，也可根据具体情况调整起搏频率。

（2）持续心电监护 12 小时，注意心率和起搏频率是否一致。

（3）卧床 3～5 天，取平卧位或半卧位，不宜右侧卧位。

（4）静脉滴注抗生素 5 天，伤口部位 1 周内更换敷料 1 次，观察有无渗血、血肿。术后 7～10 天拆线。

（5）预防并发症，如感染、心脏穿孔、起搏器故障、导管电极异位等。

【注意事项】

（1）告知患者和家属简单排除起搏器故障的方法以及伤口处理，防止感染的注意事项。

（2）手术后 6 周内限制体力活动。任何手臂、肩部活动、剧烈咳嗽、深呼吸等都可使电极异位或自嵌顿部脱落。

（3）衣服不可太紧，妇女勿用过紧胸罩，避免使用挂肩背包。

（4）如发现电器设备干扰了起搏器，应立即离开电器或关掉电器电源。

（5）如出现气急、头昏、疲乏、晕厥、胸痛、呃逆现象，提示起搏器发生故障，应立即送医。

（6）每日测脉搏，发现脉率高于或低于正常范围或有脉搏短绌现象，应立即报告医师。

（7）随身携带"心脏起搏器卡"。

（8）定期复查。

三、漂浮导管术

【目的】漂浮导管是床旁连接监测危重患者的右心房、右心室、肺动脉压和肺动脉楔压，测量心排血量以协助诊断并评价治疗效果的一种手段。

【用物】型号合适的漂浮导管一套、利多卡因、配制浓度为 1mg/ml 的肝素溶液 250ml、备 0℃ 5% 葡萄糖液 500ml 2 瓶及若干冰块、无菌三通管数个、无菌换能器、连接管 3~5 根、5ml、10ml 注射器各数具、静脉穿刺包、皮肤消毒用物、多功能心电监测仪、心输出量测定仪、无菌手套、复苏抢救设备等。

【具体方法】

（1）患者取平卧位，采用经皮穿刺周围静脉（常用右颈内、左锁骨下或左贵要静脉）的方法进行深静脉穿刺。

（2）穿刺成功后，用尖刀片将穿刺点皮肤挑开一小口，皮下用蚊式钳轻轻扩张分离，经静脉穿刺针插入导引钢丝，退出穿刺针后，将导管鞘套在静脉扩张器外（7F 导管用 8.5F 导管鞘），通过导引钢丝放入静脉。

（3）退出导引钢丝，再将导管鞘沿静脉扩张器送入，退出静脉扩张器后即可通过导管鞘插入漂浮导管。

（4）导管的定位：一方面根据插入深度，另一方面根据导管远端开口所测得的压力数值及压力波形判断。

（5）导管抵达上腔静脉后，将压力换能器校零，与远端腔连通，观察压力波形。此时可部分充盈气囊，压力曲线可随呼吸变化，如患者咳嗽，则压力变化明显，这种压力变化是导管进入胸腔内静脉的标志。

（6）导管抵达右心房后，将气囊充气（7F 0.8~1.2ml，5F 0.5~0.8ml，最好用 CO_2 气体），由血液带动导管漂浮前进。术者只能在患者吸气时轻轻推送，切忌过快插入，以免导管在心腔内弯曲、打结。

（7）边进管边监测：压力波形改变，当导管到达肺动脉并出现 PAWP 波形时，应立即将气囊放气，放气后转变为 PAWP 波形，此时，可再次向气囊充气，若充气不足 0.8ml 即出现 PAWP 波形，提示导管插入过深，太接近肺动脉远端，应退出少许，直至到达最佳嵌顿位置。

（8）冲洗管腔后固定，并用无菌纱布覆盖。如条件许可，可行床旁透视或拍片，以明确导管尖端的确切位置及整个导管在心腔内的走向。

【注意事项】

（1）严密观察病情变化，包括生命体征、神志、伤口出血等，做好详细记录。

（2）按病情需要，及时测定各项参数。换能器头应置于心脏水平，与之连接的三通管应取直线，每次测压前应调整零点。通过压力波形确定所在部位后，记录数据，数据应准确无误。

（3）术后常规应用抗生素，严格执行无菌操作的各项规定，三通管、换能器等均应以无菌治疗巾铺垫。测压和测心输出量时尤应注意预防感染。不需要时应及时拔除。

（4）留置导管一般不超过 72 小时，肺动脉管和右房管，持续以 2‰肝素液慢速滴注（3~5ml/h），防止凝血，保持通畅。

（5）每班检查导管固定情况，防止导管移位或脱出。当波形改变时，应调整位置，使之准确。必要时，摄床旁 X 线片，以明确导管位置。

（6）持续监测心律的变化，测量 PAWP 时，充气量不要超过 1.5ml，间断、缓慢地充气。怀疑气囊破裂时，应将气囊的气体抽出，同时拔除导管。

（7）气囊过度膨胀或长期嵌楔，血管收缩时气囊受压，以及导管等原因可导致血栓形成。应持续监测肺动脉压力和波形，可通过胸片检查导管尖端位置，预防肺栓塞。气囊充气过度，肺高压的患者其肺动脉壁脆而薄，可引起肺出血和肺动脉破裂。

（8）漂浮导管拔除时，应在监测心律的条件下进行。拔管后，施行局部压迫止血。导管进行一次性处理不可再用。

四、主动脉内球囊反搏术

主动脉内球囊反搏（IABP）是使用比较广泛而有效的左心室辅助治疗方法。将一根特制的带有气囊的导管插入肺主动脉，与反搏泵装置连接，于心室舒张期气囊充气，冠状动脉灌注压升高，收缩期气囊排气，左心室做功减少，降低心肌氧耗，改善心功能。

【适应证】①高危险患者预防性应用，如冠心病患者术前心功能NYHA Ⅳ级，射血指数<0.3 的患者；②心脏术中，心泵衰竭、脱离体外循

环机困难者；③术后顽固性心力衰竭、重症低心输出量综合征；④药物治疗无效的心肌缺血；⑤顽固性、严重的心律失常。

【具体方法】

（1）用 Seldinger 穿刺法：气囊导管经鞘套管插入股动脉。常规消毒双侧腹股沟部位，扪及左或右侧股动脉搏动，波动最明显处作为穿刺点，局麻下经皮刺入股动脉，取柔韧的导引钢丝，经导引钢丝将 14F 鞘导管插入股动脉，接着将气囊导管经导引钢丝从鞘导管插入胸主动脉，并与反搏泵相接，用缝针和丝线将气囊导管与大腿固定，以防气囊导管滑出。接好反搏泵装置电源，即可开始进行反搏术。

（2）切开股动脉插管法：皮肤消毒同上，于左或右侧腹股沟部位扪及股动脉，切开皮肤和皮下组织。从股深动脉起始点向上游离股总动脉长约 5cm 一段，在动脉上做一切口约 1cm，取 Dacron 或 Teflon 人造血管一段（长 10cm，直径 10mm）与股总动脉切口作端侧吻合。将气囊导管经人造血管插入胸主动脉，气囊导管的选择（20、30 和 40ml）按股动脉粗细而定，将人造血管与气囊导管用粗丝线扎紧，以防止漏血。

（3）切开升主动脉插管法：适用于股动脉、主动脉病变（如阻塞性动脉粥样硬化或动脉极度弯曲等），不仅一侧如此，经探查另一侧也有病变，并经插导引钢丝和气囊导管都失败者。

动脉描记一般选择桡动脉，该动脉显示的重搏切迹，但桡动脉描记比主动脉推迟约 50ms。因此，可将气囊导管接上动脉压换能器，通过主动脉波形以获取满意的时相。在动脉波下降至重搏切迹时气囊充气，切迹开始消失，而代之以尖锐的 v 波。舒张期增强的幅度升高提示充气时相是正确的。在等容收缩期而主动脉瓣刚启开时，气囊排气。排气时相相当于动脉波舒张期末下降支深处，则动脉压升高，但其幅度比舒张压低 10～15mmHg。气囊充气延迟，将使舒张期增强时间缩短而幅度减小。气囊排气延迟可使心室射血进入几乎完全闭塞的主动脉。气囊充气过早，由于心室仍处于射血中，以致造成射血过早中断每搏量（SV）减少，收缩末和舒张末容量升高，心室前负荷和后负荷增加。

【护理措施】

（1）严密监测生命体征及各项监测指标，随时了解 IABP 的治疗效果和存在问题。正常安放电极，确保心电图电极固定好。密切观察心电图波形及反搏器的波形。如有干扰，应立即检查。发生持续干扰时，应更换电极。反搏靠心电图的 R 波启动，反搏器的充气应表现在心电图的 T 波之后，放气在 P 波之前。如不能在正常时期充气和放气，会起到相反作用，影响心输出量。

（2）监测肺功能：插有 IABP 导管的患者，多数带有气管插管行机械通气治疗，因而易发生呼吸道、肺部感染。又因 IABP 导管的插入限制了患者的活动，容易发生肺不张。所以，应注意呼吸功能监测，并协助患者做床上活动。变换体位时，注意患者床头抬高应<30°，以免气囊导管插入主动脉过深而造成其他危险。

（3）插管：肢体局部切勿受压或缠绕过紧，以防肢体远端缺血。应定时检查肢体温度、颜色和脉搏，了解供血情况。注意局部切口或穿刺部位有无渗血及血肿。

（4）机器每运转 1 小时需用氮气或二氧化碳重新充气气囊 1 次，以防发生反搏不良情况。遇有心率超越上、下限发生警报，动脉舒张压低于阈限充盈压，无激发信号时，应报告医师。

（5）预防感染，严格执行无菌操作。每 24 小时更换伤口敷料，以了解伤口局部情况。结合体温、血象，按医嘱给予抗生素，预防感染。

（6）预防血栓形成，结合 ACT 值，每 4~6 小时给予肝素，保持患者凝血酶原时间适当延长。要注意观察皮肤、伤口、胃液等有无出血倾向，防止出血并发症。

（7）每日摄床旁 X 线片，了解气囊导管的位置、主动脉形态、有无肺充血、肺水肿或肺不张等。

（8）重视精神和心理护理，鼓励患者要充满信心地接受治疗。应保持周围环境的宁静和整洁，避免忙乱惊慌而给患者带来心理负担。

（9）撤出气囊导管要稳妥进行。按医师指令，应逐渐减少反搏次数，将反搏与心跳的比例减至 1∶4（即心跳每 4 次反搏 1 次），当反搏减至 1∶8 达数小时，观察生命体征平稳即可拔除。拔除导管后，局部压迫 30 分钟止血，然后加压包扎。

【注意事项】

（1）使用反搏装置前应按操作手册的程序先测试该装置，待运行正常才可插气囊导管。

（2）根据动脉粗细选择合适的气囊导管，检查气囊是否漏气。气囊充气不宜过分膨胀，气囊内灌注 CO_2，能避免气囊漏气发生气栓的危险。

（3）穿刺和切开动脉前 3 分钟，静注肝素以防凝血。但也可不用肝素，而选择右旋糖酐 40 或阿司匹林，以防血小板凝聚。

（4）将心电信号（调整电极位置以描记满意的 QRS 综合波）和桡动脉波信号输入反搏装置的相应接收插口。

（5）反搏启动，可先采用1∶2或1∶4方式，即每2次或4次心跳旋转反搏泵1次，以便准确调节充气和排气时相。

（6）施反搏的有效功能是：患者的收缩压>60mmHg，脉压>15mmHg。

【常见并发症】

（1）下肢出血：最常见，应用直径大的导管发生率较高。存在髂动脉狭窄的患者也容易发生。

（2）插管部位出血：多与使用抗凝剂有关。

（3）气囊漏气：因过度充气所致，有时主动脉壁钙化斑亦可损坏气囊，导致漏气。

（4）血栓栓塞：由于抗凝不足，产生血栓而引起。

（5）感染。

（6）血小板减少：在应用IABP 5~7天后发生，应经常检查血小板计数。当血小板减少时，应与弥散性血管内凝血相鉴别。

（7）升主动脉夹层瘤：由于损坏主动脉壁所致。当患者主诉背部和肩胛骨之间有剧痛时，应怀疑此种并发症而进行检查，必要时做主动脉造影。

（8）下肢水肿：因导管刺激血管壁，引起渗透性增强，产生组织水肿。

五、桡动脉穿刺插管术

【用物】碘伏、棉签、1%利多卡因1支、动脉穿刺套管针1套、5ml注射器3具、无菌穿刺包1套、无菌手套2副、透明胶布贴两贴、肝素生理盐水（2‰肝素液）。

【具体方法】

（1）患者平卧，一般穿刺左手，手臂伸直掌面向上平放于小木板上，腕下垫一纱布卷，使腕关节背曲60°左右，以使腕部皮肤绷直而便于穿刺，手指和前臂分别用胶布或绷带固定于木板。

（2）常规消毒铺洞巾。消毒范围上自肘远端皮皱，下至指尖两侧过侧后线。

（3）清醒患者用利多卡因局麻。

（4）术者用左手示指和中指触到桡动脉搏动，示指在穿刺点远端将皮肤稍稍向后绷紧，右手持针穿刺。成人用16~14G（内径1.5~1.8mm），小儿用20~18G（内径0.8~1.0mm）留置套管针。在第1和第2腕横纹之间正对桡动脉处进针，针尾与皮肤呈30°左右夹角，在皮下隧行1~1.5cm

后进入桡动脉，此时可见针尾有鲜红色、压力较高的动脉血流涌出。

（5）固定针芯不动，沿血管走向将套管送入动脉，然后退出针芯。

（6）若套管插入后血流不畅，可能为套管折叠、进入夹层或穿破动脉。应将套管徐徐退出，直到管尾有血液喷出，调整好方向再送入。

（7）穿刺成功后，用肝素生理盐水冲洗管腔，连接测压装置，用透明胶布固定套管针和连接管。

（8）放松手臂，准备测压。

（9）整理用物。

【注意事项】

（1）严格无菌操作，预防感染。

（2）操作仔细、轻柔、尽量避免反复穿刺，减少对动脉的损伤。

（3）定时用肝素生理盐水冲洗，保持通畅。若套管内有血凝块，应尽量吸出，不可注入，必要时拔出套管，更换测压部位。

（4）若留置过程中，发现桡动脉血栓形成，并有远端缺血，须立即拔出测压套管，必要时手术探查取出血凝块。

（5）拔除套管针后，应立即按压局部穿刺点15~20分钟，确认无出血后，用无菌纱布覆盖，胶布固定。

六、股动脉穿刺插管术

【用物】碘伏、棉签、1%利多卡因1支、动脉穿刺套管针1套（应较长10~20cm）、5ml注射器3具、无菌穿刺包1套、无菌乳胶手套2副、透明胶布贴两贴、2‰肝素生理盐水。

【具体方法】

（1）患者取卧位，穿刺侧髋关节外展外旋30°~45°，屈膝45°左右。穿刺点定在腹股沟韧带下方3~4cm，正对股动脉搏动处。如患者因体胖皮下脂肪厚，休克等动脉搏动不易触及时，或操作者技术不太熟练时，宜先做好动脉走向和穿刺点标记。

（2）常规消毒（以穿刺点为中心，上、下、左、右各15cm范围内）、铺洞巾和局麻后，以左手示、中和环指触到动脉搏动，一指尖在一直线上标示动脉走向，示指与中指分开并稍向远端绷紧皮肤。右手持针从示、中指间进针，进针角度30°~45°，进针3~4cm时可穿刺动脉，此时有较高压力的动脉血从针尾喷出。立即用拇指堵住针尾以免大量失血，并执稳针芯位置不动，沿血管走向送入套管。

（3）接上肝素生理盐水注射器冲洗，并观察回血。如冲洗通畅，停止推注时有较高压力回血（注射器活塞被自动推向外），则证明套管针在动脉内。

（4）连接测压管并妥善固定。若套管针较短，可经套管针再放入测压导管，冲洗后固定，连接测压系统测压。

（5）进针时也可在穿刺针尾连接装有肝素生理盐水的注射器，当穿刺到动脉，送入套管后，再将注射器与针芯一起退出。此法好处为：在低血压、休克患者穿刺时，可避免穿刺针对穿动脉。因动脉内张力低，血从针尾涌出不明显，若边进针边抽血可抽到回血，并可根据血液颜色和压力判断是否为动脉血。

（6）对动脉压力高者，可减少穿刺置管过程中失血。

【注意事项】

（1）应避免在腹股沟上方穿刺，因为一旦穿破动脉引起出血或血肿时，用压迫的方法难以止住，可导致腹膜后积血。

（2）与桡动脉置管一样，也有血栓形成、栓塞、出血和假性动脉瘤形成的并发症，故其他防治措施同桡动脉置管。

七、肱动脉穿刺插管术

【用物】碘伏、棉签、1%利多卡因、动脉穿刺针导管1套、5ml注射器3具、无菌穿刺包1套、无菌手套2副、透明胶布贴2贴、2‰肝素生理盐水、缝合包1套。

【具体方法】

（1）患者取平卧位，穿刺侧手臂掌面向上平放于体侧或放于一长形木板上，肩关节外展45°左右。穿刺点在肘窝中横纹以上1~2cm，正对肱动脉搏动处。

（2）常规消毒、铺洞巾和局麻。消毒范围自穿刺点上下各15cm，两侧过侧后。

（3）术后以左手示、中、环指尖扪到肱动脉搏动，右手持针从示、中指间以30°~40°角度正肱动脉穿刺。当穿刺针进入动脉时，针尾有压力较高的动脉血涌出（或将连接的注射器活塞向外推压）。左手掌稳针芯，并用拇指堵住针芯外口（或连接注射器），以免失血过多，右手顺势将套管针送入肱动脉。

（4）检查回血，如通畅用肝素生理盐水冲洗后连接测压管，用缝线将套管针固定在穿刺处皮肤上，然后用透明胶贴覆盖固定。

【注意事项】

（1）如穿刺到动脉，但套管针插入有阻力或插入后无出血，可能为套管针进入夹层、假道或对穿动脉。此时可将套管针慢慢后退，当退至有回血时再轻轻插入，如不成功，需退出套管，压迫数分钟后再重新穿刺或更新穿刺途径。

（2）如穿刺时抽到（或穿刺针尾涌出）压力低、色暗红的静脉血，在排除休克、缺氧、心跳呼吸骤停等情况下，应考虑误穿肱静脉。如不需要保留此静脉通路，则退出穿刺针，压迫数分钟后再穿刺动脉或改用其他途径穿刺。

八、颈内静脉穿刺插管术

【用物】中心静脉穿刺包1套、生理盐水、局麻药、穿刺套管静脉导管、5ml注射器3具、无菌手套2副、缝合包1套、碘伏、棉签、透明胶布贴等。

【具体方法】

（1）患者去枕平卧，肩下垫一薄枕，使头低15°～20°，头转向对侧，操作者站立于床头进行操作。

（2）常规消毒、铺洞巾。消毒范围上至下颌缘，下至乳头平面，外侧到颈后、肩峰和腋前线，内齐对侧锁骨中线。用1%利多卡因3～4ml做好皮丘和局部浸润麻醉，并用局麻针试穿刺，以探明颈内静脉位置和深度。用生理盐水冲洗穿刺针后，将针芯与针套套在一起，中心静脉导管放入导管芯。进口穿刺针的针尖锐利，质量也较好，不需预先挑开穿刺点皮肤或打隧道。

（3）用5ml注射器抽取生理盐水3～4ml，接上穿刺针，排净空气。右手拇指和示指持穿刺针柄进行穿刺，中指在穿刺点后方将皮肤稍向后紧绷，左手握住注射器，边进针边轻轻回抽。

（4）穿刺颈内静脉后，沿静脉走向再进针0.5cm（注意角度，避免对穿过静脉），检查回血好，证实确在静脉内后（回抽通畅，血流呈暗红色，压力不高，停止回抽时注射器活塞不被自动推出），左手执稳针芯和与之连接的注射器不动，右手将针套顺着静脉送入。退出针芯，并立即用拇指堵住针套外口，防止空气进入。于患者呼气期通过针套插入中心静脉导管，然后退出针套。

（5）拔出导管芯，用生理盐水冲洗管腔，检查回血通畅，置管深度合适后连接压力换能器测压或输液。最后将导管在穿刺点附近皮肤上环形固定3～4针。然后用透明胶布覆盖。

【注意事项】

（1）颈内静脉穿刺，一般患者进针 1.5~3cm，胖者 2~4cm，多能穿到静脉。若进针>4cm 仍未抽到回血，可能是进针方向和角度不合适，或因静脉张力过低，被推扁后对穿过。此时不宜再盲目进针，而应徐徐退出，边退边回抽，退至皮下，调整方向或角度后再进针。有时在退针过程中可抽到回血，证明已穿过静脉，多因穿刺针与静脉间角度过大所致，若回血很通畅，可试插入针套，如插入困难或已形成血肿，则应拔出穿刺针，压迫数分钟后再穿刺。

（2）从穿刺点到右心房的距离成人为 15~20cm，身材矮小，颈短者距离更短些。中心静脉插管深度以导管尖位于上腔静脉内为宜，女性 12~14cm，男性 13~15cm，小儿 5~8cm，插管太深进入右心房或右心室，容易引起心律失常，且测压结果不准确。但在插管操作时，宜先多插入数厘米，因为退针套时要随之退出一段导管。

（3）若检查导管回血不畅，应边回抽边慢慢退管，直至回血很好，调整好所需深度再固定。

（4）穿刺、置管过程中及导管插入后，需要注意避免空气进入静脉，特别是 CVP 很低的患者或深呼吸时，空气很容易从敞开的穿刺针或导管进入，引起气栓。因此，穿刺时应连接注射器，移开注射器后立即用手指暂时堵住针尾，最好于患者呼气期插管，且插管时导管内应有管芯或帽塞，可防止空气进入。

九、锁骨下静脉穿刺插管术

【用物】中心静脉穿刺包 1 套、无菌手套 2 副、1%利多卡因 1 支、缝合包 1 套、生理盐水 1 支、5ml 注射器 3 具、碘伏、棉签、透明胶布贴两贴。

【具体方法】

（1）患者去枕平卧，上肢平放于体侧，头转向对侧，将床尾抬高约30cm，以增加锁骨下静脉压力，便于穿刺，有利于穿刺时血液回流，避免空气进入静脉发生气栓。在两肩胛之间脊柱正中垫一小柱形枕，使穿刺侧肩关节尽量下垂，术者位于穿刺侧床边进行操作。

（2）穿刺部位：两侧锁骨下静脉均可采用，一般多选用右侧，因为左侧有胸导管经过，胸膜顶位置较高，容易损伤；且右锁骨下静脉较直，易插入导管。取锁骨中点内侧之 1~2cm 处之锁骨缘为穿刺点。

（3）以穿刺点为中心，用碘伏严格消毒皮肤，消毒面积应略大，铺洞巾。

（4）用1%利多卡因3~4cm做好皮丘和局部浸润麻醉。将5ml注射器吸满生理盐水与穿刺针头连接，排净空气，连接处必须紧密，不得漏气。

（5）在选定穿刺点进针，刚进针时穿刺角度可稍大些（约45°），进到锁骨后转为平顺，针尖指向胸骨切迹（如未穿刺到静脉，再次进针时针尖指向可在胸骨切迹与喉结之间的范围内进行调整），使针尾与胸部皮肤夹角<30°。当见有静脉血液入注射器内时，可将针头略推进，以免在呼吸或活动时针尖脱出于血管外。针体进入的深度，一般成人为3~5cm，婴幼儿为1~2cm。

（6）穿刺静脉后，固定稳针套，退出针芯，于患者呼气期插入中心静脉导管。插入深度成人12~14cm，儿童5~8cm。然后退出针套，拔出导管芯，用生理盐水冲洗管腔，检查回血通畅，置管深度合适后连接测压换能器或输液。最后将导管在穿刺点附近皮肤上固定，用透明胶布敷盖。

【特点】导管容易固定，不影响患者头颈活动。但可能损伤胸膜顶而引起气胸；如刺破锁骨下动脉，因不易压迫止血可能形成较大颈部或纵隔血肿，甚至血胸。

【注意事项】

（1）在穿刺过程中若回抽到气体，或患者出现呛咳、胸部刺痛、胸闷等症状，提示有胸膜肺损伤，应立即停止穿刺，退出穿刺针，密切观察病情，必要时拍胸片了解肺压缩情况或行胸腔闭式引流。

（2）操作过程中，穿刺针和导管均应连接注射器或导管内放入带帽塞的管芯，防止空气进入血循环而引起气栓。

（3）锁骨下动脉位于锁骨下静脉的后上方，穿刺角度过大可能穿入动脉，应尽量避免。万一穿破，术者可将双手拇指和其余四指分开，分别在锁骨上、下缘加垫压迫，持续压迫5分钟以上方能松开。由于受锁骨的限制，压迫止血的方法常不易奏效，往往在颈根部形成血肿，轻者可不影响呼吸，但使同侧再穿刺困难，可改行对侧穿刺。

（4）遇插管有阻力时，不可盲目用力硬插，可根据导管上的刻度判断导管已插入的深度，若导管前端刚过针套内口即遇阻力，多系针套未插入或已脱出静脉，处理为退出导管，用注射器从针套外口回抽，如无回血，更证明针套不在静脉内，应将针套退至皮下，安上针芯重新穿刺。

（5）严格无菌操作，预防感染。

（6）锁骨下静脉压力较低，为0~0.49kPa，吸气时可为负压。因此，在更换接头、注射器或进行插管时，均应嘱患者呼气或处于呼气后的屏气状态下，迅速地交换接头或插入导管，以免吸入空气，发生气栓。若用于输液时，应使一段输液管低于患者的心脏水平，且输液瓶内绝不应空着。

十、股静脉穿刺插管术

【用物】静脉穿刺包 1 套、生理盐水、1%利多卡因、穿刺套管针和配套的中心静脉导管、碘伏、棉签、透明胶布贴 2 贴。

【具体方法】

（1）患者仰卧位，下肢伸直并略外展、外旋 30°～45°。常规备皮，不能平卧位者可取半卧位姿势穿刺。

（2）摆好体位后，触清股动脉搏动，分别在股动脉、股静脉走向和穿刺点皮肤做好标记。消毒范围自脐平面至大腿中部两侧各到穿刺点外 10cm 以上。铺洞巾、局麻后用 7 号细针试穿刺，以探明股静脉的位置和深度。

（3）以右侧股静脉穿刺为例，术者位于患者右侧，用左手的示、中指尖触及股动脉搏动，标示股动脉走向，右手持穿刺针于股动脉搏动的内侧进针穿刺股静脉。到针尾有回血时，用盛有生理盐水的注射器反复回抽及推注 2～3 次，并观察血液颜色和压力，静脉血颜色暗红，压力低。如穿刺到动脉，则有高压力的血液自针尾喷出，或将注射器活塞向外推压，且颜色为鲜红色（有低氧血症时例外）。

（4）证实穿刺针在静脉内后，顺着股静脉走向送进套管针，退出针芯，经套管针插入中心静脉导管。最后冲洗管腔，固定导管，连接测压装置测压或输液。若行左侧股静脉穿刺，则术者站立于患者左侧，操作方法同上。

【特点】股静脉直径较粗大，定位标志明确，故穿刺容易成功。但由于穿刺插管部位距离会阴部近，容易受污染和引起感染，因此，不宜作为危重患者床旁监测的首选途径和长期保留，只能在其他穿刺插管途径失败或有禁忌证的情况下可考虑采用。

【注意事项】

（1）穿刺前清洁会阴部、穿刺点及周围皮肤。局部必须严格消毒，术者的手要戴无菌手套或消毒。

（2）若需要向股静脉内输注液体，穿刺时其针头不应垂直刺入，而应改为 45°斜刺，以免穿透血管，同时一定将针头固定好。

（3）插入中心静脉导管后，穿刺点用透气性无菌薄膜敷贴密封，接头处消毒后用无菌敷料包裹，保持穿刺部位干燥，避免污染。

（4）留置导管时间不宜过长，以不超过 72 小时为宜，若需较长时间保留导管测压或行全胃肠外营养，宜改行其他穿刺途径。

第三节　新生儿专科操作技能

一、机械通气及气道管理

1. 新生儿 CPAP 呼吸机的使用　持续气道正压通气（CPAP）是患儿存在自主呼吸时使用的人工通气，其作用机制是使患儿在整个呼吸周期接受高于大气压的气体，在呼气时施以气道正压，防止小气道和肺泡萎缩，整个呼吸周期内气道压力均为正压。如患儿不能有效自主呼吸则不适宜或用后经监测不能使病情改善应改为机械通气。

【适应证】　①轻型呼吸窘迫，头罩吸氧时氧浓度 > 60% 时，PaO_2 < 50mmHg 或 SO_2 < 85%；②拔管后出现明显三凹征或呼吸窘迫；③早产儿呼吸暂停。

【禁忌证】　①进行性呼吸衰竭不能维持血氧饱和度，$PaCO_2$ > 60mmHg，pH < 7.25；②先天畸形：先天性膈疝、气管-食管瘘、腭裂等；③心血管系统不稳定；④中枢驱动不稳定：如中枢性呼吸暂停。

【操作流程】

（1）应用 CPAP 前准备：根据患儿体重不同选择大小合适的鼻塞、根据患儿的头围选择合适的帽子、摆好患儿头部位置，清理口鼻腔分泌物。

（2）连接电源开机：开空气压缩机→接氧气→开主机。

（3）测试并调节参数：氧浓度 30%～50%，氧流量 5～7L/min，调节压力在绿区，一般为 4～6cmH_2O。

（4）戴帽子，固定鼻塞，将两侧的绷带固定至帽子的侧孔处。

（5）撤机：当 CPAP 压力 < 4.5cmH_2O、无呼吸暂停和心动过速及过缓、无脉搏氧下降、呼吸做功不增加时可撤机。脱机时先去除鼻塞及帽子改为头罩及鼻导管吸氧再行关机。关机顺序：关主机→拔氧气→关空气压缩机。

【注意事项】

（1）固定鼻塞及帽子的绷带应松紧适宜，每2小时放松一次，更换鼻塞并消毒1次/日。

（2）鼻塞大小以保证密合于患儿鼻前庭为宜，避免鼻塞过大造成压迫损伤。

（3）使用过程中如压力不足应注意检查鼻塞或管道是否松脱，不应一味增加气流量。

（4）尽量减少患儿哭闹及压力过高，以免造成气胸。

（5）随时监测生命体征及脉搏氧变化（新生儿脉搏氧保持在 88%～93%），面色反应情况如发现呼吸困难、发绀未改善应报告医师及时处理。

（6）湿化罐内蒸馏水加至安全线处，防止湿化不到位使患儿气道干燥，无法咳嗽致痰液积聚阻塞气道，并发肺炎、肺不张；温度调至 36℃ 左右；及时清除管道内凝集的水分，防止随气流进入患儿气道；避免湿化罐内水分蒸发干损伤气道。

（7）为减轻腹胀及胃潴留，应常规放置胃管行胃肠减压。

（8）根据病情需要吸痰，可不作为常规操作，以减少刺激。蒸馏水每日更换，操作前后洗手，避免交叉感染。

【保养维护】

（1）CPAP 呼吸机的操作者，应熟练掌握呼吸机性能、使用方法、故障排除等，以免影响治疗效果或损坏机器。

（2）专人负责管理，定期维护、保养，并及时记录。

（3）使用过程中，空压机过滤网，每日清洗 1 次。

（4）CPAP 呼吸机主机和面板每日用有效氯溶液擦拭，每晚紫外线灯照射。

（5）湿化罐用清水冲洗后，放于 500g/L 的有效氯溶液中浸泡 30～60 分钟后，然后用清水冲洗，晾干送消毒供应室行环氧乙烷低温灭菌。

2. 新生儿呼吸机的使用 机械通气的目的在于改善通气、换气功能，纠正低氧血症和高碳酸血症，改善临床症状，为治疗呼吸衰竭的原发病争取时间。新生儿常用的通气方式为：同步间歇指令通气（SIMV），此种呼吸机能够识别患儿吸气初期气道压力或气体流速，触发呼吸机以预设的参数进行与患儿同步吸气；当患儿呼吸暂停时，呼吸机能以设定的参数控制通气，用于锻炼自主呼吸。

【适应证】

（1）相对指征：①频繁间歇性呼吸暂停对药物干预无效；②血气分析急剧恶化，机械通气估计难以避免时可考虑早期应用；③患儿呼吸非常困难，为减轻患儿的呼吸做功；④新生儿呼吸窘迫综合征（NRDS）需要用肺表面活性剂治疗时。

（2）绝对指征：①长时间呼吸暂停；②PaO_2 50～60mmHg 而吸氧浓度 60%～70%；③$PaCO_2$>60mmHg 伴持续性酸中毒（pH 为 7.2～7.25）；④全麻患儿。

【操作流程】

（1）呼吸机的准备：连接呼吸机管道，加蒸馏水至水位线，连接电源。开机顺序：开空气压缩机→接氧气→开主机。注意空气压缩机压力表指针应位于绿区，打开湿化罐开关。

（2）调节呼吸机参数：以患儿口唇、皮肤无发绀、胸廓适度起伏、双肺呼吸音清晰为宜，且以动脉血气结果判断呼吸机参数设置是否适宜。一般氧浓度为 35%~45%，呼吸频率 40 次/分，PIP 20~25cmH$_2$O，PEEP 4~6cmH$_2$O，吸气时间 0.5s，流速 8~10L/min。

（3）连接气管插管，密切观察患儿神志、面色、口唇、甲床颜色、呼吸、心率、尿量、脉搏氧等变化，如呼吸机调节不适宜可出现胸部明显起伏、血压下降，表明通气过度。或出现烦躁不安、发绀加重、心率加快，表明通气不足或低氧血症，应立即通知医师及时处理。

（4）撤机：一般首先降低氧浓度和 PIP，然后降低呼吸频率，同时观察胸廓运动、脉搏氧和血气分析结果。当 PIP 为 18~20cmH$_2$O，PEEP 为 2~4cmH$_2$O，频率<10 次/分，如动脉血气正常可转为 CPAP 模式，维持原有 PEEP 值，CPAP 维持治疗 1~4 小时，血气结果正常即可撤机。拔管前应用氨茶碱、纳洛酮等呼吸兴奋剂；拔管时，先吸净插管内及口鼻腔内的分泌物；准备头罩、氧气；拔管后留取痰培养；视患儿情况给予雾化吸入，减轻喉水肿等。

（5）关机顺序：关主机→拔氧气→关空气压缩机。

（6）使用机械通气的并发症：①气道损伤；②气管插管并发症，插管堵塞、插管意外脱管；③慢性肺部疾患；④气漏综合征；⑤感染；⑥早产儿视网膜病变；⑦神经系统并发症。

【注意事项】

（1）监测呼吸机运转情况：定时查看监测指标，听到报警音迅速处理。注意连接处有无漏气、松脱，经常检查插管固定是否牢固；操作过程中注意防止管路滑脱；记录插管刻度严格交接班；床旁备氧气和复苏气囊便于抢救。

（2）正确吸痰：吸痰前加大氧浓度，翻身拍背，选择合适的吸痰管，插入吸痰管深度超过插管 1cm，听到"嗞嗞声"时，左右旋转缓慢退出，吸痰时间<15 秒，待患儿生命体征平稳后下调氧浓度。避免盲目吸痰、吸痰时间过长、吸痰管插入过深等。吸痰后，立即给予复苏气囊加压给氧，待心率和脉搏氧恢复正常后，迅速连接呼吸机。

（3）预防感染：操作前后洗手，严格无菌操作，呼吸机专人负责，按要求做好清洁和消毒，病室定时通风，每日紫外线消毒。

（4）严密监测生命体征及循环功能：监测体温、心率、ECG、血压、尿量、中心静脉压及周围循环情况。观察患儿自主呼吸强弱，是否与呼吸机同步。

（5）尽量避免患儿烦躁：适当镇静防止颅内出血。

（6）做好基础护理：注意保暖，每日口腔及脐部护理各 2 次，保持患儿皮肤及周围环境清洁，2~4 小时翻身一次，避免压疮。

【保养维护】

（1）呼吸机的操作者，应熟练掌握呼吸机性能、使用方法、故障排除等，以免影响治疗效果或损坏机器。

（2）呼吸机应有专人负责管理，定期维护、保养，并及时记录。

（3）使用过程中，蒸馏水及吸痰用的无菌注射用水每日更换；每日用有效氯消毒液擦拭呼吸机主机和面板；管路定时更换消毒；压缩机空气过滤网每日清洗一次。

（4）湿化罐用清水冲洗后，晾干送消毒供应室行环氧乙烷低温灭菌。

3. 一氧化氮仪的使用

【适应证】公认的适应证为新生儿低氧性呼吸衰竭和肺动脉高压，潜在适应证为儿童复杂先天性心脏病合并肺动脉高压、儿童和成人急性肺损伤。

【应用指征】①低氧血症性呼吸衰竭，呼吸机正压通气下，$FiO_2 > 60\%$，$SpO_2 < 80\%$；②肺动脉高压根据多普勒心脏彩超、心导管或临床诊断，以出现动脉导管、卵圆孔的右向左分流、三尖瓣反流等为依据。

【禁忌证】①严重左心发育不良或动脉导管未闭的患儿；②严重出血，如颅内出血、脑室内出血、肺出血等，在出血得到控制后，病情变化仍然适用时可以使用；③严重贫血，在血红蛋白 $< 80g/L$ 时必须输血后，方能考虑治疗有适应证；④高铁血红蛋白还原酶缺乏症，包括先天性或获得性。

【操作流程】

（1）与呼吸机连接。

（2）打开电源开关，调至"增强模式"。系统自动显示"预热 5∶00"后，"清零 3∶00"。

（3）显示设置参数：标定 NO（为 NO 罐上标签浓度，如 805）、潮气量（5~8ml/kg）、呼吸频率和呼吸比（潮气量、呼吸频率、呼吸比与呼吸机设置参数一致）、NO 治疗浓度［起始浓度（10~20）$\times 10^{-6}$，维持浓度 5$\times$

10^{-6}]、治疗时间（光标所在位置可设置、完成单个参数后，按"OK"，按"↑↓"移动光标，按"→←"光标在数字间移动）。

（4）"→"设置完成。

（5）开高压表，再开减压表（0.2~0.4之间，一般为0.3），按"OK"键治疗。

（6）修改参数：按"ESC"返回到设置菜单进行修改。

（7）关机顺序：关高压表，开减压表，所有压力归零后再关减压表。NO治疗仪继续工作20~30分钟排完余气后，关电源。

【注意事项】

（1）有禁忌证患儿禁止使用。

（2）使用期间，严密观察患儿生命体征及脉搏氧情况，发现病情变化，及时报告医师，及时调整参数。

（3）NO的撤离：一般在肺动脉高压患儿血氧改善，右向左分流消失，吸入氧浓度降至40%~45%，平均气道压<10cmH$_2$O时，可考虑撤离NO。

4. 新生儿气管插管的护理配合 气管插管术广泛应用于新生儿急救，一般选用3~3.5号的气管插管，<1000g的患儿使用2.5号管，插入的长度为公斤体重+6cm，插入至声门下1~2cm。

【适应证】①新生儿窒息复苏；②呼吸心搏骤停；③胎粪性羊水吸入需气管内吸引；④呼吸机辅助呼吸；⑤获取气管内分泌物做培养。

【插管途径】①经鼻插管；②经口插管：一般选用经口气管插管术，易于操作便于抢救时争取时间。

【物品准备】复苏气囊、面罩、氧气、吸痰管、吸痰器、无菌手套、无菌生理盐水、喉镜、电池、气管导管（根据患儿体重选择）、胶布（马蹄形胶布2条）、听诊器、胃管、20ml注射器、呼吸机。

插管选择及插入深度见表3-2。

表3-2 插管选择及插入深度

胎龄（周）	体重（g）	插管型号（内径）	插入深度为唇至管端（cm）	吸痰管型号（F）
<28	<1000	2.5	7	5~6
28~34	1000~2000	3	8	6~8
34~38	2000~3000	3.5	9	8
>38	>3000	3.5~4.0	10	8~10

【操作流程】

（1）备齐用物至辐射台，协助医师打开无菌器械，如气管插管包等。连接氧气管与复苏气囊，打开氧流量。

（2）准备负压吸引，连接吸痰管，试吸备用。

（3）将患儿抱至辐射台，连接心电监护仪，摆好体位，取仰卧位，肩部抬高，头后伸使下颌、气管、剑突呈直线，开放气道，按需要固定头部。

（4）进行插管时护士应密切观察患儿生命体征。如有心率减慢、发绀等情况应暂停操作，给予复苏气囊加压给氧，待患儿面色转红、心率回升后再行插管。

（5）导管插好后应先用100%氧气气囊加压给氧，医师听诊双肺呼吸音清晰对称，查看胸廓起伏一致，确定导管位置正确后用胶布固定。检查导管外露长度，如过长可适当剪短（用无菌剪刀），防止死腔过大影响通气效果，保持导管安稳防止脱出。

（6）留置胃管，以防止胃扩张和呕吐时引起导管脱落。

（7）如导管松脱应重新固定，并报告医师重新确定导管位置。

（8）将患儿抱至床旁，连接呼吸机。

（9）插管后拍X线片，确定插管位置，正确位置为第二至第三胸椎之间。

【注意事项】

（1）复苏气囊加压给氧的频率是40次/分，潮气量为6~8ml/kg。

（2）插管成功后，及时给予留置胃管，抽出胃内容物。

（3）插管过程中密切观察患儿生命体征及脉搏氧情况，并及时报告医师。

5. 新生儿气管内给药　新生儿气管内给药主要为肺表面活性剂（PS），需两人合作完成。PS有两种剂型需冷冻保存，干粉剂在用前用生理盐水溶开摇匀，预热；混悬剂用前解冻摇匀并预热，使PS颗粒更好地分散。

【物品准备】无菌手套、无菌剪刀、硅胶吸痰管（6F，8F）、5ml注射器、尺子、皮肤消毒剂、棉签、复苏气囊、氧气。

【操作流程】

（1）测量气管插管前端到外口的长度，将吸痰管剪至测量长度备用。

（2）给药前，充分吸净插管及口鼻腔内分泌物，保持呼吸道通畅，确定导管位置，听诊双肺呼吸音，如患儿烦躁可给予镇静剂。

（3）将复温好的药物上下转动，勿震荡，使药液呈均匀状态，消毒瓶口，医师戴手套，将药液抽吸至5ml注射器内，去针头连接备用的吸痰管。

（4）分离插管与呼吸机，将与注射器相连的硅胶管通过插管送至导管前端，分仰卧位、左、右侧卧位于患儿吸气时分3次快速注入，每次注入完毕后用复苏气囊加压3~5分钟使药液充分弥散。严密观察患儿心率、脉搏氧、呼吸、血压的变化，如出现呼吸暂停、心率下降应暂停给药，配合医师加压给氧，待生命体征平稳后再继续给药。最后打入少量空气将残余药液注入，以保证药量准确。

（5）给药完毕后，复苏气囊加压给氧10~15分钟后连接呼吸机，提高通气峰压，使药液在肺泡内充分弥散，给药后30分钟常规做血气，根据结果及时调整呼吸机参数。

【注意事项】

（1）用药后取仰卧位，6小时内禁止吸痰。

（2）由于是气管内直接给药，应严格执行无菌操作。

（3）用药前给予镇静剂，减少患儿刺激后咳嗽，致药液喷出。

6. 新生儿氧疗　吸氧疗法是指通过给氧，提高动脉血氧分压和动脉血氧饱和度，增加动脉血氧含量，纠正各种原因造成的缺氧状态，促进组织的新陈代谢，维持机体生命活动的一种治疗方法。

【给氧指征】严重呼吸困难的患儿需要给氧多无异议，但对中等度缺氧的患儿是否给氧，应根据血氧监测而定。通常吸入空气时，血氧分压在50~60mmHg应考虑给予吸氧。因为在血氧分压低于60mmHg时，血氧分压的轻微下降可引起血氧含量的明显减少。

【物品准备】氧气装置1套（氧气装置有2种：一种为氧气筒、板钳、氧气表、湿化瓶，另一种为中心供氧装置、氧气流量表、湿化瓶）；鼻导管、棉签、胶布或氧气面罩、头罩等。

【操作流程】

（1）携用物至患儿床旁，做好解释：先关紧流量表开关，打开总开关，再慢慢打开流量表开关，连接鼻导管，观察氧气流出是否通畅，然后关闭流量表开关。

（2）**鼻导管法**：为低流量给氧法。氧流量为0.3~0.6L/min，用于病情较轻的患儿。①用湿棉签清洁鼻腔；②打开流量表将鼻导管用水湿润后，自鼻孔轻轻插入鼻腔，长度约为1cm；③用胶布将鼻导管固定于鼻梁部。

（3）**鼻旁管法**：于鼻导管旁开一约1cm的狭小孔，将其固定于患儿鼻孔前，封闭一侧断端，另一侧接氧气，流量为 0.5~1L/min，适用于恢复期患儿或缺氧不严重者。

（4）面罩给氧法：常用氧流量为 1~1.5L/min。①检查面罩各部功能是否良好；②放置面罩，使其与患儿面部密合，以橡皮带固定；③定时间断地移去面罩，检查皮肤的压迫部位，防止皮肤损伤。

（5）鼻塞法：适用于长期用氧者，无导管刺激黏膜的缺点，患儿舒适，使用方便。①拭净鼻腔，将鼻塞塞入鼻孔，鼻塞大小以恰能塞严鼻孔为宜，塞入勿深；②调节流量同鼻导管法。

（6）头罩吸氧法：常用流量为 2~5L/min。将患儿的头部置于头罩内，罩面上有多个孔，可以保持罩内的氧浓度及吸入氧浓度，均可按要求调节，即按不同的氧气、空气比例调节所需的吸入氧浓度，加湿后吸氧，头罩与颈部之间要保持适当的空隙，头部不需固定，能自由转动，使患儿感到舒适，但要求罩内空气、氧气混合流量至少 5L，否则会使罩内二氧化碳重新吸入，同时必须在罩内近口、鼻处放置吸入氧浓度检测仪。

【注意事项】

（1）切实做到防火、防油、防震。氧气筒存放阴凉处，周围严禁烟火或放置易燃物品，禁止在氧气表的各接头处涂油。

（2）治疗过程中，经常观察患儿缺氧情况有无改善、氧气装置有无漏气、流量表指示与流量是否正确。调节流量时，应先分离导管或移动面罩后进行，以防高压氧冲入呼吸道损伤黏膜。

（3）持续用氧者，应经常检查鼻导管是否通畅，每 8~12 小时更换鼻导管 1 次，并更换鼻孔插入，以减少对鼻黏膜的刺激与压迫。

（4）筒内氧气切勿用尽，至少保留 5kg/cm² 压力，以防外界空气及杂质进入筒内，于再充气时引起爆炸。

（5）氧气筒要有标志，注明"满"或"空"字，以便于使用时鉴别。各班交接班时，应检查氧气装置是否有缺损、漏气，氧气量是否够用，如有缺损、漏气应补充及修理，以免影响急救和治疗。

（6）给氧浓度：给氧浓度视患儿的需要而定。一般供氧浓度以能保持患儿的血氧分压在 50~80mmHg（早产儿 50~70mmHg）为度。要达到患儿的氧需量而不产生诸如脑、眼、肺的有害后果，必须进行血氧分压或动脉血氧饱和度的监测。要求早产儿经皮脉搏氧监测在 85%~93% 之间即可。

7. 新生儿吸痰技术　新生儿吸痰法是经口、鼻腔、人工气道将呼吸道的分泌物吸出，以保持呼吸道通畅，预防吸入性肺炎、肺不张、窒息等并发症的一种方法。

【目的】 ①彻底清除呼吸道分泌物，确保呼吸道通畅；②促进呼吸功能，改善肺通气；③预防肺部并发症的发生。

【物品准备】 电动吸引器或中心负压装置，治疗盘内：F6 或 F8 吸痰管数根、玻璃导管一只（连接吸痰管及吸引器导管）、纱布数块、棉签、治疗碗内盛生理盐水、一次性无菌手套、弯盘。

【操作流程】

（1）洗手、戴口罩。

（2）物品准备。

（3）检查吸引装置性能与负压，连接吸痰管。

（4）戴手套，阻断负压：①经口腔、鼻腔插入导管，开放负压，边旋转边吸鼻腔；②气管插管者经插管吸引。

（5）分离吸痰管，一次性吸痰管直接放入医疗废物袋中。

（6）擦拭口腔，整理用物。

【注意事项】

（1）吸引前先检查吸引器效能是否良好，吸引导管是否通畅，连接是否正确。

（2）将患儿头侧向一侧，并略向后仰。吸痰管由口腔颈部插至咽喉部，在患儿吸气时将吸痰管插入气管。先吸口腔，再吸鼻腔（颅底骨折患儿禁用）；气管插管或气管切开患儿，可由气管插管吸痰。

（3）痰液黏稠时，可配合雾化吸入、叩背，提高吸痰效果。

（4）吸痰前后应加大氧流量，吸痰压力<13.3kPa（100mmHg），一次吸痰不应超过 15 秒。连续吸痰总时间不超过 3 分钟。吸痰完毕，立即给予复苏气囊加压给氧，使肺扩张。

（5）吸痰管应自下慢慢向上移，并左右旋转，吸净痰液，禁止固定一处吸引，吸痰过程中，注意观察患儿面色、皮肤颜色。

（6）严格无菌操作，一次性吸痰管用后弃去，每次吸痰均需要更换吸痰管，每日夜班晨起更换吸痰用生理盐水，储液瓶内吸出的液体应及时倾倒，不得超过 1/2 满，储液瓶按规定消毒。

（7）玻璃接头备用时，插入生理盐水瓶内，不得接触液体。

（8）储痰瓶及吸痰连接管、玻璃接头每周消毒一次，停止使用后进行终末处理。

二、新生儿远红外线辐射抢救台和暖箱的使用

1. 新生儿远红外线辐射抢救台的使用 新生儿远红外线辐射抢救台是

利用热辐射源对患儿进行开放式保温治疗，用于对早产儿、新生儿体格检查、手术后护理及危重抢救等。

【适应证】①产房内对刚娩出的新生儿进行擦干身体、吸分泌物、量体重、脐部护理、复苏等护理或抢救操作；②对新生儿做一些暴露躯体的操作时（如抽血、腰穿等）；③对危重新生儿进行抢救时。

【操作流程】

（1）接通电源，打开总开关、照明灯电源开关、控制仪电源开关，检查各部位是否正常。

（2）选择模式：预热模式、手控模式、肤温模式。

1）预热模式：辐射台默认模式，打开辐射台后自动显示。

2）手控模式：即功率输出量由医护人员调节，主要用于新生儿暂时放在辐射台者，如出生时护理或简单的诊治操作。

3）肤温模式：凡新生儿需在辐射台时间较久时，采用此模式。要保证传感探头紧贴皮肤上，否则会导致过热。

（3）按日龄、体重调节至适中温度，待温度升高至所需温度时，将早产儿或新生儿放入辐射台。

【注意事项】

（1）不要过分信赖辐射台来防止热量丧失，应尽快将潮湿的新生儿擦干以减少蒸发失热。

（2）避免将辐射台放置在通风处。

（3）用辐射台保暖时，新生儿的不显性失水量较置暖箱者增加50%以上，应注意液体补充。

（4）新生儿在辐射台上，通过对流、蒸发散失热量可观，氧耗较高。

（5）辐射台在使用后应进行清洁消毒，用含氯消毒剂擦拭各部，处理完毕盖防尘罩。

2. 新生儿暖箱的使用

【适应证】暖箱为新生儿提供一个适宜的小环境，尤其是早产儿、NRDS 患儿、危重儿及需蓝光治疗者等。

【操作流程】

（1）根据患儿病情，在暖箱小槽内加足量的蒸馏水，满足其湿度需求。

（2）接通电源，检查各部位是否正常。

（3）打开控温开关，按日龄、体重调节至适中温度，待温度升高至所需温度时，将早产儿或新生儿放入箱内。

（4）最初 2 小时内，30~60 分钟测一次体温，体温稳定后，1~4 小时测体温 1 次，根据体温和日龄随时调节箱温。

（5）暖箱不用时应将各控制开关调节"0"位，切断电源。

（6）暖箱使用期间，每日用 0.05% 有效氯擦拭箱内，住院满 7 天，更换暖箱 1 次。患儿出院后暖箱进行终末处理。拆卸暖箱各部件，用 0.05% 有效氯擦拭后，床单位消毒机彻底消毒。

【注意事项】

（1）使用新生儿暖箱的护理人员必须经过培训，并在熟悉暖箱功能的医护人员指导下使用。

（2）需提前预热，待箱内各参数达到要求时再放入新生儿，室内温度应在 22~26℃。

（3）使用期间，严格观察暖箱运转是否正常，仪器报警要立即查明原因，若有故障立即关机抱出患儿，请专职人员维修。使用中严禁堵塞出风口和回风口。

（4）每 1~4 小时监测患儿体温和箱温变化，并记录或根据患儿体温情况随时调整，使患儿腋窝温度维持在 36.5~37.5℃ 之间。

（5）暖箱避免放置在阳光直射、有对流风及暖气附近，以防影响箱内温度。

（6）各项操作尽量在暖箱内进行，并尽量减少开箱次数与时间。

三、新生儿换血疗法

新生儿换血是治疗高胆红素血症最迅速的方法。主要用于重症母婴血型不合的溶血症，换血可及时换出抗体和致敏红细胞，减轻溶血；减低血清胆红素浓度，防止胆红素脑病（核黄疸）；同时纠正贫血，防止心力衰竭。

【换血指征】

（1）产前诊断基本明确而新生儿出生时脐带血血红蛋白低于 120g/L，伴水肿、肝脾肿大、心力衰竭等。

（2）血清胆红素超过 342μmol/L（20mg/dl），且主要为未结合胆红素者。

（3）凡有早期胆红素脑病症状者，不论血清胆红素浓度高低都考虑换血。

（4）早产儿及前一胎有死胎、全身水肿、严重贫血等病史者，此胎往往也严重，应酌情降低换血标准。

（5）生后已 1 周以上，体重较大、情况良好、无胆红素脑病症状者，即使血清胆红素达 427.5μmol/L（25mg/dl），而其中结合胆红素占

85.5μmol/L（5mg/dl）以上，也可先用其他方法治疗。

【血液准备】

（1）Rh 血型不合时，应采用与母亲相同的 Rh 血型，与新生儿相同的 ABO 血型。

（2）ABO 血型不合时，母亲是 O 型，新生儿是 A 型或 B 型，最好采用 AB 型血浆和 O 型红细胞混匀后换血。

（3）对有明显贫血和心力衰竭的患儿，可用血浆减半的浓缩血来纠正贫血和心力衰竭。

（4）血液应选用新鲜血，现配、现采。库血贮存时间不超过 3 天，使用前需去除保养液。

（5）换血量通常为新生儿血容量的 2 倍。新生儿血容量为 80ml/kg，因此，换血量一般为 150~180ml/kg。

（6）血液的球：浆＝2：1 或 3：1。

【物品准备】手术衣、无菌手套、三通管（2 个）、吊桶、输血器、直型留置针、肝素帽、透明敷贴、20ml 注射器（数支）、延长管、0.9%氯化钠液 500ml、肝素 1 支、心电监护仪、输液泵、辐射台、10%葡萄糖酸钙、5%碳酸氢钠液等。

【环境准备】室温 26~28℃，换血前用紫外线消毒房间 1 小时。

【操作流程】

（1）备齐用物至辐射台，配置肝素钠盐水 1ml＝1U 肝素钠。

（2）注射器抽吸肝素钠盐水，并连接延长管，冲三通管备用。

（3）建立 1 条动脉通路，接三通管，一端持续泵入肝素盐水，防止堵管，另一端接 20ml 注射器用于从动脉抽血。

（4）建立 2 条静脉通路，其中 1 条接肝素帽用于给药，另 1 条接三通管，接 20ml 注射器用于向静脉内注血。

（5）往吊桶内排入血液。摇匀后，排净空气，接于静脉通路。

（6）动静脉同步换血，速度适宜，保持血液出入量平衡。根据监护仪的各项参数及患儿的病情，调整换血的速度，一般控制整个换血全程时间在 90~120 分钟内。

（7）换血结束后，动脉通路拔出，局部加压止血 5 分钟，待出血停止后，穿刺点消毒，避免感染发生。静脉通路，去除三通管，连接肝素帽，肝素盐水冲管后输液用。

【注意事项】

（1）换血前、中、后，均需留取血标本，查血气、血糖、血生化、血常规等。根据化验结果给予纠酸、补钙等处理。

（2）有呼吸困难、低血压、心血管系统不稳定者禁止换血，有呼吸困难、频繁呼吸暂停者，先给予呼吸机辅助呼吸。

（3）用肝素作为抗凝剂，肝素用量不能过大，以免引起出血和血小板减少。

（4）库存血置于室温下预温。

（5）换血过程中保持患儿安静，可用安抚奶嘴、少量糖水等，如需要可用苯巴比妥，应选用最小剂量 5mg/kg，尽量不用地西泮（安定）和大剂量苯巴比妥。

（6）换血后，严密监护患儿，继续光疗，密切观察患儿黄疸程度及有无嗜睡、拒乳、烦躁、抽搐等，每 2 小时测经皮胆红素值。

（7）术后情况良好者 6 小时后可试喂糖水，如无呕吐等异常情况，可进行正常喂养。

四、新生儿常用基础操作技能

1. 新生儿桡动脉血气标本采集

【物品准备】一次性 5 号头皮针、一次性 1ml 肝素化注射器、皮肤消毒剂、血气分析仪、一次性无菌手套、污物缸、一次性棉签。

【操作流程】

（1）选择穿刺部位：触摸桡动脉最大搏动点定位。

（2）穿刺方法：穿刺前常规皮肤消毒，护士左手托住患儿穿刺手背，右手持针，于第二腕横纹交界处与桡动脉平行方向，呈 30°～45°进针穿刺（先将头皮针与肝素化注射器连接），有落空感并见搏动血即为穿刺成功。

（3）早产儿桡动脉较为明显，第二腕横纹处即可观察到高出皮肤表面的一道纹，穿刺方法同上，即可穿刺成功。

（4）抽血后避免注射器内进入空气，影响血气结果。

（5）取血后按压 5 分钟，局部消毒。

【注意事项】

（1）应于动脉搏动最明显点进行穿刺。

（2）应严格消毒。

（3）取血后一定要按压 5 分钟，防止出血。

（4）采血应在患儿安静时进行，因患儿啼哭、屏气、挣扎等均直接影响血气的数值，特别是氧分压。

（5）本穿刺不得作为给药、输液或其他用途。

2. 新生儿 PICC 置管技术 新生儿 PICC 主要应用于新生儿静脉营养、血管刺激性药物静脉给药等方面，在控制感染、减少反复穿刺等方面也具有很大的优势。

【适应证】①早产儿或低出生体重儿；②需要长期静脉输液；③病情危重患儿需要抢救者；④输入刺激性或毒性药物，如化疗药、钙剂、碱性药等；⑤输入高渗液体：如浓度>10%的葡萄糖、TPN 等；⑥静脉保护：外周静脉条件差或缺乏外周静脉通路者。

【禁忌证】①肘部静脉血管条件差；②穿刺部位有感染或损伤。

【静脉选择】首选贵要静脉，在肘下 1~2 横指处进针；次选肘正中静脉。

【物品准备】PICC 穿刺包（PICC 为 1.9F 导管）、穿刺鞘、2 副手套、肝素帽/正压接头、稀释肝素液（1~10U/ml）、生理盐水、镊子、10ml 注射器 2 个、皮肤消毒剂、弯盘 2 个、治疗巾 2 块、孔巾 1 块、纱布若干、无菌透明敷贴、胶带。

【操作流程】

（1）洗手、戴口罩。

（2）选择合适的静脉，首选贵要静脉。患儿平卧，手臂外展与躯干呈 90°，在预期穿刺部位以上扎止血带，评估患儿血管情况，松开止血带。

（3）测量导管尖端所在的位置，测量时手臂外展 90°，穿刺点沿静脉量至右胸锁关节再至第三肋间；测量双上臂中段周径，以供监测可能发生的并发症，如渗漏和栓塞。

（4）打开 PICC 无菌包，戴无菌手套。应用无菌技术，准备肝素帽，抽吸生理盐水 5ml。

（5）将第一块治疗巾垫于患儿手臂下。酒精清洁脱脂后，再用安尔碘消毒。新生儿为整个上肢，逆时针、顺时针间隔消毒各 3 次。

（6）更换手套，铺孔巾及第二块治疗巾，扩大无菌区。

（7）用注满生理盐水的注射器连接导管并预冲，按测量长度剪去多余部分，剥开导管护套以便应用方便。

（8）助手在上肢扎止血带。

（9）再次消毒穿刺点，将保护套从穿刺针上去掉，活动套管。

（10）穿刺成功，见回血立即放低穿刺角度推入导针 2~3mm，确保引导套管的尖端也处于静脉中，送外套管。

（11）左手示指固定引导套管，避免移位；中指压在套管尖端所处的血管上，减少血液流出；助手松开止血带；按压安全装置，使穿刺针退至安全装置内。

（12）用镊子夹住导管尖端，开始将导管逐渐送入静脉，用力要均匀、缓慢。当导管进入肩部时，将患儿头转向穿刺侧，下颌靠肩，以防导管误入颈静脉；将导管置入预计深度，即上腔静脉，从预穿刺点沿静脉至右胸锁关节再向下至第三肋间。

（13）送管成功后，从静脉内退出引导套管，使其远离穿刺部位，劈开并移去引导套管。

（14）用生理盐水注射器抽吸回血，并注入生理盐水，确定是否通畅，连接肝素帽。

（15）肝素盐水正压封管。

（16）移去孔巾，用酒精棉签清理穿刺点周围皮肤，涂以皮肤保护剂。

（17）将体外导管放置呈 S 型弯曲，在穿刺点上方放置一小块无菌纱布吸收渗血，注意不要盖住穿刺点；覆盖一透明敷贴在导管及穿刺部位，贴膜下缘与圆盘下缘平齐，不要超过圆盘装置。

（18）用胶布固定圆盘，X 线拍片，确认导管尖端位置。

（19）记录穿刺导管的批号及名称、导管型号及臂围、所穿刺部位、穿刺过程描述、抽回血情况、穿刺日期及穿刺者姓名、胸片结果等。

（20）拔管时患儿平卧，应从穿刺点部位轻轻地缓慢拔出导管，切勿用力过猛；拔管后立即压迫止血，24 小时内用无菌纱布覆盖穿刺点，以免发生拔管后静脉炎；测量导管长度，观察导管有无损伤或断裂；遇到拔管困难时，可以停止，先热敷或等 20~30 分钟后再次拔管。

【护理要点】

（1）每日治疗前测双侧臂围、导管刻度、固定位置，回血情况。

（2）观察穿刺点及周围皮肤有无红肿、分泌物及硬结等。

（3）冲管/封管

1）目的：保持导管通畅，减少药物之间的配伍微粒，控制血液回流。

2）频率：每次静脉输液、给药后要冲管；输注 TPN 后要立即冲管后再接其他液体。

3）方法：正压脉冲式冲管，速度要慢。冲管溶液为生理盐水，用于连续输液过程中，每 6~8 小时冲管 1 次；肝素盐水（1~10U/ml）用于间断性输液后封管或每天治疗前冲管，使用 10ml 注射器。

（4）一般置管后 24 小时内更换敷贴，去除纱布；敷贴、肝素帽每周更换 1 次。若使用纱布敷料，每 24~48 小时更换 1 次；若敷贴潮湿、脱落、可疑污染等立即更换；肝素帽有血渍、破损应及时更换。

（5）更换敷贴时，应自下而上撕去，用安尔碘消毒穿刺点周围皮肤，范围大于敷贴面积；更换敷贴后在敷贴、记录单上记录日期和时间。

（6）1.9F导管禁止采血、输血及血制品；禁止静脉注射、禁止使用<10ml的注射器；最好用注射泵24小时维持输液，速度3~10ml/h。

（7）不得做静脉快速推注药物，以防压力过大，造成血管渗漏；禁止于高压注射泵推注造影剂。

（8）拔管后做导管尖端培养。

（9）拔管指征：体重长至理想指标，停止一切静脉治疗者；导管移位/断裂；感染；误入动脉，机械性静脉炎处理不见好转；导管堵塞无法再通。

【注意事项】

（1）置管前：熟悉操作流程及并发症的处理；确认知情同意书已签字；评估血管情况；准备用物及环境，监测生命体征。

（2）置管中：严格无菌操作，两人密切配合；遇到问题及时向其主管医师报告；做好充分准备，尽力解决术中遇到的问题。

（3）置管后：及时查看X线检查结果，并做相应地处理；连接输液，准确记录；密切观察穿刺点出血情况，24小时内更换敷料。

【常见并发症及处理】

（1）穿刺部位出血

1）原因：导入针型号过大，留置导管过细；穿刺不当或创伤性穿刺；凝血功能障碍；穿刺部位活动过度等。

2）处理：穿刺前，正确评估患儿，了解患儿凝血功能、血小板计数等；发生出血立即给予沙袋压迫止血4小时；24小时限制臂部活动；正确评估出血量，必要时给予止血药。

（2）穿刺部位渗液

1）原因：患儿处于低蛋白血症期；患儿全身状况差；导管位于穿刺点下，血管外发生破损；纤维蛋白鞘生成；液路不畅，如栓塞、压迫等。

2）处理：纠正原发病或原因，输注蛋白、纤溶剂；穿刺点处加压包扎；减少导管自由进出；拔出导管。

（3）机械性静脉炎：是由于导管对血管壁的摩擦、撞击作用，造成血管的痉挛和血管内膜的损伤，激惹静脉壁发生静脉炎症反应所致。其症状在置管后72小时内出现，可有轻度的疼痛，穿刺部位红、肿，可触及硬结或条索状改变。

1）原因：选择导管的型号和血管的粗细不适宜；穿刺者技巧差，送管过快；微尘物质，导管上的颗粒物质；固定不妥；穿刺侧肢体过度活动；选择的导管材质过硬等。

2）处理：严重者立即停止输液，7 天后再输液；湿热敷，轻轻活动；限制穿刺肢体活动；抬高患肢；外涂类肝素软膏、如意金黄散，避开穿刺点。

3）预防：选择适当的导管型号；穿刺时送管动作轻柔，送管速度不宜过快；接触导管前冲洗干净附于手套上的滑石粉；掌握正确的固定方法，妥善固定导管；预防性应用增强型透明膜贴 5~7 天；适当约束患肢，减少过度活动。

（4）导管移位

1）症状体征：输液泵频繁报警；无回血；穿刺点外导管长度增加；局部肿、痛。

2）原因：固定差；剧烈运动；移位；导管头端在右房。

3）处理：观察导管状况；X 线检查确认导管开口位置；拔管或重新置管。

4）预防：早期确定导管位置；固定导管。

（5）导管堵塞

1）症状体征：输液泵持续高压报警；注入药物有阻力及输注困难；回抽困难或无法抽到回血；无法冲管；输液速度减慢或停止；缓慢加重的堵塞提示脂类物质沉积。

2）原因：药物配伍禁忌，药物之间不相溶，未经盐水冲管就用肝素封管；未正压封管，导致血液反流；脂肪乳剂沉淀引起管腔阻塞；导管尖端贴到静脉壁，因患儿体位，导管打折；静脉血管内膜损伤。

3）处理：检查导管是否打折，患儿体位是否恰当；确认导管尖端位置正确；用 10ml 注射器缓慢回抽，血凝块是否能抽出；酌情拔管。

4）预防：尽量减少穿刺时静脉损伤；采用正确的封管技术；注意药物间配伍禁忌；输注脂肪乳剂应定时冲管。

3. 新生儿肛门直肠插管术

【适应证】肛管排气、清洁灌肠。

【物品准备】聚乙烯管或相应大小的软橡皮管（钝头，顶端侧面开加几个小孔），液状石蜡，便盆，20ml 注射器，生理盐水预热到 39~40℃，手套，湿巾，纸尿裤。

【操作流程】

（1）患儿仰卧，臀部垫以纸尿裤，使患儿双膝向腹侧屈曲，暴露肛门。

（2）戴好手套，将肛管前端蘸以液状石蜡。

（3）清洁灌肠：用注射器吸取预热的生理盐水 10~20ml 接上肛管，边插管边推注生理盐水，插入直肠 3~4cm，注入完毕再抽吸出注入的生理盐水，注入便盆中。以后按 10~20ml 注入和吸出，反复进行，直至抽出液中不见粪质为止。

（4）肛管排气：从肛门轻轻旋转插入 4~5cm，将管子另一端插入床下水瓶中，可见气泡排出，可轻轻旋转导管并略向前后运动，更换患儿体位或用手轻轻按摩腹部，以助排气。

（5）术毕拔管，用湿巾擦净臀部，待其皮肤干爽后，换上干净纸尿裤。

【注意事项】

（1）插管时动作轻柔，如插管不畅，可轻轻旋转，禁用力插入。

（2）选择合适型号的肛管。

4. 新生儿下鼻胃管技术及鼻饲

【适应证】①鼻饲：于 32 周、缺乏咽反射和吮吸、吞咽能力的早产儿或呼吸急促的新生儿；②用于诊疗：抽吸胃液做检查；抽空胃内容物如吸入的胎粪，洗胃；胃肠减压。

【物品准备】6F 硅胶鼻饲管，20ml 注射器，胶布，一次性手套。

【操作流程】

（1）操作前洗净双手。将患儿仰卧，测量插入长度（鼻尖至耳垂，耳垂至剑突）在鼻饲管上做标记。

（2）将患儿头偏向一侧，戴手套，将胃管由鼻孔送入胃内。

（3）将注射器接在胃管上，抽吸有无胃液引出或将 0.5~1ml 空气注入胃中，在腹部听诊有无气过水声，核实胃管在胃内后胶布固定，标明下胃管时间。

（4）鼻饲时，需按时按质按量将鼻饲液加入注射器，将注射器固定在高于患儿头部 15~20cm 处，通过重力作用自行滴入。喂毕注入少量空气，排净鼻饲管内残留奶液。喂后轻拍患儿背部，将患儿右侧卧位或俯卧位，有助于胃排空。每次鼻饲需先抽吸胃内残留量。如>1/4 前次喂入量，提示消化不良，应减量或暂停鼻饲。

【注意事项】

（1）下胃管过程中刺激迷走神经可引起呼吸暂停和心动过缓，注意观察。

（2）每次鼻饲前，应抽吸胃液，确定胃管位置；抽吸胃内残余量，确定鼻饲量为全量或减量。

（3）鼻饲管每周更换一次，胶布污染随时更换。

（4）鼻饲管应在鼻饲前更换。

5. 新生儿皮肤护理

【常规护理】

（1）勤洗澡，勤擦拭，保持皮肤清洁，每天为病情平稳的患儿流动水洗澡1次，水温38~41℃；不能洗澡的患儿，用柔软湿毛巾轻轻擦拭皮肤皱褶处，如颈下、腋窝、肘窝、腹股沟、腘窝等处；每次大便后用温水清洗臀部，勤换尿布防止臀红和尿布疹的发生。

（2）保持脐带残端的清洁和干燥：每天用安尔碘棉签消毒，一般于生后3~7天残端脱落。脱落后如有黏液或渗血，应用安尔碘消毒或重新结扎；如有肉芽组织，可用硝酸银烧灼局部；如有化脓性感染，用双氧水或碘酒消毒。

（3）保持口腔清洁：危重患儿需每日用0.9%氯化钠液棉签擦拭口腔，保持口腔清洁，以防霉菌感染。

（4）衣服宜宽大、质软、不用纽扣，应选用柔软、吸水性强的尿布。

【皮肤问题】

（1）新生儿臀红：由于大便浸湿尿布后未及时更换，尿液中的尿素被粪便中的细菌分解成氨，刺激皮肤使其发炎，所以又称为尿布疹。

分期：①轻度，仅有臀部潮红；②中度，局部表皮潮红并伴有红色小丘疹；③重度，除伴有中度表现外，还伴有皮肤破溃、脱皮及糜烂、溃疡，有时可并发细菌或霉菌感染。

护理：①轻度，温水洗干净后，干 O_2 吹干，涂鞣酸软膏，如此反复几次，一天可治愈；②中度，温水洗干净后，干 O_2 吹干，涂鞣酸软膏与炉甘石洗剂交替使用，并加以短时间按摩，如此反复几次，疗效较好，1~2天可治愈；③重度，温水洗干净后，干 O_2 吹干，取赛肤润1~2滴于患处轻揉10分钟，3~5天可治愈。臀红应加强尿布的更换，保持臀部清洁，以防感染。

（2）新生儿硬肿症：由于受寒等原因引起皮肤、皮下脂肪硬化、水肿，常见于生于冬天、早产、窒息、感染、缺氧的新生儿。

临床表现多发生于生后1周，皮肤呈暗红色，紧贴皮下组织不易捏起，如橡皮样。全身冰凉，反应差，尿少或无尿，体温在35℃以下或不升。

护理：①根据患儿胎龄、体重、脉搏、硬肿部位程度、肌张力、尿量、四肢末梢循环情况制订护理计划，遵循逐步复温的原则，切忌加温过速；②保证热量供给，保证液体供给，控制输液速度；③预防感染，严格遵守消毒隔离制度，做好重症记录。

（3）新生儿输液外渗的护理：导致新生儿皮肤损伤的常见药物，①具有外渗性的化学物质，如钾、钙、高渗糖、甘露醇、硫酸镁、碳酸氢钠、氨茶碱等；②具有高分子性质的抗生素，如青霉素类、头孢菌素类、万古霉素、美罗培南等；③蛋白制剂，如人血白蛋白、免疫球蛋白、血制品、血浆、血小板和全血；④静脉高营养物质，如氨基酸、脂肪乳、水溶性维生素、脂溶性维生素；⑤血管收缩剂，如多巴胺及肾上腺素。

药物外渗所致皮肤损伤的表现：①在静脉滴注脂肪乳剂外渗时，局部皮肤可不发红，仅肿胀，早期不易发现；②甘露醇、钙、氯化钾、抗生素、能量合剂、多巴胺等药物外渗所致皮肤损伤时，若为轻度炎性改变，局部组织出现大片红肿、肿胀，沿血管出现条索状的红线；若为重度，局部皮肤苍白继而出现水疱，更严重者皮肤直接由红变为紫黑色，形成溃疡。

护理：①轻度炎性改变，可使用中成药制剂，依照中医活血化瘀、肿消痛止的原则制成的中药制剂，对各种药物渗漏引起的水肿、淤血、疼痛者效果较好，例如如意金黄散、涂类肝素软膏；②重度炎症改变，任何药物引起的局部皮肤出现水疱、变紫黑色或坏死，都要进行药物封闭，采用甲磺酸酚妥拉明皮下浸润注射。炎症早期24~48小时内，给予冰盐水湿敷20分钟后，涂类肝素软膏。

第四节　血液净化操作技能管理

血液净化室（中心）是实施血液净化治疗的医疗场所。血液净化中心护理管理的加强和发展，可以提高护理专业技术水平，提高护理质量，保证高质量完成医疗护理任务，提高患者的生存质量。

一、患者透析前的准备

1. **心理准备**　患者透析前医护人员应充分做好宣教工作，介绍有关透析的知识，提高患者对血液透析的认识，使其能够接受血液透析并能主动配合。

2. **签署知情同意书**　患者透析前应签署知情同意书，主要包括：透析方式同意书、血液透析知情同意书、血管通路同意书、透析器选择同意书。

3. 建立血管通路　患者透析前应建立血管通路，如内瘘、临时血管通路等。

4. 透析前检查　患者透析前应抽血检查肝肾功能、血常规、电解质、肝炎免疫、HIV 等。根据患者的情况选择治疗区，制订透析处方。

5. 测量生命体征及体重　患者透析前应测量生命体征及体重，并了解患者透析间期病情变化，制订透析方案。

6. 患者换鞋进入血液净化中心（室）。

二、护士准备

1. 环境应清洁、整齐，地面干燥。

2. 护士应精神饱满，着装整洁，戴口罩、手套。

3. 护士应了解患者病情，通过阅读病历，了解患者的姓名、年龄、性别、诊断、药物等。

4. 物品准备　核对医嘱，根据医嘱准备相应的透析机、透析器、透析液、透析管路、心电监护仪、药物、抢救器材、生理盐水、止血带、一次性手套、穿刺物品及抗凝剂等。

5. 预冲透析器及管路后，注入肝素盐水 15~20mg，闭路循环。

6. 建立患者的血管通路　评估患者血管通路的功能，并且建立血管通路，如内瘘、临时血管通路，确保充足的血流量。

7. 严格无菌操作。

8. 根据医嘱正确留取各种标本。

三、内瘘穿刺工作流程和质量标准

1. 评估患者的内瘘功能，主要包括内瘘杂音，穿刺部位有无红、肿、热、痛，皮疹、淤青、硬结，内瘘的走向，选择穿刺的部位。

2. 在穿刺部位铺设治疗巾。

3. 在穿刺部位上 5~10cm 处扎止血带，松紧应适中，较充盈的内瘘穿刺可以不扎止血带。

4. 应消毒静脉穿刺部位 2 遍以上，消毒范围直径>10cm，向心方向穿刺静脉端，判断穿刺是否成功，并夹闭内瘘针夹。

5. 消毒动脉穿刺部位 2 遍以上，消毒范围直径>10cm，动脉端根据患者血管状况，可离心或向心方向穿刺，且判断穿刺是否成功，夹闭内瘘针夹。注意动脉穿刺点距吻合口的距离 3~5cm，动脉、静脉穿刺点距离应大于 10cm。

6. 穿刺成功后应用胶布固定内瘘针，通常每根穿刺针贴 3 条胶布，一条横向固定针翼，两条交叉固定针翼，防止松动或者滑脱，穿刺点覆盖创可贴。

7. 穿刺部位要轮流更换，切忌定点穿刺，可由远而近做绳梯状穿刺。

四、上机操作工作流程和质量标准

1. 核对　内容主要包括医嘱、血液透析方式、药品、物品准备、患者情况、透析器、血液透析机是否处于准备状态、透析器以及透析管路是否排尽空气并且充满预冲液，体外循环管路系统各连接处连接是否紧密，安装是否正确，未使用的管路开口是否处于加帽密封和夹闭管夹的双保险状态。

2. 遵医嘱个体化使用普通肝素、低分子肝素或无肝素透析。

3. 将透析管路的动脉端与动脉穿刺针衔接好，透析管路的静脉端与无菌废液袋连接，正向悬挂废液袋于输液架上，打开动脉穿刺针夹子，启动血泵，血流量 50~100ml/min。

4. 当血液流至静脉储气壶时，停血泵，夹闭透析管路静脉端夹子，再将透析管路静脉端与患者血管通路静脉端连接，并打开静脉端夹子以及内瘘针夹，并开动血泵。

5. 逐渐调整血流量至 200~350ml/min，根据医嘱设置各项透析参数，并打开超滤键。

6. 再次核对各连接是否正确、紧密，未使用的管路开口是否关闭，机器运行是否正常，并且两人核对各项参数设定是否正确。

7. 向患者交代透析中注意事项，透析管路用血管钳妥善固定，以防扭曲、受压及滑脱。

8. 观察患者的病情变化，并准确记录透析记录单。

五、下机操作工作流程和质量标准（推荐密闭式回血）

1. 准备生理盐水 500ml。

2. 调整血流量 50~100ml/min。

3. 打开动脉端进液侧管，用生理盐水将残留在动脉进液侧管内的血液回输到动脉壶（避免血栓进入内瘘血管）。

4. 关闭血泵，靠重力将动脉进液侧管近心侧的血液回输入患者体内。

5. 夹闭动脉管路夹子和动脉穿刺针处夹子。

6. 打开血泵，用生理盐水全程回血。可用双手揉搓透析器，但不得用手挤压静脉管路。当生理盐水回输至静脉壶、安全夹自动关闭后，停止继续回血。不得将管路从安全夹中强制取出，将管路液体完全回输至患者体内。

7. 夹闭静脉管路夹子和静脉穿刺针夹子，先拔出动脉穿刺针，再拔出静脉穿刺针，压迫穿刺部位 2~3 分钟。

8. 动脉、静脉穿刺部位加压包扎 10~20 分钟后，检查穿刺部位无出血或渗血后松开包扎。

9. 整理用物。

10. 测量生命体征，记录治疗单，签名。

11. 更换透析单元用物，清洁、消毒物品、机器表面，开窗通风，空气消毒。

12. 对透析患者病情、机器运转情况等进行交班记录。

六、透析时的病情观察

1. 观察病情变化，并每小时测血压、脉搏，加强与患者的沟通，嘱其在透析过程中如有不适尽早告知，从而及早发现透析中急性并发症的早期症状，及时处理。

2. 观察血管穿刺处是否有渗血、肿胀、疼痛及管路固定情况。

3. 观察机器的运行情况，监视各种报警装置，出现异常及时处理或联系维修工程师，解除各种故障。

4. 观察患者的超滤情况，并判断超滤是否准确，是否达到目标超滤量。

5. 观察透析管路、透析器内血液颜色及静脉压、跨膜压的情况，防止凝血。

6. 准确记录透析记录单。

七、透析后患者的护理

1. 根据医嘱正确留取各种透析后标本。

2. 妥善处理患者的血管通路，内瘘加压包扎，并且交代解除加压的时间（10~20 分钟）。临时深静脉留置导管有效封管，并且交代注意事项。

3. 待患者穿刺部位无出血，内瘘杂音良好，生命体征平稳后，方可起床，护士协助患者测量体重，并且判断超滤是否准确，并进行记录。

4. 交代下次透析时间安排。

5. 做好透析间期患者自我护理的宣教工作，如饮食、动静脉内瘘、用药、干体重的正确评估等。

八、费森尤斯 4008S 型血液透析机操作常规

费森尤斯 4008S 型血液透析机操作常规及要点说明见表 3-3。

表 3-3　4008S 型血液透析机操作常规及要点说明

屏幕显示	操　作	要点说明
On/Off	按此键，开启机器	将浓缩液吸管分别置于 AB 浓缩液中
Test	自检键，闪烁时按键开始自检	膜外快速接头待自检通过后方可连接
Start/Stop 血泵上	开始停止键，安装血路管	注意操作者手与泵轴保持安全距离
Prime	预冲键，预冲血路管	预冲血泵速率≤180ml/min 建议膜内气体排尽后连接膜外快速接头
Dialysate Menu	透析液菜单键，设定透析液相关参数	—
Conf	按确认键，确认已设定的参数	超滤量单位为毫升
UF Menu	超滤菜单键，设定超滤相关参数	—
Conf	按确认键，确认已设定的参数	—
肝素模组上	▼按此键，安装肝素注射器	光学传感器监测到血液时该键被限制使用
🕐	按此键，设定肝素泵运行时间	窗口数字闪烁时用▲/▼设定单位 ml：h
🕐	按此键，确认已设定的运行时间	—
肝素模组上 Rate	速率键，设定肝素追加速率	窗口数字闪烁时用▲/▼设定，单位 h：min
Rate	速率键，确认已设定的追加速率	—

续 表

屏幕显示	操 作	要点说明
血泵模组上 Start/Stop	开始/停止键，开启血泵引血	当血液流至静脉壶时关泵，连接静脉针，当光学传感器检测到血液时，动脉、静脉压（TMP 稍滞后）报警界线自动设定，血泵停止转运并有报警音提示
Start/Reset	开始/重设键，开启血泵	调整血泵速率
肝素模组上 Start/Stop	开始/停止键，开启肝素泵	—
UF On/Off	超滤开关键，开启超滤	—
UF Goal reached	—	超滤目标已到：当超滤目标完成时，机器发出提示音，显示信息
Start/Reset	按此键，显示 Reinfusion?	是否回血？
Conf	确认键，确认回血，泵停止	—
Start/Reset	按此键，开启血泵回血	当光学传感器检测到血色变浅，血泵停止，有提示声音
Start/Reset	按此键，开启血泵	继续回血，直至血液全部回输
血泵上 Start/Stop	开始/停止键，关闭血泵	拔除穿刺针，结束治疗

透析结束，整理用物

九、费森尤斯 4008S 型 ONLINEplus 在线预冲治疗操作常规

1. 准备标准 同血液透析。

2. 操作标准

（1）同血液透析。

（2）同血液透析。

（3）自检通过后安装透析器，管路，连接透析液快速接头至透析器膜外端（注意：不要按 Prime 键，连接 A、V 压力监测器）。

（4）在 ONLINEplus 显示器上的操作标准及要点说明见表 3-4。

表 3-4　在 ONLINEplus 显示器上的操作标准及要点说明

屏幕显示	操作标准	要点说明
Select mode HDF？	选择模式 HDF 按 Enter 确认所选治疗模式	按 ↑↓ 选择治疗模式
Connect Sub. tubing？	连接置换液管路？按 Enter	确认连接安全导管
Please wait！	请等待	—
Open sub. port！	打开置换液端口，提蓝点柄顺时针旋转 90°，安装置换液安全导管	—
Open Pump door	打开泵门，按住 Start/Stop 键导入安全导管	—
Connect Sub. tubing！	连接置换液管路，提蓝点柄顺时针旋转 90°	固定置换液安全导管 Y 形管红夹子端接血路管动脉端，白夹子端接动脉壶（前稀释）/静脉端（后稀释）。红夹子打开，白夹子关闭
Open rise Port！	打开冲洗端口，提灰点柄顺时针旋转 90° 安装冲洗连接头，血路管静脉端与冲洗连接头侧口连接	—
Connect rise connect！	连接冲洗连接头，提灰点柄顺时针旋转 90°	固定冲洗连接头
Priming Blood lines	预冲血路管，按 Prime 键，开始预冲	血流速 ≤ 180ml/min，不可 > 300ml/min，连接 A、V 压力监测
RinseVol：1000ml	显示已预冲的液体量	—
UFVol：500ml	显示已超滤的液体量	超滤开始时给予 20mg 的肝素注入血路
Terminate Rinse？	结束冲洗，按 Start/Stop，按 Enter 键	结束预冲
Remove Rinse connector？	移出冲洗连接头，提灰点柄逆时针旋转 90°	静脉管路与动脉管路连接，形成闭路循环，将 Y 形管红夹子关闭并盖好盖帽，白夹子打开

续　表

屏幕显示	操作标准	要点说明
Close Rinse Port！	关闭冲洗端口，提灰点柄逆时针旋转 90°	关闭冲洗端口
Enter Sub Volume！	输入置换液量，并确认	按 Volume（容量键） 按 ▲/▼ 键输入置换量 按 Enter 确认 置换速率必须与血流速率相匹配
Rate：50ml/min	显示已设定置换量	—
SubVol：12L	—	—
Start HDF	开始透析滤过，按 Start/Stop 键，治疗开始	治疗开始，需先开启超滤
Rate：50ml/min	显示置换速率	—
SubVol：0.12L	显示已置换量	—
UF Goal reached	超滤目标已到	超滤目标完成时，机器发出提示音
Reinfusion？	按 Start/Reset 键，准备回血。是否回血？按 Conf 键确认回血 按 Start/Reset 键，开启血泵 按 Start/Stop 键，关闭血泵	关闭 Y 形管上的白夹子 血泵停止，降低血流量，拔除动脉针 回抽动脉穿刺针内血液 断开穿刺针
Reinfusion Online？	按 Enter 键，确认在线回血	将动脉端与 Y 形管红夹子连接，打开红夹子
Reinfusion prepared？	按 Enter 键，已准备在线回血 按 Start/Stop 键	回血
SubVol：xxL	已置换总量	—
ReinfVol xxxml	已用回血液体量	—
—	按 Start/Stop 键，关闭血泵回血完毕，拔除静脉穿刺针，结束治疗	其他同血液透析要求

十、血液灌流（HP）操作常规

1. 准备标准

（1）护士操作前准备：同血液透析。

（2）物品准备：准备机器［可用专业血液灌流机或常规血透机或连续性血液净化（CRRT）设备］灌流器、透析管路、穿刺针、无菌治疗巾、生理盐水、碘伏和棉签等消毒物品、止血带、一次性手套、接线板、肝素。

2. 操作准备

（1）核对患者、机器、灌流器及管路。

（2）开机：连接电源，打开电源开关，启动BM25，POWER/ON。

（3）自检。

（4）管路安装：安装灌流器，安装动脉、静脉管路（先将动脉管路充满生理盐水后再与灌流器动脉端连接），再连接静脉端，静脉末端连接废液袋，正向悬挂于输液架上。

（5）预冲，密闭式冲洗。开启血泵，以80~100ml/min速度预冲，肝素生理盐水（按说明书配制）用量为3000ml（灌流器静脉端向上，使盐水自下而上冲洗灌流器并排除气泡，操作者可用双手揉旋灌流器，以便盐水充分浸匀炭颗粒，将灌流器中的空气排尽）。

（6）预冲结束后，闭路循环20~30分钟（灌流器充分吸附肝素，避免灌流中发生凝血）。

（7）冲净管路：最后用无肝素的生理盐水500ml冲管路及灌流器内的肝素盐水，并再次检查空气是否排净。

3. 建立体外循环

（1）血管通路准备，静脉插管或内瘘。根据医嘱推注首剂肝素（一般首剂量0.5~1.0mg/kg，以后每30分钟追加肝素8~10mg）。

（2）连接患者，进入治疗模式。

（3）自我查对，依次查对体外循环管路系统各连接处和管路开口处，未使用的管路开口应处于加帽密封和夹闭管夹的双保险状态。

（4）观察患者反应，调整血流量（血流量150~200ml/min，流量过低易发生凝血，流量过高影响吸附率，效果欠佳）。

（5）监测护理，密切观察血压、脉搏、呼吸情况，血液颜色是否加深，静脉压、动脉压等变化，并详细记录。

（6）结束治疗，一次灌流时间为 2~2.5 小时，此时灌流器已趋于饱和，若有必要继续血液灌流治疗，可每间隔 2 小时更换 1 个灌流器，治疗时间一般不超过 6 小时，再次灌流则应在 12~24 小时以后进行。

（7）密闭式回血，同血液透析，严禁敲打灌流器，防止吸附物脱落。

（8）整理用物，关闭电源（灌流器及管路用后放置于黄色双层垃圾袋内，放于治疗室医用垃圾桶内，机器清洁、消毒）。

（9）记录：记录肝素量、患者情况及灌流器凝血情况等。

十一、血液灌流串联血液透析操作常规

1. 准备标准

（1）着装整齐、洗手、戴口罩、手套。

（2）物品准备：透析器、灌流器及连接管、透析管路、穿刺针、无菌治疗巾、生理盐水、碘伏和棉签等消毒物品、止血带、一次性手套、透析液。

（3）核对 A、B 浓缩透析液，检查 A、B 透析液连接。

2. 操作标准

（1）核对病志、机器、透析器、灌流器、透析液。

（2）开机自检：①检查透析机电源线连接是否正常；②打开机器电源总开关；③按要求进行机器自检。

（3）管路安装：①检查透析器及透析管路及血液灌流器外壳有无破损、外包装是否完好；②查看有效期、型号；③按照无菌操作原则进行；④管路安装顺序按照体外循环的血流方向依次安装；动脉管路与生理盐水连接，排尽气体后连接灌流器动脉端。取连接管将蓝色端与灌流器静脉端连接，红色端连接透析器动脉端。将灌流器串联在透析器前，不要将灌流器内灌注液放掉，以免重新排气。

（4）密闭式冲洗：①启动血泵速度 80~100ml/min，生理盐水流向为动脉端→灌流器→连接管→透析器→静脉端→废液袋，排尽气体后，以 200ml/min 速度预冲（使用肝素盐水要按说明书要求配制，操作者可用双手揉旋灌流器，以便盐水充分浸匀炭颗粒，将灌流器中的空气排尽）；②泵速调至 200~300ml/min，连接透析液接头及透析器旁路，排净透析器透析液室气体；③达到生理盐水预冲量后进行闭式循环；④预冲生理盐水直接流入废液袋。

3. 建立体外循环

（1）核对姓名、床号、解释目的、取得合作。测体重，测血压。评估患者一般情况（液体出入量、有无出血、水肿及睡眠情况等）。

（2）洗手、戴口罩、手套。

（3）血管通路准备：①检查血管通路有无红肿、渗出、硬结等；②摸清血管走向和搏动；③选择穿刺点，消毒穿刺部位；④选择合适的穿刺针（根据血管粗细、血流量等要求）；⑤采用阶梯式、纽扣式等方法，以合适角度穿刺血管，根据医嘱推注首剂肝素量。

（4）设定参数（超滤量增加200ml为撤灌流器时回血用液体量）。

（5）设置血泵流速50～100ml/min，连接动脉管路→打开血泵→连接静脉端→进入治疗。

（6）体外循环建立后，询问患者自我感觉。

（7）自我查对，依次查对体外循环管路系统各连接处和管路开口处，未使用的管路开口应处于加帽密封和夹闭管夹的双保险状态。

（8）根据医嘱两人查对机器治疗参数。

（9）整理用物。

（10）洗手，测量血压、脉搏，装好床挡，在治疗单上详细记录各数据。

（11）洗手、戴口罩、手套。

（12）灌流治疗时间到2～2.5小时，关泵，关闭动脉管路，连接生理盐水，开泵，调节流速100ml/min，自管路动脉端回血。

（13）当灌流器血颜色变浅，关泵，夹闭管路，撤下灌流器，动脉管路连接透析器，打开血泵按医嘱调整血流量，继续透析至结束。

（14）整理用物。

十二、床边血滤操作常规

1. 物品准备

（1）消毒盒（碘伏、消毒棉签）。

（2）床边血滤机（BM25）、接线板。

（3）血滤器、管道1套（检查血滤器及管路型号、有效期、外包装是否潮湿、有无破损）、废液袋2个。

（4）生理盐水、置换液、输液器、肝素、注射器、穿刺针、无菌纱布2块、止血钳3把（无锯齿）、胶布、止血带、一次性手套等。

（5）备好抢救物品：包括各类抢救药品、氧气、吸引器、心电监护仪、血压监测仪等。

2. 操作准备

（1）核对患者、机器、血滤器及管路。

（2）连接电源、打开电源开关，按下 power/on 键，启动 BM25（在开启 BM25 的过程中，不应将管路装入血泵中，并且袋子不能悬挂在测重秤上。若将管路系统安装就位，机器就会显示一个以"E"开头的故障信息，并持续报警。在这种情况下，应关闭体外循环监测系统 BM11，在重新开机之前，卸下管路系统）。

（3）自检（进入自检过程 30 秒，血泵显示 80ml/min，空气报警、漏血报警）。

（4）管路安装

1）安装血滤器（将其动脉端朝下垂直放置）。

2）安装动脉、静脉管路（连接压力监测，在上静脉管路时不要锁上夹力杆）。

3）安装置换液/透析液管路（根据医嘱连接置换液的管路与血液管路。后稀释——将加热袋上部的置换液/透析液管路连接到位于 BM11 上静脉管路除气室上的接口上。前稀释——将加热袋上部的置换液/透析液管路连接到位于 BM11 上的动脉管路滴壶上的接口上）。

4）安装滤出液管路（把漏血壶放入漏血监测器中）。

5）连接抗凝剂（肝素）线路。

（5）预冲（密闭式冲洗）

1）预冲血液管路：将 5mg% 肝素生理盐水 1000ml 预冲液悬挂在静脉滴注架上；将动脉管路的患者端连接到预冲液袋上，将静脉管路的患者端与预冲液排出袋相连接；设置预冲程序；保证管路夹全部开放，关闭超滤液管路上的夹子。按下血泵键，将血泵速度调至 100ml/min，血泵上的信号灯持续闪亮，预冲液灌注动脉管路；预冲动脉管路、肝素线路、血滤器和静脉管路。肝素生理盐水预冲结束后，使用生理盐水 1000ml，冲洗血液管路后，闭路循环 20 分钟。

当血液管路完全排出空气时，将控制杆拧至垂直水平以激活空气检测器。

2）预冲治疗液管路：拧开超滤管夹子，重启血泵。保持血泵运转的同时，启动 priming/5s-reset 键，两个治疗泵开始以 150ml/min 的速度运转；置换液开始充满置换液/透析液管路，进入体外循环血液管路；转动血滤器静脉端向下垂直，血滤器/透析器液体侧开始填充液体，液面自下而上；当超滤管路上的漏血壶充满液体后，BM11漏血报警指示灯熄灭；当血滤器两侧都充满液体后，用手掌轻拍血滤器，将气泡排出；待整个管路中没有明显可见的气泡后，调整除气室液面在3/4处；预冲结束后，进入治疗模式。除去预冲液和预冲液收集袋，排空超滤液袋；连接置换液和肝素。

3. 建立体外循环

（1）血管通路准备：①静脉插管或内瘘（同血液透析，按照无菌操作原则进行）；②根据医嘱静脉推注首剂肝素。

（2）设置治疗参数：设定血泵速度，成人常规150~250ml/min，超滤总量（L）、超滤速度（L/h）、置换液总量（L）、置换液速度（L/h）、稀释方法、抗凝剂的追加剂量。

（3）连接患者，进入治疗模式。

（4）自我查对：依次查对体外循环管路系统各连接处和管路开口处，未使用的管路开口处于加帽密封和夹闭管夹的双保险状态。

（5）观察接管后患者的反应。

（6）监测护理：每1小时观察血压、脉搏、呼吸情况，观察超滤量、滤出液、静脉压、动脉压及跨膜压等变化并记录。

（7）结束治疗，达到治疗量后回血（密闭式同血液透析）。

（8）清除治疗参数（按压BM14 Priming 5秒可使治疗数据设置为0）。

（9）整理用物，关闭电源。

（10）记录患者情况、超滤量、肝素用量、血滤器及管路有无凝血情况。

4. 注意事项

（1）预冲血液管路注意事项：①在预冲阶段，泵转动2分钟就停止。如果需要，按血泵的"开"键，泵还可以再转动，漏血报警、空气报警和压力检测器在预冲期间不激活。②液体袋的出口应在较低的位置。③如果压力检测未通过，在血液流速显示窗中出现错误代码，此时关闭血泵，检测所有连线，保证牢固，重新开启血泵。④如果进入治疗模式5分钟未设置治疗参数，液体输入泵和输出泵将会报警。若BM14的治疗已结束，按开/关键5秒钟关闭它，而BM11将继续转动但不进行超滤。

（2）治疗结束后的注意事项：①观察滤出液的颜色和透明度；②记录血滤器及管路有无凝血，若需更换，记录更换时间；③记录每小时的规定超滤量；④记录肝素用量；⑤记录静脉压、动脉压及跨膜压的值；⑥如果BM14 断电超过 1 小时，重新开启以后，既往设置的所有数据会自动设置为 0，因此，在更换管路之前，必须记录 BM14 机器上的数据；⑦置换液废液袋由血滤护士放置感染医用垃圾桶内；⑧血滤器及管路用后放置于黄色双层垃圾袋内，放于医用垃圾桶内；⑨机器清洁消毒。

十三、单膜血浆置换操作常规

单膜血浆置换操作步骤及要点说明见表 3-5。

表 3-5　单膜血浆置换操作步骤及要点说明表

	操作步骤	要点说明
操作前准备	物品：①消毒盒（碘伏、消毒棉签）；②血滤机（BM25）、接线板；③血滤器、管道 1 套、废液袋 2 个；④0.9%氯化钠注射液、输液器、穿刺针、纸球、无菌纱布 2 块、止血钳、止血带、无菌敷布 1 块、胶布、一次性手套；⑤血浆、5%葡萄糖溶液、10%葡萄糖酸钙、地塞米松、肝素	检查各物品有效期、型号、滤器及管路有无破损、外包装是否完好
	核对患者、机器型号、血滤器及管路	向患者宣教血浆置换术配合要求
	连接电源、打开电源开关、按压 POWER/ON 键，启动 BM25	—
	自检	机器系统功能完好方可应用
	管路安装：①安装血滤器；②安装动脉、静脉管路；③安装置换液/透析液管路；④安装滤出液管路	空气报警、漏血报警，证明机器正常可用
	预冲：密闭式冲洗。同床边血滤。肝素生理盐水（5mg%）预冲 2000ml，再予生理盐水 1000ml 冲洗后，闭路循环 20 分钟	连接压力监测，在上静脉管路时不要锁止夹力杆

续　表

操作步骤		要点说明
建立体外循环	血管通路准备：①静脉插管或内瘘；②根据医嘱推注首剂肝素	同床边血滤
	设定治疗参数，设定血泵速度，置换液量（血浆）	—
	连接患者，进入治疗模式。血泵流速 50ml/min	治疗前静脉推注地塞米松
	自我查对，依次查对体外循环管路系统各连接处和管路开口处，未使用的管路开口应处于加帽密封和夹闭管夹的双保险状态	—
	观察患者反应，调整血流量	观察 2~5 分钟，无反应后再以正常速度运行
监测	严密观察血浆速度，防止空气进入	血浆速度是血流量的 1/4~1/3
	每 30 分钟观察血压、脉搏、呼吸情况，观察滤出液、静脉压、动脉压及跨膜压等变化，并详细记录	治疗中根据医嘱按规定时间给予 5% 葡萄糖溶液 + 10% 葡萄糖酸钙
治疗结束	达到治疗量后回血	密闭式回血同血液透析，血流量应小于 50ml/min
	清除治疗参数	按压 BM14 Priming 5 秒即可清除参数
	整理用物，关闭电源	分离器及管路用后用双层黄色医用垃圾袋包装，放置于医用垃圾桶内。机器清洁消毒
	记录	病情变化、血浆置换治疗参数和结果

十四、双膜血浆置换操作常规

双膜血浆置换操作步骤及要点说明见表 3-6。

表 3-6　双膜血浆置换操作步骤及要点说明表

	操作步骤	要点说明
	着装整齐、洗手、戴口罩、手套	操作前要洗手
	物品准备：①消毒盒（碘伏、消毒棉签）；② KPS-8800CE 血滤机、接线板；③膜型血浆分离器 1 个、膜型血浆成分分离器 1 个、血浆交换用血液回路 1 套、废液袋；④生理盐水、白蛋白、林格液、肝素、穿刺针、注射器、止血钳、胶布、一次性手套、急救药品及器材、纸球、无菌纱布 2 块、无菌敷料	检查分离器及管路型号、有效期、外包装是否潮湿、有无破损
操 作 前 准 备	核对患者、机器型号、血滤器及管路	向患者宣教穿刺配合要点
	接电源、打开电源开关、启动 KPS-8800CE	—
	选择治疗模式（DF 模式）并确认	—
	机器版面出现连接图形→提示安装管路血浆分离器→血浆成分分离器→动脉管路连接血浆分离器→连接膜型血浆成分分离器→连接补液、排液管→连接加热器→连接静脉回路	一定要按照机器版面提示操作
	管路安装完毕、确认→"开始"机器自检即压力检测	自检前检查各连接是否紧密，若漏气，自检将不通过，自检 2 次不过后重新开机
	自检通过后，机器提示冲洗管路	用生理盐水 1000ml＋40mg 肝素冲洗后闭路循环 30 分钟、预冲生理盐水 3000ml
	据医嘱配制置换液	—

	操作步骤	要点说明
建立体外循环	血管通路准备：①静脉插管或内瘘；②根据医嘱静脉推注首剂肝素	不追加肝素，设置肝素值降至零位置，可选手动或自动模式
	设定治疗参数，报警参数，调整血流速度	接管前遵医嘱静脉推注地塞米松 5~10mg
	连接患者，进入治疗模式	开始时血液速度宜慢，观察 2~5 分钟，无反应后，再以正常速度运行
	自我检查，依次查对体外循环管路系统各连接处和管路开口处，未使用的管路开口处应处于加帽密封和夹闭管夹的双保险状态	整个机器系统功能完好，放开应用
	观察患者反应，调整血流量，血泵流速 100ml/min，二级泵 25ml/min，三级泵 5ml/min	遵医嘱给予生理盐水 10~30 滴/分静脉滴注，TMP 波动于 0~13kPa 之间。TMP 快速升高，超过 5kPa，立即通知医师
监测	严密观察机器运转情况，防止空气进入	—
	每 30 分钟观察血压、脉搏、呼吸情况、观察渗出液、动脉压、静脉压、跨膜压及一、二级膜压变化，并详细记录	—
治疗结束	达到治疗量后，进入回输程序	按照机器指令进行回输
	整理用物，关闭电源	分离器及管路用后放置于黄色双层垃圾袋内，放入医用垃圾桶内。机器清洁消毒
	记录	患者的病情变化、治疗参数、治疗过程及结果

十五、血脂吸附热循环式操作常规

血脂吸附热循环式操作步骤及要点说明见表 3-7。

表 3-7　血脂吸附热循环式操作步骤及要点说明表

	操作步骤	要点说明
	着装整齐、洗手、戴口罩、手套	操作前要洗手
	物品准备：①消毒盒（碘伏、消毒棉签）；② KPS-8800CE 血滤机、接线板；③膜型血浆分离器 1 个、膜型血浆成分分离器 1 个、血浆交换用血液回路 1 套、废液袋；④生理盐水、输液器、肝素、穿刺针、注射器、止血钳（无锯齿）、胶布、一次性手套、抢救药品及物品、纸球、无菌纱布 2 块、无菌敷料	检查分离器及管路型号、有效期、外包装是否潮湿、有无破损
操作前准备	核对患者、机器、血滤器及管路	向患者宣教穿刺配合要点
	连接电源、打开电源开关、启动 KPS-8800CE	—
	选择模式（DF 模式）并确认	—
	机器版面出现连接图形→提示安装管路→血浆分离器→血浆成分分离器→动脉管路连接血浆分离器→连接膜型血浆成分分离器管路→连接补液、排液管→连接加热器→连接静脉回路	一定要按照机器版面提示操作
	管路安装完毕、确认→"开始"机器自检，即压力检测	自检前检查各连接是否紧密，若漏气，自检将不能通过，自检 2 次不过后重新开机
	自检通过后，机器提示冲洗管路	用生理盐水 3000ml + 80mg 肝素冲洗后闭路循环 30 分钟

	操作步骤	要点说明
建立体外循环	血管通路准备：①静脉插管或内瘘；②根据医嘱静脉推注首剂肝素	不追加肝素，设置肝素值降至零位置，可选手动或自动模式
	设定治疗参数，报警参数，调整血流速度	设置版面 PA33kPa，PV27~8kPa，Pp < 40kPa，温度40℃，置换液升数：××L
	连接患者，进入治疗模式	—
	自我查对，依次查对体外循环管路系统各连接处和管路开口处，未使用的管路开口处应处于加帽密封和夹闭管夹的双保险状态	—
	观察患者反应，调整血流量，血泵流速 60~100ml/min，血浆泵为血泵的 20%~25%，血浆成分分离泵是血浆泵的 10%~15%	—
监测	严密观察机器运转情况	—
	每30分钟观察血压、脉搏、呼吸情况、观察渗出液、动脉压、静脉压、跨膜压及一、二级膜压变化，并详细记录	TMP 快速升高，超过 5kPa，应立即通知医师，遵医嘱给予生理盐水 100~200ml 冲洗，TMP 波动于 0~13kPa 之间
治疗结束	达到治疗量后回输	按确认键，机器自动进入回输程序，按机器提示进行回输
	整理用物，关闭电源	分离器及管路用后放置于黄色双层垃圾袋内，放入医用垃圾桶内。机器清洁消毒
	记录	患者的病情变化、治疗参数、治疗过程及结果

十六、动脉-静脉内瘘穿刺操作常规

动脉-静脉内瘘穿刺操作步骤及要点说明见表 3-8。

表 3-8 动脉-静脉内瘘穿刺操作步骤及要点说明表

	操作步骤	要点说明
操作前准备	着装整齐、洗手、戴口罩、手套	操作前要洗手
	物品：穿刺针、无菌治疗巾、碘伏、棉签、止血带、一次性手套、肝素、注射器、无菌纸球、无菌敷贴、胶布、听诊器（必要时）	—
	核对病志、姓名、机器型号	向患者宣教穿刺配合要点
穿刺操作	洗手，戴口罩、手套	再次洗手，戴手套
	评估内瘘功能：触摸震颤或听诊内瘘杂音，观察内瘘血管走向和深浅，血管弹性，穿刺部位有无发红、淤青、皮疹、感染等	摆好患者舒适体位
	确定穿刺部位：消毒动脉端皮肤，穿刺动脉，动脉穿刺点距吻合口至少要 3cm，针尖呈离心或向心方向穿刺，固定针翼，穿刺点处用无菌敷贴覆盖。同法穿刺静脉端，静脉穿刺点距动脉穿刺至少要间隔 10cm，针尖向心方向穿刺	①以穿刺点为中心，消毒直径大于 10cm，0.75% 碘伏消毒两次；②动脉、静脉穿刺避免在同一血管上，以减少血液再循环，提高透析质量；③穿刺部位切忌定点穿刺，防止穿刺部位皮肤变薄、松弛、透析时针孔渗血；④对于新内瘘的第一次穿刺，动脉穿刺点应远离吻合口，力争一次穿刺成功，防止血肿发生。针翼固定法：1 条胶布横向固定针翼；2 条胶布交叉固定针翼

操作步骤	要点说明
询问患者有无出血及创伤，遵医嘱由静脉端推注抗凝剂	—
向患者宣教注意事项	管路通畅，勿折，固定可靠，防脱落
准备透析	止血带的使用由患者的血管条件决定，注意不要扎在内瘘处，应距内瘘 5 ~ 10cm，勿过紧、勿时间过长
用物整理	包括患者床单位整理
记录	洗手后，记录

（操作完毕）

十七、静脉留置导管操作常规

静脉留置导管操作步骤及要点说明见表 3-9。

表 3-9　静脉留置导管操作步骤及要点说明表

操作步骤	要点说明
导管固定是否可靠，局部有无渗血、渗液、红肿	—
取下导管处敷料→戴手套→铺无菌治疗巾→消毒导管口、夹子→取下肝素帽→再次消毒→连接无菌注射器→打开夹子→抽出导管内封管肝素、血凝块	先检查导管夹子处于夹闭状态再取下导管肝素帽
静脉端注入抗凝剂	根据医嘱
整理用物	—

（透析前）

续　表

	操作步骤	要点说明
透析中	留置导管与透析管路接管处用无菌敷料覆盖	—
	固定可靠	—
	观察有无渗血，静脉压变化	—
	血流量不足时：①适当旋转置管或输入少量生理盐水，可变更导管前端部的位置或防止侧孔粘连现象；②交换导管 A 侧和 V 侧的回路，透析效率可下降，一般 10% 以内；③若抽吸不畅，切勿强行向导管内推注液体，以免血凝块脱落，引起血栓	—
透析后	血管通路先用生理盐水彻底将血液回净后，再行肝素封管	—
	根据管腔的容量注入相应导管容量的肝素（肝素浓度视患者的凝血功能而定），更换新的肝素帽并拧紧	注入肝素的同时夹闭夹子，防止血栓形成，注意导管口尽量不要敞开，肝素帽每次透析时需更换
	导管口用无菌敷料包裹并妥善固定	留置导管者每日测量体温，怀疑感染时及时就诊
拔管	备齐物品，配合医师	—
	消毒局部皮肤，用无菌纱布按压，拔管后指压 20~30 分钟，观察局部有无出血	—
	拔管时禁取坐位	防止静脉内压力低而产生气栓
	股静脉拔管后 4 小时不能活动	—
	拔管当天不能沐浴，以防感染	留置导管期间做好个人卫生，保持局部干燥，以防感染。睡眠时应尽量不要挤压导管。活动时应注意导管的固定，避免导管移位或牵出体外。留置导管不作他用，如抽血、输液

第四章　ICU 常见重症疾病护理

第一节　内科常见重症疾病护理

ICU 急危重症患者病情复杂多变，常常不是单一脏器功能衰竭，有时存在两个或两个以上的多脏器功能衰竭。如果不紧急抢救治疗，将会产生严重的后果，甚至威胁患者的生命。ICU 医护人员在抢救过程中，要抓住主要环节，当机立断，密切观察病情变化，获得抢救工作的主动权。

一、心脏围术期的护理

1. 体外循环的概念　体外循环是利用插在上下腔静脉内或右心房的腔静脉导管将静脉血通过重力引流出来，再使之通过人工肺（氧合器）进行氧合并排出二氧化碳后，储存在储血器中，经微栓过滤器过滤后，用单向血泵经插在主动脉的导管泵入体内。其实质是以人工心、肺代替了心脏和肺的功能。

2. 术前护理

（1）心理护理：患者病情重，病程长，手术的费用和风险很高，因此患者的思想负担很重。护士要以热情的态度、精湛的护理技术取得患者的信任；注意开导患者，告知手术的必要性，鼓励与同类手术成功的患者交流，建立对手术成功的信心；同时要保持病房环境整洁、安静，增加患者的舒适度；加强健康教育，使患者了解疾病的注意事项，术前观看录像，使患者了解监护室状况，手术后配合事宜，气管插管时如何与医护人员交流等，减轻焦虑和恐惧；术前晚适当用药，保证充足的睡眠。

（2）根据患者心肺功能状态，制订护理计划

1）心功能Ⅳ级患者术前心功能需达到Ⅲ级方能手术。心力衰竭者术前加强强心、利尿，观察腹水及双下肢水肿消退情况，记录出入量，防止电解质紊乱。为改善心脏功能，大多数患者术前服用洋地黄类强心药，用药期间应观察心率变化及有无洋地黄中毒表现，如患者出现心率减慢，胃肠道不适，黄视、绿视等，应及时监测血中洋地黄浓度，调整用药量。出现心慌、胸闷、气急等情况应立即卧床休息，如厕时必须有人陪伴。

2）观察患者有无咽干、发热、咳嗽等上呼吸道感染症状，积极应用抗生素控制感染，加强对患者呼吸道管理，保持呼吸道通畅。

（3）评估患者的营养状态，加强营养指导：根据病情及患者饮食习惯，制订食谱；饮食宜清淡可口、高蛋白、高热量；创造良好的就餐环境，增加患者食欲；记录食物摄入和剩余情况，保证足够的蛋白和热量摄入；遵医嘱术前适当补充白蛋白、氨基酸以纠正低蛋白状态，严重贫血者给予输血治疗。

3. 术后患者接诊

（1）患者入 ICU 前准备：①备好麻醉床；②准备有创动脉测压和无创动脉测压装置；③呼吸机处于待机状态；④备好监护设备、吸氧装置、量杯、体温计等；⑤患者进入 ICU 前，打开心电监护仪和呼吸机并检查其性能。

（2）患者入室接诊：①患者入室后，根据医嘱调整呼吸机参数，将患者小心平放至监护床上，先接呼吸机，再接脉搏氧探头，测血压，连接心电导线，连接有创动脉测压，调零点。根据患者情况，合理设置报警限。②插肛温探头或测腋温。③检查中心静脉压管道和各血管活性药管道是否通畅、药物输入剂量。④妥善固定导尿管。⑤妥善固定肢体和各引流管，向麻醉师了解术中情况。

4. 术后中枢神经系统的监护 ﹒患者送回 ICU 一般处于麻醉未清醒状态，在清醒之前应严密观察患者的意识、瞳孔大小及对光反射、肢体活动情况等。观察有无呕吐、烦躁不安、谵妄、嗜睡、昏迷等，以了解大脑皮质的功能状态，判断有无脑缺血、缺氧、脑栓塞及脑水肿等。患者术后清醒应呼唤患者，嘱其活动手指和足趾，排除脑栓塞的可能。

5. 术后循环系统功能的监护

（1）严密观察心率和心律的改变：体外循环术后早期，由于麻醉药物影响、手术创伤、缺血、缺氧、酸碱平衡失调、电解质紊乱等原因易出现心律失常。常见心律失常有窦性心动过缓、窦性心动过速、室上速、房颤，严重者室速、室颤。一旦出现心律失常应立即通知医师，分析原因，迅速处理。

（2）血流动力学监测

1）监测血压：根据血压的变化调节补血、补液速度及血管活性药的用量。维持血流动力学的稳定，保证重要器官灌注。

2）常规监测中心静脉压（CVP）：上腔或下腔静脉插管的压力可代表

CVP，CVP 的正常值为 $5 \sim 12cmH_2O$，$CVP < 5cmH_2O$ 表示血容量不足，$CVP > 20cmH_2O$ 提示右心功能不全或血容量过多。

3）对一些较复杂的心脏手术患者，常在术中通过左心导管监测左房压，Swan-Gan。漂浮导管可随时测量右房压、右室压、肺动脉压、肺小动脉楔压，并可用热稀释法随时测定心排血量、体循环血管阻力和间接推测出左心房压力，还可测定中心静脉血氧张力（PVO_2）判断组织灌注是否充分。

（3）观察体温和四肢末梢温度：测量体温 1 次/2 小时，术后 1~2 小时内患者体温往往偏低，中心温度与末梢温度相差>2℃提示为末梢循环不良，四肢冰凉，因此，应注意保暖，直至体温升至 36℃。当肛温升高至 38.0℃ 以上时可给予物理降温或药物降温。如头部、腹股沟处放置冰袋，若效果不佳，可用酒精擦浴或吲哚美辛栓直肠给药，维持体温在 37.5℃ 以下。

（4）尿量的观察与处理：尿量是反映肾组织灌注、体液平衡的重要指标，临床通过对尿量、颜色、比重的观察与分析来判断患者的心功能、肾功能和血容量等。术后早期由于血液稀释，出现渗透性利尿，尿量多、颜色清。如果体外循环时间长或输入异型血，红细胞破坏严重，可出现血红蛋白尿，尿呈浓茶色，这时应加强利尿，尽快清除游离血红蛋白，输入碳酸氢钠，碱化尿液，防止血红蛋白沉积于肾小管内引起肾衰竭。术后出现尿量少，低于 $1ml/(kg \cdot h)$，需排除导尿管阻塞、打折、位置不当等物理因素，及时查找原因对症处理。

（5）出入量的管理

1）严格控制液体输入的速度和量，防止容量负荷过重，诱发心力衰竭或肺水肿。术后早期输入液体一般在 $1ml/(kg \cdot h)$，儿童在 $1 \sim 2ml/(kg \cdot h)$，严重血容量不足时，在监测 CVP 下，可间断快速补血补液。

2）患者所用血管活性药物的种类多，各血管活性药物不可与常规液体同一通道，最好单独从中心静脉输入。用量大时，如多巴胺、多巴酚丁胺最大用至 $20\mu g/(kg \cdot min)$，更换药液的动作要迅速，更换时要关闭三通管，防止药液反流，防止输液速度改变引起血流动力学改变。

3）术后早期每小时记录尿量，保持尿量>$1ml/(kg \cdot h)$ 并观察其颜色及酸碱度，凡尿量>30ml/h 则表示一般循环功能良好；若 pH 值低则提示有酸中毒的可能。术后早期因稀释性利尿，尿量增多，注意防止水、电解质紊乱，尤其是低钾的可能；尿量少时首先检查尿管是否阻塞、扭曲、打折，尿量确实减少时应通知医师。

6. 术后呼吸系统功能的监护

（1）术后持续监测血氧饱和度并密切观察患者口唇、甲床、指（趾）端、颜面皮肤，判断有无缺氧及二氧化碳潴留，并分析原因，妥善处理。

（2）一般患者清醒后 4~6 小时拔除气管插管，给予鼻导管或面罩吸氧，流量 4~6L/min，而且要严密观察患者有无发绀、鼻翼扇动、呼吸困难等表现，如发现以上症状要及时查明原因，必要时重新气管插管，呼吸机辅助呼吸。危重症患者需呼吸机支持数日甚至数周。机械通气时要合理调节参数，对肺动脉高压者，应轻度呼碱，有利于肺动脉扩张；持续监测动脉血氧饱和度，防止供氧不足；患者痰液较多，要及时吸痰，动作要迅速，防止肺动脉因缺氧而痉挛，在吸痰前后可给予 100% 氧气吸入 1~2 分钟。吸痰时要严格无菌操作，尤其是气管切开患者，应洗手、戴手套，防止肺部感染和交叉感染。

（3）听诊两肺呼吸音是否对称、有无痰鸣音、管状呼吸音，拔除气管插管后要鼓励患者咳嗽，给予雾化吸入稀释痰液，定时翻身叩背，听诊两肺呼吸音，防止肺不张、肺炎。必要时可经鼻导管或气管镜吸痰。小儿呼吸道比较细软，术后不会有效咳嗽，痰液多时很容易出现呼吸道堵塞、肺不张，因此要特别注意听诊两肺呼吸音，加强翻身、叩背，鼻导管吸痰。

（4）监测动脉血气：心脏术后重症患者需对动脉血氧分压（PaO_2）、二氧化碳分压（$PaCO_2$）、氧饱和度（SaO_2）的变化反复进行动态监测，以便了解肺的功能和判断治疗的反应。$PaCO_2$ 反映了氧经肺泡膜弥散到血管内的程度，是判断有无低氧血症的重要指标；$PaCO_2$ 反映了肺通气的状况，$PaCO_2$ 高时应检查是否有气道痉挛、痰液阻塞；SaO_2 则反映了肺内氧合情况。

7. 术后电解质的监测 体外循环术后由于低温、手术创伤、血液稀释、细胞破坏等，易造成电解质紊乱，如血中钾、钠、镁、氯等值发生变化，尤以血钾变化最显著，对患者的心脏影响也最大。

（1）低血钾：心电图表现为 T 波低平，ST 段压低，心律失常如早搏和心动过速。尿量多时需注意补钾，每排出 100ml 尿补钾 1~3mmol；低血钾时注意避免过度通气，纠正呼吸性碱中毒。补钾量根据血钾值计算：需补氯化钾量(mmol) =（正常血钾值-测得血钾值)×0.3×体重（kg），从中心静脉补充。

（2）高血钾：心电图表现 T 波高耸，呈双凹波峰；QRS 波宽大，ST 段压低。高血钾时立即停止补钾，纠正酸中毒，静脉注射葡萄糖和胰岛素，促使钾向细胞内转移；静脉注射钙剂对抗钾的毒性；利尿排钾。

（3）低血钙：心电图表现 Q-T 间期延长，房室传导阻滞，表现为心肌收缩无力，血管扩张、血压下降、肌肉抽搐等。大量输血时，静脉注射氯化钙或葡萄糖酸钙预防和纠正低血钙。

8. 术后出凝血状况的监护 体外循环对血液成分的破坏，肝素反跳以及大量输入库存血，使血液凝固功能受影响。

（1）心包、纵隔、胸腔引流管的护理

1）术后前 4 小时，应每 15～30 分钟挤压引流管 1 次，保持其通畅，并观察引流液的量、颜色，有无血凝块等，因肝素反跳，渗出血液较多时，遵医嘱静脉推注鱼精蛋白，注意匀速推入，防止鱼精蛋白过敏，1 小时内需频繁挤压引流管，防止血液凝固，堵塞引流管。

2）严密观察心包和纵隔引流液的量和性质，如果引流液偏多，而后突然减少或引流不畅，经挤压引流管无效，且伴有心率快、脉压小、血压低、尿量少、精神差、末梢凉者，应考虑心脏压塞的可能，应迅速通知医师。如果引流液较多，且颜色鲜红，成人>200ml/h，小儿>4ml/（kg·h），无减少趋势，可能胸腔内有活动性出血，应通知医师及时处理。

（2）抗凝剂应用注意事项：心脏瓣膜术后应用抗凝剂时，要定期监测凝血酶原时间，注意观察患者皮肤黏膜有无出血倾向，拔针后穿刺点按压时间应适当延长。

9. 术后药物的使用与监护 体外循环术后镇静、止痛和血管活性药使用较多，需合理选择并注意监测其效果及不良反应。

（1）镇静剂：术后清醒而不能拔管者，需充分镇静止痛。镇静剂会引起不同程度血压下降，小儿要根据体重严格控制量，防止血压骤降引起生命危险；大剂量使用易导致患者不易清醒；芬太尼和吗啡会抑制呼吸和胃肠运动，因此只用于使用呼吸机的患者。

（2）血管活性药：如心率缓慢，可静脉滴注异丙肾上腺素；如低血压明显，则采用其他作用较强的正性肌力药物，如多巴胺、多巴酚丁胺、间羟胺、肾上腺素等。在滴注高浓度升压药同时，需滴注硝普钠或硝酸甘油扩张血管，减少血管阻力。为保证各药物持续匀速进入体内，需用微量泵推注药物。各管道要标示清楚。根据心率、血压变化调整药物的速度，并注意观察药物的不良反应。

（3）糖皮质激素类药物：因体外循环的全身炎症反应，术中、术后大量输血等，术后 3 天常规给予皮质激素，最常用的是地塞米松。使用期间要防止感染及水、电解质紊乱。

10. 术后预防感染 心脏术后患者是医院内感染的易感人群，患者术后机体抵抗力的下降，皮质激素的应用，呼吸机及各种侵入性导管的使用大大增加了感染的概率。医护人员要加强无菌观念、严格无菌操作。接触患者前要洗手，尽早拔除各种侵入性导管。患者体温升高要怀疑感染的可能，必要时做血培养、痰培养和导管培养以协助诊断。一旦出现感染，应及时拔除导管，合理使用抗生素。

11. 术后并发症的监护与处理

（1）出血：原因主要是术中止血不彻底、有活动性出血和体外循环术后因凝血机制紊乱引起的广泛性渗血。一般心脏手术患者术后引流量为 200~500ml。发绀型心脏病因侧支循环丰富而较非发绀型心脏病术后渗血量多。早期引流量往往较多，3~4 小时后逐渐减少。如果术后 4~5 小时后出血量仍较多，≥2ml/（h·kg），在排除患者体位变化致引流量增多的情况下，临床出现心率增快，血压不稳定，血红蛋白进行性下降时，应考虑到出血的可能。渗血较多时，可给予止血药物；肝素反跳给予鱼精蛋白予以中和；考虑有活动性出血，应再次开胸探查、止血，不宜延误。

（2）心脏压塞：分急性心脏压塞和迟发性心脏压塞。急性心脏压塞是指手术后早期出现的心脏压塞，多发生在术后 36 小时内。正常情况下心包内仅有液体约 15ml，压力很低。体外循环术后如果出血较多，而心包腔又引流不畅，造成血液或血块在心包腔内积聚，一般达到 150~250ml 时，即可引起急性心脏压塞症状。迟发性心脏压塞一般指手术后 5 天以后发生的心脏压塞，常见于换瓣术后需抗凝治疗的患者。多由于凝血机制障碍渗血增加所致。急性心脏压塞导致静脉回流受阻和心脏舒缩功能障碍。体外循环术后早期，患者如果出现下列情况，应注意急性心脏压塞的发生：①引流量较多，且引流管内有条索状血块挤出或原先持续较多的引流突然停止或减少；②患者血压下降，脉压缩小，脉搏细弱、奇脉、心率加快；③中心静脉压明显升高，颈静脉曲张；④尿量减少，患者可在出现上述不典型症状时，突然出现心搏骤停。X 线检查可显示纵隔增宽，心影增大，B 超提示心包积液。

迟发性心脏压塞的临床表现：患者术后早期康复顺利，但数日后出现胸闷气急、咳痰增多、肝脏增大、下肢水肿加重，血压较以前降低，心率增快。处理方法：保持心包纵隔引流管通畅是预防心脏压塞的重要措施，如出现心脏压塞应立即给予心包穿刺或开胸进行血块清除。重新置入心包引流管。

（3）心律失常：原因是术前心功能障碍；术中低温，心跳停搏及手术本身对心脏的刺激和损伤；体外循环血液稀释；术后疼痛；低血容量；发热；水、电解质、酸碱平衡失调，如低血钾、酸中毒等；缺氧导致血中儿茶酚胺浓度升高，增加心脏的应激性，易诱发心律失常。开胸术后心律失常较常见，多数能自行纠正，对心功能无明显影响，严重心律失常可影响心排血量，组织灌注不良，甚至引起猝死。患者可表现为心悸、胸闷。

1）窦性心动过速：成人正常心率60~100次/分，婴幼儿一般100~160次/分，儿童一般80~140次/分，术后窦性心动过速最常见，最有效的方法是去除病因，如降低体温、补充血容量、改善供氧、纠正酸中毒等，必要时给予药物治疗，常用药物有洋地黄和β受体阻滞剂。

2）窦性心动过缓：多见于麻醉未清醒时。心率>50次/分可不处理，心率<50次/分，血压正常者可给予阿托品；伴血压降低者则应用微量泵给予异丙肾上腺素。

3）心房颤动：经充分供氧，应用洋地黄类或胺碘酮可控制心率，改善症状。

4）室上性心动过速：可给予颈动脉窦按压，确信没有心肌缺血时，可应用毛花苷丙、$β_1$受体阻滞剂如艾司洛尔等。

5）室性早搏：偶发的室性早搏可不做处理，而频发室早>5次/分、多源性室性早搏、室早呈二联律或三联律、RonT等易发生室颤，应积极治疗。首选利多卡因，可静脉注射$1mg/kg$，若无效则隔5~15分钟重复静脉注射。除药物治疗外，尚应去除缺血、缺氧、低钾、酸中毒等诱因。

（4）低心排血量综合征：体外循环术后，由于心脏排血量显著减少以致重要脏器灌注不足或引起休克时称为低心排血量综合征，心排血量低于$2.0U/(min·m^2)$。原因是术后出血较多，利尿剂的使用，手术后血容量补充不足造成低血容量，术后血管床的扩张、体液在第三间隙的滞留均可引起有效血容量减少；术前心肌损害，术中操作或畸形纠治不满意造成心功能差；术后心包缝合过紧或心包填塞可引起心脏舒缩障碍，血液回流受阻；麻醉药物、手术中温度的改变及全身的应激状态、手术后用药、酸碱平衡的紊乱均可引起血管舒缩功能异常，增加体循环和肺循环阻力，加重心脏的前后负荷，引起低心排血量综合征。心脏术后患者一旦出现烦躁不安、肢体湿冷、缺氧加重、脉搏细速、血压下降、尿量减少等症状时提示低心排血量综合征的存在。低心排血量综合征是体外循环术后最常见的并发症，也是导致患者死亡的最主要原因。因此对术后出现低心排血量综合征的患者，要严密观察病情变化，通过仔细全面检查，分析原因，采取及时有效的措施进行治疗。对心内畸形纠治不满意者应及时进行二次手术。

（5）呼吸系统并发症：引起呼吸系统并发症主要原因是通气不足与通

气/血液比例失调。通气不足主要与麻醉、术后呼吸抑制或肺顺应性下降有关；而腹部感染、肺不张、灌注肺、肺部血栓、气栓均可引起通气/血流比例失调，而造成患者出现呼吸功能不全或呼吸衰竭。轻度病变时，患者临床表现轻微，出现咳嗽、痰多等症状。急性呼吸衰竭多在术后早期出现，多继发于低心排血量综合征等严重并发症。患者在机械通气时多表现为持续性低氧血症，自主呼吸患者可出现呼吸加快、呼吸困难，缺氧严重时出现烦躁不安、大汗淋漓、末梢发绀。为此，心脏手术患者术后要加强氧疗和呼吸道管理，及时排出痰液，限制补液速度和量，防止肺水肿和左心衰竭。如果出现急性呼吸衰竭，立即给予半卧位，镇静、强心、利尿，必要时应用机械通气。

（6）急性肾功能不全：是指肾排泄功能在数小时至数周内迅速减退，血尿素氮及血肌酐持续升高，肌酐清除率下降，低于正常的一半时，引起水、电解质及酸碱平衡失调和氮质血症。急性肾衰竭是体外循环术后常见而严重的并发症之一，多继发于严重的低心排血量综合征、呼吸衰竭等严重并发症。年老患者，肾功能不全、肾实质水肿、肾栓塞、肾缺血患者均可发生急性肾衰竭。临床主要表现为尿少及由于肾排泄能力下降引起的高钾、水肿、血尿素氮和肌酐浓度增高等，尿量<1ml/（kg·h），尤其是在应用髓祥利尿药或短时间快速补液后尿量仍不增加时，应警惕急性肾衰竭的发生。处理方法是去除或尽量减少肾脏损害因素，充分的术前准备，熟练的手术技巧，减少体外循环的时间，术后保证足够的肾灌注，发生血红蛋白尿时要碱化尿液、利尿以防止肾小管阻塞。如果出现急性肾衰竭应尽早进行透析治疗。

12. 术后基础护理

（1）防治压疮和中心静脉血栓：病情危重者常使用大量的强心、升压药物，使外周血管强烈收缩，皮肤血流减少，组织供氧不足，加之长期制动，受压部位极易发生压疮。要在病情允许情况下，使患者身体稍微侧卧，受压部位悬空，防止长期受压；已发生压疮者在病情稳定后及时处理，加强营养，促进创面愈合。长期卧床患者，每 2 小时翻身皮肤护理，每 4 小时帮助患者四肢做被动运动 1 次，每次 15 分钟，解开制动的肢体，观察有无肿胀、淤血。病情许可时，教会患者在床上做肌肉等长收缩运动，防止血栓形成。

（2）加强营养，增强机体免疫力，促进伤口愈合：一般拔除气管插管 6 小时后可进食少量水或流质饮食，术后早期需限制患者水分的摄入，一次进食不宜过多，防止膈肌上抬，影响呼吸，同时也增加心脏负担。体外循环时间长且病情危重者，易出现暂时性肠麻痹，故应待肠鸣音恢复后方可进食。如有呕吐和显著腹胀，尚需胃肠减压，以免影响心肺功能，小儿患者尤需防止出现急性胃扩张，常需胃肠减压。长期呼吸机支持患者需保证蛋白和热能摄入，术后第二天，可鼻饲少量混合奶、要素饮食或能全力等，鼻饲时应调节营养液的浓度、温度、速度，观察消化吸收情况，有无腹胀、腹泻，一般降低浓度和速度可减少腹泻的发生。严重营养不良者，可采用静脉补充营养制剂，但其成本高，且增加心肺负担，影响正常生理状况，一般不主张采用。

（3）心理护理：由于长期制动，不能与家人见面，缺乏与人沟通，各种镇静剂的不良反应，睡眠型态紊乱（ICU 的环境使患者很少能进入深睡眠状态），患者易失去认知和定向能力，出现精神症状。表现为烦躁不安、幻觉、抑郁、昏睡。应加强心理护理，防止出现 ICU 精神症状。

1）护士应注意观察患者情绪，及时沟通，必要时 ICU 护士在术前探望患者，了解病情，安慰患者，交代手术后如何配合，消除患者紧张感。

2）护士应尽可能在患者身边，多与患者沟通，使患者有正确的时空概念。

3）工作人员在 ICU 不能闲聊及大声讲话，以免影响患者休息。

4）将可能引起精神症状的药物改用其他药物。

13. 康复护理

（1）运动指导：心脏术后病情平稳，主张早拔管、早活动、早出院。术后 1~2 天开始在床上进行上下肢各关节的主、被动屈伸运动，鼓励患者咳嗽，以减少呼吸道并发症和静脉血栓的形成。拔除气管插管和引流管后，鼓励患者坐起，自行饮水和进餐，逐渐增加活动量，活动以不引起心悸、胸痛和呼吸困难为宜。出院后应坚持锻炼，自行料理生活起居和家务劳动，但需避免过度劳累、紧张和兴奋，运动以步行、骑自行车及太极拳为主。

（2）用药指导：心脏术后往往需服用一段时间的强心、利尿药物。瓣膜置换患者还需终生服用华法林抗凝。服用强心药要教会患者数脉搏，注意有无胃肠道不适或黄视、绿视现象，观察记录每日的尿量，防止电解质紊乱；服用华法林的患者出院后每月复查 1 次凝血酶原时间，稳定后可 3~6 个月复查 1 次，服药期间注意有无牙龈出血、皮肤紫癜、月经出血增加等异常情况，一旦出现，及时停药复查凝血酶原时间。

二、急性心力衰竭的护理

急性心力衰竭简称急性心衰，是指心脏因某种突发原因在短期内发生心肌收缩力明显降低和（或）心室负荷突然增加，导致心排血量急剧下降、体循环或肺循环急性淤血和组织灌注不足的临床综合征。急性心衰以急性左心衰竭最常见，主要临床表现为急性肺水肿、心源性晕厥、心源性休克和心搏骤停。一旦发生必须立即抢救。

1. 临床表现

（1）主要表现为肺循环淤血和心排血量降低所引起的临床综合征

1）急性肺水肿：为急性左心衰竭的严重表现。表现为突发的严重呼吸困难、端坐呼吸、喘息不止、烦躁不安并有恐惧感，呼吸频率可达 30~50 次/分，频繁咳嗽并咯出大量粉红色泡沫样血痰，听诊心率快，心尖部常可闻及奔马律，两肺布满湿啰音和哮鸣音。

2）心源性晕厥：由于心排出量急剧减少引起脑缺血而发生头晕、黑蒙和短暂意识丧失。发作 15 秒以上可出现四肢抽搐、呼吸暂停和发绀，称阿-斯综合征。

（2）心源性休克

1）持续低血压，收缩压降至 90mmHg 以下，或原有高血压的患者收缩压降至 60mmHg，且持续 30 分钟以上。

2）组织低灌注状态可表现为：①皮肤湿冷、苍白和发绀，出现紫色条纹；②心动过速>110 次/分；③尿量显著减少（<20ml/h）甚至无尿；④意识障碍，常有烦躁不安、激动焦虑、恐惧和濒死感；⑤收缩压低于 70mmHg，可出现抑制症状如神志恍惚、表情淡漠、反应迟钝，逐渐发展至意识模糊甚至昏迷。

3）血流动力学障碍 PCWP ≤ 18mmHg，心脏排血指数（CI）≥ 36.7ml/(s·m^2) 且≤2.2L/(min·m^2)。

4）低氧血症和代谢性酸中毒。

（3）心搏骤停：心脏突然丧失有效的泵血机械功能，但并非心电和心脏活动完全停止。

2. 实验室及其他检查

（1）胸部 X 线：胸部 X 线片随病程而表现各异，影像也呈多样性。

（2）心电图：表现为窦性心动过速和各种心律失常。

（3）动脉血气。

（4）血流动力学：PCWP 是监测肺功能的一个敏感指标，当 PCWP > 18mmHg、CI 正常时，提示肺淤血；PCWP 为 25 ~ 35mmHg、CI 为 2.2 ~ 2.5L/（min·m²）时，提示肺水肿；PCWP > 18mmHg、CI 为 2.0L/（min·m²）时，提示心源性休克。

3. 急救措施

（1）体位取坐位或半卧位，两腿下垂，以减少静脉回流。

（2）充分供氧和机械通气治疗

1）维持气道通畅：必要时行气管插管，封闭式按需吸痰。

2）充分供氧：高流量 6 ~ 8L/min，30% ~ 50% 乙醇湿化吸氧或呼吸机给氧。

3）机械通气：给予高的呼气末正压（PEEP）通气。

至少开放 2 条静脉通道，并保持通畅。必要时可采用深静脉穿刺置管，以随时满足用药的需要。血管活性药物一般应用微量泵泵入，以维持稳定的速度和正确的剂量。

（3）药物治疗

1）镇静药：吗啡能松弛呼吸道平滑肌，有利于改善通气，同时具有降低外周静脉张力、扩张小动脉和镇静作用，减少回心血量，降低毛细血管静水压的作用。一般 5 ~ 10mg 静注。

2）强心药：增加心肌收缩力，缓慢静注去乙酰毛花苷 0.2 ~ 0.4mg。

3）利尿药：静注快速利尿药，减少回心血量。

4）血管扩张药：降低心脏前后负荷，常用药物为硝普钠、硝酸甘油。

5）氨茶碱：解除支气管痉挛，稀释后缓慢静滴。

6）糖皮质激素：地塞米松减少毛细血管通透性，降低周围血管阻力。

（4）生命体征观察：密切观察意识、面色、心率、心律、呼吸、血压、尿量、滴速、用药反应等。及时、准确、详细地记录。

（5）血液净化：可维持水、电解质和酸碱平衡，稳定内环境，还可清除尿毒症毒素（肌酐、尿素、尿酸等）、细胞因子、炎症介质以及心脏抑制因子等。

4. 用药护理 遵医嘱给药，用药及时，剂量准确，密切观察药物疗效及不良反应。

（1）吗啡：可产生呼吸抑制而加重二氧化碳潴留，也不宜应用大剂量，可促使内源性组胺释放，使外周血管扩张导致血压下降。应密切观察疗效和呼吸抑制的不良反应。伴明显和持续低血压、休克、意识障碍、COPD 等患者禁忌使用。老年患者慎用或减量。

（2）利尿药

1）伴低血压（收缩压<90mmHg）、严重低钾血症或酸中毒患者不宜应用，且对利尿药反应甚差。

2）大剂量和较长时间的应用可发生低血容量和低钾血症、低钠血症，且增加其他药物如血管紧张素转换酶抑制药（ACEI）、血管紧张素 II 受体拮抗药（ARB）或血管扩张药引起低血压的可能性。

3）应用过程中应检测尿量，并根据尿量和症状的改善状况调整剂量。

（3）血管扩张药

1）用药准确，从小剂量、慢速度开始，一般收缩压不低于 90mmHg，可根据血压变化调整滴速。

2）监测生命体征及尿量情况。

（4）强心药

1）用药前应监测心率，若低于 60 次/分或节律有明显变化，应及时报告。

2）注射洋地黄制剂速度宜慢，用药后监测生命体征变化。

3）用药过程中随时警惕有无洋地黄中毒反应，消化系统、神经系统、视觉改变及心脏毒性。一旦发生不良反应，立即通知医师并协助处理。

4）注意毒性反应诱因，如严重心肌损害和心力衰竭，电解质紊乱，低钾、低镁、高钙，肝肾功能障碍。避免同时应用增加毒性反应的药物如钙剂、利血平等。

5）发生洋地黄中毒后，应立即停药，并停用排钾性利尿药。一般轻度中毒，在停药后数天症状可自行消失。严重心律失常必须积极处理，快速性心律失常可选用苯妥英钠及钾盐。由于洋地黄中毒时电击易致心室颤动，故一般不选用直流电复律。心率缓慢的心律失常可选用阿托品。洋地黄中毒后，在补钾的同时补镁可迅速纠正低血钾。镁离子本身对洋地黄中毒的快速性心律失常亦有良效。

（5）氨茶碱：输液速度过快容易引起恶心、呕吐、心率增快、心律失常等。

5. 观察要点

（1）密切观察意识、面色、心率、心律、呼吸、血压、尿量的变化。

（2）保持呼吸道通畅，观察痰液的颜色、性质、量。

（3）纠正低氧血症，使脉搏血氧饱和度≥95%，伴 COPD 者 SaO_2≥90%。

（4）低血压患者，每 10~15 分钟监测一次，避免血压波动过大，连续测量 3 次血压正常后改为每小时测量一次。

（5）观察皮肤、末梢循环颜色、温度的变化。

（6）听诊双肺呼吸音，评估湿啰音和哮鸣音的变化。

（7）机械通气者观察气道峰压、潮气量变化，峰压≤40cmH$_2$O，潮气量 6~8ml/kg。

（8）判断治疗有效的指标：患者自觉气急、心悸等症状改善，情绪稳定、发绀减轻、尿量增加、水肿消退、心率减慢、血压稳定、原有的期前收缩减少或消失等。

（9）进行血气分析、血流动力学监护和分析。

6. 护理要点

（1）保持室内适宜的温度、湿度，灯光柔和，环境安静。

（2）减少对患者刺激，保证充足的睡眠，必要时睡前给予药物帮助睡眠。

（3）采取半卧位或坐位，保证患者舒适。

（4）饮食宜清淡，少量多餐，限制含钠食物摄入量，利尿药应用时间较长的患者要补充多种维生素和微量元素。

（5）保持大便通畅，注意大便情况，有便秘者饮食中加入膳食纤维，必要时给予缓泻药或开塞露。

（6）严格限制饮水量和静脉输液速度，对无明显低血容量因素（大出血、严重脱水、大汗淋漓等）者的每天摄入宜在 1500ml 以内，不要超过 2000ml。

（7）固定和维护好漂浮导管、深静脉置管、心电监护的电极和导联线、鼻导管或面罩、导尿管以及指端无创血氧仪测定电极等。

（8）保持床单元整洁干燥，口腔内无异味和分泌物。

（9）加强心理护理，稳定患者情绪，减少焦虑。

三、急性心肌梗死的护理

急性心肌梗死是冠状动脉急性、持续性缺血缺氧所引起的心肌坏死。临床表现多有剧烈而持久的胸骨后疼痛，休息及硝酸酯类药物不能完全缓解，伴有血清心肌酶活性增高及进行性心电图变化，可并发急性循环功能障碍、心律失常、休克或心力衰竭，常可危及生命。

1. 临床表现

（1）先兆症状：急性心肌梗死约 2/3 患者发病前数天有先兆症状，最常见为心绞痛，其次是上腹疼痛、胸闷憋气、上肢麻木、头晕、心慌、气急、烦躁等。心电图示 ST 段一时性明显抬高或压低，T 波倒置或增高。及时处理先兆症状，可使部分患者避免发生心肌梗死。

（2）症状

1）疼痛：为最早出现的最突出的症状，典型的急性心肌梗死时胸痛剧烈，伴紧缩或压榨感，胸痛持续时间超过 20 分钟，甚至持续数小时。

2）全身症状：一般在疼痛发生后 24~48 小时出现，主要是发热，伴有心动过速、白细胞计数增高和红细胞沉降率增快等，由于坏死物质吸收所引起。

3）胃肠道症状：多见于下壁梗死患者，常伴有频繁恶心、呕吐、上腹部胀痛等。

4）泵衰竭：AMI 引起的心力衰竭和心源性休克目前统称为泵衰竭，多采用 Killip 分级标准。①Ⅰ级：无左心衰竭（两肺听诊无湿啰音）；②Ⅱ级：轻至中度左心衰竭（第三心音奔马律，双肺湿啰音在肺门以下）；③Ⅲ级：急性肺水肿（双肺湿啰音超过了肺门）；④Ⅳ级：心源性休克（收缩压小于 80mmHg、面色苍白、皮肤湿冷、大汗、尿量减少、烦躁或反应迟钝等），伴或不伴有急性肺水肿。

5）心电图改变：①病理性 Q 波，面向心肌坏死区的导联上出现宽而深的 Q 波；②ST 段抬高呈弓背向上型，面向坏死区周围心肌损伤区的导联上；③T 波倒置，面向损伤区周围心肌缺血区的导联上；④心内膜下心肌梗死无病理性 Q 波；⑤可根据出现特征性改变的导联来判断心肌梗死的部位，如 V_1、V_2、V_3 导联反映左心室前壁和侧壁，Ⅱ、Ⅲ、aVF 导联反映下壁，Ⅰ、aVF 导联反映左心室高侧壁病变。

2. 实验室检查

（1）血象：1~2 天后白细胞可增至（10~20）×10^9/L，中性粒细胞增多，嗜酸性粒细胞减少或消失，红细胞沉降率增快，可持续 1~3 周。

（2）血清酶：①肌酸磷酸激酶（CPK）6~8 小时开始升高，24 小时达高峰，2~3 日下降至正常；②异构酶 CPK-MB 更具有特异性和敏感性；③谷草转氨酶（AST、GOT）6~12 小时开始增多，20~48 小时达高峰，3~5 日恢复正常；④乳酸脱氢酶 8~10 小时开始增多，持续 8~14 日方恢复正常。

3. 急救措施

（1）休息：绝对卧床休息，减少搬动和刺激。

（2）监测：进行持续血压、心电、呼吸、血氧饱和度、心肌坏死标记物（CK-MB、TNI、TNT）监测，必要时行血流动力学监测。及时发现和处理心律失常、血流动力学异常和低氧血症。

（3）解除疼痛：必要时给予镇静，应用哌替啶或吗啡，为避免恶心呕吐可同时给予阿托品，心动过速者不用阿托品。呼吸抑制者禁用吗啡。也可用硝酸甘油或异山梨酯舌下含化。

（4）控制休克。

（5）消除心律失常、溶栓治疗。

（6）治疗心力衰竭：除严格休息、镇痛或吸氧外，可用利尿药。

（7）抢救措施：①建立静脉通道，保持给药途径畅通，维持血压、补充容量、纠正电解质；②床前备抢救车、简易呼吸器；③经皮起搏电极或经静脉临时起搏器、除颤器、呼吸机、介入治疗准备状态。

4. 护理要点

（1）绝对卧床休息：放松紧张心理，避免一切用力的动作，以减少心肌的耗氧量，防止诱发心律失常及增加心肌梗死面积。

（2）持续吸氧：流量为 4~5L/min，使氧分压保持在 12~15kPa，以改善心肌缺氧状况。

（3）输溶栓剂：按要求输注溶栓剂，确保单位时间内溶栓剂准确输入。以尿激酶为例，24 小时内给药方案安排为：尿激酶 24 万 U 加 5% 葡萄糖液 40ml 静脉推注，10 分钟内注完；注射尿激酶 24 万 U 加 5% 葡萄糖液 100ml 静脉推注，50 分钟内完成；尿激酶 12 万 U 加 5% 葡萄糖液 1000ml 静脉滴注，维持 23 小时。

（4）观察生命体征：在溶栓治疗过程中，应密切观察患者生命体征的变化，尤其在血栓溶解，冠脉血流再通的瞬间，心率、心律、血压的变化更为明显。因此，需连续心电监护，了解心电动态的变化。

（5）注意观察出血倾向：溶栓药物对非冠状动脉部位的血栓同样有溶栓的作用。因此在溶栓治疗过程中常可并发多部位出血，如穿刺及注射部位出血，上消化道黏膜出血及颅内出血等。故应每 4 小时测 1 次血常规、血小板、出凝血时间、凝血酶原时间和纤维蛋白原等。发现异常及时与医师联系，并适当备止血药。

（6）疗效判断：溶血治疗是否有效主要从 4 个方面进行判断，其机制可能与局部电解质平衡失调有关：①症状消失，许多患者在治疗初期有剧烈胸痛，血栓溶解后，胸痛可迅速消失；②心电图的改变，在溶栓中，随着血栓的溶解，ST 段很快下降；③心律的改变，血栓溶解后，缺血心肌血供恢复，血流灌注短时间内常可发生"再灌注"性心律；④血清酶学的改变，由于缺血部位心肌得到血流再灌注，部分坏死的心肌细胞释放的酶随血流到循环血液中，使酶的峰值提高。

（7）严密观察再发心梗的发生：血栓溶解术的血流再灌注成功率为65%~75%，溶栓成功后冠状动脉内仍有残余狭窄，易再发心肌梗死，故应注意观察并记录患者再发心绞痛的时间、部位、性质以及心律异常情况和心电图改变等。必要时可再次行溶栓治疗或同时加做经皮冠状动脉扩张成形术、冠状动脉旁路移植术，以解除冠状动脉狭窄，从而提高疗效。

四、静脉血栓栓塞的护理

肺栓塞（PE）是指各种栓子阻塞肺动脉系统时所引起的一组以肺循环和呼吸功能障碍为主要临床表现和病理生理特征的临床综合征，导致肺栓塞的栓子可以是脂肪、羊水和空气，当栓子为血栓时，称为肺血栓栓塞症（PTE）。

PTE 与中心静脉血栓形成（DVT）是一种疾病过程中的不同部位、不同阶段的表现，两者合称为静脉血栓栓塞症（VTE）。

1. 临床表现

（1）肺栓塞

1）呼吸困难：多于栓塞后即刻出现不明原因的呼吸困难及气促，并在活动后明显，呼吸频率>20 次/分，为 PTE 最多见的症状。

2）胸痛：PTE 引起的胸痛包括胸膜炎性胸痛或心绞痛性胸痛。

3）晕厥：可为 PTE 的唯一或首发症状，表现为突然发作的一过性意识丧失。

4）烦躁不安、惊恐甚至濒死感：由于严重的呼吸困难和剧烈胸痛引起，为 PTE 的常见症状。

5）咯血：常为小量咯血，急性 PTE 时，咯血主要反映局部肺泡的血性渗出，并不意味病情严重。当呼吸困难、胸痛和咯血同时出现时称为"肺梗死三联征"。

6）咳嗽：早期为干咳或伴有少量白痰。

7）颈静脉充盈或异常波动，心率加快，严重时可出现血压下降甚至休克。

（2）中心静脉血栓形成的表现：如肺栓塞继发于下肢中心静脉血栓形成，可伴有患肢肿胀、周径增粗、疼痛或压痛、皮肤色素沉着和行走后患肢易疲劳或肿胀加重。

2. 护理要点

（1）纠正缺氧，应立即根据缺氧严重程度选择适当的给氧方式。

（2）患者应绝对卧床休息，抬高床头，指导患者进行深慢呼吸、采用放松疗法等方法减轻恐惧心理，以降低耗氧量。

（3）严密监测患者的呼吸、心率、血压、血氧饱和度、动脉血气及肺部体征的变化，当出现呼吸加速、浅表、动脉血氧饱和度降低、心率加快等表现，提示呼吸功能受损、机体缺氧。

（4）监测患者有无烦躁不安、嗜睡、意识模糊、定向力障碍等缺氧的表现。

（5）监测患者有无颈静脉充盈度增高、肝大、肝颈静脉回流征阳性、下肢水肿及静脉压升高等右心功能不全的表现。当较大的肺动脉栓塞后，可使左心室充盈压降低，心排血量减少，因此需严密监测血压和心率的改变。

（6）溶栓治疗后如出现胸前导联 T 波倒置加深可能是溶栓成功、右心负荷减轻、急性右心扩张好转的反应。严重缺氧的患者可导致心动过速和心律失常，须严密监测患者的心电改变。

（7）遵医嘱及时、正确给予抗凝药及溶栓制剂，监测疗效及不良反应。

（8）消除再栓塞的危险因素

1）急性期：患者绝对卧床休息，避免下肢过度屈曲，一般在充分抗凝的前提下卧床 2~3 周。

2）保持大便通畅，避免用力，以防下肢血管内压力突然升高，使血栓再次脱落形成新的危及生命的栓塞。

3）恢复期：预防下肢血栓形成，患者仍需卧床，下肢需进行适当的活动或被动关节活动，穿抗栓袜或气压袜，不可只在小腿下放置垫子或枕头，以免加重下肢循环障碍。

4）观察下肢中心静脉血栓形成的征象：由于下肢静脉血栓形成以单侧下肢肿胀最为常见，因此需测量和比较双侧下肢周径，并观察有无局部皮肤颜色的改变，如发绀等。

（9）如患者出现右心功能不全的症状，遵医嘱给予强心剂，限制水、钠摄入，并按肺源性心脏病护理。

（10）患者心排血量减少出现低血压甚至休克时，遵医嘱给予静脉输液和升压药物，记录液体出入量，当患者同时伴有右心功能不全时尤应注意液体出入量的调整，平衡低血压需输液和心功能不全需限制液体之间的矛盾。

（11）当患者突然出现严重呼吸困难和胸痛时，医务人员应保持冷静，避免紧张慌乱的气氛加重患者的恐惧心理，用患者能理解的词句和方式解释设备、治疗措施和护理操作，缓解患者的焦虑情绪，取得患者的配合。

（12）遵医嘱应用镇静、止痛、镇咳等相应的对症治疗措施，注意观察疗效和不良反应。

3. 健康指导

（1）指导患者避免长时间坐位、架腿坐位、站立不活动、穿束膝长筒袜等，以防止增加静脉血流淤滞。

（2）指导卧床患者进行床上肢体活动，病情允许时协助患者早期下床活动，不能活动的患者进行被动关节活动，并协助患者将腿抬高至心脏以上水平，以促进下肢静脉血液回流。

（3）穿加压弹力抗栓袜，促进下肢血液回流。

（4）指导患者适当增加饮水量，防止血液浓缩。

（5）指导患者遵医嘱应用抗凝药防止血栓形成。

（6）长期卧床的患者出现一侧肢体疼痛、肿胀，应注意 DVT 发生的可能，在存在相关发病因素的情况下，突然出现呼吸困难、胸痛、咯血等症状应注意 PTE 的可能，需及时就诊。

五、急性呼吸衰竭的护理

急性呼吸衰竭是指各种原因使呼吸功能严重受损，造成缺氧或伴二氧化碳潴留，出现一系列生理和代谢紊乱的临床综合征。因机体不能很快代偿，如不及时抢救，患者将会有生命危险。

1. 临床表现

（1）呼吸困难：早期表现为呼吸频率增加，病情严重时出现呼吸困难，辅助呼吸肌运动增加，可出现三凹征。

（2）发绀：是缺氧的典型表现。当 SaO_2 低于 90% 时，出现口唇、指甲和舌发绀。发绀的程度与还原型血红蛋白含量相关，因此红细胞增多者发绀明显，而贫血患者则不明显。

（3）精神神经症状：可迅速出现精神错乱、狂躁、昏迷、抽搐等症状。CO_2 潴留加重时导致肺性脑病，出现抑制症状，表现为表情淡漠、肌肉震颤、间歇抽搐、嗜睡甚至昏迷等。

（4）循环系统表现：多数患者出现心动过速，严重缺氧和酸中毒时，可引起周围循环衰竭、血压下降、心肌损害、心律失常甚至心搏骤停。CO_2 潴留者出现体表静脉充盈、皮肤潮红、温暖多汗、血压升高。

（5）消化和泌尿系统表现：严重呼吸衰竭时可损害肝、肾功能，并发肺心病时出现尿量减少。部分患者可引起应激性溃疡而发生上消化道出血。

2. 护理要点

（1）保持呼吸道通畅：及时清除呼吸道分泌物，遵医嘱应用支气管舒张药，缓解支气管痉挛，上述方法不能保持气道通畅时建立人工气道以方便吸痰和机械通气治疗。

（2）氧疗：Ⅰ型呼吸衰竭可给予较高浓度吸氧（35%～50%）；Ⅱ型呼吸衰竭应低浓度吸氧（<35%）。

（3）增加通气量，减少 CO_2 潴留：应用呼吸兴奋剂，对于呼吸衰竭严重，用药不能有效改善缺氧和 CO_2 潴留时需考虑机械通气。

（4）抗感染及病因治疗。

（5）纠正酸碱平衡失调，急性呼衰患者常容易合并代谢性酸中毒，应及时加以纠正。

（6）给予高蛋白、高脂肪、低糖饮食，必要时给予鼻饲、静脉营养。应少食多餐，进食时维持氧疗，防止气短和进餐时血氧降低。

（7）支持治疗：重症患者需转入 ICU 进行积极抢救和监护，预防和治疗肺动脉高压、肺源性心脏病、肺性脑病、肾功能不全和消化道功能障碍，尤其要防治多器官功能障碍综合征。

3. 健康教育

（1）给予患者及家属心理支持，保持良好的精神状态，增强治疗疾病的信心，积极配合治疗。

（2）指导患者加强营养，适当活动，增强机体免疫力，预防呼吸道感染。

（3）遵医嘱定期复查。

六、急性呼吸窘迫综合征的护理

急性呼吸窘迫综合征（ARDS）是指严重感染、创伤、休克及烧伤等非心源性疾病过程中，出现的以肺泡毛细血管损伤为主要表现的临床综合征，属于急性肺损伤（ALI）的严重阶段或类型。其临床特征包括呼吸频速和窘迫，进行性低氧血症，X 线呈现弥漫性肺泡浸润。

1. 临床表现

（1）呼吸窘迫：是 ARDS 最常见的症状，主要表现为气急和呼吸频率增加。呼吸次数大多在 25~50 次/分，其严重程度与基础呼吸频率和肺损伤的严重程度有关。基础呼吸频率越快和肺损伤越严重，气急和呼吸频率增加越明显。

（2）咳嗽、咳痰、烦躁和意识变化：ARDS 患者可有不同程度的咳嗽甚至咳出血水样痰液或少量咯血，为 ARDS 的典型症状之一。烦躁、意识恍惚或淡漠等症状也是 ARDS 常见的临床表现。

（3）发绀：是未经治疗 ARDS 患者的常见体征。如果患者的病情较重，治疗不能纠正氧合功能障碍，发绀也可伴随着整个病程。

（4）呼吸类型改变：主要为呼吸加快或潮气量变化。病变越严重这一改变越明显，甚至伴有吸气时鼻翼扇动，肋间隙、锁骨上窝及胸骨上窝凹陷等呼吸困难体征。在早期自主呼吸能力强时，常表现为深快呼吸，但是出现呼吸肌疲劳后，则表现为浅快呼吸。半数患者肺部可闻及干啰音、湿啰音或捻发音。

（5）心率增快：其原因主要与低氧血症有关，心率增快的幅度依低氧血症的程度而定，也可受到临床用药的影响。

（6）血气分析检查：$PaO_2 > 8kPa$（60mmHg），$PCO_2 > 4.6kPa$（35mmHg）。

2. 治疗原则

（1）纠正低氧血症：机械通气是 ARDS 的关键性治疗措施。ARDS 通气治疗基本原则是提供患者基本的氧合和通气需要的同时，应尽力避免通气所致肺损伤，即以最低的吸氧浓度，最小的压力或容量代价来完成有效的气体交换。ARDS 的通气方式中首选无创性通气。应用呼吸机辅助时，主张遵循"肺保护策略"的原则，常用通气模式为压力预置型通气（PPV）和容量预置型通气（VPV）。

（2）适当补液：一方面要维持适当的有效循环血量以保证肺和心、脑、肾等重要脏器的血流灌注；另一方面，又要避免过多补液增加肺毛细血管流体静压，增加液体经肺泡毛细血管膜外渗而加重肺水肿。通常情况下，ARDS 患者的每日入量应限于 2000ml 以内，允许适量的体液负平衡。胶体液的补充一般限于血浆低蛋白者。

（3）应用肾上腺皮质激素：肾上腺皮质激素的作用是：①抗炎作用，减轻肺泡壁的炎性反应；②减少血管渗透性，保护肺毛细血管内皮细胞；

③稳定细胞溶酶体作用，维护肺泡细胞分泌表面活性物质功能；④缓解支气管痉挛；⑤减轻组织的纤维化。

（4）基础疾病与对症治疗：减轻或消除致病因素，采取脱水、抗感染治疗等。

3. 急救措施

（1）呼吸困难：①取坐位或半坐位；②病室内保持适宜的温湿度，空气洁净清新；③保持呼吸道通畅；④观察呼吸的频率、节律、深浅度、比例的变化及水、电解质、酸碱平衡情况，准确记录出入量。

（2）咳嗽、咳痰：①观察咳嗽性质、时间，有无痰液产生；②嘱患者多饮水，以湿润呼吸道；③指导患者深呼吸和有效地咳嗽，协助翻身、拍背，鼓励患者咳出痰液；④遵医嘱给予雾化吸入治疗。

（3）发绀：①嘱患者绝对卧床休息，以减轻心脏负担，减少耗氧量；②呼吸困难者给予高枕卧位或半卧位，持续给予文丘里面罩高浓度吸氧；③给予高热量、高维生素、营养丰富易消化的饮食，少量多餐，防止过饱；④密切观察病情，注意体温、脉搏、呼吸、发绀等变化，有无烦躁、呼吸困难等，必要时采动脉血行血气分析检查；⑤注意呼衰早期症状，保持呼吸道通畅，备好呼吸兴奋药，及时通知医师。

4. 观察要点

（1）检测呼吸机使用时各种参数：PEEP 由 $3\sim4cmH_2O$ 开始逐渐增加，一般不超过 $15cmH_2O$。PEEP 过高影响静脉回流致循环功能衰竭，严重血容量不足。PEEP 水平的选择将取决于所选择的欲达到的理想氧合指数，一个合理公式的方法是采用在 $FiO_2<0.6$ 情况下，能使 $SpO_2>95\%$ 同时没有抑制心排出量和减低顺应性的最低的 PEEP 水平。每次调整 PEEP 后要密切观察血压变化，$30\sim60$ 分钟检测血气分析 1 次，根据血气分析值调整呼吸机参数。

（2）呼吸的观察：观察呼吸频率、胸廓的起伏度、呼吸机的运动，有无呼吸困难表现，自主呼吸与机械通气是否协调等。胸部听诊注意呼吸音的性质、长短、强弱等，如发现吸气时肋间隙和胸骨上窝下陷明显，呼吸频率由快变慢、节律不整，经大流量吸氧后，发绀仍进行性加重，应随时通知医师，并协助抢救。

（3）肾功能观察：因尿量是反映体液平衡及心、肾功能指标，尤其在调整 PEEP 后，观察尿量变化可间断判断回心血量，记录 24 小时出入量，维持水、电解质平衡。

（4）循环功能的变化：观察血压、心率、心律、心电图、末梢循环、心音强弱、心肌收缩力、心排出量等。

（5）体温、皮肤观察：体温升高可能发生感染，体温下降，皮肤苍白湿冷提示有可能发生休克，面部皮肤潮红，多提示二氧化碳潴留。口唇、甲床青紫提示低氧血症，末梢灌注不良。

（6）神经精神症状和体征：观察患者的神志、瞳孔、知觉、神经反射及运动状态。

（7）观察患者有无弥散性血管内凝血的迹象：如出现皮肤、黏膜、呼吸道、阴道等处出血应及时通知医师。

5. 护理要点

（1）绝对卧床休息，取半卧位。

（2）高浓度氧气吸入，必要时加压给氧。为防止氧中毒，应注意观察氧分压的变化，使其维持在 60～70mmHg 即可。如氧分压始终低于 50mmHg，需行机械通气治疗。

（3）遵照医嘱及时输入新鲜血液及补充液体，保持水、电解质平衡。输入量不宜过多，输液速度不宜过快，以防诱发或加重病情。测量中心静脉压并监护心肺功能。

（4）应用呼吸兴奋药时观察药物的副作用，如发现患者面色潮红、抽搐等，应减慢药液滴速，同时通知医师。

（5）遵照医嘱随时测定血气分析，根据血氧分压调节呼吸机给氧流量、心电图检查以及有关生化送检等，以协助医师监测各生命指标的动态变化。

（6）预防和控制呼吸机相关感染

1）严格执行洗手制度，减少探视。

2）严格执行无菌操作，进行吸痰及各种侵入性检查、治疗时，均应遵守无菌技术原则。

3）定时更换呼吸机管道或使用一次性呼吸机管道。

4）定时翻身、拍背、转换体位，及时吸痰，减少肺内痰液的潴留。

5）气管插管者气囊充气合适，以免胃内容物误吸。定期进行呼吸道分泌物的细菌培养和药敏试验，以指导有效使用抗生素。

6）注意观察患者临床表现，监测体温、心率、白细胞计数等。

7）营养支持：机械通气的患者均伴有不同程度的营养不良，有效的营养支持对其预后极其重要，可选择静脉营养、肠内营养等。

8）备好抢救用品如氧气、人工呼吸器、气管插管、气管切开包、吸痰器、呼吸兴奋药、强心药、利尿药等，并积极配合医师进行抢救。

9）做好皮肤护理，防止压疮发生，按时翻身变换体位，以免加重肺部感染。

10）口腔护理 2 次/天，注意观察口腔黏膜是否有真菌感染，定时翻身、拍背，鼓励患者咳嗽排痰，保持呼吸道通畅，防止肺部感染及皮肤损伤，做好会阴部的消毒，防止泌尿系感染。

11）心理护理：及时了解患者的心理状态，尊重、理解他们，对患者实行心理支持，增加其战胜疾病的信心。

七、慢性阻塞性肺疾病急性加重期的护理

慢性阻塞性肺疾病（COPD）是一种具有气流受限特征的肺部疾病，气流受限不完全可逆，呈进行性发展。当慢性支气管炎和（或）肺气肿患者肺功能检查出现气流受阻并且不能完全可逆时则诊断为 COPD，急性加重期是指在短期内咳嗽、咳痰、气短和（或）喘息加重、脓痰量增多、伴发热等症状。

1. 临床表现

（1）气促加重，常伴有喘息、胸闷、咳嗽加剧、痰量增加、痰液颜色和（或）黏度改变以及发热等，此外亦可出现全身不适、失眠、嗜睡、疲乏、抑郁和精神紊乱等症状。当患者出现运动耐力下降、发热和（或）胸部影像异常时可能为慢性阻塞性肺疾病急性加重（AECOPD）的征兆。气促加重，咳嗽痰量增多及出现脓性痰常提示细菌感染。

（2）对于 AECOPD 患者，意识变化是病情恶化和危重的指标。

2. 实验室检查

（1）肺功能测定：加重期患者，常难以满意地完成肺功能检查。$FEV_1<1L$ 可提示严重发作。

（2）动脉血气分析：可出现 Ⅰ 型或 Ⅱ 型呼吸衰竭。$PaO_2<50mmHg$，$PaCO_2>70mmHg$，pH<7.30 提示病情危重。pH 值是疾病严重程度的标志，它反映了肺泡通气状况的急性恶化。pH<7.26 提示预后不良，与病死率明显相关，pH 值亦预示着是否需要 NPPV 或有创通气。

（3）胸部 X 线影像、心电图（ECG）检查：胸部 X 线影像有助于 COPD 加重与其他具有类似症状的疾病相鉴别。

（4）其他实验室检查：进行痰培养及细菌药物敏感试验。

3. 急救措施

（1）保持气道通畅。

（2）控制性氧疗：氧疗是 AECOPD 住院患者的基础治疗。氧疗应达到满意的氧合水平 $PaO_2 > 60mmHg$ 或 $SaO_2 > 90\%$，无二氧化碳潴留及酸中毒加重。应定期复查动脉血气。氧疗的副作用是二氧化碳潴留，即使吸氧浓度仅为 24%～28%（低流量）也有可能发生，给氧途径包括鼻导管或文丘里面罩。

（3）抗生素：AECOPD 多由细菌感染诱发，故抗生素治疗在 COPD 加重期治疗中具有重要地位。根据 COPD 严重程度及相应的细菌分层情况，结合当地常见致病菌类型及耐药流行趋势和药敏情况尽早选择敏感抗生素。

（4）支气管扩张药：可松弛支气管平滑肌、扩张支气管、缓解气流受限，是控制 COPD 症状的主要治疗措施，常用 β_2 受体激动药、抗胆碱药物和（或）茶碱联合应用。

（5）糖皮质激素应用。

（6）其他药物：如祛痰药、抗氧化剂、免疫调节药。

（7）机械通气：NPPV 是 AECOPD 的常规治疗手段。用于缓解呼吸肌疲劳、防止呼吸功能不全进一步加重及提高患者的自主排痰能力。NPPV 可降低 AECOPD 的气管插管需求率、住院时间以及院内病死率。

1）无创性正压通气在 AECOPD 的应用指征（至少符合其中 2 项）：中至重度呼吸困难，伴辅助呼吸肌参与呼吸并出现胸腹矛盾运动，中至重度酸中毒（pH 7.30～7.35）和高碳酸血症（$PaCO_2$ 45～60mmHg），呼吸频率 >25 次/分。

2）禁忌证：①呼吸抑制或停止；②心血管系统功能不稳定（低血压、心律失常、心肌梗死）；③嗜睡、意识障碍或不合作者；④易误吸者（吞咽反射异常，严重上消化道出血）；⑤痰液黏稠或有大量气道分泌物；⑥近期曾行面部或胃食管手术；⑦头面部外伤，固有的鼻咽部异常；⑧极度肥胖；⑨严重的胃肠胀气。

在积极药物和 NPPV 治疗后，患者呼吸衰竭仍进行性恶化，出现危及生命的酸碱失衡和（或）神志改变时宜用有创性机械通气治疗。病情好转后，根据情况可采用无创机械通气进行序贯治疗。

3）有创性机械通气在 AECOPD 的应用指征：①严重呼吸困难，辅助呼吸肌参与呼吸，并出现胸腹矛盾呼吸；②呼吸频率 >35 次/分；③危及生命的低氧血症（$PaO_2 < 40mmHg$ 或 $PaO_2/FiO_2 < 200mmHg$）；④严重的呼吸性酸中毒（pH<7.25）及高碳酸血症；⑤呼吸抑制或停止；⑥嗜睡，意识障碍；⑦严重心血管系统并发症（低血压、休克、心力衰竭）；⑧其他并

发症（代谢紊乱、脓毒血症、肺炎、肺血栓栓塞症、气压伤、大量胸腔积液）；⑨无创性正压通气治疗失败或存在无创性正压通气的使用禁忌证。

4）有创机械通气呼吸模式的调节：对接受有创正压通气的AECOPD患者应尽早选用辅助通气模式。早期以控制通气为主，后期以辅助通气为主。

5）通气参数的调节：DPH和PEEPi的存在是导致呼吸衰竭的最重要的呼吸力学改变，为缓解其不利影响，可采取限制潮气量和呼吸频率、增加吸气流速等措施以促进呼气，同时给予合适水平的PEEPe，降低吸气触发功耗，改善人机的协调性。

①潮气量（V_T）或气道压力（Paw）：目标潮气量达到$6 \sim 8ml/kg$即可，或使平台压不超过$30cmH_2O$和（或）气道峰压不超过$35cmH_2O$，以免DPH进一步加重和气压伤的发生。

②通气频率（f）：需与潮气量配合以保证基本的每分通气量，同时注意过高频率可能导致DPH加重，一般$10 \sim 15$次/分即可。

③吸气流速（flow）：一般选择较高的峰流速（$40 \sim 60L/min$），使吸呼比（I：E）$\leq 1：2$，以延长呼气时间，同时满足AECOPD患者较强的通气需求，降低呼吸功耗，并改善气体交换。临床中常用的流速波形主要是递减波、方波和正弦波。对于COPD患者，递减波与其他两种波形相比，具有能降低气道压、减少死腔量和降低$PaCO_2$等优点。

④外源性PEEP（PEEPe）：加用适当水平的PEEPe可以降低AECOPD患者的气道与肺泡之间的压差，从而减少患者的吸气负荷，降低呼吸功耗，改善人机协调性。控制通气时PEEPe一般不超过PEEPi的80%，否则会加重DPH。

⑤吸氧浓度（FiO_2）：通常情况下，AECOPD只需要低水平的氧浓度就可以维持基本的氧合。若需要更高水平的氧浓度来维持患者基本的氧合，提示存在合并症和（或）并发症，如肺不张、肺栓塞、气胸、心功能不全等。

4. 观察要点

（1）血气分析是判断病情变化的重要依据。$PaCO_2$持续升高或不下降，提示病情危重；有创正压通气时避免$PaCO_2$值下降过快。$PaCO_2$每天下降$\leq 10mmHg$，使$PaCO_2$值逐渐恢复到缓解期水平，以免$PaCO_2$下降过快而导致碱中毒发生。

（2）观察咳痰、喘息、意识的变化，关注患者的主诉，有无头痛、意识障碍、球结膜水肿等。若患者出现注意力不集中，好言多动，烦躁不安，昼睡夜醒，寻衣摸物，意识恍惚，为肺性脑病的先兆症状，应立即报告医师进行抢救。

（3）观察发绀的程度，如颜面、末梢发绀逐渐加重，提示患者缺氧及二氧化碳潴留严重。

（4）观察痰液的颜色和量，黄脓痰、量多提示感染未控制；如为白痰、量少提示感染控制、病情好转。

（5）观察患者气道反应性并记录。机械通气时峰压高，咳嗽频繁，提示气道痉挛无改善，给予镇静、雾化吸入。

（6）观察人机配合顺应性。早期给予镇静，使患者得到休息，病情改善及早停用镇静药，每日唤醒判断病情。

（7）观察镇静药物的副作用，如低血压、呼吸抑制等。

（8）观察患者腹胀、应激性溃疡的情况，必要时给予胃肠减压。

5. 护理要点

（1）呼吸道护理：合理有效的呼吸道护理对于 COPD 急性加重期患者至关重要。加强呼吸道湿化，保持呼吸道通畅，促进痰液稀释排出，能有效解除支气管痉挛，控制肺部感染，改善通气障碍，缓解缺氧症状。

1）鼓励饮水：每日饮水量以 2500～3000ml 为宜，饮水过多可能会增加心脏负担，饮水过少则不利于湿化呼吸道及痰液稀释。

2）超声雾化：雾化治疗能稀释痰液，促进其排出。

3）鼓励咳嗽，促进排痰：对神志清醒尚能配合者指导有效咳嗽，协助患者取舒适卧位，指导患者先行 5～6 次深呼吸，后于吸气末保持张口状，连续咳嗽数次，使痰到咽喉附近再用力咳嗽，将痰排出；或患者取坐位，两腿上置一枕顶住腹部，使膈肌上升，咳嗽时身体前倾，头颈屈曲，张口咳嗽将痰液排出。

4）勤翻身，更换体位：对长期卧床久病体弱无力咳嗽的患者，应协助 2～3 小时翻身 1 次，经常变换体位，有利于深部痰液向上移动及呼吸道分泌物的引流。

5）气管内吸痰：对于已经建立人工气道的重症患者，正确的吸痰方法是保证呼吸道通畅的最有效措施。

（2）氧疗护理：氧气治疗是肺心病呼吸衰竭治疗中重要的环节，要采用低浓度、低流量持续给氧。

1）润滑鼻腔，使鼻导管通畅，鼻腔内黏膜涂水溶性润滑剂，防止黏膜干燥。妥善固定鼻塞，每 4 小时检查一次鼻导管下的皮肤，预防压疮，氧疗过程中应注意鼻导管通畅。

2）氧疗过程的观察：给氧过程中若呼吸困难缓解、心率减慢、发绀程度减轻，表示氧疗有效；若呼吸过缓或意识障碍加重则提示二氧化碳潴留，应立即报告医师，降低氧流量或使用呼吸兴奋药。吸氧时应注意气体的加温与湿化，避免长期高浓度给氧造成氧中毒或二氧化碳麻痹状态危及生命。

（3）心理护理：由于 COPD 反复发作，迁延不愈，患病时间较长，医疗经费大，家庭负担重，使患者产生焦虑、烦恼、渴求、紧张、恐惧、多疑、敏感、抑郁、悲观等心理反应，表现为心烦、气急、胸闷、心悸、纳差、失眠等。经常与患者交流了解其心理状态，尤其是对气管插管患者的非语言交流，耐心细致地回答患者的提问以减轻患者对病症的恐惧和焦虑。

（4）休息：保持环境安静，尽量满足患者的需要，留置气管插管、尿管、胃管疼痛、不适的患者，给予镇痛治疗。

（5）体位：病情允许时抬高床头 30°～45°，防止胃内容物反流。

（6）饮食：给予低脂肪、高糖类饮食，必要时给予鼻饲。

（7）加强口腔、皮肤护理，预防呼吸机相关性肺炎和压疮。

（8）加强运动和呼吸功能锻炼，进行腹式呼吸和缩唇呼吸。

6. 健康指导

（1）提高患者对疾病的认识：指导患者增加对哮喘的诱发因素、发病机制、控制目的和效果的认知，提高患者的治疗依从性。

（2）避免诱发因素：指导患者注意保暖，戴围巾或口罩避免冷空气刺激，避免接触刺激性气体及预防呼吸道感染，适当锻炼身体，有效控制哮喘发作的诱发因素，如避免摄入引起过敏的食物；避免强烈的精神刺激和剧烈运动；避免持续地喊叫等过度换气动作；不养宠物等。

（3）自我监测病情：指导患者认识哮喘发作的先兆表现和病情加重的征象，学会哮喘发作时的紧急自我处理方法。

（4）正确用药：指导患者及家属掌握正确的药物吸入技术，嘱患者随身携带止喘气雾剂，出现哮喘发作时，立即吸入并保持平静，以减轻哮喘发作。指导患者了解自己所用药物的名称、用法、用量、注意事项，与患者共同制订长期管理、防止复发的计划。

（5）给予心理疏导：保持有规律的生活和乐观情绪，指导患者充分利用社会支持系统，为其身心康复提供各方面的支持。

八、重症支气管哮喘的护理

支气管哮喘是嗜酸性粒细胞、肥大细胞和 T 淋巴细胞等多种炎性细胞参与的气道慢性炎症。这种炎症使易感者对各种激发因子具有气道高反应性，并引起气道缩窄、反复发作性的喘息、气急、胸闷或咳嗽等症状，常在夜间和（或）清晨发作和加重。重症患者症状频繁发作，严重影响睡眠，体力活动受限，PEF 或 $PEV_1>60\%$ 预计值，PEF 变异率>30%。

1. 临床表现

（1）休息状态下仍有严重喘息，呼吸困难，端坐呼吸，焦虑烦躁或嗜睡，大汗淋漓。

（2）讲话困难，只能说出单个字，随着病情加重则完全不能讲话。

（3）三凹征明显，双肺可闻及广泛哮鸣音。

（4）脉搏增快，发绀明显，可伴有奇脉（吸气与呼气肱动脉收缩压差大于 25mmHg）。

（5）血气分析示低氧血症，甚至二氧化碳潴留。

2. 急救措施

（1）立即给予患者心电监护，尤其是血氧饱和度的监测。

（2）迅速纠正患者缺氧状态，首先给予流量吸氧，若无改善，立即准备无创呼吸机，给予患者戴口鼻罩行无创通气处理，严重者应选择气管插管协助医师建立人工气道行机械通气。

（3）及时清除呼吸道分泌物，必要时可使用纤维支气管镜深部吸痰。

（4）解痉平喘治疗

1）糖皮质激素：使用原则是早期、足量、短程、静脉用药和（或）雾化吸入。糖皮质激素与支气管扩张药联合应用效果更好，因为两者合用可以达到即时舒张支气管平滑肌，继而控制气道变应性炎症的作用。

2）β_2 受体激动药：其为最有效的支气管扩张药，广泛用于哮喘的临床治疗。常用药为短效 β_2 受体激动药沙丁醇、特布他林等。

3）茶碱类：此类药物是一类非选择性磷酸二酯酶抑制药，不仅有扩张支气管的作用，还具有弱的免疫调节和抗炎作用，可减轻持续性哮喘症状的严重程度，减少发作频率。

4）抗胆碱药物：吸入型抗胆碱药物多作为哮喘治疗的辅助用药，对夜间哮喘发作有一定的预防作用。代表药有异丙托溴铵、噻托溴铵。

5）纠正酸碱失衡：查血气出现酸中毒时，常用 5%碳酸氢钠静脉滴注纠正。

6）建立人工气道后，为减轻患者痛苦及气管插管带来的气道高反应，减少呼吸做功，保持人机协调，可遵医嘱使用镇静药。

7）为防止患者烦躁脱管，可给予适当约束。

8）因患者张口呼吸，易造成胃肠胀气，给予留置胃管行胃肠减压处理。

3. 观察要点

（1）观察患者的镇静程度，根据镇静评分调整镇静药用量。

（2）观察患者的生命体征，尤其是血压，因为行机械通气及使用镇静药均可导致血压降低。

（3）监测血气分析变化，判断缺氧和二氧化碳潴留纠正情况。

（4）观察呼吸机参数的变化，尤其是气道峰压的变化。根据监测参数下调设定参数，判断有无停呼吸机辅助呼吸指征。

（5）对使用口鼻罩行无创通气者，注意观察受压区域的皮肤颜色变化，尤其是鼻梁部位，同时观察有无胃胀气。

（6）密切观察患者有无自发性气胸、脱水、酸中毒、电解质紊乱、肺不张等并发症。

（7）观察约束部位皮肤，适时放松，防止压疮。

4. 护理要点

（1）病室应保持空气清新、流通，避免室内存在可能诱发哮喘发作的物质。

（2）做好人工气道的管理，掌握指征，按需吸痰，避免频繁吸痰对气道的刺激，降低气道感染的机会。根据医嘱给予患者雾化吸入治疗。

（3）做好护理记录，尤其是呼吸机参数的记录，可指导掌握撤机时机。

（4）口腔护理，每日 4 次清洁口腔，以防感染与溃疡。张口呼吸者用湿纱布覆盖口唇。

（5）保持床单位清洁干燥，及时清扫更换被服。

（6）通过胃管或静脉给予高热量、高蛋白、高维生素饮食，增强机体抵抗力，促进疾病恢复。

九、重症胰腺炎的护理

重症急性胰腺炎（SAP）属于急性胰腺炎的特殊类型，是指胰腺分泌的消化酶被激活后对自身器官产生消化所引起的炎症，是一种病情险恶、并发症多、病死率高的急腹症，重症伴腹膜炎、休克等并发症。

1. 临床表现

（1）急性持续性腹痛。

（2）血清淀粉酶≥正常值上限3倍。

（3）局部并发症（胰腺坏死、假性囊肿、胰腺脓肿）。

（4）器官功能衰竭：①肾衰竭，血清 $Cr > 176.8\mu mol/L$（2.0mg/dl）；②呼吸衰竭，$PaO_2 < 60mmHg$。

（5）Ranson 评分≥3；APACHE-Ⅱ评分≥8。

（6）CT 分级为 D、E。

（7）休克：收缩压<80mmHg，持续15分钟。

（8）凝血功能障碍：PT<70%和（或）APTT>45秒。

（9）脓毒症：体温>38.5℃，白细胞计数>$16.0 \times 10^9/L$，BE>4mmol，持续48小时，血或抽取物细菌培养阳性。

（10）全身炎症反应综合征（SIRS）：体温>38.5℃、白细胞计数>$12.0 \times 10^9/L$、BE≤2.5mmol/L，持续48小时，血抽取物细菌培养阴性。

2. 体征

（1）患者表情痛苦，呈急性重症面容，呼吸急促、脉搏增快、血压下降。

（2）腹肌紧张，全腹显著压痛和反跳痛，伴麻痹性肠梗阻时有明显腹胀，肠鸣音减弱或消失。可出现移动性浊音，腹水多呈血性。

（3）少数患者由于胰酶或坏死组织液沿腹膜后间隙渗到腹壁下，致两侧腰部皮肤呈暗灰蓝色，呈 Grey-Turner 征，或出现脐周皮肤青紫，称 Cullen 征。

（4）如有胰腺囊肿或假性囊肿形成，上腹部可叩到肿块。胰头炎性水肿压迫胆总管时，可出现黄疸。

（5）低血钙时有手足抽搐，提示预后不良。

3. 并发症

（1）局部并发症有胰腺脓肿和假性囊肿。

（2）全身并发症：急性肾衰竭、急性呼吸窘迫综合征、心力衰竭、消化道出血、胰性脑病、弥散性血管内凝血、肺炎、败血症、高血糖等，病死率极高。

4. 急救措施

（1）基础治疗

1）支持治疗：①补充血容量、血流动力学监测、纠正水及电解质紊乱；②纠正低氧血症；③营养支持；④防治感染。

2）镇痛：在严密观察病情下，可注射盐酸哌替啶，不推荐应用吗啡或胆碱能受体拮抗药，如阿托品、山莨菪碱等，因前者会收缩奥狄括约肌，后者则会诱发或加重肠麻痹。

3）抑制胰腺外分泌和胰酶抑制药应用：生长抑素及其类似物（奥曲肽）可以通过直接抑制胰腺外分泌而发挥作用，主张在重症急性胰腺炎治疗中应用。奥曲肽用法：首次剂量推注 0.1mg，继以 25～50μg/h 维持治疗。生长抑素制剂用法：首次剂量 250μg，继以 250μg/h 维持。停药指征为临床症状改善、腹痛消失和（或）血清淀粉酶活性降至正常。

4）血管活性物质的应用：由于微循环障碍在急性胰腺炎尤其重症急性胰腺炎发病中起重要作用，推荐应用改善胰腺和其他器官微循环的药物，如前列腺素 E_1 制剂、血小板活化因子拮抗药制剂、丹参制剂等。

5）抗生素应用：胰腺感染的致病菌主要为革兰阴性菌和厌氧菌等肠道常驻菌。抗生素的应用应遵循抗菌谱为革兰阴性菌和厌氧菌为主、脂溶性强、有效通过血胰屏障等三大原则。故推荐甲硝唑联合喹诺酮类药物为一线用药，疗效不佳时改用伊木匹能或根据药敏结果，疗程为 7～14 天，特殊情况下可延长时间。

6）营养支持：早期禁食、胃肠减压、肠外营养。强调早期，经鼻胃肠管（空肠喂养管）营养，减少胰液分泌，降低炎症反应，降低胰周感染率，减少 TPN 时间。

7）预防和治疗肠道衰竭：及早给予促肠道动力药物，包括生大黄、硫酸镁、乳果糖等。给予微生态制剂调节肠道细菌菌群，应用谷氨酰胺制剂保护肠道黏膜屏障。

8）血液滤过治疗：早期持续血液滤过治疗对控制炎症反应、调整内稳态、预防 MODS 起重要作用。

（2）手术治疗：坏死胰腺组织继发感染者在严密观察下考虑外科手术介入。对于重症病例，在重症监护和强化保守治疗的基础上，患者的病情仍未稳定或进一步恶化时，是进行手术治疗或腹腔冲洗的指征。

5. 观察要点

（1）观察腹部体征、排便和肠鸣音变化。进行肠内营养时，应注意患者的腹痛、肠麻痹、腹部压痛等胰腺炎症状体征是否加重，并定期复查电解质、血脂、血糖、总胆红素、血清白蛋白水平、血常规及肾功能等，以评价机体代谢状况。

（2）观察休克表现：观察意识、瞳孔、生命体征、周围循环变化，监测中心静脉压、血气分析等。

（3）进行血糖测定，应用胰岛素，监测血糖变化。

（4）观察全身有无出血、应激性溃疡，监测凝血功能。

（5）监测、记录 24 小时尿量和出入量变化。

（6）观察并发症并及时处理 ARDS、急性肾衰竭、DIC、应激性溃疡等。

（7）腹腔冲洗时，严格记录出入量，根据病情调节速度，观察量、颜色、性质变化。

6. 护理要点

（1）体位：给予半卧位。

（2）疼痛护理：鼓励患者保持乐观情绪，以最佳心理状态配合治疗。

（3）饮食护理：病情缓解后，鼻饲管放置 Treitz 韧带以下给予肠内营养，应注意补充谷氨酰胺制剂。对于高脂血症患者，应减少脂肪类物质的补充。先给予要素饮食，从小剂量 20~30ml/h 开始，如果能量不足，可辅以肠外营养，并观察患者的反应，如能耐受，则逐渐加大剂量，最大可达 100ml/h。

（4）做好引流管护理，保持引流管通畅。

（5）做好并发症的护理。

7. 健康指导

（1）帮助患者及家属正确认识胰腺炎易复发的特性，强调预防复发的重要性。教育患者积极治疗胆道疾病，注意防治胆道蛔虫，消除诱发胰腺炎的因素。

（2）平时应养成规律进食习惯，避免暴饮暴食。腹痛缓解后应从少量低脂、低糖饮食开始逐渐恢复正常饮食，避免刺激性强、产气多、高脂肪、高蛋白饮食，告知患者饮酒与胰腺炎的关系，强调戒酒的重要性。

（3）遵医嘱门诊随访，密切观察腹部体征，若出现左上腹剧烈疼痛应及时就诊。

（4）保持良好的精神状态，避免情绪激动和过度疲劳。

十、急性肝功能衰竭的护理

肝脏功能不全是指当某些致病因素严重损伤肝细胞［包括肝实质细胞和库普弗细胞（枯否细胞）］时，可引起肝脏形态结构的破坏（变性、坏死、硬化）和肝功能（代谢、分泌、合成、解毒和免疫）的异常，进而出现黄疸、出血、继发性感染、肾功能障碍和脑病等病理过程或临床综合征。

肝功能衰竭是肝脏功能不全最为严重的表现，即急速而严重的肝脏损害，导致其合成、解毒、排泄和生物转化等功能的严重障碍而失代偿，相继出现以凝血机制障碍、高黄疸、中枢神经系统功能紊乱（肝性脑病）、肾功能衰竭（肝肾综合征）等为主的一组临床症候群。

1. 肝功能衰竭发生、发展的过程、分类

分类：2006 年我国颁布了肝衰竭指南，启用了新的分类方法，现在肝衰竭被分为四类，即急性肝衰竭（ALF）、亚急性肝衰竭（SALF）、慢加急性（亚急性）肝衰竭（ACLF）和慢性肝衰竭（CLF）。急性肝衰竭的特征是起病急，发病 2 周内出现以 Ⅱ 度以上肝性脑病为特征的肝衰竭症候群；亚急性肝衰竭起病较急，发病 15 天~26 周内出现肝衰竭症候群；慢加急性（亚急性）肝衰竭是在慢性肝病基础上出现的急性或亚急性肝功能失代偿；慢性肝衰竭是在肝硬化基础上，肝功能进行性减退导致以腹水或门静脉高压、凝血功能障碍和肝性脑病为主要表现的慢性肝功能失代偿。

分期：根据临床表现的严重程度，亚急性肝衰竭和慢加急性（亚急性）肝衰竭可分为早期、中期和晚期。

（1）早期：①极度乏力，并有明显厌食、呕吐和腹胀等严重消化道症状；②黄疸进行性加深（血清总胆红素 ≥ 171μmol/L 或每日上升 ≥ 17.1μmol/L）；③有出血倾向，30%<凝血酶原活动度（PTA）≤40%；④未出现肝性脑病或明显腹水。

（2）中期：在肝衰竭早期表现基础上，病情进一步发展，出现以下两条之一者：①出现 Ⅱ 度以下肝性脑病和（或）明显腹水；②出血倾向明显（出血点或淤斑），且 20%<PTA≤30%。

（3）晚期：在肝衰竭中期表现基础上，病情进一步加重，出现以下三条之一者：①有难治性并发症，例如肝肾综合征、上消化道大出血、严重感染和难以纠正的电解质紊乱等；②出现 Ⅲ 度以上肝性脑病；③有严重出血倾向（注射部位淤斑等），PTA≤20%。

2. 临床表现

（1）健康状况全面衰退和显著乏力：患者虚弱，高度乏力，起床活动也感困难，生活不能自理等。

（2）消化道症状严重：患者食欲极度减退、厌油、上腹闷胀、恶心呕吐和呃逆不止、腹胀、肠鸣音减少或消失。

（3）黄疸进行性加深：患者表现为巩膜、皮肤黄染进行性加深。

（4）出血倾向明显：患者皮肤紫癜或淤斑，自发性齿龈出血或鼻出血。

（5）焦虑和烦躁：患者有时表现坐卧不安，性情烦躁、焦虑、无所适从。

（6）低热：由于进行性肝细胞坏死或功能衰退的肝脏不能清除来自肠道的内毒素等毒性物质而出现持续低热。

（7）肝臭：肝衰竭患者，特别是肝性脑病患者，常发出一股似水果腐烂的臭味，称为肝臭。

（8）肝性脑病：急性肝衰患者，表现为急性肝性脑病，常伴重度黄疸。慢性肝衰竭患者，表现为慢性肝性脑病，黄疸不一定很深，甚至可以没有黄疸。

（9）腹水：是急性肝衰竭的中晚期表现，也是慢性肝衰竭的常见表现。

3. 急救措施

（1）去除诱因。

（2）保肝治疗：①应用细胞活性药物，如 ATP、辅酶 A、肌苷、1,6-二磷酸果糖等；②胰岛素-胰高血糖素疗法；③促肝细胞生长素促使肝细胞再生；④前列腺素 E 可扩张血管，改善肝微循环，稳定肝细胞膜，防止肝细胞坏死；⑤适量补充新鲜血、新鲜血浆及白蛋白，有利于提高胶体渗透压，促进肝细胞的再生和补充凝血因子。

（3）肝性脑病的对症处理

1）避免使用麻醉、镇痛、催眠等中枢抑制药物，及时控制感染和上消化道出血，注意纠正水、电解质和酸碱平衡紊乱。

2）降低血氨：①禁止经口摄入蛋白质，尤其动物蛋白，以减少氨的形成；②抑制肠道产氨细菌生长，可口服或鼻饲新霉素 $1 \sim 2g/d$，甲硝唑 $0.2g$，每日 4 次；③清除肠道积食、积血或其他含氮物质，应用乳果糖或拉克替醇，口服或高位灌肠，可酸化肠道，促进氨的排出，减少肠源性毒素吸收；④视患者的电解质和酸碱平衡情况酌情选择谷氨酸钠、谷氨酸钾、精氨酸等降氨药；⑤使用支链氨基酸或支链氨基酸与精氨酸混合制剂，以纠正氨基酸失衡。

（4）肝性脑病出血的对症处理

1）预防胃应激性溃疡出血，可用 H_2 受体拮抗药或质子泵抑制药。

2）凝血功能障碍者注射维生素 K，可促进凝血因子的合成。血小板减少或功能异常者可输注血小板悬液。

3）胃肠道出血者可用冰盐水加血管收缩药物局部灌注止血。

4）活动性出血或需接受损伤性操作者，应补充凝血因子，输新鲜血浆。

5）一旦出现 DIC、颅内出血，须积极配合抢救。

（5）急性并发症的处理

1）肝肾综合征：①及时去除诱因，如避免强烈利尿及大量放腹水，不使用损害肾功能的药物；②在改善肝功能的前提下，适当输注右旋糖酐 40、白蛋白等胶体溶液，以提高循环血容量；③补充血容量的同时给予利尿药，常用 20% 甘露醇，无效时可用呋塞米，可消除组织水肿、腹水，减轻心脏负荷，清除有害代谢产物；④应用血管活性药，可选用多巴胺、酚妥拉明等药物，以扩张肾血管，增加肾血流量；⑤经上述治疗无效时，宜尽早进行血液透析，清除血内有害物质，减轻氮质血症，纠正高钾血症和酸中毒。

2）感染：一旦出现感染，可单用或联合应用抗生素，但不应使用有肝、肾毒性的药物。

3）脑水肿：颅内压增高者给予高渗性脱水药。

（6）血液净化疗法：可清除因肝功能严重障碍而产生的各种有害物质，使血液得以净化，帮助患者度过危险期。血浆置换是较为成熟的血液净化方法，可以去除与血浆蛋白结合的毒物，补充血浆蛋白、凝血因子等人体所需物质，从而减轻急性肝衰竭患者的症状。

（7）肝替代治疗

1）人工肝支持治疗：人工肝是指通过体外的机械、物理、化学或生物装置，清除各种有害物质，补充必需物质，改善内环境，暂时替代衰竭肝的部分功能的治疗方法，能为肝细胞再生及肝功能恢复创造条件或等待机会进行肝移植。

2）肝移植。

4. 观察要点

（1）判断神志是否清醒，性格和行为有无异常，及时发现肝性脑病的先兆。

（2）密切观察生命体征变化，注意每天测量腹围、体重。

（3）黄疸：了解黄疸的程度，有无逐渐加重。

（4）出血：注意皮肤、黏膜及消化道等部位有无出血，抽血及穿刺后要长时间压迫穿刺点，防止渗血。

（5）监测中心静脉压、血气分析变化。

（6）监测肝功能、凝血功能变化。

（7）对接受胰高血糖素-胰岛素疗法患者，用药期间随时监测血糖水平，以便随时调整药物的用量。

（8）应用谷氨酸钾时须监测钾、钠、氯含量，保持电解质平衡。

5. 护理要点

（1）充分休息与心理护理：患者应绝对卧床休息，腹水患者采取半卧位。鼓励患者保持乐观情绪，以最佳心理状态配合治疗。

（2）饮食护理：给予低脂、低盐、高热量、清淡、易消化的食物。戒烟酒，忌辛辣刺激性食物，少量多餐可进食流质或半流质，以保证营养充分吸收，促进肝细胞再生和修复。有腹水者控制钠盐摄入，肝性脑病者忌食蛋白。

（3）口腔护理：饭前饭后可用 5%碳酸氢钠漱口。

（4）皮肤护理：保持皮肤清洁干燥，黄疸较深、瘙痒严重者可给予抗组胺药物。

（5）并发症的护理

1）肝肾综合征：严格控制液体入量，避免使用损害肝、肾功能的药物。注意观察尿量的变化及尿的颜色和性质，准确记录每日出入液量。

2）感染：加强支持疗法，调整免疫功能。

3）大量腹水：①安置半卧位，限制钠盐和每日入水量；②遵医嘱应用利尿药，避免快速和大量利尿，用药后注意监测血电解质；③每日称体重，测腹围，记录尿量，密切观察腹水增长及消退情况；④腹腔穿刺放腹水一次不能超过 300ml，防止水、电解质紊乱和酸碱失衡。

4）脑水肿：密切观察患者有无头痛、呕吐、眼底视盘水肿及意识障碍等表现。一旦发生，应协助患者取平卧位，抬高床头 15°~30°，以利颅内静脉回流，减轻脑水肿。使用脱水药、利尿药后易出现电解质紊乱，应定时监测。

（6）安全防护：对于昏迷患者加护床挡，烦躁患者慎用镇静药，必要时可用水合氯醛灌肠。

（7）肠道护理：灌肠可清除肠内积血，使肠内保持酸性环境，减少氨的产生和吸收，协助患者采取左侧卧位，用 37~38℃温水 100ml 加食醋 50ml 灌肠 1~2 次/天，或乳果糖 500ml 加温水 500ml 保留灌肠，使血氨降低。肝性脑病者禁用肥皂水灌肠。

十一、急性肾衰竭的护理

急性肾衰竭（ARF）是由多种原因引起的肾功能迅速恶化、代谢产物潴留，水、电解质和酸碱平衡紊乱为主要特征的一组综合征，包括由肾前性氮质血症、肾性和肾后性原因引起的急性肾衰竭。

1. 病因和发病机制

（1）肾前性急性肾衰竭：各种原因引起的心排血量减少和血容量不足而引起肾灌注量减少和肾小球滤过率下降，形成肾前性氮质血症，如严重脱水、失血、烧伤、急性溶血及感染性休克等。

（2）肾性急性肾衰竭：急性肾实质性疾病，如肾小球肾炎、溶血性尿毒综合征、紫癜性肾炎及肾毒性物质（如汞、砷、磺胺药、卡那毒素等）引起急性肾小管坏死。

（3）肾后性急性肾衰竭：各种原因引起的急性尿路梗阻，导致急性肾衰竭，见于结石、肿瘤、血块、坏死肾组织或前列腺增生所致的尿路梗阻；肿瘤蔓延、转移或腹膜后纤维化所致的粘连、压迫输尿管而引起尿路梗阻。

2. 少尿期的临床表现 临床表现依病因及肾损害程度而异，且常被原发病所掩盖。一般分三期即少尿期、多尿期和恢复期，其中少尿期的临床表现如下。

（1）尿量减少：尿量急剧减少，甚至无尿。

（2）进行性氮质血症：由于肾小球滤过率降低引起少尿或无尿，致使排出氮质和其他代谢物质减少，血浆肌酐和尿素氮升高，其升高速度与体内蛋白分解状态有关。

（3）水、电解质紊乱和酸碱平衡紊乱：出现水中毒、高钾血症、代谢性酸中毒、低钙血症、高磷血症、低钠血症和低氯血症。

（4）心血管系统表现：主要表现为高血压、心力衰竭、心律失常、心包炎。

3. 观察要点

（1）病情观察

1）观察尿量：记录每小时及24小时尿量，在排除肾前与肾后性致尿少因素后，每小时及24小时尿量仍明显低于正常，要考虑肾功能损害的存在，少尿期持续时间愈长，预后愈差。当24小时尿量增至400ml以上，即为多尿期的开始。

2）监测血流动力学：①记录血压、心律、心率、中心静脉压的动态改变，当数值增高时，要注意液体出入平衡，观察有无水肿及心衰的出现；②观察心电图变化：血钾的升高使 T 波增高，甚至 QRS 波增宽，易发生严重的心律失常。

3）定时检验：①血、尿常规测定，每日早晨一次，临床可见尿颜色及比重改变，应严密观察，并分析其改变原因；②血肌酐、尿素氮测定，每日一次；③血 K^+、Na^+、Cl^-、CO_2CP 每日测定一次，每 3 天测定血 Ca^{2+}、Mg^{2+} 及血气分析。

4）其他：①贫血及出血倾向，如发现口鼻黏膜和皮肤出现淤斑，应警惕 DIC 的发生；②每 24 小时计算出入量，保持水、电解质平衡，以便及时纠正其紊乱；③X 线胸片心影扩大，肺门增宽提示血容量过多，心脏功能可能出现异常，参照血流动力学的指标予以早期治疗。

（2）少尿或无尿期监护

1）限制入水量，消除水中毒：严格限制水入量，"量出为入"，宁少勿多，每日输液量＝显性失水＋不显性失水−内生水。每日测体重，使体重每日减轻 0.5kg，血钠高于 130mmol/L，中心静脉压在正常范围内。

2）饮食和营养：少尿期早期禁食蛋白质，三天后组织分解代谢减慢，可食少量蛋白质。给患者食用低蛋白、高糖、高维生素饮食。严格控制含钾的食物，减少钾、钠、氯的摄入。

3）纠正电解质紊乱和酸中毒：纠正高钾血症，可采用禁钾、抗钾、转钾和排钾，纠正酸中毒补充碱性液。低钠血症的纠正关键是控制水的入量。

4）预防感染：感染是急性肾衰竭的死亡原因之一，一般多发生肺、泌尿系统的感染，应注意消毒隔离，严格无菌操作，应用抗生素，但要特别避免使用对肾脏有毒性作用的药物。按要求做好口腔护理和尿管护理。定时更换体位，防压疮的发生。

5）透析疗法护理：急性肾衰竭患者，血尿素高于 25mmol/L，血肌酐高于 442mmol/L 或血钾高于 6.5mmol/L，水中毒经一般处理无好转，酸中毒不易纠正者，即需要透析疗法。血液透析效果好。

4. 急救措施 当血钾超过 6.5mmol/L，心电图表现异常，最有效的方法为血液透析，准备透析前应给予紧急处理，措施如下。

（1）5% 碳酸氢钠 100~200ml 静脉滴注。

（2）10% 葡萄糖酸钙 10~30ml 缓慢静脉推注。

（3）静脉滴注 25% 葡萄糖 200ml+胰岛素 16～20U。

（4）呋塞米 20～200mg 肌内注射或用葡萄糖稀释后静脉注射。

十二、脑出血的护理

脑出血俗称脑溢血，是指非外伤性脑实质内的出血。绝大多数是高血压病伴发的脑小动脉病变在血压骤升时破裂所致，称为高血压性脑出血。它起病急骤、病情凶险、死亡率非常高，是急性脑血管病中最严重的一种。

1. 临床表现　绝大多数患者出现头痛、呕吐、昏迷及偏瘫等共性症状。但因出血部位不同，其临床表现并非都一样。最常见以下几种。

（1）大脑基底区出血：病灶对侧出现不同程度的偏瘫，偏身感觉障碍和偏盲，病理反射阳性。双眼球常偏向病灶侧。主侧大脑出血者尚可有失语、失用等症状。

（2）脑叶性出血：大脑半球皮质下白质内出血。多为病灶对侧单瘫或轻偏瘫，或为局部肢体抽搐和感觉障碍。

（3）脑室出血：多数昏迷较深，常伴强直性抽搐，可分为继发性和原发性两类。前者多见于脑出血破入脑室系统所致；后者少见，为脑室壁内血管自身破裂出血引起。脑室出血本身无局限性神经症状，仅第三脑室出血影响丘脑时，可见双眼球向下方凝视，临床诊断较为困难，多依靠头颅CT 检查确诊。

（4）桥脑出血：视出血部位和波及范围而出现相应症状。常见出血侧周围性面瘫和对侧肢体瘫痪。若出血波及两侧时出现双侧周围性面瘫和四肢瘫，少数可呈去大脑性强直。两侧瞳孔可呈针尖样，两眼球向病灶对侧偏视。

（5）小脑出血：一侧或两侧后部疼痛、眩晕、视物不清、恶心呕吐、步态不稳，如无昏迷者可检出眼球震颤、共济失调、周围性面瘫、锥体束征以及颈项强直等。如脑干受压可伴有去大脑强直发作。

2. 急救措施

（1）常规治疗：①保持安静，绝对卧床，不宜长途运送及过多搬动，以免加重出血；②保持呼吸道通畅，随时吸除口腔分泌物或呕吐物。

（2）控制脑水肿，降低颅内压。

（3）控制高血压，降低增高了的血压是防止进一步出血的重要措施，但不宜将血压降得过低，以防供血不足。一般以维持在 20.0～21.3/12.0～13.3kPa（150～160/90～100mmHg）为宜。

（4）止血药和凝血药对脑出血并无效果，但如合并消化道出血或有凝血障碍时，仍可使用。

（5）预防及治疗并发症，重症患者应特别加强基础护理，定时轻轻更换体位，注意皮肤的干燥清洁，预防压疮和肺部感染，瘫痪肢应注意保持功能位置，按摩及被动运动，以防关节挛缩。

（6）手术治疗。

3. 观察要点

（1）密切监测生命体征变化：特别注意血压变化，超过 160/100mmHg 应及时通知医师，如应用抗高血压药物治疗，血压应维持在 150~160/90~100mmHg，降低血压是控制出血的关键。24 小时内是否能将收缩压降至理想水平直接与预后有关。

（2）密切监测意识及瞳孔变化：若压眶反射消失或昏迷加深，血压升高，瞳孔散大，脉搏缓慢并出现去大脑强直或呼吸不规则时，提示出血扩展，要及时处理。

（3）严密观察有无脑疝的前兆：及时发现脑疝前驱症状。如剧烈头痛、频繁呕吐、障碍加深、血压急剧升高、脉搏变慢或出现一侧瞳孔散大、反射迟钝等，应紧急处理。

（4）观察肢体活动情况。

4. 护理要点

（1）保持呼吸道通畅：未建立人工气道患者持续吸氧，建立人工气道患者按需吸痰。注意痰液的颜色、量及黏稠度。

（2）急性期勿搬动、转运患者，应绝对卧床休息。抬高床头大于 15°。

（3）体温超过 38.5℃予物理降温。

（4）行机械通气管道的护理：观察自主呼吸、潮气量的变化。

（5）血肿腔引流管的护理：妥善固定、防止脱落。注意引流液的量、颜色。每 2 小时挤压引流管 1 次。

（6）肠内营养：如患者无法正常饮食应及早行肠内营养。注意有无腹胀、腹泻及残留等情况，保持大便通畅，必要时应用药物。

（7）控制输液速度：过快增加心脏负担，影响颅内压。维持出入量平衡。

（8）皮肤护理：防止压疮发生。

十三、严重脊柱脊髓损伤的护理

脊髓损伤是由于外伤感染等原因造成脊髓结构功能的损害，引起损伤平面以下不同程度的运动感觉及排泄功能障碍。

1. 临床表现　不同平面节段的脊髓损伤，临床表现亦不同。

（1）脊髓休克：脊髓受损后损伤平面之下完全性迟缓性瘫痪，各种反射、感觉及括约肌功能消失，数小时内开始恢复，2~4周完全恢复。较严重的损伤有脊髓休克的过程，一般在3~6周后才逐渐出现受损水平以下的脊髓功能活动。

（2）感觉障碍：脊髓完全损伤者受损平面以下各种感觉均丧失，部分损伤者则视受损程度不同而保留部分感觉。

（3）运动障碍：脊髓休克期，迟缓性瘫痪为1~2周，脊髓恢复期表现为痉挛性瘫痪。

（4）括约肌障碍：脊髓休克期引起尿潴留，休克期过后出现神经源性膀胱，圆锥部骶髓或骶神经根损伤出现尿失禁。

（5）自主神经功能障碍：常可出现阴茎异常勃起、Homer综合征、麻痹性肠梗阻、受损平面以下皮肤不出汗等。

（6）体温调节障碍：脊髓损伤后体温调节中枢对于体温的调节作用失去控制，出现高热或体温不升。

（7）呼吸困难：C_4以上颈髓损伤，膈肌和腹肌的呼吸肌全部瘫痪，表现呼吸极度困难，出现发绀，若不及时处理将危及患者生命。后期为肺部感染引起呼吸困难。

（8）心律失常：常见心动过缓、室上性心律失常、原发性心搏骤停。主要为交感神经调节失控和相近的副交感神经改变。

（9）直立性低血压或高血压：直立性低血压常见于损伤后刚开始恢复活动时，自主神经功能异常出现高血压。

（10）预防并发症：压疮、呼吸系统感染、泌尿系统感染、应激性溃疡、肢体挛缩、深静脉血栓等。

2. 急救措施

（1）保持呼吸道通畅：给予气管插管或紧急气管切开，避免头后仰，引起脊髓再次损伤，出现呼吸、心搏骤停。

（2）搬运：头颈部固定，头颈部两侧加垫避免摆动，平卧位于硬板上，颈椎损伤患者注意轴向牵引，采用滚动法和平托法。

（3）严格脊柱制动：防止因损伤部位的移位而产生脊髓的再损伤，颈椎稳定性损伤采用枕颌带牵引，颈椎不稳定性损伤采用颅骨牵引。寰枕联合处高位颈椎损伤，保持头颅中立位。

（4）减轻脊髓水肿和继发性损害的方法

1) 地塞米松 10~20mg 静脉滴注，连续应用 5~7 天后，改为口服，每日 3 次，每次 0.75mg，维持 2 周左右。

2) 20% 甘露醇 250ml 静脉滴注每日 2 次，连续 5~7 天。

3) 甲泼尼龙冲击疗法：每千克体重 30mg 剂量一次给药，15 分钟静脉注射完毕，休息 45 分钟，在以后 23 小时内以 5.4mg/（kg·h）剂量持续静脉滴注，本法只用于受伤后 8 小时内患者。

4) 高压氧治疗：据动物实验，伤后 2 小时进行高压氧治疗效果最好，这显然不适合于临床病例。根据实践经验，一般伤后 4~6 小时内应用也可收到良好的效果。

（5）手术治疗：手术只能解除对脊髓的压迫和恢复脊椎的稳定性，无法使损伤的脊髓恢复功能。手术的途径和方式视骨折的类型和致压物的部位而定。

（6）重症监护

1) 呼吸衰竭监护：密切观察脉搏、血氧饱和度、呼吸频率、呼吸节律及呼吸肌力量变化，及早发现呼吸肌无力，保持呼吸道通畅，必要时给予辅助呼吸。

2) 心律失常监护：严密观察心律的变化。①预防措施：避免刺激迷走神经。吸痰或处理气管插管时动作轻柔，先吸氧，然后吸痰；随时备用阿托品，以防心动过缓；翻身小心，避免过分刺激；针对心律失常选择适当的药物治疗。②减轻心脏负荷：心理治疗，止痛，减少应激；注意排便和排尿时的用力程度。③维持适当的呼吸，保证血氧含量，避免低氧血症。保持足够的血容量，维持水、电解质平衡，记录液体出入量。

3. 观察要点

（1）评估患者肢体感觉、运动及肌张力情况，班班交接患者感觉及运动平面变化情况。

（2）密切观察生命体征的变化，及时记录。

（3）观察体温变化，预防肺部感染。

（4）观察消化道常见症状，如便秘、大便失禁、肠胀气、肠梗阻。

（5）观察脊髓交感神经节过度兴奋症状，导致高血压（可达 300/160mmHg）、头痛、出汗、面红、恶心、皮肤充血和心动过缓等。

4. 护理要点

（1）体位：卧硬板床，患者保持中立位，搬运、翻身时采用患者平卧过伸位，病情稳定后行轴式翻身，做好皮肤护理。

（2）头部制动：给予颈托固定，勿使颈部旋转、过伸或过屈。行牵引者，注意牵引的力线、重量是否合适，维持有效的牵引。

（3）保持肢体功能位，早期进行肢体功能锻炼。

（4）保持皮肤干燥，防止受凉。麻痹肢体由于散热障碍，所以会出现麻痹平面以上出汗而平面以下受寒的情况。

（5）高热时对症处理，初期多为中枢性高热，可给予物理降温，密切观察体温变化。

（6）饮食护理：提供富有营养的易消化饮食，鼓励患者多吃水果蔬菜、多饮水，必要时给予鼻饲。观察腹胀、肠鸣音、胃内残留，保持大便通畅。

（7）心理护理：患者受伤后自理能力消失，被动卧床，常表现焦虑、紧张、躁动，应加强心理支持，主动关心患者，鼓励其对生活有信心。

（8）并发症护理

1）肺部感染：脊髓损伤，尤其是高位颈部损伤（C_4、C_5损伤），常常由于肋间肌肉失去活动而靠仅存膈肌运动来完成呼吸动作，因而呼吸和咳嗽的力量明显减弱，痰不易咳出，久而久之，痰阻塞了支气管、气管，造成肺不张、肺炎而产生呼吸困难，甚至使病情恶化。因此，采取以下护理措施：①患者如有呼吸困难、口唇青紫、憋气，或者发热、咳嗽，痰中有血丝或黏稠，有脓性物，应立即通知医师予以处理，不可延误；②经常给患者翻身，轻叩击背部，力量不宜过大，叩击时先叩胸下部，以利痰排出，叩击时间不得少于 30 分钟；③鼓励患者自行咳嗽，力量不足时，应于患者咳嗽同步压迫下胸部两侧，或双手位于一侧胸部向对侧拉挤、均可协助将痰排出；④如咳痰较黏稠，应在有条件的情况下给予雾化吸入；⑤如有痰色变化，伴有发热，应在医师检查后予以治疗，使用适宜抗生素控制感染。

2）泌尿系感染：脊髓损伤或脊髓横断时引起脊髓休克，运动反射受到抑制膀胱松弛，出现充盈性尿失禁。此期患者因排尿力不足，致大量残留尿。而长期留置导尿也是造成膀胱上行感染的因素。护理措施如下：①进行排尿训练，外力压迫逼尿时要正确应用腹压，以免因膀胱过度充盈下加压引起肾盂积水及逆行感染；②国外提倡采用每隔 4 小时导尿一次的间歇导尿法可降低泌尿系感染率。

3）肌肉挛缩，关节变形：对脊髓损伤早期康复护理极为重要。护理措施为合理的功能体位，适当的早期被动运动，不仅能促进血液循环，还能防止因长期卧床导致的肌肉挛缩和变形。

4）深部静脉血栓：常发生在脊髓损伤后 1 个月内，要注意观察患者下肢的腿围，看是否有水肿出现，主要措施如下：①改善肢体血液循环状态，鼓励早期活动；②应用弹力袜或弹力绷带帮助静脉回流；③保证水分摄入充分，防止脱水现象；④肢体被动活动或按摩。

5）压疮：是最常见的合并症，与脊髓损伤患者的感觉障碍、身体活动障碍、血液循环障碍、营养障碍等关系密切。压疮的皮肤损害往往是感染的来源，也使患者比较难以保持必要的训练姿势，甚至影响卧位。

十四、颅内高压的护理

当脑组织肿胀、颅内占位性病变或脑脊液分泌过多、吸收障碍、循环受阻或脑血流灌注过多导致颅内压持续保持在 2.0kPa（15mmHg）以上时称颅内高压。

1. 临床表现

（1）头痛：是颅内高压最常见的症状，任何引起颅内压增高的因素如咳嗽、排便等均可使疼痛加剧。

（2）呕吐：一般与饮食无关，呕吐前有或无恶心，常呈喷射性，且多伴有剧烈头痛、头晕，头痛剧烈时呕吐症状也较重。

（3）视力障碍：表现为一过性黑蒙，逐渐发展为视力减退甚至失明。

（4）意识障碍：烦躁、淡漠、迟钝、嗜睡甚至昏迷。

（5）癫痫或肢体强直性发作。

（6）生命体征变化：血压升高，脉搏慢而洪大，呼吸慢而深即库欣三大主征。严重颅内压升高者脉搏可在每分钟 50 次以下，呼吸每分钟 10 次左右，收缩压可达24kPa（180mmHg）以上，此为脑疝的先兆征象。

（7）脑疝的表现：常见脑疝有以下两种。

1）小脑幕切迹疝（颞叶沟回疝）：同侧动眼神经麻痹，表现为眼睑下垂，瞳孔扩大，对光反射迟钝或消失，不同程度意识障碍，生命体征变化，对侧肢体瘫痪和出现病理反射。

2）枕骨大孔疝（小脑扁桃体疝）：后颈部及枕部疼痛，颈肌强直，强迫头位，嗜睡，意识障碍，大小便失禁甚至深昏迷，双侧瞳孔散大，对光反射迟钝或消失，呼吸深慢或突然停止。

2. 急救措施

（1）一般措施

1）及时、适量地给予脱水治疗，有效地降低颅内压，使患者平稳度过急性期，是急性颅内高压抢救成功的关键。

2）急性颅内高压的患者应绝对卧床休息，抬高床头 15°~30°，可降低脑静脉压和脑血容量，这是降低颅压的简单方法。

3）呕吐时将患者的头颈保持侧位，以防误吸。

4）保持气道通畅，防止气道阻塞、低氧血症和高碳酸血症，并保证血氧饱和度实时监测，及时吸氧。

（2）减轻脑水肿

1）首选高渗脱水药：临床常用 20% 甘露醇，它是国内外临床疗效肯定、应用最为广泛的渗透性脱水药。

2）髓袢利尿药：呋塞米是颅内高压伴有心、肺、肾功能障碍者的首选药，它与甘露醇有协同作用，可减少后者的用量与延长用药间歇时间，还可使脑脊液生成减少 40%~70%。

3）胶体脱水药：如人白蛋白、冻干血浆、植物蛋白制剂 β-七叶皂苷钠，可单独或与其他脱水药联合应用。

4）降温和止痉：目前可供临床使用的方法为头颅局部物理降温联合人工冬眠疗法，可使脑血流量下降、脑体积缩小，不仅可降低高颅压，还可降低脑代谢率，增加脑组织对缺氧的耐受力。

5）巴比妥类药物麻醉：本类药物除降低脑代谢率、减少脑容量外，尚可作为自由基清除剂。

6）激素：肾上腺皮质激素和地塞米松亦有降低颅内压的作用，前者对血管源性脑水肿疗效较好，但不应作为颅内高压治疗的常规用药。

7）应用镇静止痛药：适当地应用镇静止痛药物是颅内压增高的重要辅助治疗手段。常用苯二氮䓬类及异丙酚等镇静药。

8）适当控制血压。

9）过度换气：迅速将 PCO_2 降至 25~30mmHg，几分钟内即可降低颅内压。

10）手术治疗：急性颅内压增高应做 CT 或 MRI 检查确定血液、脑脊液和水肿组织的病理容积。手术治疗方法包括切除颅内占位性病变、脑脊液引流和颅骨开瓣减压手术。

3. 观察要点

（1）意识状态：烦躁不安的患者突然转为安静、昏睡，提示病情恶化，排除应用镇静药物影响。如深昏迷患者出现吞咽反射、躲避动作或意识转为恍惚、清醒，提示病情好转。对神志清醒的患者，如果出现剧烈头痛、频繁呕吐或出现进行性意识障碍要考虑病情加重，立即通知医师。

（2）瞳孔变化：瞳孔出现大小、性状变化，对光反射减弱或消失，提示颅内压增高并伴有脑神经或脑干损伤，或继发了脑受压、脑疝等。

（3）生命体征：密切监测生命体征变化，若出现血压升高，尤其是舒张压升高，脉压变小，脉搏缓慢而有力，呼吸深慢，提示颅内压升高。

（4）头痛、呕吐：观察头痛、呕吐的程度。若头痛、呕吐逐渐加重，提示可能继发了脑疝。

4. 护理要点

（1）患者应该保持安静，绝对卧床休息，抬高床头15°~30°，以利于颅内静脉回流，减轻脑水肿。

（2）呕吐者头偏向一侧，以防窒息，并观察记录其呕吐次数、内容物颜色与量。

（3）搬运及翻身时，动作要轻柔，防止颈部过屈、过伸及受压，坐起或大小便时切勿用力过猛，以免颅内压增高及脑疝形成。

（4）凡有急性脑水肿，需要限制液体摄入量，成人每日入水量一般在2000ml以内，静脉补液速度不宜过快，20~30滴/分。

（5）高热、尿崩、呕吐频繁及使用利尿脱水药、激素药时应注意电解质平衡，按医嘱记录出入水量。

（6）凡安放脑室引流管行颅内压监护者，注意引流是否通畅，并按医嘱观察记录颅内变化，发现引流不通畅或颅内压急骤升高25~30mmHg，要及时通知医师。

（7）保持大便通畅，3天未排大便者，根据医嘱予轻泻药或低压灌肠，禁用高压及大量液体灌肠。

十五、吉兰—巴雷综合征的护理

吉兰—巴雷综合征又称急性炎症性脱髓鞘性多发性神经根神经病，是一种自身免疫介导的周围神经病，以神经根、外周神经损害为主，常累及脑神经。

1. 临床表现 其特点为以感染性疾病后1~3周，突然出现剧烈以神经根疼痛（以颈、肩、腰和下肢为多），急性进行性对称性肢体软瘫，主观感觉障碍，腱反射减弱或消失为主症。具体表现如下。

（1）运动障碍：四肢和躯干肌肉瘫痪是本病的最主要症状。一般从下肢开始，逐渐波及躯干肌、双上肢和脑神经，可从一侧到另一侧。

（2）感觉障碍：一般较轻，多从四肢末端的麻木、针刺感开始。

（3）反射障碍：四肢腱反射是对称性减弱或消失，腹壁、提睾反射多正常。

（4）自主神经功能障碍：初期或恢复期常有多汗、汗臭味较浓。心动过速或心动过缓、心律失常，血压升高或降低，最常见直立性低血压，可能是交感神经受刺激的结果。

（5）脑神经症状：半数患者有脑神经损害，以舌、咽、迷走神经和一侧或两侧神经的外周瘫痪多见。

2. 治疗措施

（1）因呼吸衰竭是主要致死原因，发生呼吸衰竭的原因是肺不张和呼吸肌麻痹，故应提早加强胸部物理治疗。

（2）使用免疫球蛋白。

（3）本病常并发感染，根据尿及痰培养结果使用敏感抗生素。

（4）因患者瘫痪卧床时间较长，为防止深静脉血栓，可给予低分子肝素钙皮下注射。

（5）胃肠道由于自主神经的损害可出现便秘和肠梗阻，为防止此并发症，可给予芦荟胶囊及胃肠动力药口服或开塞露灌肠。

（6）血浆置换目前认为是最好的治疗方法。

3. 急救措施

（1）入科后立即给予心电监护、吸氧，监测并记录呼吸、心率、血氧饱和度和血压。

（2）若喘憋明显且血氧饱和度偏低，吸氧无改善，立即准备用物，协助医师建立经口或鼻气管插管或气管切开，给予呼吸机辅助呼吸。

（3）及时清除呼吸道分泌物，必要时可使用纤维支气管镜深部吸痰。

（4）建立人工气道后，若患者不耐受，可适当给予镇静剂以减轻患者痛苦。

（5）留取血标本并行血气分析，根据结果用药及采取其他治疗措施。

（6）早期留置胃管，行肠内营养辅助治疗。

4. 观察要点

（1）观察呼吸、心率、血氧饱和度、血压、意识等生命体征的变化。

（2）观察呼吸机参数的变化，根据监测参数下调设定参数，判断有无停呼吸机辅助呼吸指征。

（3）观察患者感觉、运动情况，评估肌力、感觉并记录。

（4）观察患者有无自主神经功能障碍表现如多汗、面部潮红、心率、血压的变化，并及时处理。

（5）观察患者有无脑神经损害。

（6）观察气道内痰液的颜色、性质和量，及时记录。

（7）使用肠内营养患者，观察有无残留、腹胀、腹泻。

5. 护理要点

（1）患者行肢体功能锻炼 2 次/天，并将肢体放于功能位，防止足下垂和深静脉血栓。

肢体功能锻炼方法：帮助患者活动四肢各个关节，包括肩、肘、腕关节及髋、膝、踝、趾关节，做外展、内收、伸展、屈曲、内旋、外旋等活动，每个关节 5~10 次，按摩肌肉，防止肌萎缩，用手掌大小鱼际自远心端向近心端由轻到重按摩。

（2）加强人工气道的管理及护理，及时清除呼吸道分泌物，给予大量化痰药物，采用雾化吸入、翻身、拍背、吸痰等，并注重体位引流。

（3）加强营养支持疗法，做好肠内营养护理，床头抬高 30°~45° 半卧位，防止反流、误吸。

（4）预防感染，每日做 2 次口腔护理，彻底清除口腔分泌物，防止吸入性肺炎的发生。

（5）定时翻身，患者活动能力极差，要保持床单位清洁干燥，及时变换体位，防止压疮的发生。

（6）按时测量体温，若患者体温高，留取痰标本做培养，若结果显示有感染发生，遵医嘱使用抗生素控制呼吸道感染。

（7）做好心理护理，安慰、鼓励患者，增强其战胜疾病的信心。

十六、急性白血病的护理

急性白血病是骨髓中异常的原始细胞及幼稚细胞（白血病细胞）大量增殖并浸润各器官、组织，使正常造血受抑制。

1. 临床表现

（1）贫血：常为首发症状，呈进行性加重。

（2）发热：是急性白血病最常见的症状。50% 以上患者以发热起病。

（3）出血：几乎所有的急性白血病患者在病程中都有不同程度的出血，主要原因为血小板减少、血小板功能异常、凝血因子减少等。

（4）器官和组织浸润的表现。

2. 急救措施

（1）对症支持治疗：①高白细胞血症的紧急处理；②防治感染，改善贫血，防治出血；③防治尿酸性肾病，纠正水、电解质及酸碱平衡失调。

（2）化学药物治疗：化疗是目前白血病治疗最主要的方法。

（3）中枢神经系统白血病的防治。

（4）造血干细胞移植。

（5）细胞因子治疗。

（6）老年急性白血病的治疗。

3. 观察要点

（1）出血：主要由于血小板减少等原因，可发生在身体各部。皮肤、黏膜受损出血时，注意出血的部位、出血量和时间。观察颅内出血的症状和体征，有无意识改变、头痛、呕吐、血压下降、脉搏增快、呕血、便血及血尿等。给予预防出血的措施，按压注射针眼超过 5 分钟。必要时给予开塞露，以避免腹内压增高引起出血。

（2）贫血：常为首发症状，与正常红细胞生成减少等有关。重度贫血患者给予氧气吸入，以改善组织缺氧。成分输血时，输入量<1ml/（kg·h），防止因心脏负荷过重而诱发心力衰竭。进食高蛋白、高热量、高维生素、易消化的食物。多卧床休息，以减少氧的消耗。

（3）感染：半数患者以发热为早期表现，多见于口腔黏膜、咽部、肺部、泌尿道及肛周皮肤。观察有无肛周疼痛、口腔溃疡、膀胱刺激征、咳嗽、咳痰等症状。根据口腔黏膜的变化，选择针对性的口腔护理液。睡前、便后用高锰酸钾溶液坐浴，保持大便通畅，防肛裂。物理降温时，禁用乙醇擦浴，防局部血管扩张加重出血。

（4）泌尿系统的监护：注意有无血尿情况，避免牵拉拖拽尿管造成尿道损伤，如出现血尿应立即通知医师给予相应处理。

（5）应用化疗药物的监护：观察局部血管反应，合理使用静脉血管。静脉穿刺后先用生理盐水输注，药物输完后再用生理盐水 10～20ml 冲洗，最后拔针，以减轻药物对局部组织的刺激。输注中观察有无外渗。

4. 护理要点

（1）心理护理：做好解释工作，减少患者的焦虑、恐惧思想，使患者有安全感及信任感。

（2）保护性隔离：单间隔离，严格消毒，谢绝探视，避免交叉感染。

（3）基础护理：保持皮肤、口腔清洁，防止身体的意外损伤。保证充足的休息和睡眠。

（4）饮食护理：饮食宜富含高蛋白、高热量、高维生素，易消化、少渣饮食。避免辛辣刺激性食物，防止口腔黏膜损伤。多饮水，多食蔬菜、水果，以保持排便通畅。

（5）鞘内注射化疗药物护理：注射完毕去枕平卧 4~6 小时，观察有无头痛、发热等反应。

（6）心功能损害的防护：阿奇霉素等药可引起心肌及心脏传导损害，用药前后应监测心率、心律及血压，应缓慢静滴（<40 滴／分），观察患者面色，以无心悸为宜。

（7）消化道反应防护：化疗期间给患者提供安静、舒适的环境，避免不良刺激。以半流质食物为主，避免产气、辛辣和高脂食物，进食前后保证休息。呕吐时给予及时处理，保持口腔清洁。

（8）肝肾功能损害的防护：甲氨蝶呤等药对肝功能有损害作用，用药期间应观察有无黄疸、血尿及尿量。保证输液量，鼓励患者多饮水。

十七、弥散性血管内凝血（DIC）的护理

弥散性血管内凝血（DIC）是许多疾病发展过程中的一种复杂的病理过程，是一组严重的出血性综合征。其特点是在某些致病因素作用下首先出现短暂的血液高凝状态及血小板聚集、纤维蛋白沉着，形成广泛的微血栓，继之出现消耗性低凝状态并发继发性纤溶亢进。临床表现为出血、栓塞、微循环障碍及溶血等。

1. 临床表现及分期

（1）临床表现

1）出血：DIC 常见出血部位依次是皮肤、消化道、阴道、口、鼻及泌尿道。DIC 出血特点是自发性、多发性出血，部位可遍及全身。如有创面或外伤，可渗血不止，静脉和肌内注射部位也可出现血肿及渗血。

2）休克或低血压：DIC 所致休克的特点有起病突然、出血倾向、多器官功能衰竭、顽固。

3）栓塞：早期由于内脏微血管栓塞而累及肺、肠、肝、脑等，因此常出现呼吸浅快、低氧血症、呼吸困难，少尿或无尿，腹痛或腹胀，以及烦躁、昏迷和抽搐，栓塞累及微循环和心脏，表现为脉细速、心率快及血压低。

4）溶血：多数缺乏典型急性血管内溶血的表现。①进行性贫血，或血红蛋白进行性下降；②红细胞破坏，常表现为黄疸、贫血、血红蛋白尿，同时伴有四肢和腰背痛。

（2）临床分期：①临床前期（前 DIC）；②早期（高凝期）；③中期

（低凝期）；④晚期（纤溶亢进期）。

2. 实验室检查 实验室检查符合下列标准（同时有三项以上异常）。

（1）血小板（PLT）<$100×10^9$/L或进行性下降。

（2）纤维蛋白原<1.5g/L或进行性下降，或>4.0g/L。

（3）3P试验阳性或FDP>20mg/L或D-二聚体水平升高。

（4）凝血酶原时间缩短或延长3秒以上或呈动态变化或APTT延长10秒以上。

（5）疑难或其他特殊患者应有下列2项异常：凝血酶原片段1+2（F1+2）、凝血酶-抗凝血酶复合物（TAT）或FPA水平升高；SFMC水平升高，PAP水平升高，TF水平增高（阳性），或TFPI水平下降。

3. 急救措施

（1）一般处理

1）立即给予氧气吸入，保持呼吸道通畅。昏迷患者头偏向一边，防止窒息。

2）立即监测生命体征和心电监护。严密观察病情，注意血压、脉搏、呼吸频率、心率、心律、意识、皮肤出血、颜色、四肢温度、尿量、尿色、大便等变化，发现异常及时报告医师。

3）迅速开通两条以上静脉通路（其中一条给予深静脉置管），按医嘱准确及时给予肝素及血小板聚集抑制药阿司匹林、双嘧达莫、右旋糖酐等治疗。

4）据医嘱及时抽血检查血小板、凝血酶原时间、凝血酶时间、纤维蛋白原、血小板、血常规、血生化、血气分析等。

（2）治疗：DIC治疗原则为序贯性、及时性、个体性及动态性。及时去除产生DIC的基础疾病及诱因。抗凝血治疗是阻断DIC病理过程最重要的措施之一，其目的在于抑制广泛性毛细血管内微血栓形成的病理过程，防止血小板和各种凝血因子进一步消耗，为恢复其正常血浆水平、重建正常凝血与抗凝平衡创造条件。

1）肝素是最主要的抗凝血治疗药物，适应证：①DIC早期；②血小板及血浆凝血因子急剧或进行性下降，迅速出现紫癜、淤斑及其他部位的出血倾向；③明显多发性栓塞现象；④顽固性休克伴有其他循环衰竭症状和体征，常规抗休克治疗效果不佳。

2）低分子肝素：其安全性和有效性明显优于普通肝素，因此可以考虑在DIC全程（包括低凝期和纤溶亢进期）使用。

3）抗凝血酶（AT）：是循环中凝血酶的有效抑制物，能抑制凝血酶的增殖而不增加出血危险，故其用于治疗 DIC 是相当合理的。

4）活化蛋白 C（APC）、水蛭素等。

5）抗血小板药物：双嘧达莫、阿司匹林、磺吡酮、噻氯匹定、前列腺素 I_2 等。

（3）补充血小板及凝血因子：DIC 患者血小板和凝血因子的补充应在充分抗凝治疗基础上进行。①新鲜全血；②新鲜血浆，新鲜血浆中包含了 DIC 活性期中缺乏的凝血因子和抑制因子，从而阻断凝血因子的病理性激活；③纤维蛋白原，适用于急性 DIC 有明显低纤维蛋白原血症或出血极为严重者；④冷沉淀；⑤血小板，当血小板数 $<20×10^9/L$ 或 $<50×10^9/L$ 且有出血倾向时，应输注浓缩血小板。

（4）抗纤溶治疗：抗纤溶制剂常用于出血的治疗，但 DIC 引起的出血一般不用抗纤溶制剂。

（5）溶栓治疗。

（6）对症及支持治疗。

4. 观察要点

（1）观察并记录生命体征变化。

（2）观察全身出血情况：①皮肤出现淤血；②口腔、消化道、气道、会阴、尿道出血；③各引流管引出血性液体；④创伤和穿刺处出现渗血。

（3）观察休克和低血压的变化：体温、呼吸、血压、周围循环的情况。

（4）观察各器官栓塞症状：出现肺栓塞表现为低氧血症、呼吸困难，深静脉血栓形成表现为肢体肿胀、皮温增高等。同时观察肝、肾栓塞及其他器官栓塞表现。

（5）观察血常规、血凝分析变化，及时处理。

（6）观察血气分析、乳酸变化。

5. 护理要点

（1）绝对卧床休息，注意安静、保暖。

（2）保持呼吸道通畅：昏迷患者头偏向一边，防止窒息。

（3）据医嘱抽血检查血小板、凝血时间（OT）、凝血酶原时间、凝血酶时间、纤维蛋白原、血小板、血常规、血生化、血气分析等。

（4）做好口腔护理、会阴护理、皮肤护理，保持床铺整洁、干燥。

（5）饮食：消化道出血时给予暂停饮食，进行胃肠减压，出血停止后给予流质饮食或鼻饲。

（6）应用抗凝药护理

1）应用抗凝药后出血量增加表明抗凝药过量，及时停止或减量，查看血常规、血凝分析的变化。肝素过量处理主要是静脉注射或滴注鱼精蛋白，1mg 鱼精蛋白可中和 100U（1mg）标准肝素。应用肝素时 APTT 为参考值的 1.5~2 倍。

2）应用肝素有效指征观察：①出血停止或逐步减轻；②休克改善或纠正；③尿量明显增加；④血小板、凝血因子恢复较慢，且受相关因子补充治疗影响，难以作为疗效检测指标评价。

（7）出血的护理：DIC 的消耗低凝期及纤溶亢进期、肝素治疗期应尽量减少创伤性检查和治疗，静脉注射时止血带不可扎之过紧。操作要细心、准确，力争一针见血。操作后用干棉球压迫穿刺部位 5 分钟。保持鼻腔湿润，防止鼻出血。

十八、甲状腺危象的护理

甲状腺危象是甲状腺功能亢进症（简称甲亢）最严重的并发症，多发生在甲亢未治疗或控制不良的患者，在感染、手术、创伤或突然停药后，出现以高热、大汗、心动过速、心律失常、严重呕泻、意识障碍为特征的临床综合征。

1. 临床表现

（1）活跃型危象

1）发热：体温>39℃，皮肤潮红、大汗淋漓。

2）心血管表现：心动过速（140~240 次/分），心律失常，脉压增大，部分患者可发生心衰或休克。

3）胃肠道症状：食欲减退、恶心、呕吐及腹泻。部分患者伴有黄疸和肝功能损伤。

4）神经精神症状：烦躁不安、激动、定向力异常、焦虑、幻觉，严重者可出现谵妄和昏迷。

（2）淡漠型危象：少部分中老年患者表现为神志淡漠、嗜睡、虚弱无力、反射降低、体温低、心率慢、脉压小，最后陷入昏迷而死亡。

2. 急救措施

（1）立即监护生命体征变化。

（2）降低甲状腺激素浓度：①抑制甲状腺激素合成首选丙硫氧嘧啶（PTU）；②抑制甲状腺激素释放服用复方碘口服液；③清除血浆内激素采

用血液透析、滤过或血浆置换。

（3）降低周围组织对甲状腺激素的反应：①普萘洛尔，抑制外周组织 T_4 转换为 T_3；②利血平和胍乙啶，可以消耗组织中的儿茶酚胺，减轻甲亢在周围组织的表现；③氢化可的松，可改善机体反应性，提高应激能力。还可抑制组织中 T_4 向 T_3 转化，与抗甲状腺药物有协同作用。

3. 观察要点

（1）密切观察生命体征和意识状态并记录。

（2）观察体温变化，监护心、肾功能，防治感染及各种并发症。

4. 护理要点

（1）绝对卧床休息，保持环境安静，减少不良刺激。烦躁者可给予镇静药。

（2）高热患者给予物理降温，避免用乙酰水杨酸类药物。

（3）纠正水和电解质紊乱，每日饮水量不少于 2000ml，给予高热量、高蛋白、高纤维素饮食。

（4）做好各种抢救准备，预防吸入性肺炎等并发症。

（5）严格按规定的时间和剂量给药。昏迷者加强皮肤、口腔护理，定时翻身，以预防压疮、肺炎的发生。

（6）同情、关怀患者，消除恐惧心理，树立战胜疾病的信心。

十九、糖尿病酮症酸中毒的护理

糖尿病代谢紊乱加重时，脂肪动员和分解加速，大量脂肪酸在肝脏经 β 氧化产生大量乙酰乙酸、β-羟丁酸和丙酮，三者统称为酮体。血清酮体积聚超过肝外组织的氧化能力时，血酮体升高称为酮血症，尿酮体排出增多称为酮尿，临床上统称为酮症。乙酰乙酸和 β-羟丁酸均为较强的有机酸，大量消耗体内储备碱，若代谢进一步加剧，血酮继续升高，超过机体的处理能力时，便发生代谢性酸中毒，称为糖尿病酮症酸中毒。

1. 临床表现

（1）多数患者在发生意识障碍前感疲乏、四肢无力、极度口渴、多饮、多尿，随后出现食欲减退、恶心、呕吐。

（2）常伴有头痛、嗜睡、烦躁、呼吸深快有烂苹果味。

（3）病情进一步发展，出现严重失水、尿量减少、皮肤弹性差、眼球下陷、脉细速、血压下降。

（4）晚期各种反射迟钝甚至消失，嗜睡以至昏迷。

2. 急救措施与护理

（1）迅速建立静脉通路：酮症酸中毒患者常有严重脱水，血容量不足，组织微循环灌注不足，补液后胰岛素才能发挥正常的生理效应。因此应立即建立2条静脉通路，一条用于胰岛素专用液路，另一条用于补液，准确执行医嘱，记录24小时液体出入量，确保胰岛素和液体的输入。

（2）绝对卧床休息：患者绝对卧床休息，注意保暖，行心电监护，密切监测心律、心率、脉搏、呼吸、血压的变化，严密观察患者意识、血糖、血酮体、血钾、血气分析等，意识清醒的患者可与其简单对答交流，动态观察患者意识变化。昏迷患者应观察瞳孔大小及对光反射情况，经常呼唤患者，做好详细记录。

（3）监测血糖：遵医嘱定时监测血糖变化，及时准确做好各种标本的采集和送检。

（4）保持呼吸道通畅：给予低流量持续吸氧，密切观察呼吸的频率及节律，呼气中有烂苹果味是否减轻。协助患者咳嗽、咳痰，及时清除呼吸道分泌物，昏迷患者将头偏向一侧，及时给予气管内吸痰，防止窒息。遵医嘱给予雾化吸入，以稀释痰液利于排出。

（5）加强基础护理：预防感染，避免与其他感染性疾病患者及呼吸道疾病患者接触，病房保持清洁，温湿度适宜，每天定时通风，床单清洁、干燥、平整，指导患者养成良好的卫生习惯，保持口腔清洁，昏迷患者按昏迷常规护理，口腔护理2次/日，定时为患者翻身，1次/2小时，留置尿管患者保持尿管固定通畅，会阴护理2次/日，做好病情记录。

（6）饮食护理：遵循糖尿病的饮食治疗原则，但患者由于酸中毒病情较重，有厌食、恶心、食欲不振等症状，应根据患者每天所需的热量制订符合患者病情的个体饮食方案，昏迷患者可鼻饲流质饮食，流质饮食中应加菜泥或菜汁。对意识清楚有咀嚼功能的患者应给予高纤维饮食，防止便秘，对肥胖、高血压的患者，摄入食盐应控制在3g/d，行胰岛素注射后30分钟进食。合理搭配饮食，宜食高蛋白、低脂、粗纤维含量较多的食物和蔬菜，增加胃肠蠕动促进排空，有利于控制血糖，如瘦肉、牛奶、南瓜、鱼类等，忌食油腻，禁食高胆固醇、高脂肪、油炸食物，忌烟酒。用胰岛素和口服药物治疗时，按时间服药，按时间进餐，以防低血糖发生。

（7）适量运动：因人而异进行运动疗法，避免劳累，以餐后半小时运动为宜。患者外出时口袋中备糖块、饼干，感到全身乏力、出大汗、哆嗦、眼前发黑等低血糖症状发生时急用。

（8）加强心理疏导：消除患者焦虑、恐惧、郁闷的情绪，提高患者的生活质量。

3. 健康指导

（1）指导患者及家属增强对疾病的认识，使患者积极配合治疗。

（2）向患者详细讲解口服降糖药及胰岛素的名称、剂量、给药时间和方法，教会患者和（或）家属测定血糖方法，皮下注射胰岛素方法。

（3）强调饮食治疗和运动疗法的重要性，并指导患者掌握具体实施及调整的原则和方法，做到生活规律，戒烟酒，注意个人卫生。

（4）患者及家属应熟悉急性并发症发生时，如低血糖反应、酮症酸中毒、高渗性昏迷等的主要临床表现、观察方法及处理措施。

（5）告知患者定期复诊，患者外出时随身携带识别卡，发生紧急情况时能及时处理。

二十、多器官功能障碍综合征的护理

多器官功能障碍综合征（MODS）是指多种急性致病因素所致机体在原发病变的基础上，相继引发 2 个或 2 个以上器官同时或序贯出现的可逆性功能障碍，恶化的结局是多器官功能衰竭。

1. 临床表现

（1）呼吸系统：早期可见呼吸频率（RR）加快，超过 20 次/分，X 线胸片可正常。中期 RR>28 次/分，胸部 X 线片可见肺泡实性改变。晚期则呼吸窘迫，RR>28 次/分，X 线胸片见肺泡实性改变加重。

（2）心脏：由心率增快（体温升高 1℃，心率加快 15~20 次/分）、心肌酶正常，发展到心动过速、心肌酶（CPK、GOP、LDH）升高，甚至室性心律失常、二至三度房室传导阻滞、室颤、心跳停止。

（3）肾脏：轻度肾功能障碍，在无血容量不足时，尿量能维持 40ml/h，尿钠、血肌酐可正常。进而尿量<40ml/h，使用利尿药后尿量可增加，尿钠 20~30mmol/L、血肌酐为 176.8μmol/L 左右。严重时无尿或少尿（<20ml/h，持续 6 小时以上），利尿药冲击后尿量不增加，尿钠>40mmol/L、血肌酐>176.8μmol/L。非少尿肾衰者尿量>600ml/24h，但血肌酐>176.8μmol/L，尿比重≤1.012。

（4）肝脏：SGPT>正常值 2 倍、血清胆红素>17.1μmol/L 可视为早期肝功能障碍，进而血清胆红素可>34.2μmol/L，重者出现肝性脑病。

（5）胃肠道：可由腹部胀气、肠鸣音减弱，发展到腹部高度胀气、肠鸣音消失。重者出现麻痹性肠梗阻，应激性溃疡出血。

（6）凝血：轻者可见血小板计数减少，少于100×10^9/L，纤维蛋白原、凝血酶原时间（PT）及凝血酶原激活时间（TT）正常。进而纤维蛋白原可为2.0~4.0g/L、PT及TT比正常值延长3秒，优球蛋白溶解试验>2小时。重者血小板计数<50×10^9/L，纤维蛋白原可为<2.0g/L、PT及TT比正常值延长>3秒，优球蛋白溶解试验<2小时，有明显的全身出血表现。

（7）中枢神经系统：患者早期有兴奋或嗜睡表现，唤之能睁眼，能交谈，能听从指令，但有定向障碍。进而可发展为对疼痛刺激能睁眼、有屈曲或伸展反应，但不能交谈、语无伦次。重者则对语言和疼痛刺激均无反应。

（8）代谢：可表现为血糖升高或降低、血钠降低或增高以及酸中毒或碱中毒。

2. 急救措施

（1）积极治疗原发病，避免和消除各种诱因。

（2）监测：有MODS高危因素者，宜早期监测器官功能（体温、呼吸、心率、血压、尿量、电解质、血气、凝血及纤溶指标）。

（3）维持有效血容量：有条件作右心Swan-Ganz导管，监测右心房压、肺动脉楔压和心输出量。

（4）控制感染：先"重拳猛击"选择覆盖面广的抗生素，后针对性选择相应窄谱抗生素，避免使用损害肝肾功能的抗生素。

（5）营养支持：应尽早采用肠道营养或静脉与肠道营养并用。

（6）连续血液净化（CBP）：血液净化是至今危重病的主要治疗措施之一，与机械通气和TPN地位同样重要。①有效地清除血中体液递质TNF、IL-1、IL-6等；②改善组织氧代谢，组织氧的利用；③纠正水、电解质、酸碱失衡，清除代谢废物；④肠外营养（PN）支持：在CHDF中输入TPN配方营养液和排出输入过多的水分；⑤清除血循环中内毒素。

（7）器官功能支持

1）呼吸衰竭的处理：①保持呼吸道通畅；②及时纠正低氧血症；③辅助机械通气；④消除肺水肿；⑤激素。

2）循环衰竭的处理：①插入Swan-Ganz导管，监测右心房压、肺动脉楔压、心输出量；②维持有效血容量；③监测生命指标，抗休克治疗；④必要时应用强心药；⑤心梗者予相应处理。

3）肾衰竭的处理：①维持适当循环血量、心输出量、肾血流量和尿量；②血容量补足，尿量<0.5ml/（kg·h），应使用利尿药；③少尿期或无尿期，严格控制入液量；④防治酸中毒和高血钾，监测血Cr、BUN，必要

时透析；⑤避免使用肾损伤药物。

4）肝功能衰竭的处理：预防更重要。①维持适当的循环，适当的营养支持；②血浆置换，清除组织毒性物质。

5）胃肠衰竭防治：①应用抗酸药，使胃液 pH>4；②有大出血，插胃管减压，注入止血药；③输新鲜血；④手术。

6）凝血障碍防治：凝血功能紊乱、DIC 者早期应用肝素和补充凝血因子和输鲜血。

7）中枢神经系统衰竭的防治：防治脑缺氧和脑水肿。①吸氧；②头部物理降温；③降低颅内压；④应用促进脑细胞代谢的药物。

8）细胞支持：极化液、ATP、CoA 氨基酸、免疫增强药等。

（8）蛋白水解酶抑制药治疗：尿胰蛋白酶抑制药（UTI）具有以下三个方面重要的药理作用：①抑制多种蛋白、糖和脂类的水解酶的活性；②抑制炎症递质的过度释放；③改善微循环和组织灌注。这三点恰好能够有效地起到阻断 SIRS、预防 MODS 的作用。

（9）中药制剂：①血必治，具有拮抗炎性递质和内毒素的作用；②丹参、川芎嗪，抑制氧和 TXA_2 的生成和释放；③大黄，保护胃肠黏膜屏障，防治 SIRS 和 MODS。

3. 观察要点

（1）体温：低体温为严重创伤后的常见表现，老年人和儿童容易出现，常常引起凝血功能障碍和心功能不全。体温升高达 38～40℃，伴有白细胞计数增高则提示全身感染的可能，MODS 多伴有各种感染。一般情况下血温、肛温、皮温各相差 0.5～1.0℃，当严重感染合并重度败血症休克时，血温可高达 40℃以上，而皮温可低于 36℃以下，提示病情十分严重，常是危急征象或临终表现。

（2）心率：注意心率的频率、节律、有无异常节律，同时注意心率与脉率的一致性，有无出现脉搏短绌。

（3）呼吸：注意呼吸的快慢、深浅、规则与否，吸气性呼吸困难还是呼气性呼吸困难等。观察是否伴有发绀、哮鸣音、三凹征、强迫体位及胸膜式呼吸变化等。浅快呼吸预示有呼吸窘迫的存在。观察有无深大的库斯莫尔呼吸、深浅快慢周期性变化的陈-施呼吸、周期性呼吸暂停的毕式呼吸、反常呼吸以及点头样呼吸等，这些均属垂危表现。

（4）血压：过低提示可能合并休克，表现有气短、呼吸困难、心率快或周围灌注不足，血压低者还应考虑心力衰竭的可能。

（5）意识：在 MODS 时，脑受损可出现嗜睡、意识模糊、谵妄、昏迷等。注意观察瞳孔大小、对光及压眶反射，注意识别中枢性与其他原因造成的征象。

（6）尿：注意尿量、色、比重、酸碱度和血中尿素氮、肌酐的变化，警惕非少尿型肾衰竭。

（7）皮肤：注意皮肤颜色、湿度、弹性、皮疹、出血点、淤斑，观察有无缺氧、脱水、过敏、DIC现象。

4. 护理要点

（1）基础护理：患者应行心电、血压、SaO_2持续监测，及时准确记录特护单。绝对卧床休息，宜卧交替式充气气垫床，预防压疮的发生。严格执行无菌操作和隔离制度。

（2）心理支持：①护士应掌握患者的心理需求，建立良好的护患关系；②护士应以娴熟的操作技术、高度的责任心取得患者信任；③做好保护性医疗，稳定家属情绪，鼓励患者树立康复自信心。

（3）安全护理：①预防患者坠床；②防止气管套管或气管插管脱出或自行拔出；③防止深静脉置管的堵塞与滑落；④预防动脉压监测管的滑出或接头松脱；⑤观察身体各种引流管位置和引流情况，防止脱出。

（4）衰竭脏器的护理

1）循环功能衰竭：MODS常发生心功能不全、血压下降、微循环淤血、血流分布异常，外围组织氧利用障碍，故应对心功能及其前、后负荷进行严密监测，注意心率、心律、血压、脉压的变化。在心电监护下应用洋地黄制剂和抗心律失常药物。使用利尿药、血管扩张药时将患者置于头高脚低位。确定输液量，用输液泵控制输液速度，维持血压，尤其是脉压。

2）呼吸功能衰竭：MODS早期出现低氧血症，必须立即给予氧气输入，4~6L/min，使PaO_2保持在60mmHg以上。如病情进一步发展，就转变为ARDS，此期应尽早用呼吸机行机械通气治疗，常用A/C或SIMV，加用PEEP方式治疗。

3）急性肾衰竭：急性肾衰竭临床最显著的特征是尿的变化，因此护理应注意：①每小时测量一次尿量和尿比重，注意血中尿素氮、肌酐变化；②严格记录24小时出入量；③如条件允许，每日应测量体重一次；④密切观察补液量是否合适，可通过测定CVP来指导输液；⑤防止高血钾，密切监测心电图的变化，患者出现嗜睡、肌张力低下、心律失常、恶心呕吐等症状，提示血钾过高，应立即处理；⑥积极防止水中毒，如肺底听诊闻及啰音伴呼吸困难、咳血性泡沫痰，是肺水肿的表现，应及时报告医师，并采取急救措施；⑦行床旁透析治疗时，做好相应护理。

（5）营养护理

1）保证营养与热量的摄入：MODS 时机体处于高代谢状态，体内能量消耗很大，机体免疫功能受损，代谢障碍，内环境紊乱，故保证营养至关重要。尽可能采取经口进食，不能经口进食者可采取鼻饲法。

2）全胃肠外营养（TPN）：全胃肠外营养液浓度高，24 小时均匀输注的营养液有利于营养物质的吸收和利用。严格无菌操作，积极预防感染，注意并发症的观察与护理。

二十一、感染性休克的护理

休克是机体在多种病因侵袭下引起的以有效循环血容量骤减、组织灌注不足、细胞代谢紊乱和功能受损为共同特点的病理生理改变的综合征。休克发病急，进展快，若未能及时发现及治疗，细胞损害广泛扩散时，可导致多器官功能障碍综合征（MODS）或多系统器官衰竭（MSOF），发展成为不可逆性休克引起死亡。

感染性休克主要由于细菌及毒素作用所造成，常继发于以革兰阴性杆菌为主的感染，如胆道化脓性感染、急性化脓性腹膜炎、绞窄性肠梗阻、泌尿系感染及败血症等，亦称内毒素性休克。革兰阴性杆菌释放的内毒素与体内的抗原抗体复合物作用，可引起血管痉挛及血管内皮细胞损伤；同时，内毒素可促使体内多种炎性介质释放，引起全身炎症反应综合征（SIRS）。

感染性休克是重症监护病房内的主要死亡原因之一。

1. 临床表现 感染性休克的血流动力学有低动力型（低排高阻型）和高动力型（高排低阻型）两种。

（1）低动力型（低排高阻型）：临床表现为冷休克。冷休克时外周血管收缩，阻力增高，微循环淤滞，大量毛细血管渗出，使血容量和心排血量降低。表现为体温突然降低，躁动不安、淡漠或嗜睡；面色苍白、发绀、花斑样；皮肤湿冷；脉搏细数，血压降低，脉压减小（<30mmHg），尿量骤减（<25ml/h）。

（2）高动力型（高排低阻型）：临床表现为暖休克，暖休克较少见。常出现于革兰阳性菌感染引起的休克早期，主要为外周血管扩张，阻力降低、心排血量正常或稍高。患者表现为神志清醒、疲乏、面色潮红、手足温暖、血压下降、脉搏慢搏动清楚。皮肤表现为干燥潮红，手足温暖，患者常有高热，若体温突升至 40℃ 以上，则病情危重。但革兰阳性菌感染的休克后期亦可转变为冷休克。休克晚期心力衰竭，外周血管瘫痪即成为低排低阻型休克。

（3）全身炎症反应综合征（SIRS）：表现为：①体温>38℃ 或 <36℃；②心率>90 次/分；③呼吸急促>20 次/分或过度通气，$PaCO_2<4.3kPa$；④白细胞计数>$12×10^9/L$ 或未成熟白细胞>10%。SIRS 最终导致微循环障碍、代谢改变及器官功能衰竭。

2. 护理要点 感染性休克的病理生理变化比较复杂，血流动力学又有不同的类型，故治疗比失血性休克困难。一般在休克未纠正以前，以治疗休克为主，同时抗感染。休克控制后，着重治疗感染。

（1）取休克体位：仰卧中凹位，头部和躯干抬高 20°~30°，下肢抬高 15°~20°，以利于膈肌下移促进肺扩张，增加肢体回心血量，改善重要脏器的血供。

（2）血流动力学监测：感染性休克主要以高心排血量和低外周血管阻力并导致组织灌注不足为特征。监测中心静脉压（CVP）、中心静脉压血氧饱和度（$ScvO_2$）、心脏指数（CI）、心率（HR）、平均动脉压（MAP）、体循环阻力指数（SVRI），并监测复苏前、复苏后动脉血气分析，记录血乳酸及剩余碱水平。在连续血流动力学监测下进行充分的液体复苏治疗，力求在 6 小时内达到早期复苏目标：①CVP 8~12mmHg；②收缩压（SBP）>90mmHg，MAP≥65mmHg；③尿量≥0.5ml/（kg·h）；④$ScvO_2$≥0.70。若液体复苏后 CVP 达到 8~12mmHg，而 $ScvO_2$ 仍未达到 0.70，需要输入浓缩红细胞使血细胞比容达到 30% 以上，或输入多巴酚丁胺以达到复苏目标。

（3）严密观察病情：密切观察患者意识、面唇色泽、肢端皮肤颜色、温度、尿量、体温、呼吸变化。准确记录出入量，留置尿管，动态监测尿量与尿比重。

（4）维持有效的气体交换：保持气道通畅，给予面罩吸氧，氧浓度为 40%~60%，氧流量为 6~10L/min，加强叩背排痰。严重呼吸困难者，护士应协助医师紧急行气管插管或气管切开，及时应用呼吸机辅助呼吸。密切观察呼吸频率、节律、深度，动态监测动脉血气，应将昏迷患者头偏向一侧，及时清除呼吸道分泌物，防止舌后坠及气道分泌物引起窒息。

（5）用药监护

1）应用抗生素：尽早处理原发感染灶。对未确定病原菌者，可根据临床判断联合使用广谱抗生素，再根据药物敏感试验结果调整为敏感而较窄谱的抗生素。严格按时间要求输入抗生素。

2）补液监护：迅速建立 2 条以上静脉输液通道，确保液体顺利输入。

3）血管活性药物：经补充血容量休克未见好转时，可考虑使用血管扩张剂。应用血管活性药时应用注射泵，保证单位时间内给药浓度和速度，监测血压变化，防止血压骤降或骤升引起不良后果，严防液体外渗。

4）纠正酸碱失衡：感染性休克的患者，常有不同程度的酸中毒，应予以纠正。轻度酸中毒，在补足血容量后即可缓解。严重酸中毒者，经静脉输入 5% 碳酸氢钠 200ml，再根据血气分析结果补充用量。

5）糖皮质激素：能抑制体内多种炎性介质的释放、稳定溶血酶体膜、减轻细胞损害，缓解 SARS 临床常用氢化可的松、地塞米松或甲基泼尼松龙缓慢静脉注射。应用时注意早期、足量，至多用 48 小时，密切观察胃液颜色、量及性质，观察有无急性胃黏膜病变的发生和免疫抑制等并发症。

6）其他治疗：营养支持，处理 DIC 和重要器官功能不全。

（6）加强基础护理：感染性休克暖休克高热时体温可升至 40℃ 以上，应予以物理降温，应用冰帽置于头部，冰袋放于腋下、腹股沟等处降温，可用 4℃ 等渗盐水 100ml 灌肠；必要时采用药物降温；调控室内温度。口腔护理 2 次／日，预防口腔黏膜病变；更换体位 1 次／2 小时，预防压疮发生；加强各种管道护理，预防相关并发症的发生。

（7）加强与患者及其家庭成员的沟通：及时向患者及家属通报病情，做好患者及其家属的心理护理，使他们对该病有所了解，便于配合治疗和护理。

二十二、多发性创伤的护理

创伤是指机体在致伤因子作用下，发生一个或多个解剖部位或脏器的损害，并因此导致的组织破坏和功能障碍。如果出现下列两种或两种以上的损伤即为多发伤：颅脑外伤、颈部损伤、胸部损伤、腹部损伤、脊柱骨折伴有神经损伤、骨盆骨折伴有休克、上肢长骨干骨折、肩胛骨骨折、下肢长骨干骨折、四肢广泛撕脱伤、泌尿生殖系损伤等，且至少有一个部位的创伤可能威胁生命。创伤严重程度评分（ISS）≥16 分者为严重多发性创伤。复合伤指两个或两个以上原因引起的损伤。

1. **病理生理** 机体在发生创伤后，各系统会发生一系列病理生理改变，包括神经内分泌系统变化、代谢功能变化以及体温调节系统的变化等。主要包括以下几个方面。

（1）应激反应：表现为苍白、出汗、心率加快、心肌收缩增强、心排血量增加、外周血管收缩等，以维持有效循环血量，保护心脑等重要脏器。

（2）内分泌系统：出现胰高血糖素升高，使糖原分解、葡萄糖利用减少，机体呈现高血糖状态；生长激素升高，促进脂肪分解，抑制葡萄糖的利用，使血浆游离脂肪酸增加，蛋白质分解减少；抗利尿激素和醛固酮增高，导致尿量减少，并保钠排钾，维持血容量；β-内腓肽合成增加，产生镇痛和降压作用。

（3）代谢增高：高血糖、脂肪动员分解加强，血中游离脂肪酸和酮体明显增高。蛋白分解加强，合成减少，机体呈现负氮平衡。此外还有水、电解质代谢紊乱。

2. 创伤量化评分系统 创伤的全身反应与创伤的严重程度密切相关。创伤及创伤死亡的评价多是用直观、经验和定性的方法进行评价，这在对比性和精确性上均有不足，因而国外许多学者试图用伤情分级、创伤指数以及评分等方法来评定伤情，并说明创伤的严重程度。有关创伤严重度定量评估的方法包括：院前，创伤指数（TI）、创伤记分（TS）、修正的创伤记分法（RTS）、院前指数（PHI）等；院内，简明创伤定级标准（AIS）、创伤严重程度评分法（ISS）、预测存活概率的 TRISS 法、以生理和解剖指标相结合的预后评估法（ASCOT）。国内有学者创立了针对我国患者伤情特点的 RISS 法。

（1）创伤指数（TI）：1971 年首次提出，1974 年经 Ogawa 等修订。它根据受伤部位、创伤类型、循环状态、意识和呼吸 5 个方面分级积分，计算总和。9 分以下为轻伤，10~16 分为中度伤情，17~20 分为严重伤，21 分以上为危重伤，29 分以上 80% 在 1 周内死亡。

（2）简明创伤定级标准（AIS）：由美国医学会、机动车医学会以及美国工程师学会于 1971 年首次发表，用于机动车闭合损伤的创伤严重度评分法，它根据解剖部位、组织器官类型和损伤严重程度等，用数字编码表达，将每一处最后用 6 级评定严重度（1 轻、2 中、3 较重、4 严重、5 危重、6 最危重）。AIS 90 将人体分为 9 区：头、面、颈、胸、腹、盆、脊柱、四肢、体表。

（3）创伤严重程度评分法（ISS）：1974 年由 Baker 等创立。它是以解剖损伤为基础，将人体分头颈、面部、胸部、腹部、四肢及体表 6 区，取 3 个最严重损伤区域最高 AIS 值的平方和为 ISS 计算值计算。ISS≥16 分为重伤，ISS≥25 分为严重伤。ISS 是目前应用最广泛的评定法。

3. 多发性创伤的救治模式 由诊断→治疗模式转变为抢救→诊断→治

疗模式。伤后 60 分钟是决定患者生死的关键时刻，被称为抢救的"黄金一小时"。应及时、准确、全面地评估伤情，及时处理危及患者生命的器官损伤，体现"快、准、及时、高效"的急救原则。

4. 多发性创伤的救治流程

（1）现场抢救：在救治条件较好的地方，首先将患者脱离危险环境，进行最初步的紧急处理，如清除口咽部异物、加压包扎止血、骨折肢体的固定、建立静脉通路等，应在 10 分钟完成，然后迅速将患者转运到医院。在救治条件较差的地方，或同时有多名伤员时，应就地进行救护。

（2）急诊抢救

1）查体：患者到达医院急诊科后，医护人员应迅速进行概要的检查，立即脱去衣物，主要检查呼吸道是否通畅，有无出血、休克，注意患者的神志、面色、呼吸、血压、脉搏、体位、出血、伤肢姿态等，检查有无大小便失禁、血迹和呕吐物的性状，以判断患者的全身情况及有无危及生命的致命伤。为了不遗漏重要伤情，可以"CRASHPLAN"指导检查。C=心脏，R=呼吸，A=腹部，S=脊柱脊髓，H=头颅，P=骨盆，L=四肢，A=动脉，N=神经。

2）实验室检查：包括血型和交叉配血、动脉血气分析、血常规、电解质、肝功能、血糖、肾功能及尿常规等。伤情稳定可行 B 超、CT 等检查。

3）反复检查、动态观察：及时发现深部损伤情况，包括腹膜后十二指肠破裂，胰、肾、结肠有无损伤；有无延迟性胸内、腹内、颅内出血及气胸等。

4）抢救程序：①V（ventilation），保持气道通畅和供氧，必要时建立人工气道，行机械通气；②I（infusion），补液，包括输液、输血，对创伤性失血性休克患者，在活动性出血未控制前，不主张快速、大量的液体复苏，而应给予限制性液体复苏，维持机体基本需求，控制出血后，再根据血流动力学和氧代谢监测进行液体复苏；③P（pulsation），对心泵功能的监测，对严重多发性创伤患者，应监测心电图、血流动力学变化，如中心静脉压、心排血量和平均动脉压等；④C（control bleeding）：及时控制明显或隐蔽性出血，尽早行损伤控制手术，解决危及生命的出血和损伤，病情稳定后再行确定性手术。

5. 失血性休克的紧急处置　早期失血性休克的治疗以救命为主，先救治后诊断或边救治边检查。救治遵循 VIPC 原则。多发伤、骨折、脏器破裂、血管损伤引起的不易控制的大出血，患者自伤后 1~2 小时死亡率非常高，应在"黄金一小时"内抓紧救治，"黄金一小时"内的前 10 分钟又称为"白金 10 分钟"，期间的抢救以避免发生心搏骤停为目标，赢得后续的抢救时间。

6. 失血性休克的液体复苏

（1）液体复苏：是创伤失血性休克治疗的重要环节。复苏液体使用晶体液和胶体液，晶体液分为等渗液和高渗盐液。胶体液有血液、血液代用品、白蛋白、右旋糖酐、羟乙基淀粉和明胶等。平衡盐是最常用的复苏液体之一，成分和渗透压与血浆相仿。大量应用时可增加组织水肿，尤其是肺水肿；高渗晶体液能快速升高血压、增加心排血量，对心肺功能干扰小，不增加颅内压，其与胶体合用，复苏效果理想。常用 7.5% 的高渗 NaCl；人工胶体液具有扩容效果显著、维持时间较长的特点；全血和成分血是严重失血性休克液体复苏所必需的。补液时通常晶体、胶体比例为（2~3）∶1。

（2）限制性液体复苏：是指适当扩容维持收缩压在 90mmHg 以上，保证重要脏器灌注的复苏方法，适用于有活动性出血的休克患者，尤其是以胸部、腹部创伤为主的有活动性出血的休克患者。出血未控制的创伤失血性休克，如给予大量液体复苏，可造成血液过度稀释，引起凝血功能障碍；不易形成新的凝血块，或使已经形成的凝血块脱落；血液稀释造成血红蛋白浓度降低，减少组织氧供，加重酸中毒。合并颅脑损伤时，收缩压应维持在 100mmHg 以上，以保证脑组织灌注。

7. 颅脑外伤的严重程度分级标准

（1）轻型：单纯性脑震荡伴有或无颅骨骨折。①昏迷 0~30 分钟；②仅有轻度头晕、头痛等症状；③神经系统和脑脊液检查无明显改变。

（2）中型：轻度脑挫裂伤伴有或无颅骨骨折及蛛网膜下隙出血，无脑组织受压。①昏迷时间<12 小时；②有轻度神经系统阳性体征；③生命体征有轻微变化。

（3）重型：有广泛颅骨骨折、广泛脑挫裂伤及脑干损伤或颅内出血。①深昏迷，时间超过 12 小时，意识障碍加重或出现再昏迷；②有明显神经系统阳性体征；③生命体征有明显变化。

（4）特重型：重型中更重者。①原发性脑损伤伤势严重，伤后昏迷，有去大脑强直或伴有其他脏器损伤或休克；②出现晚期脑疝表现，瞳孔散大，生命体征明显变化或呼吸停止。

（5）GCS 评价方法：①轻型，GCS 评分 13~15 分，伤后昏迷时间<12

小时；②中型，GCS 评分 9~12 分，伤后昏迷 30 分钟至 6 小时；③重型，GCS 评分 3~8 分，伤后昏迷 6 小时以上，或伤后 24 小时内病情恶化，再次昏迷 6 小时以上；④特重型，重型患者，GCS 评分 3~5 分者。

8. 重度颅脑损伤的综合处置措施 重度颅脑损伤须严密观察病情，及时给予手术治疗，同时应给予以下措施。

（1）改善脑血流，减轻脑水肿。

（2）降低颅内压：甘露醇与呋塞米交替使用，有效降低颅内压。肾功能损害者，应用甘油果糖或白蛋白加呋塞米，进行脱水治疗。

（3）亚低温：亚低温治疗可有效降低颅内压、保护脑细胞。

（4）营养支持：目的是避免和改善全身代谢紊乱，防止继发性脑损害。途径可选择胃肠内营养和胃肠外营养。

（5）预防并发症：包括肺部感染、高热、癫痫和营养不良等。

（6）催醒治疗：如高压氧治疗、药物治疗、音乐疗法等。

9. 脊髓损伤

（1）脊髓损伤的类型

1）脊髓震荡：脊髓受到强烈震荡后立即发生迟缓性瘫痪，表现为损伤平面以下感觉、运动、括约肌功能完全丧失，是暂时的功能抑制，多在数小时内恢复。

2）脊髓挫裂伤：创伤造成轻度出血和水肿，严重者可为脊髓完全挫裂或断裂。

3）脊髓受压：脊髓直接受到移位的椎体、椎间盘或碎骨块压迫，出现缺血、水肿、出血。

4）马尾神经损伤：第二腰椎以下骨折，可使马尾神经受损，出现受伤平面以下迟缓性瘫痪。

5）脊髓休克：脊髓损伤后，失去高级中枢控制，伤后立即出现损伤平面以下迟缓性瘫痪。

（2）脊髓损伤的临床特征

1）感觉障碍：损伤平面以下痛觉、温度觉、触觉和本体觉减弱或消失。

2）运动障碍：脊髓休克期，表现为迟缓性瘫痪，反射消失。休克期之后，如为脊髓横断伤，则表现为痉挛性瘫痪，肌张力增高，腱反射亢进，同时有髌阵挛、踝阵挛及病理反射。

3）括约肌功能障碍：脊髓休克期表现为尿潴留。

4）消化系统症状：肠蠕动减慢、腹胀、便秘等。

（3）脊髓损伤患者的急救：当脊柱脊髓损伤合并严重的颅脑损伤、胸腹部脏器损伤、四肢血管损伤且危及生命时，应首先抢救患者生命。激素冲击治疗可减轻脊髓继发性损伤，利于神经功能的恢复。条件允许的情况下尽早手术减压并恢复脊柱的稳定性。

（4）脊髓损伤患者的搬运：怀疑患者有脊柱骨折时，应使其脊柱保持正常生理弯曲，避免脊柱过伸、过屈或旋转，三人以上将患者平抬平放至硬板上。疑有颈椎损伤时，应有专人托下颌和枕部，使颈部保持中立位，抬至硬板床上后，应固定患者头部，防止左右转动。

（5）脊髓损伤的综合治疗

1）激素冲击疗法：甲泼尼龙（甲基强的松龙）冲击治疗。

2）手术治疗：手术方法有前路或后路减压加融合、内固定术。

3）脱水疗法：目的是减轻脊髓水肿。

4）自由基清除剂：包括维生素 E、维生素 A、维生素 C、辅酶 Q 等。

5）促进神经功能恢复：包括维生素 B_1、维生素 B_6、维生素 B_{12} 和三磷酸胞苷二钠等。

6）其他：包括营养支持、康复锻炼等。近年来，干细胞移植技术应用于脊髓损伤治疗，提高了脊髓损伤修复水平。

10. 胸部创伤

（1）多发性肋骨骨折：2 根或 2 根以上肋骨骨折称为多发性肋骨骨折。

1）固定：应用肋骨固定带或胸带固定，连枷胸或浮动胸壁者，需选择合适的外固定或内固定方法固定胸壁。

2）评估：多发性肋骨骨折易导致内脏损伤，应尽快判断有无血气胸、胸腹脏器损伤。

3）积极处理并发症：呼吸道有出血者注意保持呼吸道通畅，气胸或血气胸有呼吸困难者及时行胸腔闭式引流，出现呼吸困难、低氧血症者，及时建立人工气道，行机械通气。

4）手术内固定的适应证：①合并胸内损伤，包括有持续性胸腔出血、经胸腔引流后持续性大量漏气、严重呼吸困难、心脏血管损伤、开放性肋骨骨折并胸内异物残留、胸腹腔内脏破裂、创伤性膈疝；②连枷胸或浮动胸壁患者。

（2）张力性气胸：常见于胸壁穿透伤或较大而深的肺裂伤、支气管或食管破裂。患者伤侧肺萎陷纵隔向健侧移位，导致呼吸困难、低氧血症；胸腔内负压消失，大血管扭曲，回心血量减少，心排血量下降，迅速发生呼吸循环衰竭甚至死亡。胸部创伤患者如出现呼吸困难进行性加重，一侧呼吸音明显减弱或消失，颈静脉曲张，气管向健侧移位，应考虑张力性气胸，立即行胸腔穿刺或胸腔闭式引流。

11. 骨盆骨折

（1）骨盆骨折的分型

1）按部位：①撕脱性骨折；②骨盆环的孤立性骨折；③骨盆环的双骨折或骨折脱位；④骶、尾骨骨折；⑤髋臼骨折合并股骨头中心性脱位。

2）ABC 分型：A 型，稳定型，骨折轻度脱位；B 型，旋转不稳定但垂直稳定；C 型，骨盆后弓完全断裂，骨盆在旋转和垂直方向均不稳定。

（2）急救原则：①快速进行全身评价，并进行相应的监测和处理；②快速补充血容量，纠正休克；应在上肢或颈部建立多条液路，用于补液；③尽快采取止血措施；④行外固定支架固定，减少出血，有利于纠正休克；⑤全身情况稳定者，在处理损伤脏器后，对骨盆进行局部处理；不稳定者，暂用外固定架给予固定；⑥开放性伤口的处理，清洁伤口行一期缝合；污染伤口延期缝合；臀部、会阴部伤口应局部清创引流。

（3）并发症的处理：①失血性休克及腹膜后血肿，失血性休克救治遵循 VIPC 原则，腹膜后出血在积极抢救休克无好转的情况下，可行单侧或双侧髂内动脉造影及栓塞；②尿道或膀胱损伤，尿道断裂，先放置导尿管，导尿困难可行耻骨上膀胱造瘘；膀胱破裂可行耻骨上膀胱造瘘或修补术；③直肠损伤，应立即行剖腹探查及结肠造瘘术；④神经损伤，多采取保守治疗。

第二节　外科常见重症疾病术后护理

一、全麻术后护理

全身麻醉简称全麻，是将麻醉药通过呼吸道吸入、静脉注射、肌内注射或直肠灌注等途径进入体内，使之产生对中枢神经系统的抑制作用，从而可逆地改变中枢神经系统中的某些功能，达到神志消失、（手术时）无痛的目的。全麻术后护理要点包括以下方面。

1. 参见 ICU 一般护理常规。

2. 禁饮食。

3. 麻醉未清醒的患者应置于侧卧位或去枕平卧位，头偏向一侧，防止误吸。

4. 严格床旁交接，ICU 护理人员应向手术室护士及麻醉师详细了解术中情况，及时监测患者生命体征，观察呼吸频率及深度，检查输液、伤口、各种管道的情况，认真做好床旁交接，并详细记录。

5. 密切观察生命体征，血压每 15~30 分钟测一次，血压平稳后每小时测一次。

6. 密切观察意识变化，患者意识清醒后及时告知入监护室的目的，做好心理护理。

7. 对术后疼痛患者可遵医嘱给予镇痛药，手术后留置止痛泵。

8. 术后的患者注意保暖。

9. 保持呼吸道通畅，必要时可留置口咽通气导管或连接呼吸机。

10. 确保各种引流管道通畅，严密观察引流液的色、质、量，如有异常，及时与医师联系。

二、深静脉血栓护理

深静脉血栓（DVT）以下肢的发生率较高，其临床表现为下肢肿胀、疼痛和浅静脉曲张。深静脉血栓的护理要点包括以下方面。

1. 术前护理

（1）卧床休息，防止血栓脱落，引起肺栓塞。

（2）抬高患肢，以促进静脉回流，防止下肢水肿的加重。

（3）卧床时，鼓励患者多做足部和足趾活动。

（4）在使用抗凝药（肝素）期间应监测出凝血时间，避免因用量过大而引起大出血。

（5）溶栓治疗最好在血栓形成后 3 日内进行。

（6）使用抗凝和溶栓药物时，避免剧烈运动，以免栓子脱落，引起肺栓塞等并发症。必要时可采取先行下腔静脉置网术，再进行溶栓。

2. 术后护理

（1）体位：卧床抬高患肢，以利于静脉回流。

（2）饮食：低脂、富含维生素的饮食，保持大便通畅，以减少因用力排便，引起腹压增高，影响下肢静脉回流。

（3）继续给予抗凝、溶栓治疗，同时要防止外伤。

（4）健康指导：鼓励恢复期的患者逐渐增加行走距离和下肢肌肉的活动，以促进下肢深静脉再通和侧支循环的建立。

3. 预防措施
急性深静脉血栓形成的预防措施包括在邻近四肢或盆腔静脉周围的操作应轻巧，避免内膜损伤。避免术后在小腿下垫枕以影响小腿深静脉回流。鼓励患者的足和趾经常主动活动，并嘱其多做深呼吸及咳嗽动作。尽可能早期下床活动，必要时下肢穿医用弹力长袜。特别对年老、癌症或心脏病患者在胸腔、腹腔或盆腔大手术后、股骨骨折后以及产后妇女更为重视。此外，有下列几种预防方法。

（1）机械预防方法：国外采取跳板装置或充气长筒靴，或电刺激化使静脉血流加速，降低术后下肢深静脉血栓发病率。

（2）药物预防法：主要是对抗血液高凝状态。

三、心脏瓣膜置换术后患者护理

心脏瓣膜的功能是维持心内血液正确流向，当其并发狭窄或关闭不全后，即产生血流动力学改变。在初期，心肌代偿性增厚，药物治疗尚可维持其代偿功能，一旦病情恶化反复出现心衰，就需手术治疗，心脏瓣膜置换就是其中一种手术方式。心脏瓣膜置换术后对患者除按体外循环术后护理常规护理外，还应重点做好以下护理。

1. 心律及心率观察

（1）心律：有人统计，瓣膜置换术后的心律失常高达 60%，且多于术后 48 小时内发生。因此，术后需连续心电监测，一旦发现心律失常及时报告医师处理。

（2）心率：瓣膜置换术后患者常出现心动过缓，心率<50 次/分时，可用 654-2、阿托品及异丙肾上腺素进行治疗。

2. 神志观察 术后每 30 分钟检查 1 次患者神志、瞳孔、肢体感觉及主动运动情况。当患者清醒后，询问患者有无头痛、腹痛、肢体发冷及剧痛，以便及早发现脑血栓、气栓与肢体动脉栓塞现象。

3. 出血观察 有的患者由于长期服用阿司匹林或术前应用抗凝治疗，而换瓣后于术后第一或第二天又开始服用抗凝药，故患者凝血机制较差，若发现伤口渗血、鼻腔出血、气管内吸引物中有血迹、胸腔引流瓶内引流量较多、血尿等均应引起警惕。

4. 观察心衰改善程度 每日检查肝脏大小，腹围及凹陷性水肿缓解的情况，认真做好记录，控制出入液量。

5. 加强口腔护理 以免术后并发感染而引起亚急性细菌性心内膜炎，造成瓣叶穿孔或堵塞机械瓣膜使其失灵。

四、动脉导管未闭术后患者护理

动脉导管未闭位于左锁骨下动脉远侧的降主动脉与左肺动脉根部之

间，一般在婴儿出生后即关闭，若持续开放，则构成主动脉与肺动脉之间的异常通路，即动脉导管未闭（PDA）。除按心脏手术后护理常规护理外，应重点做好以下护理。

1. **血压观察**　如有高血压，收缩压升高至 140mmHg 以上持续不降者，可适当给予镇静药，静滴硝普钠或其他降压药控制之，避免并发假性动脉瘤。

2. **声音的观察**　手术中因牵拉或损伤喉返神经易致声带麻痹。因此，部分患者可发生短时间的声音嘶哑及在进流质时易引起呛咳，故宜进半流质饮食，呛咳剧烈无法进食者，应输液治疗，并对症处理。

3. **心脏听诊**　手术后 7 天内容易并发缝合再通，心脏杂音又重复出现，发现后应及时通知医师，并嘱患者卧床休息。如有胸痛、上肢疼痛不能抬高伴发绀，更要警惕有无假性动脉瘤的可能。避免活动，并给予化痰或轻泻药，以免剧烈咳嗽或排便憋气而使胸内压、腹内压骤然升高，导致动脉瘤的破裂。

4. **严密观察呼吸情况**　如 PDA 伴肺动脉高压者，特别要注意呼吸，预防呼吸道感染和呼吸衰竭，并保持呼吸道通畅，积极协助患者做有效排痰。

五、冠脉搭桥术后患者护理

1. 患者入 ICU 前

（1）准备治疗和监测设备，如呼吸机、血压计、心电监测、引流及负压吸引装置等，使患者入室后即可处于监测条件下，一旦出现意外时，能及时发现和得到处理。

（2）配备控制升压药或血管扩张药的输液泵、急救复苏的电除颤仪、主动脉球囊反搏机、开胸急救包等装置。

（3）准备急救或常规必用的药物、液体及冲洗管道的肝素液、各种观察记录表格等。

2. 搬运患者的方法

（1）搬到病床之前：患者由手术室送至 ICU 后，从手术车搬到病床之前，要注意患者血压是否平稳，要轻抬轻放，避免管道脱落。

（2）搬到病床之后：要马上连接呼吸机、心电导线、血压监测仪；梳理各条管道并保持其通畅；监测并记录各项监测指标；留心观察并记录患者神志、末梢循环、寒战、肌紧张等表现。

3. **交接班** 向护送麻醉师及护士了解麻醉过程是否平稳，术中所见冠状动脉病变程度、分布、冠脉血运重建的满意程度；手术中患者尿量、电解质和酸碱平衡以及用药的反应、手术过程的特殊情况；目前正在应用的药物及剂量。

4. **呼吸系统的监测及处理**

（1）呼吸机辅助呼吸：术后早期由于循环功能不稳定，易导致肺通气及换气障碍，所以，术后早期需要呼吸机辅助，辅助时间一般为 5 ~ 16 小时。有下列原因要考虑延长呼吸机辅助时间：①体外循环后肺储备不足；②围术期呼吸系统感染；③心功能不全。

（2）监测内容：每日拍 1 次胸片、查血气，认真记录各项呼吸指标和数据，了解肺的顺应性及变化情况，同时经常肺部听诊，注意观察患者的呼吸状况，及时发现病情变化。严格掌握使用呼吸机的适应证以及适当的辅助方式，根据血气结果及时调整各项参数。停机后，要加强肺和呼吸道的护理，协助患者咳嗽，帮助患者顺利度过脱离呼吸机后的较短的不适应期。

5. **监测项目**

（1）心电图：连续监测心率、心律，注意有无心肌缺血迹象，前 3 天每日做 2 次全导心电图，如怀疑心肌梗死，随时做全导心电图。

（2）动脉压：通过动脉穿刺，连续监测动脉压力，并抽动脉血做血气分析。

（3）尿量：通过导尿管引流尿液，每小时总结 1 次尿量，根据尿量补钾。

（4）CVP：每 30 ~ 60 分钟测量 1 次，根据其变化，了解右心功能和循环血量情况。

（5）体温：患者未清醒前，测量肛温。患者早期体温低，末梢循环差，要注意保暖并防止烫伤。

（6）胸腔闭式引流管：术后应保持通畅，并每小时记录引流量。如引流量多，要找出原因，及时处理，一般插管 24 ~ 48 小时。

（7）漂浮导管：通过漂浮导管监测肺动脉楔压、心排血量，抽血做混合静脉血氧测定，了解心功能及机体氧供需平衡。

（8）静脉补液：根据动脉压、心率、CVP、肺动脉楔压、尿量、胸腔引流量，综合判断决定输液量；根据血液蛋白含量、压积及胸腔引流量，决定输血量；根据胶体渗透压检查结果，决定补胶体还是晶体。

六、法洛四联症术后患者护理

法洛四联症（TOF）是指肺动脉狭窄、室间隔缺损、主动脉骑跨及右心室肥厚，是最常见的先天性发绀型心脏病。TOF 术后的护理要点包括以下方面。

1. 使用多参数呼吸机　由于 TOF 患者长期缺氧多伴有多脏器损害。故术后多选择功能齐全、监护项目多、附有记录装置，能提供各项精确可靠参数的呼吸机，使得一部分患者度过术后早期的不稳定状态，保证整个手术目的实现。

2. 加强呼吸支持

（1）术后早期一般呼吸机辅助 10~18 小时，目的在于增加血氧浓度，减轻自主呼吸对心脏的负担。

（2）设置合理的呼吸参数：FiO_2 最初为 40%~50%，出现顽固性低氧血症时，即使再增加 FiO_2 也无益改善 PO_2 及 SaO_2，因此 FiO_2 不应>60%，维持 PO_2 在 90mmHg，SaO_2 95% 以上，潮气量：按 10~15ml/kg 调节；呼吸频率：成人一般为 10~12 次/分，适合给大潮气量低呼吸频率，以减少呼吸肌消耗；小儿为正常呼吸频率的 2 倍；呼气末正压：小儿先从 $4cmH_2O$ 开始，根据需要以 $2cmH_2O$ 的梯度增加或减少，成人先从 $5cmH_2O$ 开始，根据需要以 $5cmH_2O$ 的梯度增加或减少。

（3）严密观察呼吸变化：如果发现患者呼吸与呼吸机不同步，甚至出现心率加快、大汗、鼻翼扇动、烦躁等现象时，应立即将呼吸机脱离患者，给予手捏球囊加压给氧，同时检查气管插管是否移位，是否有气道梗阻，套囊是否漏气，确定是否有急性肺部并发症的发生。一旦确诊为 ARDS，而且临床已出现大量水样痰，应立即采取措施，除药物治疗外，首先考虑逐渐加大 PEEP。

（4）吸痰：若患者出现 ARDS 不可反复吸痰，因为反复吸痰刺激及较大的负压只会加重出血而不能改善肺部并发症，故吸痰不能过频，每次酌情间隔 4~6 小时。吸痰时用一次性吸痰管，动作轻、稳、快，在吸痰前、中、后用球囊加压给氧。

3. 加强循环监护防止低心排血量综合征（LCOS）

（1）LCOS 是 TOF 根治术后常见的并发症之一，也是致死的主要原因。故术后早期给予正性肌力药物加强心肌收缩力，改善泵功能，调整容量以维持较满意的前后负荷至关重要。重症者应尽量用多巴胺 2~5μg/(kg·min)，一旦应用要维持足够长的时间，不要在病情不稳定时过早停用。

（2）严格限制液体入量和限制短时间内的快速补液，防止产生因容量负荷过度而导致的低心排及低心排的恶性循环。小儿补液量不>4ml/（kg·h），成人应在血压和 CVP 的监测下，维持负平衡。

（3）在维持循环稳定的前提下，CVP 尽量处于低水平（12cmH$_2$O 内），减少血管扩张剂的使用亦可达到控制液体入量的目的。对于外周阻力过高，可应用硝普钠 0.5~2μg/（kg·min）以降低心脏后负荷，一定从小剂量开始，且采用微量泵准确计量。

（4）严密观察尿量：尿量是心排血量和全身组织灌注是否充分的一个指标。小儿尿量不<1ml/（kg·h），成人不<30ml/h，术后早期在保证热量的前提下，应用较大剂量的呋塞米排出体内多余的水分，使循环尽早恢复或接近生理状态。

4. 防止出血及心脏填塞的发生　TOF 患者自身凝血机制差，侧支循环丰富，体外循环时间长，凝血因子、血小板破坏较多以及手术复杂、术中止血不彻底等都是造成术后出血以及心脏填塞的主要原因。因此，术后严密观察病情变化，精心护理心包、纵隔引流管，注意单位时间内引流的质和量是防止心脏填塞的关键。如果引流量>100ml/h，且连续 2 小时以上，应根据其原因及时补充鱼精蛋白、纤维蛋白原、新鲜血或血小板，必要时床旁开胸减压和手术止血以解除心脏压迫，恢复循环功能。

七、低温体外循环下心内直视术后患者护理

低温体外循环下心内直视术是指在麻醉状态下用物理或药物方法使体温下降 5~10℃，使全身组织需氧量减少，循环变慢，同时利用人工心肺装置，将上、下腔静脉血液引流至人工心肺机经过氧合，然后从主动脉或股动脉注入体内，代替心肺功能，在直视下施行复杂的心脏手术。低温体外循环下心内直视术后的护理要点包括以下方面。

1. 患者术毕入住 ICU 后，首先要连接心电、血压、呼吸、体温、血氧饱和度监测仪，观察生命体征变化；其次，理顺各类管道并妥善固定。

2. 向麻醉师询问患者术中情况，如体外循环转机时间、心肌血运阻断时间、心脏复跳方式、术中有无心律失常发生、术中补血补液及尿量、末次血钾是多少、目前用的何种药物、剂量滴速等，做到心中有数。

3. 严密观察患者神志及瞳孔变化，如发现四肢抽搐、瞳孔散大及昏迷现象，应立即报告医师。备好升压、利尿、脱水、扩血管、镇静药物等，同时给予头部降温。

4. 血压及心率观察 术后收缩压应维持在 90mmHg 以上，心率控制在 120 次/分以下。若心率快、血压低，应积极寻找原因，如出血、心衰、低血排综合征、心律失常等。如上述原因已排除，血压仍低者，可给多巴胺等药物，稀释后作静脉滴注，维持一定的血压。

5. 心律观察 低温体外循环心内直视手术后，造成心律失常的原因很多，如心肌缺血、缺氧，手术时心肌的损伤或传导功能障碍等。因此，术后需持续心电监测，发现心律失常应严密观察并通知医师，同时做好抢救准备工作。

6. 呼吸观察

（1）使用呼吸机辅助呼吸者，要观察患者有无缺氧症状，与呼吸机有无对抗现象，同时检查吸入潮气量、呼吸频率、氧浓度、血氧饱和度等监测指标；肺部听诊有无痰鸣音，有痰者要及时吸出。

（2）拔除插管者，要给予鼻导管或面罩吸氧，流量 4~6L/min，而且要严密观察患者有无发绀、鼻翼扇动、呼吸困难等表现，如发现以上症状要及时查明原因，必要时重新气管插管上呼吸机辅助呼吸。

7. 中心静脉压监测（CVP） 正常值为 $4~12cmH_2O$。CVP 能反映右房压力和血容量变化。术后根据病情 2~4 小时测 1 次 CVP，如 CVP>$15cmH_2O$，应寻找原因（TOF 患者术后短期内 CVP 会维持在一个较高的水平），并注意补液量不宜太多太快。若 CVP 低，则提示血容量不足，应综合其他指标补充血容量。一般在病情稳定 24 小时后拔除测压管。

8. 体温观察

（1）术后 1~2 小时内患者体温往往偏低，末梢循环较差，四肢冰凉，因此，患者入室前应用热水袋将被褥保暖，当体温上升至 36℃ 时，应撤除热水袋，在保暖期间应避免发生烫伤。

（2）术后应 2 小时测量体温 1 次，如肛温>38℃ 应采取物理降温或药物降温，如头部、腹股沟处置冰袋，若效果不佳，可用酒精擦浴或吲哚美辛（消炎痛）栓剂 1 枚塞入肛门。儿童用量酌减，维持体温在 37.5℃ 以下。

9. 尿量观察 术后保留尿管，每小时记录尿量 1 次，并观察其颜色及酸碱度。凡术后尿量>30ml/h，则表示一般循环功能良好；若 pH 值低，则提示有酸中毒的可能。

10. 胸腔引流量的观察 因体外循环后，凝血机制紊乱，术中血液肝素化，故较易出血。术后应特别注意保持胸骨后及心包引流管的通畅，每隔 15~30 分钟挤压引流管 1 次，在通畅的情况下适当给予止血药。若引流量成人>100ml/h，儿童>50ml/h，提示胸腔内有活动出血，应及时通知医师，进行抢救处理，必要时开胸止血。

11. **观察术后并发症** 肺栓塞（出现胸痛、呼吸困难、发绀、烦躁）、溶血（出现黄疸）、脑血管栓塞（出现四肢抽搐、瞳孔散大、深昏迷）、心脏压塞（出现烦躁不安、血压下降、脉压小、CVP 高、心排血量降低、尿量减少）时，应立即通知医师。

12. 配合医师查血常规、血生化、血气分析，了解酸碱平衡及电解质的改变以及凝血机制情况，提供治疗方案。

13. **消化系统的护理**

（1）禁食期间 2 次/天口腔护理，预防口腔炎的发生。

（2）体外循环术后，有短期消化功能低下，腹胀明显，故必要时可给予胃肠减压。

（3）肠蠕动恢复后，可进少量水，术后 2~3 天进半流质，并逐渐恢复饮食。

14. 术后 3 天内严禁下床活动，以免发生急性心衰。

15. **术后化验** 术后 1 小时复查血气分析、血钾、血常规及尿常规，以后按病情需要复查。

八、低心排血量综合征患者护理

当成人心脏排血指数 $<3L/(m^2 \cdot min)$ 时，出现重要脏器灌注不足、周围血管收缩、血压下降、尿量减少等现象，称低心排血量综合征。常见于重症复杂心脏畸形矫治术。低心排血量综合征患者的护理要点包括以下方面。

1. **执行心血管外科患者手术后护理常规**

2. **动脉压监测**

（1）直接动脉压监测时，将患者被穿刺的肢体固定在既舒适又是血压波形显示最佳的位置，保持测压系统密闭及测压管道通畅。

（2）间接动脉压监测时，袖带宽窄要适当，放气速度不宜过快，一般以每秒钟水银柱下降 2~4mmHg（0.26~0.53kPa）为宜。特别是有心房纤颤的患者，更忌放气过快。

3. **中心静脉压监测（CVP）** 每 30 分钟测量 1 次并记录。保持 CVP 管道通畅，三通管接头方向正确，衔接牢固，防止松脱或漏液。

4. **保持尿管通畅** 每小时记录 1 次尿量，总结 24 小时出入量。

5. **密切观察心率与心律的变化** 准确按医嘱使用血管活性药物，使心率维持在 80~120 次/分（婴幼儿 120~160 次/分），并注意有无恶性心律失常，一旦出现，应及时报告医师处理。

6. 对应用心脏起搏器的患者　应注意观察起搏器工作是否正常。

7. 注意事项　应用血管活性药物时要根据血压情况用输液泵准确控制液体滴入速度，避免在输入血管活性药物的静脉通路上推药和在莫菲滴管内给药及测量中心静脉压等，防止管道阻塞及漏液。

8. 观察末梢循环情况　1 次/小时观察并记录，对末梢循环差、四肢发凉者，给予保暖。

9. 其他　保证患者充分休息，给予高蛋白、易消化饮食。有腹胀者按摩腹部、行肛管排气，必要时胃肠减压。

九、食管癌根治术后患者护理

1. 体位　全麻患者在清醒前采取平卧位，头偏向一侧；清醒后 4~6 小时可改为半卧位。

2. 生命体征观察　严密观察脉搏、血压、呼吸的变化，给予鼻导管吸氧，3~4L/min 氧流量。

3. 禁食　术后禁食 3~5 天，按医嘱给予静脉补液，2 次/天做好口腔护理。

4. 胃肠减压　术后观察患者腹胀及胃肠减压情况，保持胃管通畅。胃肠减压管应保留 3~5 天，待胃肠恢复蠕动、肠鸣音活跃、肛门排气、腹部不胀，则可拔除胃管，停止胃肠减压。

5. 进食　拔除胃管 1~2 天内，每小时给水 50~60ml，无呛咳现象可进流质饮食，以后根据患者情况选择可口食物，细嚼慢咽，不宜食过硬食物，进食时应取半卧位。

6. 并发症　术后应严密观察有无吻合口渗、漏、梗阻、狭窄以及胸膜炎表现。术后 3~5 天内，如有胸痛、胸闷、体温上升、脉速、面色苍白、胸腔引流有血液及食物残渣排出等表现，可能有吻合口瘘和脓胸的发生。

7. 出入量　术后计算 24 小时出入量要准确，包括输血、输液、大小便、呕吐物、胃肠减压液量等。

8. 切口感染　多发生在术后 3~7 天，因此，要定时检查切口情况，各种操作要注意严格无菌。

9. 病愈出院　嘱患者进易消化、富有营养、无刺激性食物，告知患者定期复查，若需抗癌药物治疗者，定期复查白细胞计数。

十、肺叶切除术后患者护理

1. 术后体位 麻醉未清醒前取平卧位，头偏向一侧，防止呕吐物误吸。清醒后取 30°~45° 半卧位，可使膈肌下降，减少腹内脏器压迫心肺。同时便于咳嗽排痰，增加胸腔有效引流。

2. 保持胸腔引流管通畅 术后 6 小时内每 15~30 分钟挤压胸腔引流管 1 次，确保引流管通畅。另外，注意观察切口有无渗血、渗液，胸腔引流液的颜色及量并详细记录，同时认真做好 24 小时出入量记录。

3. 预防肺水肿 肺切除后易引起肺水肿，故静脉输液的速度不宜过快，不能超过 30 滴/分，一旦发现患者心率增快、呼吸困难、咳大量血性泡沫痰等，应考虑肺水肿，并及时报告医师进行紧急处理。

4. 术后止痛 可针灸合谷、内关等，或按医嘱给镇痛药（常用哌替啶、安痛定）。

5. 夹闭胸管 全肺切除者，术后胸腔引流管应夹闭，但要定时叩诊夹闭侧胸腔。一旦发现患者憋气、呼吸困难、叩诊夹闭侧胸腔有大量积液时，应开放胸腔引流管，并保持其通畅，负压在 $-6~10cmH_2O$，随呼吸观察负压波动情况，若引流液不多，纵隔波动剧烈，应暂时夹闭胸腔引流管，以调节胸腔压力，矫正纵隔摆动。

6. 严密观察并发症 术后并发支气管胸膜瘘者，可出现体温高、体位性咳嗽、咳咖啡色痰，应及时通知医师进行处理。

7. 鼓励患者咳痰 术后若病情稳定，应鼓励患者多做有效咳嗽，经常帮其翻身、拍背，协助患者排痰。

8. 做康复训练 拔除胸腔引流管后，应鼓励患者早下床活动，做深呼吸运动，每日做患侧肩关节活动训练。

十一、胸腔闭式引流患者的护理

1. 保持管道的密闭和无菌 使用前应仔细检查引流装置的密闭性能，注意引流管有无裂缝，引流瓶有无破损，各衔接处是否密封。保持管道连接处衔接牢固。水封瓶长玻璃管没入水中 3~4cm，并始终保持直立。胸壁伤口引流管周围，用油纱布包盖严密，更换引流瓶时，务必先双重夹闭引流管，以防止空气进入胸膜腔，严格执行无菌操作规程，防止感染。

2. 有效体位 胸腔闭式引流术后，常置患者于半卧位，此体位有利于患者呼吸和引流。鼓励患者进行咳嗽、深呼吸运动，有利于积痰排出，恢复胸膜腔负压，使肺充分扩张。

3. **保持引流通畅**　闭式引流主要靠重力引流，水封瓶液面应低于引流管胸腔出口平面 60cm。任何情况下引流瓶不应高于患者胸腔，以免引流液逆流入胸膜腔造成感染。定时挤压引流管，防止其受压、折曲、阻塞。正常水柱上下波动 4~6cm，如水柱不波动，患者出现胸闷气促，气管向健侧偏移等肺受压的症状，应疑为引流管被血块堵塞，需设法捏挤或使用负压间断抽吸引流瓶短玻璃管，促使其通畅，并立即通知医师处理。

4. **妥善固定**　引流管长度约为 100cm，应妥善固定于床旁。运送患者时双钳夹管，水封瓶置于床上患者双下肢之间，防止滑脱。下床活动时，引流瓶位置应低于膝关节，并保持其密封。用凡士林纱布封闭伤口，协助医师做进一步处理。如引流管连接处脱落或引流瓶损坏，应立即用双钳夹闭胸壁导管，按无菌操作更换整个装置。

5. **观察、记录**　注意观察引流液的量、性质、水柱波动范围，并准确记录。每日用生理盐水更换引流瓶，并做好标记，便于观察引流量。

6. **拔管指征**　48~72 小时后，引流量明显减少且颜色变淡，24 小时引流液<50ml，脓液<10ml，X 线胸片示肺膨胀良好，患者无呼吸困难即可拔管。方法：嘱患者先深吸一口气后屏气拔管，迅速用凡士林厚纱布覆盖，宽胶布密封，胸带包扎 1 天。

7. **拔管后**　注意观察患者有无胸闷、呼吸困难、切口漏气、渗液、出血、皮下气肿，拔管后第二天需更换敷料。

十二、重度颅脑损伤患者术后护理

1. 参见 ICU 一般护理常规。

2. 严密观察病情变化，每 0.5~1 小时测脉搏、呼吸、血压 1 次，每 4 小时测体温 1 次，严密观察患者的意识状态、瞳孔、生命体征及肢体活动等的变化并应及时、详细记录。

3. **体位**　宜取头高位，抬高床头 15°~30°。重伤、昏迷患者，取平卧或侧卧位，有利于保持呼吸道通畅。休克患者取平卧位或头低卧位，但持续时间不宜过长，以免增加颅内淤血。

4. **伤口、引流管的护理**　对开放伤或开颅术后患者，应观察敷料有无渗血、渗液情况。对于减压性的伤口应避免局部伤口受压，保持引流管的通畅，观察引流液的颜色、量和性质的变化并记录。

5. **高热护理**　颅脑损伤患者出现高热时，要分析原因，因感染和丘脑下部损伤均可发生高热。中枢性高热患者以物理降温为主，必要时行冬眠低温疗法。

6. 呼吸道护理 保持呼吸道通畅，定时翻身叩背，雾化吸入，胸部物理治疗，防止肺部感染。

7. 营养与补液 重度颅脑损伤可致消化及吸收功能减退，由于创伤修复、感染或高热等原因，使机体消耗量增加，故维持营养及水、电解质平衡相当重要。

8. 皮肤护理 昏迷及长期卧床，尤其是衰竭患者易发生压疮。预防的要点是勤翻身，避免皮肤受压时间过长。

9. 五官护理

（1）昏迷、颅底骨折的患者，由于眼睑闭合不全，一般可戴眼罩、眼部涂眼药膏，并定时滴抗生素滴眼液，必要时可暂时缝合上下眼睑。

（2）脑脊液鼻漏及耳漏，患者可取半卧位或平卧位，宜将鼻、耳血迹擦净，不用水冲洗，也不用纱条、棉球堵塞。

（3）保持鼻、口腔清洁。

（4）配有活动性义齿的昏迷患者，应将义齿取下，以防掉入气管内。

10. 预防关节挛缩和足下垂 昏迷与长期卧床患者，注意保持各关节的功能位置。需定时活动肢体各关节，但要注意被动活动动作宜轻柔，不可用力过大，以防发生骨折。

11. 安全的护理 对于躁动不安的患者，应适当将四肢加以约束，以防自伤或坠床而发生意外。但是不能单纯地为减少躁动而进行约束，需及时分析原因并加以处理。如属颅内血肿，需行紧急手术。脑水肿的患者行脱水治疗并改善缺氧。低血压与休克者应输血、补液，尿潴留者行导尿，这些措施均可使患者转危为安。

12. 癫痫护理 癫痫发作时，应注意防止误吸与窒息，专人守护，将患者头转向一侧，并在上下磨牙之间加牙垫或塞一纱布卷，以防舌咬伤。自主呼吸停止时，立即行辅助呼吸。大发作频繁、连续不止，称为癫痫持续状态，可因脑缺氧而加重脑损伤，使伤情恶化。此属于紧急情况，应及时通知医师进行有效处理。

13. 心理护理 做好患者及家属的心理护理。

十三、脑室引流患者护理

脑室引流是经颅骨钻孔穿刺侧脑室，旋转的引流管将脑脊液引流至体外。术后脑室引流管应注意以下观察和护理。

1. 保持患者头部相对稳定，嘱患者不可随意移动头部，且不可抬头或坐起，以免引流速度改变或引流管脱落。

2. 根据病情保持引流瓶于适当位置，一般脑室引流瓶入口处应高于脑室额角平面 10~15cm，以维持正常的颅内压。位置过高则达不到引流目的，过低则引流过快，导致脑脊液压力过低，使脑室塌陷，引起颅内出血。

3. 观察脑脊液的颜色、量、性质并记录。正常脑脊液应为无色透明，如呈血性，则提示有脑室内出血，颜色变黄或浑浊，则提示有感染。

4. 妥善固定引流管，注意勿使引流管受压、扭曲。对躁动不安、意识不清患者适当约束。如无脑脊液流出，可轻压颈静脉或嘱患者咳嗽，有脑脊液滴出，即表示通畅，禁冲洗。

5. 保持伤口敷料及各衔接处敷料干燥，发现敷料被浸湿污染，有脑脊液自头皮创口漏出时，及时通知医师并协助处理。

6. 引流袋内液体超过 250ml 时，要及时更换，并注意严格无菌操作。

7. 注意观察生命体征、意识的变化及肢体活动情况，防止穿刺部位颅内血肿或脑脊液引流速度过快而致颅内压过低，使桥静脉撕裂而形成颅内血肿。

8. 病情稳定需要拔除引流管时，应先夹闭引流管，观察 24 小时病情无变化后方可拔管。拔管后，注意有无脑脊液漏出及颅内压增高症状。

十四、重症急性胰腺炎术后患者护理

急性胰腺炎是一种常见的急腹症，是由胰腺消化酶对胰腺自身消化引起的化学性炎症。按病理组织学及临床表现分为急性水肿型与出血坏死型两类，临床上大多为水肿型，出血坏死型较少见。急性胰腺炎术后的护理要点包括以下方面。

1. **加强生命体征监测** 术后严密观察心率、血压、呼吸、体温、尿量的变化，同时还要注意各类化验报告的结果并及时反馈给医师，发现异常及时纠正。

2. **密切观察引流** 术后每日灌洗，要严格记录引流液的量、颜色及性质变化等。病情好转的标志是体温逐渐恢复正常，局部无压痛的同时引流量逐日减少，淀粉酶含量也减少，冲洗液无血性、无脓液、也没有大块坏死碎片。这样，冲洗液的次数与量可逐次减少直至停止，引流管逐日剪短直至拔除。

3. **禁食** 是减少胰腺液分泌的最好办法，也是后期治疗的主要措施。禁食期宜长，即使是已做空肠造瘘者也要禁食。因此，护理人员要做好患者的健康教育，告诉其利害关系，特别是有些患者自我感觉良好，已能下

床活动，但有可能出现胰腺炎的突然复发，形成第 2 次危险高峰，也有极高的病死率。

4. 严防再度复发 一旦发现下列紧急情况应立即报告医师，进行紧急处理。

（1）术后病情日益好转时突然发生高热、左下腹剧痛与腹肌紧张、血压下降或休克，特别易发生在进食脂肪饮食后。

（2）体温突然上升至 39℃ 以上，引流管流出量突然减少，经多次调整引流管或进行冲洗，仍未好转。

（3）体温复升，引流出脓液，引流管旁有明显压痛，或出现呕吐、腹胀加重等肠麻痹、肠梗阻症状。

（4）随着寒战、高热，在左上腹、腰区、背腰部、肾区出现新的明显压痛处。

（5）伤口出现大出血。

5. 做好基础护理和心理护理。

十五、胸部手术后护理

1. 见 ICU 一般护理常规。

2. 患者返 ICU 后护士严格进行交接班，密切监测生命体征，每 15 分钟一次，连续 3 次正常后改为每小时一次。

3. 观察患者神志、面色、末梢循环情况，注意有无局部发绀及皮温低等组织灌注不良现象。

4. 维持血压在 110~120/70~80mmHg，或与基础血压相对照。血压过高时注意有无疼痛、缺氧、输血输液过快。血压下降时注意有无容量不足、心功能不全、心律失常等。监测 CVP 者注意其数值变化并协助医师及时做出处理。

5. 体位 患者未清醒时平卧位，清醒后生命体征稳定取半卧位，床头抬高 30°~45°，减轻局部充血水肿，利于呼吸及引流。全肺切除患者禁止完全侧卧，防止纵隔过度移位及大血管扭曲，出现呼吸、循环异常。

6. 做好胸腔闭式引流的护理 注意插管位置，检查引流管连接是否紧密，固定是否牢靠，保持通畅，观察引流的量、颜色、性质，并注意拔管指征。

7. 全肺切除患者胸腔闭式引流为调压管，禁止随意开放，应严密观察健侧呼吸音及气管位置，保持健侧呼吸音清晰，气管居中，出现气管偏移，及时报告医师协助做出处理，排放胸液时注意一次排量不得超过

100ml 且速度要慢。

8. 持续吸氧，观察有无缺氧征象，做好胸部物理治疗。

9. 匀速输液，控制输液速度，防止肺水肿、心衰的发生。

10. 做好饮食管理、止痛泵管理，指导并协助患者进行床上活动，加强心理护理。

十六、腹部手术后护理

1. 见 ICU 一般护理常规。

2. 待患者返回 ICU 后进行严格交接班，妥善安置患者，给予持续吸氧，密切监测生命体征，每 15 分钟一次，连续 3 次正常后改为每小时一次，病情突变时及时通知医师做出处理。

3. 保持正确体位 根据不同的麻醉方式及手术部位采取相应体位。全麻未完全清醒者，取平卧位头偏向一侧防止窒息及误吸，硬膜外麻醉术后平卧 6 小时防止引起头痛，患者麻醉清醒或腹部手术后 6 小时一般采取半卧位，以利于呼吸、引流及减轻疼痛。根据手术部位决定卧位，并协助患者定时翻身变换体位，鼓励并协助患者早期活动。

4. 胃肠减压护理 胃管妥善固定并保持通畅，观察胃液的颜色、量及性质变化，准确记录引流量。

5. 做好引流管护理 明确各引流管放置位置及作用，妥善固定并保持有效的引流，观察引流液颜色、性质及量的变化。当引流物量突然增多或颜色鲜红时立即通知医师并做好急救准备。

6. 为留置尿管患者做好尿管护理，未留置尿管患者术后 6~8 小时应协助患者自解小便，必要时予以导尿。

7. 注意患者腹部体征变化，观察有无术后并发症的发生，如出血、肠梗阻、急性胃扩张等，保持伤口敷料干燥整洁。

8. 24 小时计划补液，维持水、电解质平衡。

9. 心理护理，鼓励患者树立信心，战胜疾病。

十七、肝移植术后患者护理

1. **植入新肝功能的观察** 通常情况下，肝功能在 72~96 小时迅速改善至正常或接近正常水平。简单可靠的判断方法是：有持续的深金黄色胆汁分泌；24~72 小时内患者肝功能指标逐渐好转。否则，应尽快查明原因并给予处理。

植入肝无活力的判断依据：①早期出现肝功能衰竭表现，胆汁呈水样或明显减少甚至无胆汁分泌，K^+浓度明显升高，并出现代谢性酸中毒，急性低血糖，持续加重的凝血功能障碍；②急性排斥反应：表现为术后 5~7 天发热、食欲不振、腹部钝痛、精神症状、腹水、肝功能异常、血胆红素升高、凝血机制障碍等；③多普勒超声检查确认肝血流状态，如有异常行肝动脉造影、腹部 CT 等检查确诊。

2. 血流动力学监测 术前及术后早期常规保留有创动脉压监测及 Swan-Ganz 漂浮导管监测平均动脉压、心排指数、心脏每搏射血指数、左室收缩功能指数、氧输送等血流动力学及氧动力学指标。常规监测生命体征，准确输入血管活性药物。

3. 凝血功能监测

（1）术后需立即监测的指标：凝血酶原时间、部分凝血活酶时间、血小板、全血细胞计数、D-二聚体。

（2）纠正凝血功能，达到以下目标：出血停止或逐渐改善；凝血酶原时间<20s；血小板计数>$50×10^9$/L 而并非达到正常水平。

4. 呼吸系统护理 移植术后常见的呼吸系统并发症有胸腔积液、肺不张、肺水肿、肺炎。术后早期应常规做好人工气道的管理及呼吸功能监测，包括呼吸频率、潮气量、气道压力、SpO_2 及动脉血气分析，预防肺部感染、肺不张；严密监测 CVP 并使之维持在 6~10cmH$_2$O，降低肺水肿和胸腔积液的发生率。拔除气管插管后，要做好胸部理疗，包括深呼吸、呼吸功能锻炼、咳嗽等。

5. 出入量监测 严密监测 CVP、PAWP、每小时出入量以及腹腔引流量。了解腹腔内液体丢失及有无持续性出血。术后补液应在 CVP、PAWP 指导下进行，尤其是术后早期应控制总液量和晶体液量，避免循环血容量的过度增加和晶体液输入过量。

6. 肾功能监测 术前存在肾功能不全、低血容量、出血、低血压、严重感染、药物毒性作用是引起肝移植患者术后功能损害的因素。血浆尿素氮、肌酐、血肌酐清除率是判断肾功能的指标，应定时监测。应注意观察患者的尿量，尿量减少时，警惕肾损害的同时，及时纠正有效循环容量不足。术后早期可给予 2~5μg/（kg·min）剂量的多巴胺以维持足够的尿量。出现少尿型肾衰竭时，可采取以下措施：给予一定量的呋塞米，1 小时后无效，检查患者有无输液过量或肺水肿的表现，从静脉给予 20% 的甘露醇 0.5g/kg，15 分钟内输完。2 小时后仍无效，再给首剂 4 倍剂量的呋塞米。2 小时后仍未见好转，则需要严格控制入量。必要时行血液超滤。

7. 镇静、镇痛 术后应充分止痛，除非需要确切了解患者神经系统的状况，可给予吗啡 0.5~1mg/h 微量泵持续给药；或异丙酚 1~3mg/(kg·h) 微量泵持续输入。

8. 术后营养支持 肝移植患者术前多处于营养不良状态，术后营养状况直接影响术后恢复。如无并发症，于术后 2~3 天开始进流质饮食，不能经口进食者，给予胃管营养和静脉营养相结合的方法。因长期大量使用糖皮质激素，应避免胃或十二指肠造口。

9. 预防感染 感染性并发症是肝脏移植患者术后死亡率增加的主要原因之一，感染性并发症的有效预防和治疗极其重要。呼吸道、腹部（胆道）及血液是最常见的感染部位。术后应严密观察，及时发现感染征象。术后 1 周内，每日做口咽分泌物、呼吸道分泌物、腹腔引流液、胆汁、尿液和血液细菌培养检查，1 周后，可酌情减少。各项操作、处置严格遵守无菌原则。严格遵医嘱使用抗生素。

10. 早期并发症的护理

（1）术后出血：术后应在常规监测凝血功能的同时，注意观察并记录腹腔引流液的颜色、性质和量，计算失血量，并给予输液、输血和新鲜冰冻血浆来补充失液、失血量。尤其在患者凝血机制纠正后，腹腔引流液仍持续为血性引流液，应高度警惕，并做好开腹探查止血的准备。

（2）肝外并发症

1）胸腔积液：术后早期，几乎所有的患者都会出现右侧胸腔积液，多为血或略带血性，无菌。积液通常可自行吸收，引起呼吸困难或肺功能不全，则需做胸腔穿刺。

2）神经系统并发症：此发生率约为 20%，患者即时出现的颅内出血的发病率最高，通常在 1~2 周出现。单一的神经病变也较常见，因术中牵拉左臂丛神经和腓总神经而引起。震颤、麻痹等是环孢素 A 和 FK506 免疫抑制治疗的常见不良反应。

3）胃肠道并发症：在移植术后的前几周，颊部及食管的单纯疱疹和念珠菌感染，常引起吞咽不适。此外，应激性溃疡和皮质醇引起的胃溃疡，是患者出现上腹痛和消化道出血的原因。以胃黏膜保护剂和 H_2 受体拮抗药进行预防。如果患者出现腹泻，应仔细检查，明确原因。

11. 免疫抑制药应用中的护理 肝移植术后通常使用的免疫抑制剂有环孢素 A、硫唑嘌呤、甲泼尼龙和 FK506。口服环孢素 A 的吸收依赖十二指肠内的胆酸，所以其生物效能受 T 管引流的影响。当胆汁引流恢复后，应减少药物剂量。其不良反应包括肾功能损害、肝功能损害、中枢神经系统毒性及白细胞增多等；皮质激素是用于肝脏移植后免疫抑制联合治疗方案的组成部分，其抑制免疫而增加了感染的危险，还常有非胰岛素依赖性高血糖、代谢性碱中毒和精神症状等不良反应；硫唑嘌呤作为辅助免疫抑制药，主要用于肾功能或神经系统功能不良而不能耐受全剂量环孢素 A 治疗的患者。硫唑嘌呤的主要不良反应是中性粒细胞和血小板减少，一旦出现就要减量，因为这种药会有肝脏毒性作用，所以一般不以此药作为长期免疫抑制的维持治疗；FK506 静脉用药一定要用生理盐水或葡萄糖溶液稀释；不能与环孢素 A 配伍使用；其不良反应与环孢素 A 相似。

十八、肾移植术后患者护理

1. 术后早期临床监护

（1）生命体征监护：肾移植术后早期，生命体征的监护与一般大手术相同，应严密监护生命体征，测量体温 4 次/日，体温升高，提示感染或排斥反应发生。持续心电监护，注意观察心律、心率、血压、呼吸变化，术后早期，如出现血压下降、心率、呼吸增快，要警惕有无出血。

（2）各种管道的监护

1）引流管（条）的监护：早期引流液多为血性，易凝固阻塞引流管，定时挤压引流管，保持引流通畅；患者活动时，保持引流管的位置低于伤口，记录引流液的颜色和量。烟卷引流条一般放置 3 天左右，乳胶管一般放置 5~7 天。

2）尿管监护：保持尿管通畅。早期尿为血性或有血块，应及时挤压尿管或进行膀胱冲洗，避免阻塞，以防输尿管与膀胱吻合口的破裂。严禁尿液反流，准确记录每小时尿量。

2. 出入液量的管理

入量应参考尿量而定。即刻恢复肾功能者，每小时尿量可达 300~1000ml，应补充足够的液体量，液体应以等渗葡萄糖、盐水和平衡液为主，辅以碳酸氢钠溶液。术后少尿或无尿的患者，在排除入量不足的情况下，应限制液体入量。注意电解质的监测，尿量多时，要注意低钾、低钠和低钙的发生；尿量少时，应注意有无高钾和液体负荷过重。

3. 少尿或无尿的观察与处理

严密观察并记录患者出入量，如出现少尿或无尿，首先应排除尿管阻塞、输尿管和膀胱吻合口狭窄、下尿路梗阻等肾后性因素，超声及腹部平片检查可协助排除。对肾前性少尿者，应补足液体，并适当给予利尿药物治疗。排除容量不足引起少尿或无尿者则采取限制液体入量，行彩色多普勒超声或移植肾脏穿刺活检，以确定是否有肾动脉栓塞、静脉血栓、急性排斥反应、急性肾小管坏死。在少尿期间应行血液透析，加强液体入量、体重及血钾的监测。

4. 排斥反应的监护 排斥反应是引起移植肾丧失功能的主要原因，可分为超急性、加速性、急和慢性排斥反应四类。

（1）超急性排斥反应：一般发生在移植肾脏血液循环开放即刻至48小时内。大多见于再次移植、多次妊娠、反复输血的患者或ABO血型不合的移植，发生率为0.1%~1.0%。表现在移植肾脏颜色由红色转变为暗紫色，表面有斑点状坏死，移植肾脏由硬变软，失去弹性；患者由少尿到无尿。一旦出现超急性排斥反应，应尽快切除移植肾脏，以免引发强烈的反应如高热、寒战、高血压、移植肾区胀痛及血尿等全身中毒症状，危及患者的生命。

（2）加速性排斥反应：既可是体液性又可是细胞性的排斥反应，多发生于再次移植的患者。病理改变主要有肾小球和肾小动脉广泛性血管损坏，内皮细胞肿胀，中性粒细胞黏于血管壁的现象和管腔内不同程度的血栓形成，间质出血梗死等。常发生于术后3~5天，临床上可有体温上升、少尿或血尿、高血压、乏力、食欲不振、移植肾肿胀并有压痛和质地变硬、血肌酐迅速上升等。

（3）急性排斥反应：是细胞介导的排斥反应，是临床最常见的排斥反应。多发生在移植后7天至半年内，也可发生于数年后。发生率为30%~75%，其频度、强度、发生时间和临床表现，与供、受者之间组织相容性程度、移植手术后免疫抑制药物有关。组织病理改变有间质性和血管性改变。间质性损害以肾间质水肿、淤血和淋巴细胞浸润为主；血管性损害为肾小动脉纤维素性坏死和血管内血栓形成。

急性排斥反应的临床表现：移植肾区疼痛、移植肾区体积明显增大、质地较硬、有压痛，伴有尿量减少、发热、血压升高、关节酸痛和疲乏无力等症状。化验血肌酐和尿素氮升高，彩色多普勒显示血流搏动系数（PI）和阻力系数（RI）均高于正常。移植肾脏穿刺活检可确诊。急性排斥反应经及时、正确治疗，大多数可逆转。

（4）慢性排斥反应：多发生于术后半年以后，患者主要表现为缓慢进行性肾功能减退，伴有蛋白尿、进行性贫血、高血压、肾脏体积缩小等一系列表现。慢性排斥反应的病因错综复杂，无有效治疗方法，以防止和延缓其进行性恶化为目的，给予低蛋白饮食、活血化瘀药物，防治高血脂，调整免疫抑制药物及剂量等措施。

5. 并发症的监护及处理

（1）尿瘘：是术后早期的并发症，可发生于下尿路的任何部位。常见原因：一是取肾和修肾时误伤而未发现和修复；二是供肾输尿管血供受损伤；三是手术当中的失误。尿瘘引流管中引流液显著增多，有尿的气味和成分，患者明显尿量减少，静脉注射靛胭脂后引流液呈蓝色。术后出现尿瘘，应立即手术探查。

（2）感染：伤口感染可见伤口及周围红肿、疼痛，并有脓性分泌物；移植肾周围感染可有体温升高、移植区肿胀，出现败血症症状，B超检查可明确诊断。

（3）出血和血肿：移植肾区胀痛，伤口引流液持续为血性，量较多，血尿、排尿困难以及膀胱痉挛，均提示有出血的可能，应及时通知医师，进行进一步检查、确诊，采取必要措施。

（4）消化道并发症：消化道出血和溃疡常发生在术后早期，尤其是发生急性排斥反应大剂量激素治疗或合并严重感染时，发生率较高。应暂停进食，并给予抑酸及保护胃黏膜等措施，必要时给予止血药物治疗。

十九、石膏固定护理

石膏固定是利用医用石膏将其加热、脱水，再遇水分时便可结晶、硬化的特性以达到固定骨折，制动肢体的目的。

1. 石膏固定的护理要点

（1）观察肢体末梢循环：观察肢端皮肤颜色、温度、肿胀、感觉及运动情况，遇有血液循环障碍，立即报告医师，并协助处理。

（2）搬运：石膏未干前搬运患者时，须用手掌托住石膏，忌用手指捏压，注意保护石膏，不要使其变形与折断。

（3）抬高患肢以利于静脉回流：石膏包扎不宜过紧而产生压迫感。将患肢抬高，预防肿胀、出血，上肢可用枕垫垫起，使患肢高于心脏15cm，抬高下肢可用枕垫或悬吊法。

（4）观察石膏内有无异味：如石膏内有腐臭味，说明石膏内伤口感染或压疮形成组织坏死，应立即开窗检查。

（5）观察石膏内伤口出血：石膏里面切口出血时，可渗到石膏表面，观察石膏边缘及床单位有无血迹。判断石膏表面上的血迹是否在扩大，可沿血迹边界用铅笔做记号，并注明时间。

2. 并发症的护理要点

（1）预防压疮：经常观察和检查露在石膏外面的皮肤，石膏边缘及足跟、肘部等未包石膏的骨突处，检查有无水肿、擦伤等早期压疮症状，防止压疮形成。

（2）预防关节僵硬：①早期做石膏固定内的肌肉等长收缩锻炼，防止肌萎缩；②做健康肢体的主动活动及石膏固定外的正常关节活动；③石膏拆除后重点做石膏固定部位的关节活动。

二十、骨牵引护理

牵引的意思就是牵拉。在牵引的同时，必须有一个能与牵引力平衡的作用力相反的反牵引力。在临床牵引时，最常用的产生反牵引力的方法就是抬高床脚，使身体向着与牵引力相反的方向滑动而构成反牵引力。

1. 牵引方法

（1）皮牵引法：此牵引是把胶布或皮套等包裹患侧肢体，通过牵拉胶布或皮套进行牵引。

（2）骨牵引法：是用不锈钢针穿入骨骼，通过牵拉针直接牵拉到骨骼，故可称直接牵引法。

2. 护理要点

（1）对新牵引的患者，尤其皮牵引患者，应密切观察患肢的血液循环，患肢端可因纱布缠绕过紧而压迫血管、神经，引起青紫、肿胀、发冷、麻木、疼痛等感觉运动障碍。应仔细检查，及时报告或松开包裹皮套重新缠绕，可解除压迫。

（2）对皮肤牵引患者，应随时注意胶布或绷带有无松散脱落，并及时整理。

（3）为保持反牵引，床尾应抬高，一般皮牵引需抬高 10~15cm，骨牵引抬高 20~25cm。而颅骨牵引抬高床头。

（4）为保持牵引效能，经常检查有无阻挡牵引的情况，并及时矫正。

1）被服、用物不可压在牵引绳上。

2）牵引绳不可脱离滑轮，牵引绳要与患肢在一条轴线上。

3）在牵引过程中，身体过分地向床头、床尾滑动，以致头或脚抵住了床头和床尾栏杆，而失去身体的反牵引作用，应及时纠正。

4）牵引的重量是根据病情决定，不可随意放松或减轻。牵引重量应保持悬空，如坠落在地上或触靠床栏上，都会失去牵引作用，也应及时纠正。

（5）预防并发症

1）预防压疮：牵引患者由于长期仰卧，骶尾部、足跟等骨突部位易发生压疮，所以应保持床单位的整洁、干燥。

2）调节饮食：增加营养的摄入。由于患者长期卧床，肠蠕动减慢，应多吃水果、蔬菜。增加植物纤维摄入，防止便秘。

3）预防呼吸、泌尿系统并发症：由于牵引患者经常仰卧，容易引起排痰不畅和排尿不完全、尿渣沉淀，引起坠积性肺炎和泌尿道感染。尤以年老体弱者更易发生。应鼓励患者利用牵引加上拉手抬起上身，以加强深呼吸，促进血液循环，并有助于排净膀胱尿液。

4）预防垂足畸形（足下垂）：膝关节外侧腓骨小头下方有腓总神经通过，由于位置比较表浅，容易受压，腓总神经受伤后，可导致足背神经无力发生垂足畸形，所以牵引患者应防止被褥等物压于足背，保持踝关节至 90°。

（6）防止感染：用 75% 乙醇每日 2 次滴注针孔处，直至拔除。如局部渗出、结痂，形成一个保护层，可不必去除。另外，为防止牵引针外露部分损伤皮肤或钩破衣服，可用空抗生素药瓶套上（青霉素过敏者，忌用青霉素瓶）。

（7）注意检查皮牵引所引起的皮肤溃疡，胶布粘贴时会刺激皮肤，可引起皮炎或皮肤溃疡。采用一次性皮肤牵引带，可防止皮肤炎症的发生。

（8）定期做床上擦浴，以促进血液循环，并保持患肢的清洁。冬天注意保暖，可用特制的牵引被盖严躯体。

（9）功能锻炼：在整个牵引期间，为防止肌肉萎缩与关节僵硬，除固定关节外，凡不被限制活动的部位都要保持活动，进行锻炼。

第三节　儿科及新生儿常见重症疾病护理

一、小儿重症肺炎的护理

肺炎是儿童的常见病和多发病，是引起儿童死亡的首要原因。小儿重症肺炎是指除有肺炎常见的呼吸道症状外，同时累及其他系统而出现相应的临床表现。除呼吸系统严重受累外，其他系统也受累，全身中毒症状明显。目前认为肺炎患儿出现严重的通换气功能障碍或全身炎症反应时，即可诊断为重症肺炎。

1. 临床表现　多数患儿起病急骤，有发热、咳嗽、呼吸急促、喘憋等症状，小婴儿常伴拒奶、呕吐、腹泻等。

（1）体温>38.5℃，全身中毒症状重，或有超高热。

（2）呼吸极度困难，呼吸频率增快超过 40 次/分，可出现点头呼吸、三凹征、口唇、指甲青紫。两肺可闻及中、细湿啰音。若有病灶融合扩大，可闻及管状呼吸音，叩诊可呈浊音。胸部 X 线示片状阴影。

（3）合并心衰时患儿脸色苍白或发绀，烦躁不安，呼吸困难加重，呼吸频率超过 60 次/分，有水肿、心音低钝、心率突然增快可达 160～180 次/分（除外体温因素）或出现奔马律及肝脏短时间内迅速增大。

2. 治疗

（1）抗生素的选择原则：①抗生素应尽早使用；②基于局部情况和药物血流动力学的足够剂量及个体化用药；③选择具有良好肺穿透性的抗生素；④降阶梯治疗，即最初采用广谱抗生素经验性重拳出击治疗，随后根据病原学检查结果及临床反应适时地改为相对窄谱、针对性强的抗生素，可改善患者预后，减少细菌耐药，避免广谱抗生素治疗的不良反应或并发症，并减低费用。

（2）重症肺炎抗生素治疗途径选择：重症肺炎易导致全身炎症反应综合征（SIRS），因而 WHO 对重症肺炎治疗原则包括早期住院治疗，早期静脉使用抗生素。抗生素静脉给药或采用抗生素序贯治疗。

（3）激素的应用：对于重症肺炎，临床上对激素的使用尚有争议。一方面，一部分专家认为重症肺炎由于 CRP、TNF 等炎症递质的大量释放，引起全身炎症反应，出现各个组织器官并发症，而糖皮质激素可减轻炎症反应。另一方面认为，激素作为重症肺炎的基础用药并不值得推荐，在有效的抗感染治疗的情况下，使用激素是安全的，但是加用激素并不能提高疗效。

（4）其他辅助治疗：锌的使用国际上尚有争议。因而，锌对重症肺炎的辅助治疗效果有待进一步研究。

3. 急救措施

（1）及时给予降温处理：监测患儿的体温、热型及伴随症状，如体温在 38.5℃以上，可应用物理降温或药物降温方法，降低大脑耗氧量。评估患儿有无脱水症状，保证摄入足够的液体量。

（2）呼吸极度困难者准备好机械通气物品。

（3）密切观察病情变化，及时发现问题、及时处理。①观察瞳孔及呼吸变化：保持呼吸道通畅，必要时吸氧，如发现呼吸节律不规则、两侧瞳孔不等大、对光反射迟钝，多提示有脑疝及呼吸衰竭发生；②观察意识变化：如患儿出现烦躁不安、意识障碍，应警惕是否存在脑水肿。

4. 观察要点

（1）呼吸功能监护：血氧饱和度、动脉血气分析测量，保持呼吸道通畅，及时清除呼吸道分泌物，必要时做气管插管或气管切开。

（2）循环功能监护：观察心率、血压、中心静脉压情况，若患儿面色苍白或灰暗、脉搏过速、肢体发凉、皮肤有花斑、血压下降，为循环衰竭的表现，通知医师及时处理。

（3）神经系统监护：密切观察患儿的意识及瞳孔情况，若出现意识障碍、嗜睡、烦躁、激惹、惊厥、昏迷等变化，说明病情加重，密切观察是否有颅内压增高现象，如出现剧烈头痛、喷射性呕吐、小婴儿前囟饱满、颅骨缝裂开等，应通知医师及时应用脱水药，药物在 15~30 分钟内推入或滴入。密切观察有无脑疝的发生，若出现瞳孔不等大、不等圆或忽大忽小、对光反射减弱或消失、呼吸不规则等，应立即通知医师，积极做好抢救准备。

（4）消化系统：监护腹胀、腹泻及应激性溃疡。

（5）泌尿系统：监测尿量变化，严密记录出入量。

5. 护理要点

（1）心理护理：做好年长儿的心理护理，增强患儿战胜疾病的信心。

（2）安全防护：惊厥时防坠床发生，防舌咬伤。病情较重者，对抽搐、躁动、昏迷患儿，应用床挡，防止坠床。

（3）体位：肢体瘫痪患儿应保持功能位置，给予被动运动和按摩，以促进肢体恢复。肢体瘫痪或昏迷者，根据病情每 1~2 小时翻身按摩一次。保持床铺干燥、清洁，预防压疮的发生。

（4）饮食：根据病情给予高营养饮食，昏迷及吞咽困难者，应鼻饲高热量流质饮食。

（5）加强口腔护理：高热、昏迷、鼻饲或口腔感染的患儿，每日进行 2~4 次口腔护理。

二、小儿急性颅内高压综合征的护理

急性颅内压增高是儿科常见危重急症之一，是由多种颅内、颅外疾病所引起的以头痛、呕吐和视盘水肿为主要表现的综合征。其病因及病理生理机制复杂，病情严重时可发生脑疝而危及生命。婴幼儿头痛的特点是因不能自诉，常表现为躁动不安、手打头；新生儿及小婴儿症状不典型，可表现为哭闹、尖叫、前囟部位膨隆等。呕吐多与头痛同时发生，常为喷射性反复发生。出现呼吸障碍，轻者表现为呼吸节律和幅度发生紊乱，呼吸不规则，每次呼吸的深浅度不等，频率欠均匀。严重时出现呼吸衰竭，患者表现为周期性呼吸、双吸气、抽泣样呼吸等，同时继发脑疝。若抢救不及时，很快会导致死亡。

1. 急救措施 急性颅内压增高出现脑疝时，立即采取紧急脱水降低颅压措施。

（1）脱水剂：①20%甘露醇是临床常用的脱水剂；②10%甘油溶液。

（2）利尿剂：为辅助治疗措施，呋塞米每次 1～2mg/kg，每日 2～4 次。

（3）糖皮质激素：具有非特异性抗炎、抗病毒、抗氧化，减轻脑水肿等作用。

2. 护理要点

（1）病情观察：监测生命体征变化，若患儿出现意识障碍、囟门、瞳孔改变、躁动不安、频繁呕吐、四肢肌张力增高等惊厥先兆，提示有脑水肿、颅内压升高的可能。应注意脑疝及呼吸衰竭的存在。必须经常巡视、密切观察、详细记录，以便及早发现，给予紧急处理。

（2）卧床休息：床头抬高 15°～30°（脑疝时平卧），利于颅内静脉回流。尽量避免猛力转头、翻身、挤压腹部及肝脏，保持呼吸道通畅。

（3）做好并发症的观察与处理：如患儿在治疗中发热不退或退而复升，前囟饱满、颅缝裂开、呕吐不止、频繁惊厥，应考虑有并发症存在。

（4）了解各种用药的使用要求及不良反应：如静脉用药的配伍禁忌；静脉输液速度不宜太快，以免加重脑水肿；保护好血管，保证静脉输液通畅；记录 24 小时出入量。

（5）做好基础护理：加强口腔护理，呕吐后帮助患儿漱口，保持口腔清洁，及时清除呕吐物，减少不良刺激；做好皮肤护理，及时清除大小便，保持臀部干燥，预防压疮的发生；注意患儿安全，躁动不安或惊厥时防坠床及舌咬伤。

（6）饮食护理：保证足够热量摄入，按患儿热量需要制订饮食计划，给予高热量、清淡、易消化的流质或半流质饮食。少量多餐，防呕吐发生。

三、小儿哮喘持续状态的护理

哮喘是指气道反应性增高及可逆性气道狭窄所致的喘息、呼吸困难和咳嗽症状的间断性发作。哮喘持续状态为哮喘发作时出现严重呼吸困难，合理应用拟交感神经药物和茶碱类药物仍不见缓解，病情进行性加重。哮喘持续状态的三个基本特点：①持续发作 6~24 小时；②连续 3 次应用支气管扩张药物无效；③出现呼吸困难、发绀。

1. 急救措施 若患儿出现因喘息而说话困难、语音不连贯、大汗，呼吸为 25~30 次/分，发绀、大汗淋漓、心率增快>140 次/分、血压下降、呼吸音减弱等表现，立即报告医师，同时做好急救。给氧，准备呼吸机辅助呼吸；遵医嘱吸入 β_2 受体激动剂，常用的药物为沙丁胺醇；应用糖皮质激素、氨茶碱、β 受体激动剂、强心剂、镇静剂、抗生素等药物进行急救处理。

2. 护理要点

（1）缓解呼吸困难：①遵医嘱给予支气管扩张剂和肾上腺皮质激素，并评价其效果和不良反应；②置患儿于坐位或半卧位，以利于呼吸；给予鼻导管和面罩吸氧，氧浓度以 40% 为宜，定时进行血气分析，及时调整氧流量；③监测生命体征，注意呼吸困难的表现及病情变化，若出现意识障碍、呼吸衰竭等及时给予机械通气。

（2）保持气道通畅：①保持病房空气清新，温湿度适宜；②给予雾化吸入，以促进分泌物的排出，对痰液多而无力咳出者，及时吸痰。

（3）做好心理护理：①保持病室安静，以保证患儿的休息，必要时遵医嘱给予镇静剂；②哮喘发作时，守护并安抚患儿。

四、小儿重型病毒性脑炎的护理

病毒性脑炎和病毒性脑膜炎均为中枢神经系统急性炎症。由于病原体致病性能和宿主反应过程的差异，形成不同类型疾病。若炎症过程主要在脑膜，临床重点表现为病毒性脑膜炎。主要累及大脑实质时，则以病毒性脑炎为临床特征。当病毒进入人体后，首先进入血液，引起病毒血症，随后可侵入全身器官或中枢神经系统，亦可由病毒直接侵犯中枢神经系统。发生病毒脑炎时，常引起神经细胞的炎症、水肿、坏死等改变，出现一系列临床表现。当炎症波及脑膜时，则称为病毒性脑膜脑炎。本病的病程多具有自限性，病情重时累及全身多个器官。

1. 临床表现

（1）感染症状：如发热，体温持续>38.5℃等。

（2）局限性或弥漫性脑症状：可呈意识障碍、精神异常、抽搐、偏瘫等。

（3）颅内高压和脑膜刺激征：可表现为头痛、恶心呕吐、颈项强直等。

（4）中枢神经系统以外的原发部位体征，如疱疹等。

（5）呼吸衰竭：呼吸困难，呼吸浅快，血氧饱和度低。动脉血气分析静息状态下在海平面呼吸空气条件下，$PaO_2 < 60mmHg$ 和（或）$SaO_2 < 90\%$，提示呼吸衰竭。如 $PaO_2 < 50mmHg$、$PaCO_2 > 70mmHg$、$pH < 7.30$，提示病情危重。

2. 辅助检查

（1）脑脊液检查：可见淋巴细胞增多，达（$100 \sim 1000$）$\times 10^6/L$，早期以多形核细胞为主，$8 \sim 48$ 小时后以淋巴细胞为主。脑脊液糖与氯化物多为正常，乳酸含量均低于 $300mg/L$。

（2）病毒分离和组织学培养是诊断本病唯一可靠的方法，但技术上的限制和耗时过长使临床难以广泛应用。聚合酶链反应（PCR）检查脑脊液病毒具有稳定的高敏感性及特异性。

（3）诊断方法

1）脑电图：以弥漫性或局限性异常慢波背景活动为特征，少数伴有棘波、棘慢综合波。慢波背景活动智能提示常脑功能，不能证实病毒感染性质，某些患者脑电图也可正常。

2）脑脊液检查：外观清亮、压力正常或增加，白细胞数正常或轻度增多，分类计数以淋巴细胞为主，蛋白质大多正常或轻度增高，糖含量正常。涂片和培养无细菌发现。

3）病毒学检查：部分患儿脑脊液病毒培养及特异性抗体测试阳性。恢复期血清特异性抗体滴度高于急性期 4 倍以上有诊断价值。

3. 急救措施

（1）及时给予降温处理：监测患儿的体温、热型及伴随症状，如体温在 38.5℃以上，可应用物理降温或药物降温方法，降低大脑耗氧量。评估患儿有无脱水症状，保证摄入足够的液体量。

（2）密切观察病情变化，及时发现问题、及时处理。

1）观察瞳孔及呼吸变化：保持呼吸道通畅，必要时吸氧，如发现呼吸节律不规则、两侧瞳孔不等大、对光反射迟钝，多提示有脑疝及呼吸衰竭发生。

2）观察意识变化：如患儿出现烦躁不安、意识障碍，应警惕存在脑水肿。

4. 观察要点

（1）呼吸功能监护：血氧饱和度，动脉血气分析监测，保持呼吸道通畅，及时清除呼吸道分泌物，必要时做气管插管或气管切开。

（2）循环功能监护：监测心率、血压、中心静脉压情况，若患儿面色苍白或灰暗、脉搏过速、肢体发凉、皮肤有花斑、血压下降，为循环衰竭的表现，通知医师及时处理。

（3）神经系统监护：密切观察意识、瞳孔、精神状态，若出现意识障碍、嗜睡、烦躁、激惹、惊厥、昏迷等变化，说明病情加重。密切观察颅内压增高现象，如出现剧烈头痛、喷射性呕吐、小婴儿前囟饱满、颅骨缝裂开等，应通知医师及时应用脱水药，在 15~30 分钟内推入或滴入。密切观察脑疝发生，出现瞳孔不等大、不等圆或忽大忽小、对光反射减弱或消失、呼吸不规则等，应立即通知医师，积极做好抢救准备。

（4）消化系统监护：腹胀、应激性溃疡。

（5）泌尿系统监护：尿量变化。

（6）并发症的观察：如患儿在治疗中发热不退或退而复升、前囟饱满、颅缝裂开、呕吐不止、频繁惊厥，应考虑有并发症存在。可做颅骨透照、头颅 CT 扫描检查等，以及早确诊并及时处理。

5. 护理要点

（1）心理护理：做好年长儿的心理护理，增强患儿战胜疾病的信心。

（2）安全防护：惊厥时防坠床发生，防舌咬伤。病情较重者，对抽搐、躁动、昏迷患儿，应用床挡，防止坠床。

（3）体位：肢体瘫痪患儿应保持功能位置，给予被动运动和按摩，以促进肢体恢复。肢体瘫痪或昏迷者，根据病情每 2 小时翻身按摩一次。保持床铺干燥、清洁，预防压疮的发生。

（4）饮食：根据病情给予高营养饮食，昏迷及吞咽困难者，应鼻饲高热量流质饮食。

（5）加强口腔护理：高热、昏迷、鼻饲或口腔感染的患儿，每日进行 2~4 次口腔护理。

（6）药物治疗的护理：了解各种药物的使用要求及副作用。静脉输液速度不宜太快，以免加重脑水肿。保护好静脉血管，保持静脉输液通畅，记录 24 小时出入液量。

五、小儿重症腹泻的护理

腹泻是由多病原、多因素引起的疾病，是造成小儿营养不良、生长发育障碍及死亡的重要原因之一。根据发病因素分为感染性及非感染性；根据病程分为急性、迁延性及慢性；根据病情可分为轻型、中型及重型。临床以腹泻、水及电解质紊乱、酸中毒、低钾血症为主要表现。

1. 急救措施　重症脱水患儿静脉补液原则按照先盐后糖、先晶体后胶体、先快后慢，补钾浓度应小于 0.3%，每日补钾总量静脉滴注时间应为 6~8 小时，严禁直接静脉推注。

2. 护理要点

（1）严格消毒隔离，防止感染传播：按传染病护理要求做好床边隔离，护理患儿前后要认真洗手，防止交叉感染。

（2）根据病情，补充液体

1）口服补液：用于轻、中度脱水及无呕吐或呕吐不剧烈且能口服的患儿，鼓励患儿少量多次口服 ORS 补液盐。

2）静脉补液：建立静脉通路，保证液体按计划输入，特别是重症脱水者，必须尽快在 30 分钟内补足血容量。每小时记录一次输液量，必须根据病情调整输液速度，了解补液后第一次排尿时间，以估计疗效。

3）正确记录 24 小时液体出入量。

（3）监测体温变化：体温过高时应给予患儿多喝水、头枕冰袋等物理措施，做好口腔及皮肤护理。

（4）观察脱水程度：重症脱水指征表现为精神极度萎靡、表情淡漠、昏睡或昏迷。皮肤发灰或花纹、干燥、弹性极差。眼窝及前囟深凹，眼不能闭合，两眼凝视，哭时无泪，口唇黏膜极干燥，因血容量明显不足可出现休克症状，如心音低钝、脉搏细数、血压下降、四肢厥冷、尿少或无尿，应严密观察，同时要动态观察，经过补充液体后脱水症状是否得到改善。

（5）观察大便的变化：重症腹泻患者常以腹泻次数增多开始，每日可达数十次，水样便呈黄绿色、蛋花汤样，有时可有黏液便或脓血便。食欲减退，常伴呕吐。观察记录大便次数、颜色、性状、量，做好动态比较，为输液方案和治疗提供可靠依据。

（6）调整饮食：腹泻患儿存在消化功能紊乱的情况，根据患儿病情，合理安排饮食，达到减轻胃肠道负担、恢复消化道功能的目的。一般在补充累积损失阶段可暂禁食 4~6 小时（母乳喂养者除外），腹泻次数减少后，给予流质或半流质饮食，如粥、面条等，少量多餐，随着病情稳定和好转，逐步过渡到正常饮食。

（7）臀部护理：选用柔软布类尿布，勤更换，每次便后用温水清洗臀部并擦干皮肤，局部皮肤发红处涂以 5%鞣酸软膏或 40%氧化锌油并按摩片刻，促进局部血液循环。避免使用不透气塑料布或橡皮布，防止尿布皮炎发生。

六、小儿心力衰竭的护理

心力衰竭是指心脏泵血功能下降，心排血量绝对或相对不足，不能满足全身组织需要的病理状态。

1. 临床表现

（1）小儿各年龄均可发病，1 岁以内发病率最高。年长儿心衰的症状与成人相似，主要表现为乏力、劳累后气促、食欲减低、腹痛和尿少、水肿。

（2）气促为左心功能不全的主要表现，重症者表现为咳大量粉红色泡沫痰、呼吸极度困难、发绀、皮肤湿冷、极度烦躁等。

（3）肝大及水肿、肝颈静脉反流征阳性为右心功能不全的主要表现，体检发现患儿面色苍白，颈静脉曲张，心脏扩大，端坐呼吸，肺底部闻及湿啰音。

（4）婴幼儿心衰不同于成人，临床上常表现为呼吸浅快，频率达到 50~100 次/分，面色苍白、鼻翼三角区发绀，可见吸气三凹征；喂养困难、哺乳停顿、烦躁多汗、哭声低弱等；心率增快达 150~200 次/分，多能听到奔马律，肝脏增大达肋下 3cm 以上。

2. 急救措施　出现急性肺水肿，如咳粉红色泡沫痰，可在湿化瓶内加入 30%~50%酒精，以使肺泡表面张力降低而破裂，增加气体与肺泡壁的接触，改善气体交换。

3. 护理要点

（1）减轻心脏负担

1）休息：卧床休息，尽量避免患儿烦躁、哭闹及不良刺激，必要时可适当应用镇静剂。

2）限制水、钠摄入：低盐饮食，每日 0.5~1g 食盐，日液体量宜控制在 60~80ml/kg，输入速度宜慢，以每小时<5ml/kg 为宜。

3）体位：患儿取半卧位，青紫型先心病患儿取膝胸卧位，以减少回心血量。

4）衣着要宽松，被子要松软，以利呼吸。

5）婴儿喂奶要少量多次，奶嘴孔宜稍大，但注意防呛咳。

（2）观察病情变化

1）心电监护：定时测量呼吸、血压、脉搏，注意心率、心律的变化，监测电解质，详细记录出入量，病情变化时及时报告医师。

2）呼吸困难、发绀、低氧血症者给予吸氧。

（3）应用洋地黄类药物的护理

1）当婴儿心率<100 次/分、幼儿<80 次/分、学龄儿<60 次/分时应立即报告医师，及时停药，观察药物毒性反应。

2）钙剂与洋地黄制剂有协同作用，应避免同时使用。

七、小儿急性肾衰竭的护理

小儿急性肾衰竭是肾脏本身或肾外原因引起肾脏泌尿功能急剧降低，以致机体内环境出现严重紊乱的临床综合征。主要表现为少尿（每日尿量100~400ml）或无尿、氮质血症、高钾血症和代谢性酸中毒。

根据小儿发病原因的不同和各自的病理生理特点，病因可分为肾前性如失血、休克、严重失水、电解质平衡紊乱、急性循环衰竭等；肾性如急性肾小球肾炎、急性肾小管坏死、大面积挤压伤等；肾后性如完全性尿路梗阻等。其中以急性肾小管坏死最为常见，也最具特征性，而且肾前性衰竭持续发展也会转化为急性肾小管坏死。

1. 急救措施

（1）少尿期需严格执行静脉输液计划，输液过程中严密观察有无输液过多、过快引起肺水肿症状，并观察其他不良反应。

（2）避免食用含钾高的食物及输注含钾液体及药物。血钾达 7mmol/L 时应紧急处理。

1）10%葡萄糖酸钙 0.5ml/kg，稀释后于 10 分钟缓慢静脉注射。

2）25%碳酸氢钠 5ml/kg，稀释成 1.4%静脉注射。

3）20%葡萄糖 2ml/kg，每 5g 糖加胰岛素 1U，于 1 小时内静脉滴注。

4）上述方法无效时行透析治疗。

2. 护理要点

（1）密切观察病情的变化：注意体温、呼吸、脉搏、心率、心律、血压等变化。急性肾衰竭常以心力衰竭、心律失常、感染、惊厥为主要死亡原因，应及时发现其早期表现，并随时与医师联系。记录每小时及 24 小时尿量，在排除肾前与肾后性致尿少因素后，每小时及 24 小时尿量仍明显低于正常，要考虑肾功能损害的存在，少尿期持续时间愈长，预后愈差。当

24 小时尿量增至 400ml 以上，即为多尿期的开始。

（2）保证患儿卧床休息：视病情而定，一般少尿期、多尿期均应卧床休息，恢复期逐渐增加活动。血、尿常规测定每日晨起 1 次，临床可见尿颜色及比重改变，应严密观察，并分析其改变原因。

（3）观察贫血及出血倾向：如发现口鼻黏膜和皮肤出现淤斑，应警惕 DIC 的发生。

（4）营养护理：少尿期应限制水、盐、钾、磷和蛋白质入量，供给足够的热量，以减少组织蛋白的分解。不能进食者从静脉中补充葡萄糖、氨基酸、脂肪乳等。透析治疗时患儿丢失大量蛋白，所以不需限制蛋白质入量，长期透析时可输血浆、水解蛋白、氨基酸等。

（5）准确记录出入液量：口服和静脉进入的液量要逐项记录，尿量和异常丢失量，如呕吐物、胃肠引流液、腹泻时粪便内水分等都需要准确测量，每日定时测体重以检查有无水肿加重。每 24 小时计算出入液体，保持水、电解质平衡，以便及时纠正其紊乱。

（6）控制输液量：严格掌握静脉输液量及滴速。

（7）预防感染：严格执行无菌操作，加强皮肤护理及口腔护理，定时翻身、拍背。病室每日紫外线消毒。

（8）做好心理护理：应做好家长及患儿心理护理，稳定情绪，解释病情及治疗方案，以取得合作。

八、小儿惊厥及惊厥持续状态的护理

惊厥是多种原因引起的大脑运动神经元突然大量的异常放电，使大脑神经元暂时性功能紊乱的一种表现。惊厥持续状态是指惊厥持续 30 分钟以上或频繁发作而发作间歇意识不恢复者。

1. **临床表现**　惊厥发作时全身或局部肌群突然发生阵挛、松弛交替或强直性抽搐。根据其发作持续时间、间歇时间、部位不同可分为全身性抽搐和局限性抽搐。

（1）全身抽搐：可为强直-阵挛发作，患儿表现为突然意识丧失，肌肉剧烈强直收缩，全身肌张力增高、四肢伸直、头后仰甚至角弓反张，伴有全身抽搐时，多伴有呼吸暂停和青紫，持续 1~2 分钟转入阵挛期，肢体有节律抽动，数分钟后逐渐减慢至停止或表现为躯干四肢对称性抽动，双眼球上斜固定。局部抽搐时以面部（特别是眼睑、口唇）和拇指抽搐为主，双眼球常有凝视、发直或上翻，瞳孔扩大，不同程度的意识丧失。

（2）局限性抽搐：表现为一侧眼轮匝肌、面肌、口轮匝肌抽动，或一

侧肢体，或趾、指抽动。局部以面部（特别是眼睑、口唇）和拇指抽搐为突出，双眼球常有凝视、发直或上翻，瞳孔扩大，同时有不同程度的意识障碍。

（3）其他：由于咽喉肌的抽搐，而致口吐白沫，喉部痰鸣，甚至窒息；腹肌抽搐可致大、小便失禁；严重抽搐可致舌咬伤、肌肉关节损害、跌倒外伤。惊厥发作每次持续数秒至数分钟不等，大多在 5~10 分钟以内。多数患儿伴有意识障碍，也有意识正常者，患儿发作后肌肉软弱无力、嗜睡，醒后乏力。

2. 急救措施 临床上遇到患儿发生惊厥，在呼叫医师的同时，必须镇静自如，争分夺秒，迅速、果断，有条不紊地进行急救，并做好家属的工作，稳定家属的情绪。

（1）体位：惊厥发作时患儿有憋气、呼吸暂停，应让患儿平卧或半卧位，头偏向一侧，以免口腔分泌物或呕吐物流入气管内而引起窒息。及时吸出口鼻咽部分泌物或痰液，颈部和背部塞上小毛巾使颈部处于伸展位或将患儿下颌托起，防止意识丧失过程中的舌后坠。用消毒纱布 1~2 块包裹好压舌板，置于口腔一侧上、下磨牙之间，以防舌咬伤，但在牙关紧闭时切勿强行撬开。

（2）吸氧：惊厥引起严重通气不良和呼吸暂停，导致低氧血症，立即给予氧气吸入，以提高血氧分压，防止组织缺氧与脑损伤，减少惊厥后的脑损伤。

（3）建立静脉通路：及时应用镇静止痉药物；根据不同病因对症处理如低钙、低镁、低血糖、维生素 B_6 缺乏症等原因引起的惊厥，分别补充钙剂、镁剂、葡萄糖、维生素 B_6 等。

（4）镇静止痉：指压人中或针刺百会、合谷、内关等其中 1~2 个穴位，予强刺激。同时，遵医嘱立即给予快速、足量、有效的镇静、抗惊厥药物。

（5）防止外伤：患儿惊厥时，应由专人护理。随时拉好床栏，患儿发作时护理人员应轻微握持患儿肢体，避免关节损伤和摔倒等意外；为防止坠床，四肢可用约束带加以约束；为防止头部碰撞到床头，可将枕头或海绵垫放置床头以保护患儿头顶部。

（6）保暖：为患儿松解衣领裤带，减少被服对身体的压迫，以免影响呼吸，但需注意保暖的护理。

（7）用物准备：对惊厥持续不止者，要准备好气管插管用物以备抢救。

（8）记录：详细记录惊厥发作的过程、临床表现、病情变化及处理。

3. 护理要点

（1）观察病情

1）惊厥发作时观察：惊厥发作时有憋气、发绀、大量出汗、体温上升、大小便失禁等。发作持续数秒至数分钟停止，然后进入昏睡状态。轻症惊厥仅表现为眼球上翻、四肢有抽动。观察患儿惊厥是否为突发的，有无前驱症状，婴幼儿在惊厥发作前有无情绪不良、行为变化等，学龄儿在发作前有无腹部不适、眩晕、头痛、心悸、恶心、视觉、听觉等异常；发作时有无意识障碍和伴随症状，特别是生命体征和一般情况。

2）高热惊厥的观察：高热惊厥是婴儿时期最常见的热性惊厥，惊厥大多发生于急骤高热（患儿体温常高达 39～40℃）开始后 12 小时内，一般发作时间短暂，仅数秒钟至数分钟，较长者可达 10～30 分钟，偶可呈持续状态。既往有高热惊厥史的患儿需严密观察体温变化，迅速、及时做好降温准备，警惕高热惊厥的发生。

3）抗惊厥的药物观察：应用抗惊厥的药物和脱水剂等对症处理后，注意观察药物疗效、用药反应及药物不良反应，并记录药名、时间、用法等。惊厥停止后，一般情况下可使用各种镇静剂。

4）记录病情变化：详细记录病情变化，如惊厥发作的次数、部位、持续时间、有无呼吸停止、面色改变、大小便失禁等情况。

（2）避免诱发因素：避免诱发惊厥的各种因素，以免惊厥再次发作。保持室内安静，保证患儿足够的睡眠，减少刺激，高热惊厥者密切观察体温变化。

（3）防止并发症

1）注意患儿口腔、眼睛、皮肤护理。惊厥停止后，可用生理盐水或朵贝氏液（复方硼砂溶液）清洁口腔，随时擦干患儿身上汗水和口腔分泌物，必要时更换内衣和床单。

2）保持皮肤清洁干燥，酌情予以翻身，以防坠积性肺炎的发生。体温不升者，注意保暖，防止受凉。

3）加强基础护理，做好消毒隔离工作，预防院内感染。

（4）惊厥缓解后护理：对惊厥缓解后的患儿，应随时观察病情变化，测量血压、体温、脉搏和呼吸，观察瞳孔和神志的变化，如有变化，及时通知医师对症处理。

九、小儿重症手足口病的护理

手足口病是由肠道病毒［以柯萨奇 A 组 16 型（CoxA16）、肠道病毒71 型（EV71）多见］引起的急性传染病，多发生于学龄前儿童，尤以 3岁以下年龄组发病率最高。患者和隐性感染者均为传染源，主要通过消化道、呼吸道和密切接触等途径传播。主要症状表现为手、足、口腔等部位的斑丘疹、疱疹。患儿出现脑膜炎、脑炎、脑脊髓炎、肺水肿、循环障碍等，致死原因主要为脑干脑炎及神经源性肺水肿。

1. 临床表现

（1）神经系统表现：精神差、嗜睡、易惊、头痛、呕吐、谵妄甚至昏迷。肢体抖动、肌阵挛、眼球震颤、共济失调、眼球运动障碍。无力或急性弛缓性麻痹，惊厥。查体可见脑膜刺激征，腱反射减弱或消失，巴氏征等病理征阳性。

（2）呼吸系统表现：呼吸浅促、呼吸困难或节律改变，口唇发绀、咳嗽，咳白色、粉红色或血性泡沫样痰液，肺部可闻及湿啰音或痰鸣音。

（3）循环系统表现：面色苍白、皮肤花纹、四肢发凉、指（趾）发绀、出冷汗，毛细血管再充盈时间延长。心率增快或减慢，脉搏浅速或减弱甚至消失，血压升高或下降。

2. 急救措施

（1）神经系统受累治疗

1）控制颅内高压：限制入量，积极给予甘露醇降颅压治疗，每次0.5~1.0g/kg，每 4~8 小时一次，20~30 分钟快速静脉注射。根据病情调整给药间隔时间及剂量，必要时加用呋塞米。

2）酌情应用糖皮质激素治疗，参考剂量甲泼尼龙 1~2mg/（kg·d）；氢化可的松 3~5mg/（kg·d）；地塞米松 0.2~0.5mg/（kg·d）。病情稳定后，尽早减量或停用。个别病例进展快、病情凶险可考虑加大剂量，如在2~3 天内给予甲泼尼龙 10~20mg/（kg·d）（单次最大剂量不超过 1g）或地塞米松 0.5~1.0mg/（kg·d）。

3）酌情应用静脉注射免疫球蛋白，总量 2g/kg，分 2~5 天给予。

4）其他对症治疗如降温、镇静、止惊。

5）严密观察病情变化，密切监护。

（2）呼吸、循环衰竭治疗

1）保持呼吸道通畅，吸氧。

2）确保两条静脉通道通畅，监测呼吸、心率、血压和血氧饱和度。

3）呼吸功能障碍时，及时气管插管使用正压机械通气，建议呼吸机初调参数。吸入氧浓度 80% ~ 100%，PIP 20 ~ 30cmH$_2$O，PEEP 4 ~ 8cmH$_2$O，f 20~40 次/分，潮气量 6~8ml/kg。根据血气、X 线胸片结果随时调整呼吸机参数。如有肺水肿、肺出血表现，应增加 PEEP，不宜进行频繁吸痰等降低呼吸道压力的护理操作。

4）在维持血压稳定的情况下，限制液体入量（有条件者根据中心静脉压、心功能、有创动脉压监测调整液体入量）。

5）头肩抬高 15°~30°，保持中立位。留置胃管、导尿管。

6）药物应用：根据血压、循环的变化可选用米力农、多巴胺、多巴酚丁胺等药物，酌情应用利尿药物治疗。

7）保护重要脏器功能，维持内环境的稳定。

8）监测血糖变化，严重高血糖时可应用胰岛素。

9）抑制胃酸分泌，可应用胃黏膜保护药及抗酸药等。

10）继发感染时给予抗生素治疗。

（3）药物治疗

1）早期足量（甘露醇、皮质激素、丙种球蛋白），甘露醇 15~30 分钟静注或快速滴入，注意有无外渗，有回血不代表无外渗。

2）三大法宝即甘露醇、激素、免疫球蛋白。

3）液体疗法：限制液体入量，特别是在 72 小时之内，液体量为生理需要量的 1/2~2/3，液体张力因人而异。

3. 观察要点

（1）呼吸功能监护：血氧饱和度、动脉血气分析测量，保持呼吸道通畅，及时清除呼吸道分泌物，必要时做气管插管或气管切开。行机械通气时，早期尽量不吸痰。应用高 PEEP 时密闭回路、密闭式吸痰。轻度的过度通气使 PCO$_2$ 保持在 30~35mmHg。

（2）循环功能监护：监测心率、血压、中心静脉压情况。呼吸急促、心率增快、出冷汗、四肢厥冷、血压不稳定、高血糖，预示呼吸、循环恶化，神经系统受累严重，病死率高。

（3）神经系统监护：密切观察意识、瞳孔变化，控制颅内高压，镇静及迅速控制惊厥，勿镇静过度（及时评分）。床头抬高 15°~30°，避免用力压腹、转头、抬腿等动作。避免一切增加颅内压的动作。

（4）消化系统监护：腹胀、应激性溃疡。

（5）泌尿系统监护：监测尿量变化及出入量平衡情况。

4. 护理要点　同前（小儿重症肺炎的护理）。

十、新生儿窒息的护理

新生儿窒息是指胎儿因缺氧发生宫内窘迫或娩出过程中引起的呼吸、循环障碍。

1. 临床表现

（1）胎儿娩出后，面部与全身皮肤青紫色或苍白、口唇暗紫。

（2）呼吸表浅、不规律或无呼吸或仅有喘息样微弱呼吸。

（3）心率80~120次/分或<80次/分，心跳规律或不规律，且弱。

（4）对外界刺激有反应，肌张力好或对外界刺激无反应，肌张力松弛。

（5）喉反射存在或消失。

2. 急救措施　配合医师按"ABCDE"程序进行复苏。

（1）通畅气道：安置患儿仰卧，肩部垫高2~3cm，使颈部稍后伸至枕正中；立即清除口、鼻、咽、气道分泌物，注意保暖。

（2）建立呼吸：拍打患儿足底刺激呼吸，若无自主呼吸或心率<100次/分，立即给予复苏气囊加压给氧。面罩应密闭口鼻，通气频率30~40次/分，手指压放的时间比1∶1.2，氧气流量≥5L/min。出现以下指征应在20s内完成气管插管和1次吸引：①胎粪黏稠，声门下有胎粪颗粒；②重度窒息加压给氧人工呼吸时间较长者；③应用气囊面罩复苏效果不好，心率在80~100次/分，不继续增加者；④疑有膈疝者。

（3）恢复循环：心率<80次/分，需给予胸外心脏按压，一般采用拇指法：操作者双拇指并排或重叠于患儿胸骨体下1/3处，其他手指围绕胸廓托在后背，按压频率120次/分，按压深度1~2cm，按压有效可摸到大动脉搏动。

（4）药物治疗：立即建立有效的静脉液路，保证药物应用；胸外心脏按压不能恢复正常循环者，可遵医嘱给予静脉/气管内滴入1∶10000肾上腺素；遵医嘱给予扩容、纠酸等对症治疗。

（5）评价：复苏过程中，每操作一步的同时，均要评价患儿的情况，然后再决定下一步的操作。

3. 护理要点

（1）加强监护：患儿取侧卧位，床边备吸引器等急救物品，遵医嘱给予药物治疗。

（2）加强皮肤护理，避免药液外渗。

（3）监测患儿神志、肌张力、体温、呼吸、心率、血氧饱和度、血压、尿量和窒息所致的各系统症状，观察用药反应。

（4）保暖，维持患儿正常体温。

十一、新生儿休克的护理

危重症新生儿具有病情变化快、临床症状不典型、患儿不会表述的特点，护理难度大，对护士专科理论知识、监护技能及职业道德有着极高的要求，NICU 护士应熟练掌握危重患儿监护知识。

1. 临床表现

（1）皮肤颜色苍白或青灰，失去正常新生儿的粉红色。

（2）肢体末梢发凉，上肢达肘部，下肢达膝部。

（3）皮肤毛细血管再充盈时间延长，足跟部>5 秒，前臂>3 秒。

（4）股动脉搏动减弱，甚至摸不到。

（5）心音低钝，心率>160 次/分或<100 次/分。

（6）呼吸增快，安静时>40 次/分，出现三凹征，有时肺部可听到啰音。

（7）血压下降，收缩压足月儿<50mmHg，早产儿<40mmHg，脉压变小。

（8）反应低下，嗜睡或昏睡，先有激惹后有抑制，肢体肌张力减弱。

（9）周身尤其是四肢出现硬肿。

（10）尿量减少，连续 8 小时尿量<1ml/（kg·h）表示肾小球滤过率降低，肾小管上皮受损，可导致急性肾衰竭及电解质紊乱。

2. 急救措施 一旦发现患儿出现休克表现，立即给予保暖，通知医师进行抢救。

3. 护理要点

（1）监测患儿生命体征、意识等。

（2）监测尿量，尿量<1ml/（kg·h），提示尿少，立即报告医师及时处理。

（3）观察患儿皮肤黏膜有无出血、出汗及皮肤弹性。

（4）应立即给予扩容，用 0.9%氯化钠液 10ml/kg 给予扩容。

十二、新生儿猝死的护理

新生儿猝死是指健康或者病情稳定或病情轻微的新生儿，突然发生皮肤苍白、意识丧失、呼吸停止、肌张力低下、发绀等明显威胁生命事件（ALTE），经复苏抢救无效、短期内死亡。

1. 病因

（1）消化系统问题：几乎 50% 有因可循的 ALTE 与消化道疾病相关，其中最受人关注的是胃食管反流。新生儿尤其是早产儿胃食管反流发生率高，反流可刺激喉部化学感受器引起呼吸暂停和心动过缓，并可诱发喉痉挛造成上气道阻塞加重缺氧，或因反流量达误吸而窒息致死。

（2）神经系统问题：占 ALTE 的 30%，其中最常见的原因是惊厥、屏气发作或其他原因引起的迷走神经反应增强，通常发生在觉醒和哭闹时。

（3）呼吸问题：大约 20% 的 ALTE 由呼吸问题所致。呼吸暂停时容易发生心动过缓。

2. 急救措施 一旦发生猝死，立即配合医师进行抢救。立即抽空胃内容物、吸净口鼻腔内分泌物；给予人工气囊加压给氧、胸外心脏按压；建立静脉通路，静脉推注 1 : 10000 肾上腺素、纠酸等。

十三、新生儿呼吸窘迫综合征的护理

新生儿呼吸窘迫综合征（NRDS）是由于缺乏肺表面活性物质引起，呼气末肺泡萎陷，致使生后不久出现进行性加重的呼吸窘迫和呼吸衰竭，病理以出现嗜伊红透明膜和肺不张为特征，又称肺透明膜病。主要见于早产儿，胎龄越小，发病率越高，胎龄 37 周 <5%，32~34 周为 15%~30%，小于 28 周为 60%~80%。此外，糖尿病母亲生出的婴儿、剖宫产儿、双胎的第二胎和男婴发病率也较高。

1. 临床表现

（1）多发生于早产儿：刚出生时哭声可正常，6~12 小时出现呼吸困难，逐渐加重，伴呻吟。

（2）呼吸不规则：呼吸急促 >60 次/分，发绀、鼻翼扇动，吸气性三凹征和明显的呼气呻吟。高浓度氧不能纠正。

（3）血气分析检查：$PO_2 < 8kPa$（60mmHg），$PCO_2 > 4.6kPa$（35mmHg）。

2. 治疗原则

（1）纠正低氧血症：应用呼吸机辅助呼吸，采用正压呼吸（CPAP）与呼气末正压（PEEP）的通气方式，防止肺萎陷不张。

（2）病因治疗：早期使用肺表面活性物质（PS），如柯立苏、固尔

苏等。

（3）对症治疗：吸入 NO，其有较强的扩血管作用，对血管痉挛和肺动脉高压治疗有较好的疗效。

3. 急救措施 患儿出现明显吸气性三凹征、高浓度氧气不能纠正，脉搏氧低下，应立即报告医师给予气管插管、呼吸机辅助呼吸、NO 吸入。

4. 护理要点

（1）密切观察患儿的呼吸频率、节律、呼吸困难和发绀程度、脉搏氧，做好记录。

（2）做好抢救准备，如连接呼吸机，备好气管插管等。

（3）严格掌握出入量，密切观察心功能。

（4）保持呼吸道通畅，加强口腔护理，定时叩背吸痰。

（5）预防脱管，定时记录呼吸机参数，调整参数后及时记录。

十四、新生儿呼吸暂停的护理

呼吸暂停是指在一段时间内无呼吸运动，如呼吸暂停 5~15 秒以后又出现呼吸，称为周期性呼吸，如呼吸停止时间超过 20 秒或更长，心率减慢<100 次/分，多伴有青紫、血氧饱和度降低和肌张力低下，称为呼吸暂停。40%~50%的早产儿在新生儿期出现周期性呼吸。呼吸暂停是新生儿尤其是早产儿的常见症状，如不及时发现和处理，可致脑缺氧损伤，甚至猝死，应密切监护，及时处理。

1. 治疗原则 明确是原发性还是继发性呼吸暂停，积极治疗原发病。

（1）对可能发生呼吸暂停的新生儿应加强观察，注意呼吸情况，有条件者，使用监护仪监护。呼吸暂停发作时，应给予弹足底、托背、摇床等刺激，或复苏气囊加压给氧，咽喉部有分泌物者及时将其吸净。

（2）若呼吸暂停反复发作，应给予兴奋呼吸的药物，如氨茶碱 5mg/(kg·d)，20 分钟静脉滴注，12 小时后半量维持；纳洛酮 0.1mg/kg，持续泵入。

（3）针对原发病进行治疗：如维持正常体温，纠酸、保持呼吸道通畅、抗感染等治疗。

（4）用药物治疗无效后，对频繁呼吸暂停者可使用鼻塞 CPAP 治疗，压力 3~4cmH$_2$O，FiO$_2$ 21%~40%，如仍无效，应给予气管插管，机械通气。

2. 护理要点

（1）密切观察患儿的呼吸频率、节律、呼吸暂停的情况，做好记录。

（2）做好抢救准备。

（3）监测患儿体温、脉搏、呼吸等生命体征。

（4）抬高患儿肩部，保持呼吸道通畅。

（5）及时、准确地记录呼吸机参数和模式。

十五、新生儿持续性肺动脉高压的护理

新生儿持续性肺动脉高压又称持续胎儿循环，指由于多种病因引起新生儿生后肺循环压力和阻力正常下降障碍，动脉导管和（或）卵圆孔水平的右向左分流持续存在，即胎儿循环过渡到正常成人循环发生障碍所致的一种新生儿持续缺氧和发绀的病理状态。以出生不久即出现严重低氧血症为特征，是新生儿临床常见的危急重症之一。

1. 临床表现

（1）多为足月儿、过期产儿、有窒息史患儿。

（2）出生 24 小时内出现症状，青紫明显，刺激后加重，呈持续性。

（3）给高浓度氧气吸入，青紫不能改善。

2. 治疗原则

（1）维持体循环，降低肺动脉压力。给予血管扩张药，如硫酸镁等。

（2）积极治疗原发病。

（3）给予 NO 治疗：NO 为高亲脂、不稳定，吸入后能选择性降低肺动脉压力，改善通气/血流比值；降低分流，使患儿氧合得到改善。

3. 急救措施

（1）一旦发生肺动脉高压，立即报告医师，配合医师进行抢救。

（2）使用 NO 过程中发生出血、高铁血红蛋白等副作用时，立即报告医师及时处理。

4. 护理要点

（1）给予持续经皮脉搏氧监护，最好在患儿上肢、下肢同时监测。

（2）注意药物不良反应，如使用硫酸镁，注意监测患儿血压、心率等。

（3）使用 NO 的患儿，注意观察其出血情况，针眼处有无渗血、颅内有无出血等。

十六、新生儿重度肺炎并发心力衰竭的护理

肺炎并发心力衰竭是新生儿常见的危重症之一。重型肺炎往往容易发

生心力衰竭。这是由于肺部广泛炎症病变，使气体交换障碍，动脉氧分压下降，直接损害心脏。炎症、发热使心脏排血量代偿性增加，加重心脏负担，缺氧而引起代谢紊乱，使心肌收缩功能减弱，肺小动脉收缩，造成右心衰竭。

1. 临床表现

（1）突然烦躁不安。呼吸急促、浅表。呼吸频率达 50~100 次/分。

（2）皮肤苍白、四肢冰凉，尤以指（趾）明显，可有冷汗。

（3）心率增快，心率 180 次/分以上，而与体温升高不相称。

（4）心音低钝，或呈奔马律。

（5）肝脏迅速增大至肋下 3cm。

2. 急救措施

（1）合并心衰：如患儿出现烦躁不安、面色苍白、气喘加剧、心率加速（>180 次/分）、肝脏在短时间内急剧增大等心力衰竭的表现，及时报告医师，给予氧气吸入并减慢输液速度，遵医嘱给予强心、利尿、镇静药物，以增强心肌收缩力，减慢心率，增加心搏出量，减少体内水、钠潴留，从而减轻心脏负荷。

（2）出现急性肺水肿：如果患儿咳粉红色泡沫样痰液、明显呼吸困难，立即在氧气湿化瓶内盛 50%~70% 的酒精，使肺泡表面张力降低、破裂、痰液易咳出；同时保证患儿安静休息，尽量避免哭闹，以减少氧的消耗，并采取头高足低位，以减少静脉回流；严格限制液体入量。

3. 护理要点

（1）严密监测生命体征：监护心电、呼吸、血压及周围循环。

（2）保持适当体位：将床头抬高 15°~30°，呈半卧位，保持合适的环境温度和湿度。

（3）保持呼吸道通畅：呼吸道通畅是保持气体交换的必要条件，痰液的淤积、气管的痉挛、黏膜的肿胀是阻塞气道的原因。及时清除患儿口鼻分泌物，重症患儿定时翻身叩背，每 2 小时一次。

（4）吸氧：对呼吸困难或发绀者，应及时给氧，缺氧不太严重者，氧流量 1~2L/min；缺氧较明显者，给氧流量 3~4L/min。监测血气，纠正酸碱紊乱，必要时应用人工辅助呼吸。

（5）保持正常体温：体温过高时，采取物理降温/药物降温，体温过低给予保暖。

（6）洋地黄毒性反应的观察：洋地黄可直接作用于心脏，加强心肌收缩力，增加心肌搏出量，抑制传导，使心率减慢，与利尿药物常用来治疗心衰。当发现患儿有纳呆、呕吐、心率减慢（<100 次/分），或出现心律失常，应按医嘱口服氯化钾，并立即停止洋地黄。用洋地黄时，应避免同时应用钙剂，用钙剂可增强洋地黄的毒性。

（7）药物观察：合理应用抗生素，烦躁不安者可按医嘱给适量镇静剂。心衰伴有水肿的病儿，适当限制液体入量。

（8）纠正代谢紊乱：如低血糖、低血钙、低血镁、低钾血症或高钾血症。

十七、新生儿肺出血的护理

新生儿肺出血是指肺的大量出血，至少影响两个肺叶，可以是肺泡出血、间质出血或者两者同时存在，是多种新生儿疾病的一种严重症状，常常是病危的表现。早产、窒息、低体重、低体温、硬肿、感染是新生儿肺出血的高危因素。

1. 临床表现

患儿常有缺氧、感染、硬肿、早产等病史，且原发病较为严重。

（1）全身症状：反应差、面色苍白、发绀、四肢冷、呈休克状态。

（2）呼吸障碍：呼吸困难突然加重，出现三凹征、呻吟、呼吸暂停，呼吸暂停恢复后呼吸仍不规则，经皮血氧饱和度难以维持正常。

（3）肺部体征：肺部可闻及粗湿啰音，或湿啰音比原来增多。

（4）出血表现：约半数患儿从口鼻流出血性液体或气管插管内流出泡沫样血性液，皮肤出血点或淤斑、注射部位出血。

2. 治疗原则

（1）一般治疗：保暖、纠酸、控制液体入量等。

（2）机械通气：正压通气和呼气末正压是治疗肺出血的关键措施。一旦发生肺出血，应立即给予气管插管正压机械通气，吸气峰压 20～30cmH$_2$O，呼气末正压 5～7cmH$_2$O，吸呼比 1∶1～1∶1.5，呼吸频率 40～50 次/分。然后根据病情变化及时调整呼吸机参数。

（3）改善微循环：多巴胺、多巴酚丁胺持续泵入，有早期休克症状者，给 0.9%氯化钠液 10ml/kg 扩容。

（4）应用止血药：1∶10000 肾上腺素滴气管，静脉用止血药等。

3. 急救措施

（1）一旦发生肺出血，应立即配合医师进行抢救。早插管、早上机。

（2）心搏骤停者，立即给予胸外心脏按压、复苏气囊加压给氧，静脉注射肾上腺素、气管插管等措施。

（3）发生脱管立即给予复苏气囊加压给氧，SpO_2 上升后，立即重新气管插管。

（4）机械通气过程中，如血氧急剧下降，迅速检查有无堵管、脱管、管路打折，必要时给予重新插管。

4. 护理要点

（1）做好应急准备：随时备好呼吸机和抢救药品，以赢得抢救时机。早发现、早插管、早上机。

（2）检查气管插管：检查气管插管的位置是否正确，固定是否牢固，避免发生脱管或插管位置过深，保持气道湿化。

（3）提供足够的平均气道压力，尤其是呼气末正压：患儿口鼻腔内分泌物及时清除，并加强口腔护理，减少口腔炎的发生；机械通气后不主张执行常规翻身、拍背、吸痰等护理操作，保持安静。应尽量延长吸痰间隔，以免频繁吸引和操作，不利于止血和吸收。使用呼吸机机械通气过程中，要密切观察患儿胸廓起伏程度、呼吸频率及患儿自主呼吸是否与呼吸机同步，发现问题及时报告医师给予处理。

（4）保暖：尽早将患儿置于预热的暖箱内，暖箱温度根据患儿体温、体重、日龄进行调节，保持中性温度，并保持良好的湿度。各种护理、治疗集中进行，减少热量散失。

（5）控制液体输入：使用注射泵控制液速，24 小时匀速输入。应用静脉留置针提供 24 小时静脉通路，可减少患儿痛苦，并方便静脉给药及急救处理。

十八、新生儿急性肾衰竭的护理

新生儿急性肾衰竭（ARF）是因各种不同病因的急性肾损伤未早期诊治而导致短时间内肾脏生理功能急剧下降甚至丧失，表现为少尿或无尿，体液代谢紊乱，酸碱失衡以及血浆中经肾排出的代谢产物如尿素、肌酐等浓度升高的一种临床危重综合征。

1. 临床表现

（1）少尿或无尿：新生儿尿量 <25ml/d 或 <1ml/（kg·h）者为少尿；尿量 <15ml/d 或 <0.5ml/（kg·h）为无尿。正常新生儿于生后 24～48 小时内排尿，生后 48 小时不排尿者应考虑 ARF。

（2）电解质紊乱：高钾血症，血钾>5.5mmol/L，少尿时钾排出减少，可伴有心电图异常，即 T 波高耸，QRS 增宽和心律失常；低钠血症，血钠<135mmol/L，主要为血稀释或钠再吸收低下所致；高磷、低钙、高镁血症等。

（3）代谢性酸中毒：由于肾小球滤过率降低，氢离子交换及酸性代谢产物排泄障碍等引起。

（4）氮质血症：ARF 时体内代谢产物从肾脏排泄障碍及蛋白分解旺盛，血中非蛋白氮含量增加，出现氮质血症中毒症状。

2. 急救措施　高血钾处理：当血钾>5.5mmol/L 时应紧急处理。

（1）缓慢静脉注射 10%葡萄糖酸钙 0.5ml/kg。

（2）25%碳酸氢钠 5ml/kg，稀释成 1.4%静脉推注。

（3）20%葡萄糖 2ml/kg，每 5g 糖加胰岛素 1U，于 1 小时静脉滴注后，给予胰岛素维持泵入，注意监测血糖。

（4）上述方法无效行透析治疗。

3. 护理要点

（1）严格记录 24 小时出入量，尤其是尿量，必要时遵医嘱给予利尿剂。

（2）密切观察病情变化：注意呼吸、脉搏、心率、心律、血压等变化。给予心电监护，观察心电图性质。急性肾衰竭常以心力衰竭、心律失常、感染、惊厥为主要死亡原因，应及时发现早期表现，并及时与医师联系。

（3）按计划严格控制液体量和输液速度。

十九、新生儿败血症的护理

新生儿败血症指新生儿期细菌或真菌侵入血液循环并在其中生长繁殖，产生毒素所造成的全身性感染。发生率占活产婴的 1‰~8‰。出生体重越轻，发病率越高，极低出生体重儿（VLBW）发病率可高达 164‰，长期住院者可高达 300‰。

1. 临床表现

（1）体温改变：体壮儿常发热，体弱儿、早产儿常体温不升。

（2）一般状况：由于细菌毒素作用表现为精神食欲欠佳，哭声减弱、体温不稳定、体重不增等常出现较早，且发展较快、较重，不需很长时间即可出现不吃、不哭、不动、面色不好、精神萎靡、嗜睡。

（3）黄疸：有时是败血症的唯一表现，常为生理性黄疸消退延迟，或一周后开始出现黄疸，黄疸迅速加重或退而复现，不能用其他原因解释的黄疸，均应怀疑本症，严重时可发展为胆红素脑病。

（4）休克表现：面色苍灰、皮肤呈大理石样花纹、血压下降、尿少或无尿、硬肿等，常常是败血病发展到全身炎症反应综合征（SIRS）和（或）多脏器功能衰竭（MSOF）的表现，严重时可有 DIC。

2. 急救措施

（1）当体温过高时，可采用下调暖箱温度、打开包被、冷疗等物理方法或多喂水来降低体温，新生儿不宜用药物、酒精擦浴、冷盐水灌肠等刺激性强的降温方法。体温不升时，及时给予保暖措施；降温后，30 分钟复测体温一次，并记录。

（2）患儿出现尖叫、哭声发直、四肢肌张力增高、双眼凝视、眼球上翻或呈落日状，可能并发化脓性脑膜炎，应及时报告医师抢救处理。

（3）腹胀：腹胀明显者，给予肛管排气。

（4）惊厥：严密观察患儿精神状态，如嗜睡、激惹或烦躁不安、尖叫、眼球固定或不自主的反复吞咽动作等为惊厥表现，按医嘱给苯巴比妥 5mg/kg 肌内注射。

3. 护理要点

（1）加强高危儿监护：对高危儿加强监测，可能发生败血症的高危新生儿应严密监测。注意观察新生儿面色、吮奶、精神状况及体温变化。实行保护性隔离措施，避免交叉感染。

（2）严密观察病情变化：加强巡视，每 4 小时监测体温、脉搏、呼吸、血压的变化，体温不稳定时，每小时测体温 1 次。如出现面色发灰、哭声低弱、尖叫、呕吐频繁等症状，及时与医师取得联系，并做好抢救准备。

（3）清除局部感染灶：如脐炎、鹅口疮、脓疱疮、皮肤破损等，促进皮肤病灶早日痊愈，防止感染继续蔓延扩散。

（4）做好皮肤、黏膜护理：应特别注意保持口腔、皮肤、黏膜、脐部的清洁，避免感染或损伤。

（5）保证营养供给：喂养时要细心，少量、多次给予哺乳，保证机体的需要。吸吮无力者，可鼻饲喂养或结合病情考虑静脉营养。

二十、新生儿溶血病的护理

新生儿溶血病是指由于母婴血型不合引起的胎儿或新生儿同族免疫性

溶血性疾病。以 A、B、O 血型不合新生儿溶血症为最常见。临床以胎儿水肿和黄疸、贫血为主要表现，严重者可致死或遗留严重后遗症，ABO 溶血多为轻症，RH 溶血一般较重。

1. 临床表现

（1）黄疸：为 ABO 溶血病的主要症状或是轻症患儿的唯一症状，因红细胞破坏产生大量非结合胆红素所致。超过 77% 的 RH 溶血患儿出生 24 小时内即可出现黄疸并迅速加重；而 ABO 溶血病仅为 27.7%，以第 2~3 天出现者较多。血清胆红素以未结合胆红素为主，亦有因胆汁淤积而在恢复期出现结合胆红素升高者。当游离的非结合胆红素增高并通过血-脑屏障进入中枢神经系统，可致胆红素脑病（核黄疸）。

（2）贫血：当红细胞破坏速度超过其生成速度时，临床出现贫血的表现。程度不一，严重者可发生贫血性心脏病或心力衰竭。

（3）肝大、脾大：轻症患儿无明显增大；重症患儿水肿时有明显肝、脾增大，系骨髓外造血所致，多见于 RH 溶血病。

（4）胆红素脑病：多发生于生后 2~7 天，早产儿多见。随着黄疸加重逐渐出现神经系统症状，首先是嗜睡、喂养困难、吸吮无力、拥抱反射减弱、肌张力减低等；很快出现双眼凝视、肌张力增高、角弓反张、前囟隆起、呕吐、尖叫、惊厥常伴发热，如不及时治疗，30%~50% 患儿死亡。

2. 治疗原则

（1）光照疗法：光疗通过转变胆红素产生异构体，使胆红素从脂溶性转变为水溶性，经胆汁或尿排出体外。

（2）换血疗法：换血是治疗高胆红素血症最迅速的方法，主要用于重症母婴血型不合的溶血病，可及时换出抗体和致敏红细胞，减轻溶血；降低血清胆红素浓度，防止胆红素脑病；同时纠正贫血，防止发生心力衰竭。

（3）其他：输血疗法、静脉免疫球蛋白的应用及药物治疗。

3. 急救措施

（1）患儿一旦出现胆红素脑病而抽搐时，立即通知医师并按医嘱给予镇静剂止惊，加强蓝光治疗和输液。病情危重者，协助进行换血疗法。

（2）换血中发生心脏停搏，立即停止换血，给予胸外心脏按压、复苏气囊加压给氧，积极配合医师抢救。

（3）若患儿出现拒乳、嗜睡、肌张力减退等胆红素脑病的早期表现，立即报告医师，做好抢救准备。

4. 护理要点

（1）在蓝光治疗和遵医嘱应用白蛋白及抗生素的同时，严密观察病情变化，注意黄疸进展情况，观察患儿有无反应低下、肌张力低下或尖叫、抽搐、双眼凝视等表现。

（2）加强患儿皮肤护理，尤其是颈项、腋窝、腹股沟以及臀部的皮肤护理，勤换尿布。

（3）在光疗期间，勤测体温，根据体温的高低及时调整箱温。各项护理操作集中进行，以免开箱时间过长引起患儿着凉。

（4）进行光疗患儿需戴眼罩，避免蓝光直射眼睛；戴手套、脚套，保护患儿以防抓伤、磕伤等。

（5）观察光疗不良反应：如发热、腹泻、皮疹、青铜症等，并给予对症处理。

（6）换血疗法的过程中给予持续脉搏氧监护、辐射台保暖；及时记录患儿生命体征变化，换血中急查血气、血糖、血生化等，有病情变化先停止换血操作，遵医嘱给予纠酸、推钙等对症处理。

（7）减轻心脏负荷，防止心衰，控制液量及速度。

二十一、新生儿多器官功能障碍综合征的护理

由于感染、休克、炎症和创伤的打击，导致全身炎症反应失控，造成同时或相继发生 2 个或 2 个以上器官或系统功能不全或衰竭，称为多器官功能障碍综合征（MODS）。

1. 临床表现　患儿反应差，面色苍白或青灰，病情发展迅速，出现呼吸困难、心衰、胃肠道出血或肠麻痹、组织水肿、低血压、少尿、高碳酸血症等。

2. 治疗原则　积极治疗原发病，对症治疗。

3. 急救措施

（1）发现昏迷、肾衰竭、呼吸衰竭、心衰等征象及时报告医师，遵医嘱给予脱水剂改善脑水肿，应用呼吸兴奋剂、补充血容量、肾上腺素、多巴胺、多巴酚丁胺等药物纠正休克、心衰等。

（2）发现皮肤黏膜有出血点、注射针眼部位出血不止等 DIC 征象时，立即报告医师配合抢救处理。

4. 护理要点

（1）密切观察病情变化：随时记录生命体征及心电、血氧饱和度等监护数据，发现异常及时报告医师。

（2）监测体温：体温过高时，遵医嘱采取物理降温或药物降温；体温过低时加强保暖措施。

（3）保持呼吸道通畅：根据患儿病情给予鼻导管、面罩吸氧，严重者给予 CPAP 或气管插管、呼吸机辅助呼吸。

（4）观察药物的效果和不良反应：观察血管活性药、强心药、利尿药等效果和不良反应，及时采集各项化验标本，监测心、肝、肾等各脏器功能。

二十二、新生儿弥散性血管内凝血的护理

弥散性血管内凝血（DIC）是一种由不同原因引起的、以全身性血管内凝血系统激活为特征的获得性综合征。其特点是大量微血栓形成、继发性广泛出血及重要脏器发生器质性变化。按 DIC 发病的缓急分为急性和慢性两型。急性型在数小时或 1~2 天内发病，病情急剧而凶险，出血症状严重，可伴有血压下降或休克，该型在新生儿中多见；慢性型的病程可长达数月，出血不严重，高凝血期较明显。其病因主要是感染、缺氧酸中毒、新生儿硬肿症、溶血等因素。

1. 临床表现

（1）出血：是最常见的症状，也是诊断 DIC 的主要依据。出血原因是血小板和凝血因子大量消耗，以及继发性纤溶亢进所产生的 FDP 具有强抗凝作用；体内类肝素抗凝物质反应性增加，也是造成血液低凝的原因之一。常见出血是皮肤淤斑、脐残端及穿刺点渗血、消化道或泌尿道出血、肺出血等。

（2）微循环障碍与休克：由于广泛微血栓形成，致使微循环通路受阻，血液淤滞在微循环内，回心血量和心排血量不足，血压下降，出现休克。休克又加重 DIC，两者形成恶性循环。

（3）栓塞：广泛性微血管内血栓形成，产生栓塞，使受累器官如肝、肾、脑、肺、消化道等缺血、缺氧而致功能障碍，甚至器质性坏死，临床上可出现肝、肾衰竭，呼吸窘迫、惊厥、昏迷、肺出血、消化道出血、皮肤淤斑或坏死。

（4）溶血：由于微血管内出现广泛凝血所产生的纤维蛋白丝与红细胞膜相互作用，使红细胞变形受损，甚至破裂发生溶血性贫血。

2. 治疗原则　病因治疗、改善微循环和纠正水电解质紊乱，抗凝疗法。

3. 急救措施 DIC 合并休克、出血等严重并发症时，应立即通知医师，并备齐各种抢救用物，积极配合医师进行抢救。尽快恢复有效循环，保护心脏正常微循环，输入止血药等。

4. 护理要点

（1）严密观察患儿生命体征、神志、末梢循环变化、有无出血征象及尿的颜色和量。

（2）保持患儿呼吸道通畅，为患儿拍背和更换体位，以促进分泌物的排出，吸痰动作要轻柔。

（3）采用静脉留置针建立静脉通路，避免反复穿刺所引起的机械性损伤。任何穿刺部位针眼处按压 10 分钟以上，防止出血和淤血。

（4）准确记录 24 小时出入量，尤其是注意尿量的变化。

二十三、新生儿坏死性小肠结肠炎的护理

新生儿坏死性小肠结肠炎（NEC）是由于多种因素引起肠黏膜损伤，使之缺血、缺氧，导致小肠、结肠发生弥漫性或局部坏死的一种疾病。临床以腹胀、呕吐、便血，严重者发生休克及多器官功能衰竭为主要表现，腹部 X 线检查以肠壁囊样积气为特征。90% 发生于早产儿，同时伴有肠壁积气和门静脉积气者，死亡率达 86%。

1. 临床表现 全身非特异性败血症症状多于生后 2~12 天发生。初期常有体温不稳、呼吸暂停、心动过缓、嗜睡等全身表现，同时出现不同程度的胃肠道症状：腹胀、呕吐、腹泻或便血三联征。

（1）腹胀和肠鸣音减弱：患儿先有胃排空延迟、胃潴留，随后出现腹胀。轻者仅有腹胀，严重病例症状迅速加重，腹壁发红、腹胀如鼓，肠鸣音减弱，甚至消失，早产儿 NEC 腹胀不典型。腹胀和肠鸣音减弱是 NEC 较早出现的症状。

（2）呕吐：患儿常出现呕吐，呕吐物可呈咖啡样或带胆汁。部分患儿无呕吐，但胃内可抽出含咖啡样或胆汁样胃内容物。

（3）腹泻和血便：开始时为水样便，每日 5~6 次至 10 余次不等，1~2 天后为血样便，可为鲜血、果酱样或黑便。有些病例可无腹泻和肉眼血便，仅有大便隐血阳性。

（4）全身症状：患儿常有反应差、嗜睡、拒食，严重病例面色苍白或青灰、四肢厥冷、休克、酸中毒、黄疸加重。早产儿易发生反复呼吸暂停、心率减慢，体温正常或有低热或体温不升。

2. 治疗原则 绝对禁食水，给予胃肠减压、抗感染等治疗。

3. 急救措施　患儿疑似为 NEC 时，立即给予禁食水、胃肠减压等处理措施。

4. 护理要点

（1）严密观察病情：观察患儿神志、面色、体温、脉搏、呼吸、血压的变化。是否有呼吸暂停、心率减慢、烦躁不安、抽搐等；同时还应密切观察有无脱水的表现，皮肤颜色、弹性、前囟凹陷的程度及尿量的改变等。

（2）及早发现手术指征：密切观察病情变化，及早发现是否有手术指征，如气腹或门静脉积气，腹壁红肿，腹腔穿刺液为血性或浅褐色，有腹膜炎表现，大量便血，完全性肠梗阻，腹部有肿物，休克或明显的酸中毒表现，合并弥散性血管内凝血。

（3）胃内容物的观察：保持胃肠减压管通畅，准确记录引流液的量，观察引流液的颜色，是否为鲜红色、咖啡色、黄色、草绿色、白色黏液，发现问题及时报告处理。

（4）大便的观察：大便的次数、量、性状、颜色、黏稠度等，是否为水样便、墨绿色便、鲜红色便，黏液血便、黑便或果酱样血便，有无坏死脱落的肠黏膜，及时标本送检以明确病情变化。

（5）腹胀程度的观察：每日定时测量腹围并记录。观察腹胀的程度，如腹胀如鼓、稍腹胀，腹壁张力是增高还是腹软，严重者腹壁可出现红斑及板结。腹部触诊有压痛感，腹壁肌张力高有捻发感。肛管排气对减轻腹胀效果不明显，而胃肠减压具有明显减轻腹胀的作用。

第四节　ICU 常见急危重症护理

一、急性上消化道出血的护理

急性上消化道出血是指 Treitz 韧带以上的消化道（食管、胃、十二指肠、空肠上段、胰腺、胆道）的急性出血，是临床常见急症。临床表现为呕血、黑便，常伴失血性周围循环衰竭，若出血量过大、出血不止或治疗不及时，可导致死亡。

1. 临床表现

（1）前驱症状：出血前，患者多有腹痛表现，其程度因人、因病而异。原有消化道溃疡病史者，疼痛节律消失，且服用抗酸药物不缓解。此外，患者还有头晕、目眩、心悸或恶心症状。

（2）呕血和黑便：是上消化道出血的特征性表现。上消化道出血后均有黑便，出血部位在幽门以上者常有呕血，幽门以下出血如出血量大、速度快，可因血液反流入胃引起恶心、呕吐而表现呕血。

（3）失血性周围循环衰竭：急性大量失血由于循环血量迅速减少而导致周围循环衰竭。一般表现为头晕、心慌、乏力、心率加快、血压偏低等。严重者可表现出典型休克症状。

（4）发热：一般 24 小时内出现低热（<38.5℃）。

（5）氮质血症：可发生肠源性氮质血症，一般于出血后数小时血尿素氮开始上升，24~48 小时达高峰，大多不超过 14.28mmol/L，3~4 天后降至正常。

（6）贫血。

2. 估计出血严重程度

（1）根据休克指数：脉率与收缩压的比值为休克指数，正常值为 0.54±0.02，当休克指数为 1，失血量为 800~1200ml（占总血量 20%~30%），休克指数>1，失血 1200~2000ml（占总血量 30%~50%）。

（2）根据临床表现：①一般成人每日消化道出血为 5~10ml，粪便隐血试验呈阳性；②每日出血量 50~100ml，可出现黑便；③胃内积血达 250~300ml，可引起呕血；④一次出血量不超过 400ml 时，一般不引起全身症状；⑤出血量达到 400~500ml，可出现全身症状，如头晕、心慌、乏力等；⑥短时间内出血量超过 1000ml，可出现周围循环衰竭表现。急性大出血严重程度的估计最有价值的指标是血容量减少所致的周围循环衰竭的临床表现，因此应将相关检查放在首位。血压和脉搏是关键指标，需进行动态观察，综合其他指标加以判断。若患者由平卧位改为坐位时出现血压下降（15~20mmHg）、心率加快（>10 次/分），提示血容量明显不足，是紧急输血的指征。若出现休克期症状，属严重大量出血，需积极抢救。

（3）根据实验室检查：如血红蛋白低于 100g/L 时红细胞已丢失 50%，可为输血指征。若血尿素氮>8mmol/L 而血肌酐正常，提示出血已达 1000ml 以上。

3. 判断出血是否停止 上消化道大出血经适当治疗，可在短时间内停止出血。由于肠道内积血需经数日（一般为 3 天）才能排尽，故不能以黑便作为继续出血的指标。临床上出现下列情况应考虑出血或再出血。

（1）反复呕血或黑便次数增多、粪质稀薄，伴有肠鸣音亢进。

（2）周围循环衰竭的表现经充分补液输血而未见明显改善，或暂时好转而又恶化。

（3）血红蛋白浓度、红细胞计数和血细胞比容继续下降，网织红细胞计数持续增高。

（4）补液与尿量足够的情况下，血尿素氮持续或再次升高。

4．急救措施

（1）一般处理：患者应卧床休息，头偏向一侧，保持呼吸道通畅，避免呕吐物吸入引起窒息，给予吸氧。活动性出血期间禁食，严密观察病情。

（2）积极补充血容量。

（3）止血措施

1）药物止血：①生长抑素止血效果肯定，因不伴全身血流动力学改变，故短期使用几乎没有严重不良反应，但价格较贵；②抑制胃酸分泌的药物，对消化道溃疡和急性胃黏膜损害引起的出血，常规予 H_2 受体拮抗药或质子泵抑制药，急性出血期经静脉途径给药。

2）内镜治疗：对食管静脉曲张破裂所致大出血，在内镜直视下注射硬化剂至曲张静脉，或用皮圈套扎曲张静脉，可达到止血目的，并有效防止早期再出血，是目前治疗食管静脉曲张破裂出血的重要手段。

3）气囊压迫止血：气囊压迫过久可引起黏膜糜烂，故持续压迫时间最长不超过 24 小时，放气解除压迫一段时间后，必要时重复充盈气囊恢复牵引。

5．观察要点

（1）生命体征观察：有无心率加快、心律失常、脉搏细弱、血压降低、脉压变小、呼吸困难、体温不升或发热，给予心电监护。

（2）精神和意识状态：有无精神疲倦、烦躁不安、嗜睡、表情淡漠、意识不清甚至昏迷。

（3）观察皮肤和甲床色泽，肢体温暖或是湿冷，周围静脉特别是颈静脉充盈情况。

（4）出血严重程度的观察：观察呕血和黑便的情况，记录出血次数和出血量，如有颜色变化，应及时留取标本。结合全身表现判断是否出现周围循环衰竭。如前所述，观察重点是血压和脉搏的变化。

（5）止血治疗效果的观察：监测呕血、黑便的次数、数量和性质，动态观察血红蛋白浓度、红细胞计数、血细胞比容和网织红细胞计数，注意氮质血症的发展情况，综合判断出血是否停止。

6. 护理要点

（1）心理护理：加强心理护理，耐心解释安静休息有利于止血，关心安慰患者。抢救工作应迅速而不忙乱，以减轻患者的紧张情绪。及时解答患者及家属的提问，以减轻他们的疑虑。

（2）饮食护理：急性大出血伴恶心、呕吐者应禁食。少量出血无呕吐者，可进温凉、清淡流食。出血停止后改为营养丰富、易消化、无刺激性半流食、软食，少量多餐，逐步过渡到正常饮食。下三腔双囊管的患者，出血停止 24 小时后从胃管内注入流质饮食；有意识障碍的患者，应给予无蛋白质饮食；有腹水者，应适当限制钠盐摄入。

（3）基础护理：做好口腔和皮肤的护理，因出血患者口腔有腥臭味，应每日 2~4 次清洁口腔。水肿患者应加强皮肤护理，防止发生压疮。

（4）出血护理

1）按医嘱给止血药，如 6-氨基己酸加入 10% 葡萄糖中经静脉滴入等。

2）食管静脉曲张破裂出血，用垂体后叶素时，稀释后应缓慢静脉注射或静脉输入，速度不宜过快，以防出现副作用（高血压、冠心病及孕妇忌用）。

3）冰盐水洗胃法，用特制有两个口的胃管插入胃内（无特制管可用普通胃管，肝硬化患者用三腔双囊管即可），用 50ml 注射器向胃管内缓慢注入 0~4℃ 生理盐水，从另一开口吸出，反复进行持续灌洗，用水量根据病情而定，一般用水量为 10000ml 左右，30 分钟使胃内温度下降，起到止血作用。

4）在 500ml 生理盐水中加去甲肾上腺素 10~20mg，经胃管缓慢滴入，如能口服者，可每 2 小时口服 50ml，以降低门静脉压，从而对食管-胃底静脉曲张破裂出血产生止血效果，但对有动脉硬化者应慎用。

5）如在紧急情况下，进行纤维胃镜检查者，应做好术前准备。

（5）三腔双囊管的护理

1）严密观察患者的意识、体温、血压、脉搏、呼吸、尿量，胃肠减压液、呕吐液及大便的颜色、数量、性质等，以判断有无继续出血，准确记录 24 小时出入量，并做好记录。

2）管道观察与护理：密切观察牵引是否有效，三腔双囊管有无脱落，保证位置正确，固定妥当。经常抽吸胃内容物。在气囊压迫期间每 4~6 小时检查气囊内压力一次，如压力不足及时注气补充，每 8~12 小时放气松开牵引 30 分钟，先放食管气囊，后放胃气囊，同时让患者吞咽液状石蜡 20ml，以防囊壁与黏膜黏合，再次充气时先将胃气囊插至标记的刻度处，其操作过程同前。一般压迫时间为 3~5 天，个别放气后又有出血且又不能采取其他治疗方法者，在精心护理下可留置 1 周。在压迫出血停止 24 小时后松开牵引并放气，口服液状石蜡 20ml，观察 24 小时未再出血者应抽空双气囊，将三腔双囊管慢慢拔出。拔管后仍观察有无出血现象。

3）保持鼻腔黏膜清洁湿润，及时清除分泌物及结痂，经常用液状石蜡棉签涂口唇以防干裂，同时做好口腔护理。用液状石蜡滴入插管的鼻腔内，每日 2~3 次，以减少导管对鼻黏膜的刺激。保持床单位清洁干燥，保持皮肤清洁舒适，定时用温热水擦洗臀部。

4）三腔双囊管压迫止血在应用过程中有一定的并发症发生，因此，应加强患者的心理护理，培训操作者掌握熟练的插管技术，改进插管方法，插管后严密观察患者的病情，积极做好并发症的护理。

5）做好患者的心理护理，插管前认真做好患者及家属的解释工作，消除患者的恐惧、紧张心理，使其能配合治疗。插管过程中及插管后密切注意患者的心理变化，做好安慰、解释工作。

二、咯血的护理

声门以下呼吸道和肺组织任何部位出血，经喉、口腔而咯出称咯血。

1. 判断是否窒息　咯血窒息是咯血致死的主要原因，需严加防范，并积极准备抢救。常见原因如下。

（1）大量咯血阻塞呼吸道。

（2）患者体弱、咳嗽无力或咳嗽反射功能下降，无力将血液咯出。

（3）患者极度紧张，诱发喉部痉挛。若患者咯血后突然出现胸闷、呼吸困难、端坐呼吸、烦躁不安或张口瞪目、面色苍白、憋气、唇甲发绀、冷汗淋漓等表现时，需警惕发生大咯血窒息，应积极处理。

2. 急救措施

（1）咯血窒息的紧急处理

1）体位引流：立即使患者取头低足高的俯卧位，用手轻拍患者的背部，鼓励其咳嗽，以利于积血的排出。

2）清除积血：用纱布将口、咽、鼻内积血清除，并立即将舌拉出。紧急气管插管，将有侧孔的较粗的鼻导管迅速插入气管内，边进边吸，深度要达到隆突部位，还可采用硬质支气管镜吸引。

3）高浓度吸氧：气道阻塞解除后，立即大量给氧，氧气流量 4~6L/min，同时给呼吸兴奋药，迅速改善组织缺氧状况。

4）避免刺激：保持病室安静，抢救同时应酌情给予止血药物，并密切观察病情变化，防止再次咯血。

（2）止血治疗

1）药物：垂体后叶素 5~10U，溶于 10~20ml 生理盐水稀释，静脉缓慢推注（10 分钟以上），或以 10~20U 加入 5% 葡萄糖液 500ml 缓慢静脉滴注，必要时 6~8 小时重复一次。高血压、冠心病和妊娠者禁用。

2）气管镜下止血：用肾上腺素 2~4mg 加入 4℃ 生理盐水 10~20ml 局部滴入。

3）紧急手术止血：仅用于经内科综合治疗无效或有窒息危险的大咯血患者。手术适应证：①咯血量>600ml/12h；②一次咯血量≥200ml 并于 24 小时内反复发生；③曾有大咯血窒息史者。手术禁忌证包括肺癌晚期出血、二尖瓣狭窄出血、全身有出血倾向者，体质极差伴有肺功能不全和出血部位难以确定者。

（3）镇静、休息和对症治疗：大量咯血患者应保持卧床休息，以患侧卧位为宜，尽量避免血液流向健侧肺，若不能明确出血部位，可暂时取平卧位。对精神紧张、恐惧不安者，必要时可用少量镇静药。咳嗽剧烈的患者，可适当给予止咳药。禁用吗啡，以免过度抑制咳嗽，使血液及分泌物淤积气道而引起窒息。

3. 观察要点

（1）严密观察病情，对大中量咯血者，应定时测量生命体征。

（2）对大咯血伴休克的患者，应注意保暖，根据血红蛋白和血压测定酌情给予少量输血。

（3）对有高热的患者，胸部或头部可置冰袋，有利于降温止血。

（4）观察有无咯血窒息的表现，观察治疗效果，特别是药物不良反应，根据病情及时调整药液滴速。观察有无并发症的表现，及时处理。

4. 护理要点

（1）防治窒息，做好抢救准备，注意患者是否有咯血窒息的前驱症状。

（2）体位：保持正确的引流体位，护理时尽量少翻动患者。

（3）保持呼吸道通畅：鼓励患者轻微咳嗽，将血液咯出，以免滞留于呼吸道内。进行吸引时，避免用力过猛，应适当转动导管。若吸引过程中导管阻塞，应立即抽出导管，此时可带出导管顶端吸住的血凝块。

（4）保持大便通畅，防止患者用力过大而加重咯血。

（5）窒息复苏后应加强护理和观察，防止再窒息的发生。

（6）饮食护理：大量咯血者应禁食，小量咯血者宜进少量温凉的流质饮食，因过冷或过热食物均易诱发或加重咯血。多饮水，多食富含纤维素食物，以保持大便通畅。

（7）口腔护理：保持口腔清洁，给予清水或漱口剂漱口，必要时给予口腔护理每天 2~4 次。

（8）心理护理：根据患者的心理特点进行有针对性地心理护理，帮助患者树立战胜疾病的信心。

三、抽搐的护理

抽搐指全身或局部成群骨骼肌非自主地抽动或强烈收缩，常可引起关节运动和强直。

1. 临床表现

（1）全身性抽搐：全身肌肉强直，一阵阵抽动，呈角弓反张（头后仰，全身向后弯，呈弓形），双眼上翻或凝视，意识不清。

（2）局限性抽搐：仅局部肌肉抽动，如仅一侧肢体抽动，或面肌抽动，或手指、脚趾抽动，或眼球转动、眼球震颤、眨眼动作、凝视等。大多意识不清。以上抽搐的时间可为几秒或数分钟，严重者达数分钟或反复发作，抽搐发作持续 30 分钟以上者，称惊厥的持续状态。

（3）高热惊厥：主要见于 6 个月到 4 岁小儿在高热时发生抽搐。高热惊厥发作为时短暂，抽搐后神志恢复快，多发生在发热的早期，在一次患病发热中，常只发作一次抽搐，可以排除脑内疾病及其他严重疾病，且热退后 1 周做脑电图显示正常。

2. 急救措施

（1）将患者置于去枕平卧位，解开衣领，头偏向一侧，不可强按肢体，以免骨折。

（2）将缠有纱布的压舌板置于上下磨牙之间，以免咬伤舌头。

（3）保持呼吸道通畅，及时吸痰、吸氧，必要时做好气管插管的准备。

（4）监测生命体征的变化。

（5）建立静脉通道，遵医嘱给予输液和抽血检查。

（6）药物：地西泮为各型癫痫持续状态最有效的首选药物；苯巴比妥为抗癫痫持续状态药物，有效而安全。

3. 观察要点

（1）观察生命体征的变化，尤其是神志、瞳孔、呼吸的变化。

（2）观察抽搐发作次数、间歇时间、发作过程。

（3）观察用药后发作是否缓解以及副作用。地西泮可抑制呼吸，用药过程中注意观察呼吸，如有呼吸抑制，立即停药。苯巴比妥的主要缺点是抑制呼吸作用较强，对血压和意识也有影响。

（4）高热时采取物理降温。

（5）遵医嘱用药，及时处理各种电解质紊乱。

（6）将各种急救物品备于床头（吸痰器、压舌板、开口器及吸痰用物）。

4. 护理要点

（1）防坠床，做好安全防护，患者床旁放置床挡，适当约束。

（2）患者抽搐发作时，立即使患者平卧，牙齿之间放置牙垫防止舌咬伤。

（3）保持患者呼吸道通畅，解开领口及腰带，将头偏向一侧，及时清理呼吸道分泌物。

（4）患者癫痫发作时要立即通知医师，及时给予药物。

（5）认真观察并记录患者抽搐发作的过程及表现（意识、持续时间、开始部位、顺序、瞳孔变化、呼吸状态、大小便情况等）。

（6）昏迷患者给予鼻饲饮食，保证营养及入量。

（7）抽搐时及时清理大小便，保持皮肤、床单元清洁。

第五章　ICU 常用药物

第一节　常用抗生素

抗菌药是能抑制或杀灭细菌，用于预防和治疗细菌性感染的药物，有些抗菌药也用于寄生虫感染。抗菌药包括人工合成抗菌药和抗生素。

一、β-内酰胺类抗生素分类

β-内酰胺类抗生素是指化学结构中含有 β-内酰胺环的一类抗生素，包括青霉素类、头孢菌素类、非典型 β-内酰胺酶抑制药。该类抗生素抗菌活性强、抗菌范围广、毒性低、临床疗效高、适应证广、品种多。

1. **青霉素类**　按抗菌谱和耐药性分四类。

（1）窄谱青霉素类：以注射用青霉素、口服用青霉素 V 为代表。

（2）耐酶青霉素类：以注射用甲氧西林和口服、注射用氯唑西林、氟氯西林为代表。

（3）广谱青霉素类：以氨苄西林、口服阿莫西林为代表。

（4）抗铜绿假单胞菌广谱青霉素类：以注射用羧苄西林、哌拉西林为代表。

2. **头孢菌素类**　按抗菌谱、耐药性、肾毒性分为四代。

（1）第一代头孢菌素：头孢拉定、头孢氨苄为代表。

（2）第二代头孢菌素：头孢呋辛、头孢克洛为代表。

（3）第三代头孢菌素：头孢哌酮、头孢噻肟、头孢克肟为代表。

（4）第四代头孢菌素：头孢匹罗为代表。

3. **其他 β-内酰胺类**　包括碳青霉烯类、头孢霉素类、氧头孢烯类、单环 β-内酰胺类。

4. **β-内酰胺酶类抑制药**　如棒酸、舒巴坦类。

5. **β-内酰胺类**　抗生素的复方制剂。

二、β-内酰胺类抗生素作用机制

主要是作用于青霉素结合蛋白，抑制细菌细胞壁的合成，菌体失去渗透屏障而膨胀、裂解，同时借助细菌的自溶酶溶解而产生抗菌作用。

1. 青霉素

药理作用	青霉素化学性质较稳定，抗菌作用强，产量高，毒性低，价格低廉，故常用。其干粉末在室温中保存数年仍有抗菌性。但溶于水后极不稳定，易被酸、碱、醇、氧化剂、重金属离子破坏，且不耐热，在室温放置 24 小时大部分降解失效，故用前配制
适应证	青霉素对繁殖期敏感菌有强大的杀菌作用，敏感菌株包括革兰阳性球菌、革兰阴性球菌、革兰阳性杆菌、少数革兰阴性杆菌及螺旋体，但对大多数的革兰阴性杆菌无效，对金葡菌产生的 β-内酰胺酶不稳定
用法与用量	（1）成人常用量：①肌内注射，每日 80 万 ~ 200 万 U，分 3 ~ 4 次给药；②静脉滴注，每日 200 万 ~ 1000 万 U，分 2 ~ 4 次给药 （2）小儿常用量：①肌内注射，2.5 万 U/kg，每 12 小时 1 次；②静脉给药，每日 5 万 ~ 20 万 U/kg，分 2 ~ 4 次
不良反应	过敏反应为主要不良反应，表现为药疹、血清病、过敏性休克（最严重）等。致敏原为降解产物青霉噻唑蛋白、青霉烯酸、青霉素或 6-APA 高分子聚合物

2. 阿莫西林

药理作用	阿莫西林为半合成广谱青霉素类药，穿透细胞壁的能力强，能抑制细菌细胞膜的合成，使细菌迅速成为球体而被破裂溶解，故对多种细菌的杀菌作用强
适应证	对大多数致病的革兰阳性菌和革兰阴性菌（包括球菌和杆菌）均有强大的抑制和杀菌作用，其中对肺炎链球菌、溶血性链球菌、大肠杆菌、奇异变形菌、沙门菌属、流感嗜血杆菌具有良好的抗菌活性
用法与用量	成人及体重超过 40kg 的儿童口服每次 1~2 粒（0.25~0.5g），每 6~8 小时 1 次，一日剂量不超过 4g（16 粒）。体重小于 40kg 的儿童按体重20~40mg/(kg·d)，分 2~3 次服用。3 个月以下婴儿 30mg/(kg·d)，分次服用，每 12 小时 1 次
不良反应	包括过敏反应症状、消化系统症状、血液系统症状、皮肤黏膜反应、肝肾功能紊乱

3. 注射用美洛西林钠

药理作用	美洛西林钠为半合成青霉素类抗生素
适应证	用于大肠杆菌、肠杆菌属、变形杆菌等革兰阴性杆菌中敏感菌株所致的呼吸系统、泌尿系统、消化系统、妇科和生殖器官等感染
用法与用量	成人一日2~6g，严重感染者可增至8~12g，最大可增至15g。儿童按体重一日0.1~0.2g/kg，严重感染者可增至0.3g/kg。静脉滴注按需要每6~8小时一次，其剂量根据病情而定，严重者可每4~6小时静脉注射一次
不良反应	主要为胃肠道反应和一般过敏反应

4. 注射用美洛西林钠/舒巴坦钠

药理作用	美洛西林钠/舒巴坦钠为美洛西林钠和舒巴坦钠按4∶1的比例组成的复方制剂。美洛西林属青霉素类广谱抗生素，主要通过干扰细菌细胞壁的合成而起杀菌作用。舒巴坦除对奈瑟菌科和不动杆菌外，对其他细菌无抗菌活性。本药对多种革兰阳性菌和革兰阴性菌均有杀菌作用
适应证	本药含有β-内酰胺酶抑制药——舒巴坦，适用于产酶耐药菌引起的中重度感染性疾病。①呼吸系统感染：如中耳炎、鼻窦炎、扁桃体炎、咽炎、肺炎、急性支气管炎和慢性支气管炎急性发作，支气管扩张症、脓胸、肺脓肿等；②泌尿生殖系统感染：如肾盂肾炎、膀胱炎和尿道炎等；③腹腔感染：如胆道感染等；④皮肤及软组织感染：如疏松结缔组织炎、伤口感染、疖病、脓性皮炎和脓疱病；⑤性病、淋病等；⑥盆腔感染：产科感染、产后感染等；⑦严重系统感染：如脑膜炎、细菌性心内膜炎、腹膜炎、败血症、脓毒症等
用法与用量	静脉滴注，用前用适量注射用水或氯化钠注射液溶解，加入0.9%氯化钠注射液或5%葡萄糖氯化钠注射液或5%~10%葡萄糖注射液100ml中静脉滴注，每次滴注时间为30~50分钟。成人剂量每次3.75g（美洛西林3.0g，舒巴坦0.75g），每8小时或12小时一次，疗程7~14天
不良反应	主要为胃肠道反应和偶有过敏反应、血液系统反应、中枢神经反应及局部反应
禁忌	对青霉素类药物或舒巴坦过敏者禁用
注意事项	①使用前应进行青霉素钠皮内敏感试验，阳性反应者禁用；②与其他青霉素类药物和头孢菌素类药物之间存在交叉过敏性；③临用前用注射用水或5%葡萄糖氯化钠注射液或5%~10%葡萄糖注射液溶解，剩余溶液于4℃最多保存24小时；④长期或重复使用本药可导致耐药细菌或酵母菌样真菌的重度感染

5. 注射用哌拉西林钠/舒巴坦钠

药理作用	哌拉西林钠/舒巴坦钠为哌拉西林钠与舒巴坦钠按 2∶1 的比例组成的复方制剂。哌拉西林属青霉素类广谱抗生素
适应证	适用于对哌拉西林耐药而对本药敏感产 β-内酰胺酶致病菌引起的感染。在用于治疗对哌拉西林单药敏感菌与对哌拉西林单药耐药时、对本药敏感的 β-内酰胺酶菌引起的混合感染时，不需要加用其他抗生素
用法与用量	临用前将每瓶药物用适量 5%葡萄糖液或生理盐水溶解后，再用同一溶剂稀释至 500ml 供静脉滴注，时间为 60~120 分钟。成人每次 1.5g 或 3.0g，每 12 小时一次。严重或难治性感染，每次 6.0g，每 12 小时一次。每日最大剂量 12.0g。肾功能不全者酌情调整剂量。疗程为 7~14 天
不良反应	偶见过敏反应
禁忌	对青霉素类、头孢类或 β-内酰胺酶抑制药药物过敏或对上述药物有过敏史者
注意事项	①使用前需做青霉素皮试，阳性反应者禁用；②肾功能不全者慎用；③可能引起出血，有出血倾向者应监测凝血时间等；④对诊断的干扰，血清尿素氮、血清肌酐升高等；⑤本药含钠，需要控制盐摄入量的患者定期检查血电解质水平；⑥本药不可加入碳酸氢钠溶液中静滴

三、头孢菌素类抗生素

头孢菌素类抗生素抗菌谱广、作用强，对 β-内酰胺酶稳定，过敏反应发生率低。

（1）第一代头孢菌素：主要用以治疗耐青霉素的金葡菌及敏感菌所致的轻中度感染。

（2）第二代头孢菌素：主要用于产酶耐药革兰阴性杆菌感染以及敏感菌所致感染，一般革兰阴性杆菌感染可作首选药。

（3）第三代、第四代头孢菌素：主要用于重症耐药革兰阴性杆菌感染。

1. 头孢他啶

药理作用	头孢他啶为第三代头孢菌素类抗生素。对大肠杆菌、肺炎杆菌等肠杆菌科细菌和流感嗜血杆菌、铜绿假单胞菌等有高度抗菌活性
适应证	对于由多种耐药革兰阴性杆菌引起的免疫缺陷者感染、医院内感染以及革兰阴性杆菌或铜绿假单胞菌所致中枢神经系统感染尤为适用
用法与用量	对于危及生命的感染、严重铜绿假单胞菌感染和中枢神经系统感染，可酌情增量至一日 0.15~0.2g/kg，分 3 次静脉滴注或静脉注射。婴幼儿常用剂量为一日 30~100mg/kg，分 2~3 次静脉滴注
不良反应	主要有中枢神经系统的不良反应，皮肤与变态反应，以及消化、泌尿、血液系统的不良反应等
禁忌	对头孢菌素类抗生素过敏者禁用
注意事项	①交叉过敏反应：对一种头孢菌素或头孢霉素过敏者对其他头孢菌素或头孢霉素也可能过敏，对青霉素过敏者应用头孢时发生过敏反应者达 5%~10%；②对青霉素过敏者应用本药时应根据患者情况充分权衡后决定，有青霉素过敏性休克或即刻反应者，不宜再选用头孢菌素类；③有胃肠道疾病史者，特别是溃疡性结肠炎、局限性肠炎或抗生素相关性结肠炎者应慎用；④肾功能明显减退者应用时，需根据肾功能损害程度减量；⑤对重症革兰阳性球菌感染，为非首选药物；⑥在不同存放条件下，本药粉末的颜色可变暗，但不影响其活性；⑦以生理盐水、5%葡萄糖注射液或乳酸钠稀释成的静脉注射液（20mg/ml）在室温存放不宜超过 24 小时

2. 头孢哌酮/舒巴坦钠

药理作用	头孢哌酮主要抑制细菌细胞壁的合成。舒巴坦本身抑菌作用较弱，是一种竞争性、不可逆的 β-内酰胺酶抑制药，与头孢哌酮联合应用后，可增加头孢哌酮抵抗多种 β-内酰胺酶降解的能力，对头孢哌酮产生明显的增效作用
适应证	用于敏感菌所致的感染
用法与用量	先用 5%葡萄糖注射液或氯化钠注射液适量溶解，然后再用同一溶剂稀释等分 2~4 次滴注。新生儿出生第一周内，应每隔 12 小时给药 1 次。舒巴坦每日最高剂量不超 80mg/kg
不良反应	①主要为胃肠道反应，如轻度腹泻、恶心呕吐等；②过敏反应，如斑丘疹、荨麻疹、药物热；③血液系统反应，如中性粒细胞减少症、血红蛋白减少、血小板减少、低凝血酶原血症、嗜酸粒细胞增多等

续 表

禁忌	对本药或头孢菌素类过敏者禁用
注意事项	对本药任何成分过敏者禁用。对 β-内酰胺类抗生素过敏者慎用或禁用。使用期间禁酒或禁用含酒精的药物

3. 头孢吡肟

药理作用	头孢吡肟属第四代头孢菌素类，高度耐受多数 β-内酰胺酶的水解，对染色体编码的 β-内酰胺酶亲和力低，对多数耐氨基糖苷类或第三代头孢菌素菌株均有效；能快速渗入革兰阴性菌体内，对各种细胞均呈杀菌作用
适应证	用于治疗成人和 2 月龄至 16 岁儿童上述敏感细菌引起的中重度感染
用法与用量	可用静脉滴注或深部肌内注射给药。成人和 16 岁以上儿童或体重为 40kg 以上患者，可根据病情，每次 1~2g，每 12 小时一次，静脉滴注，疗程 7~10 天
不良反应	主要为消化道反应和过敏反应
禁忌	禁用于对头孢吡肟或 L-精氨酸、头孢菌素类药物、青霉素或其他 β-内酰胺类抗生素有即刻过敏反应的患者
注意事项	①使用前，应该确定患者是否有头孢菌素类药物、青霉素或其他 β-内酰胺类抗生素过敏史，对于任何有过敏，特别是药物过敏史的患者应谨慎；②广谱抗菌药可诱发假膜性肠炎；③与其他头孢菌素类抗生素类似，头孢吡肟可能会引起凝血酶原活性下降；④本药所含精氨酸在所用剂量为最大推荐剂量的 33 倍时会引起葡萄糖代谢紊乱和一过性血钾升高，较低剂量时精氨酸的影响尚不明确；⑤对肾功能不全的患者，应根据肾功能调整本品剂量或给药间歇时间；⑥与氨基糖苷类药物或强效利尿药合用时，应加强临床观察，并监测肾功能，避免引发氨基糖苷类药物的肾毒性或耳毒性作用

四、碳青霉烯类

本类药物包括亚胺培南/西司他丁钠盐（泰能）、美罗培南（美平）、帕尼培南/贝克米隆（克倍宁）。碳青霉烯类抗生素抗菌谱广，作用强，对多数革兰阳性、革兰阴性菌有效，对厌氧菌是 β-内酰胺类中作用最强者。不仅对 β-内酰胺酶高度稳定，且有抑酶作用。易被肾脱氢肽酶降解，需与此酶的特异性抑制药西司他丁合用。临床用于革兰阳性、革兰阴性菌及厌氧菌所致的感染。

1. 注射用美罗培南

药理作用	美罗培南为人工合成的广谱碳青霉烯类抗生素，通过抑制细菌细胞壁的合成而产生抗菌作用，容易穿透大多数革兰阳性和革兰阴性细菌的细胞壁，而达到其作用靶点青霉素结合蛋白。对一些铜绿假单胞菌的分离菌株，美罗培南与氨基糖苷类抗生素合用可产生协同作用
适应证	适用于成人和儿童由单一或多种对美罗培南敏感的细菌引起的感染。美罗培南单用或与其他抗微生物制剂联合使用可用于治疗多重感染
用法与用量	静脉给药，成人常规剂量每 8 小时给药 500~1000mg，小儿剂量按体重一次 10~20mg/kg，一日 3 次
不良反应	①过敏反应：主要有皮疹、瘙痒、药物热等过敏反应；偶见过敏性休克；②消化系统：主要有腹泻、恶心、呕吐、便秘等胃肠道症状；③肝脏：偶见肝功能异常、胆汁淤积型黄疸等；④肾脏：偶见排尿困难和急性肾衰竭；⑤中枢神经系统：偶见失眠、焦虑、意识模糊、神经过敏、感觉异常、幻觉、抑郁、痉挛等中枢神经系统症状；⑥血液系统：偶见胃肠道出血、鼻出血和腹腔积血等出血症状；⑦注射给药时可致局部疼痛、红肿、硬结，严重者可致血栓性静脉炎
禁忌	对本药成分及其他碳青霉烯类抗生素过敏者禁用。使用丙戊酸的患者禁用
注意事项	①慎用于以下情况：a. 对青霉素类或其他 β-内酰胺抗生素过敏者慎用；b. 严重肝、肾功能障碍者慎用；c. 老年人慎用；d. 有癫痫史、中枢神经系统功能障碍的患者慎用；②长期用药时应注意监测肝肾功能和血象；③与齐多夫定、昂丹司琼、多种维生素、多西环素、地西泮、葡萄糖酸钙和阿昔洛韦等药有配伍禁忌；④溶液的配制应以适宜溶液稀释后在 15~30 分钟内静脉滴注或用无菌注射用水稀释后在 3~5 分钟内静脉注射，不应冰冻，使用前摇晃均匀

2. 注射用亚胺培西司他丁钠盐

药理作用	亚胺培南对革兰阳性、革兰阴性的需氧菌和厌氧菌具有抗菌作用。有较好的耐酶性能，与其他伊内酰胺类药物间较少出现交叉耐药性
适应证	用于敏感菌所致的各种感染，特别适用于多种细菌联合感染和需氧菌及厌氧菌的混合感染

续　表

用法与用量	静脉滴注或肌内注射。静脉滴注可选用等渗氯化钠注射液、5%~10% 葡萄糖液作溶剂。每 0.5g 药物用 100ml 溶剂制成 5mg/ml 液体，缓缓滴入。对肾功能不全者应按肌酐清除率调整剂量
不良反应	①静脉使用时速度太快可引起血栓静脉炎；②肝脏可有氨基转移酶、血胆红素或碱性磷酸酶升高；③肾脏可有血肌酐和血尿素氮升高；④可有神经系统方面的症状，如肌痉挛、精神障碍等；⑤可引起恶心、呕吐、腹泻等胃肠道症状，偶可引起假膜性肠炎；⑥也可致过敏反应，如皮肤瘙痒、皮疹、荨麻疹、药物热等
注意事项	①过敏体质者慎用；②本药不可与含乳酸钠的输液或其他碱性药液相配伍；③应在使用前溶解，用盐水溶解的药液只能在室温存放 10 小时，含葡萄糖的药液只能存放 4 小时

五、大环内酯类抗生素

大环内酯类抗生素按化学结构分为：①14 元大环内酯类，包括红霉素、竹桃霉素、克拉霉素、罗红霉素、地红霉素等；②15 元大环内酯类，包括阿奇霉素；③16 元大环内酯类包括麦迪霉素、乙酰麦迪霉素、螺旋霉素、乙酰螺旋霉素、罗他霉素。

1. 注射用乳糖酸阿奇霉素

药理作用	阿奇霉素为 15 元大环内酯类抗生素。作用机制为主要与细菌核糖体的 50S 亚单位结合，抑制依赖于 RNA 的蛋白合成
适应证	适用于敏感致病菌株所引起的感染：①由肺炎衣原体、流感嗜血杆菌、嗜肺军团菌、肺炎支原体、金黄色葡萄球菌或肺炎链球菌引起的需要首先采取静脉滴注治疗的社区获得性肺炎；②由沙眼衣原体、淋病奈瑟菌、人型支原体引起的需要首先采取静脉滴注治疗的盆腔炎
用法与用量	用适量注射用水充分溶解，配制成 0.1g/ml，再加入至 250ml 或 500ml 的氯化钠注射液或 5% 葡萄糖注射液中，最终阿奇霉素浓度为 1.0~2.0mg/ml，然后静脉滴注。浓度为 1.0mg/ml，滴注时间为 3 小时；浓度为 2.0mg/ml，滴注时间为 1 小时

不良反应	①胃肠道反应：如腹泻、腹痛、恶心、呕吐、胃炎等；②局部反应：如注射部位疼痛、局部炎症等；③皮肤反应：皮疹、瘙痒；④神经系统反应：头痛、嗜睡等；⑤过敏反应：支气管痉挛等；⑥其他反应：厌食、头晕、味觉异常、呼吸困难等；⑦实验室检查：血清氨基转移酶、肌酐、乳酸脱氢酶、胆红素及碱性磷酸酶升高，白细胞、中性粒细胞及血小板计数减少
禁忌	对阿奇霉素、红霉素或其他任何一种大环内酯类药物过敏者禁用
注意事项	①轻度肾功能不全患者（肌酐清除率>40ml/min）不需做剂量调整，但阿奇霉素对较严重肾功能不全患者中的使用尚无资料，所以给这些患者使用阿奇霉素时应慎重；②由于肝胆系统是阿奇霉素排泄的主要途径，肝功能不全者慎用，严重肝病患者不应使用，用药期间定期随访肝功能；③用药期间如果发生过敏反应应立即停药，并采取适当措施；④治疗期间，若患者出现腹泻症状，应考虑假膜性肠炎发生；⑤应用此药物每次滴注时间不得少于 60 分钟，滴注液浓度不得高于 2.0mg/ml；⑥治疗盆腔炎时若怀疑合并厌氧菌感染，应合用抗厌氧菌药物

六、酰胺醇类抗生素

1. 氯霉素注射液

药理作用	此药属抑菌剂，在体外具有广谱抗微生物作用。氯霉素为脂溶性，能阻止蛋白质的合成
适应证	①伤寒和其他沙门菌属感染；②耐氨苄西林的 B 型流感嗜血杆菌脑膜炎或对青霉素过敏者的肺炎链球菌、脑膜炎（奈瑟菌脑膜炎）、敏感的革兰阴性杆菌脑膜炎，可作为选用药物之一；③脑脓肿，尤其耳源性，常为需氧菌和厌氧菌混合感染；④严重厌氧菌感染；⑤无其他低毒性抗菌药可替代时治疗敏感细菌所致的各种严重感染
用法与用量	稀释后静脉滴注。成人一日 2~3g，分 2 次给予；小儿按体重一日 25~50mg/kg，分 3~4 次给予；新生儿一日不超过 25mg/kg，分 4 次给予

续　表

不良反应	①对造血系统的毒性反应是氯霉素最严重的不良反应；②溶血性贫血，可发生在某些先天性葡萄糖-6-磷酸脱氢酶不足的患者；③灰婴综合征；④长程治疗可诱发出血倾向，可能与骨髓抑制、肠道菌群减少致维生素 K 合成受阻、凝血酶原时间延长等均有关；⑤周围神经炎和视神经炎，常在长程治疗时发生，及早停药，常属可逆，也有发生视神经萎缩而致盲者；⑥过敏反应较少见；⑦二重感染，可致变形杆菌、铜绿假单胞菌、金黄色葡萄球菌、真菌等肺、胃肠道及尿路感染；⑧消化道反应，可有腹泻、恶心及呕吐等
禁忌	对本药过敏者禁用
注意事项	①由于可能发生不可逆性骨髓抑制，应避免重复疗程使用；②肝、肾功能损害患者宜避免使用此药；③在治疗过程中应定期检查周围血象

七、多肽类抗生素

多肽类抗生素是具有多肽结构特征的一类抗生素，包括多黏菌素类、杆菌肽类和万古霉素。

1. 注射用盐酸去甲万古霉素

药理作用	盐酸去甲万古霉素对葡萄球菌属包括金葡菌和凝固酶阴性葡萄球菌中甲氧西林敏感及耐药株、各种链球菌、肺炎链球菌及肠球菌属等多数革兰阳性菌均有良好抗菌作用
适应证	适用于葡萄球菌属（包括甲氧西林耐药菌株对本药敏感者）所致心内膜炎、骨髓炎、肺炎、败血症或软组织感染等
用法与用量	成人每日 0.8~1.6g（80 万~160 万 U），分 2~3 次静滴。小儿每日按体重 16~24mg/kg（1.6 万~2.4 万 U/kg），分 2 次静滴
不良反应	少数患者可出现皮疹、恶心、静脉炎等，也可引起耳鸣、听力减退、肾功能损害。个别患者尚可发生一过性周围血象白细胞降低、血清氨基转移酶升高等
禁忌	对万古霉素类抗生素过敏者
注意事项	①不可肌内注射，也不宜静脉推注；②静脉滴注速度不宜过快，每次剂量（0.4~0.8g）应至少用 200ml 5% 葡萄糖注射液或氯化钠注射液溶解后缓慢滴注，滴注时间宜在 1 小时以上；③肾功能不全患者慎用；④治疗期间应定期检查听力、尿液中蛋白、管型、细胞数及测定尿相对密度等

八、喹诺酮类抗菌药

喹诺酮类抗菌药是一类抑制 DNA 回旋酶的人工合成抗菌药。包括左氧氟沙星、诺氟沙星、环丙沙星、氟罗沙星、加替沙星等。本类药物抗菌作用强大，抗菌谱较广，主要对抗革兰阴性菌，对革兰阳性菌也有相当作用。

1. 盐酸左氧氟沙星注射液

药理作用	通过抑制细菌 DNA 旋转酶的活性，阻止细菌 DNA 的合成和复制而导致细菌死亡。具有广谱抗菌作用，抗菌作用强，对多数肠杆菌科细菌、金黄色葡萄球菌、肺炎链球菌、化脓性链球菌等革兰阳性菌和肺炎支原体、肺炎衣原体也有抗菌作用，但对厌氧菌和肠球菌的作用较差
适应证	适用于敏感细菌所引起的中重度感染
用法与用量	成人每日 0.4g，分两次静滴。重度感染患者每日最大剂量可增至 0.6g，分两次静滴。据感染的种类及症状可适当增减用量。稀释于 5% 葡萄糖液或生理盐水 250~500ml 中静滴，滴注时间为每 250ml 不得少于 2 小时，500ml 不得少于 3 小时
不良反应	用药期间可能出现恶心、呕吐、腹部不适、食欲缺乏、腹痛、腹胀等消化系统症状；失眠、头晕、头痛等神经系统症状；皮疹、瘙痒、红斑及注射部位发红、发痒或静脉炎等症状。亦可出现一过性肝功能异常，如血清转氨酶升高、血清总胆红素增加等
禁忌	对喹诺酮类药物过敏者、妊娠及哺乳期妇女、18 岁以下患者禁用
注意事项	①本药不宜与其他药物同瓶混合静滴，或在同一根静脉输液管内进行静滴，滴速过快可引起静脉刺激症状或中枢神经系统反应；②肾功能减退者应减量或慎用；③有中枢神经系统疾病及癫痫史患者慎用；④喹诺酮类药物尚可引起少见的光毒性反应（发生率<0.1%）。在接受治疗时应避免阳光过度暴晒和人工紫外线

2. 盐酸莫西沙星氯化钠注射液

药理作用	莫西沙星是广谱和具有抗菌活性的 8-甲氧基氟喹诺酮类抗菌药
适应证	上呼吸道和下呼吸道感染的成人（≥18 岁），如急性鼻窦炎、慢性支气管炎急性发作、社区获得性肺炎以及皮肤和软组织感染
用法与用量	成人推荐剂量为一次 0.4g，一日一次。静脉给药 0.4g 时间应为 90 分钟，可单独给药，也可与一些相溶的溶液一同滴注，如生理盐水、5% 葡萄糖液、10% 葡萄糖液、林格液等

续　表

不良反应	腹痛、头痛、恶心、腹泻、呕吐、消化不良，肝功能化验异常、味觉倒错、眩晕、合并低钾血症的患者 Q-T 间期延长等
禁忌	已知对莫西沙星的任何成分或其他喹诺酮类，或任何辅料过敏者。妊娠和哺乳期妇女，儿童和发育阶段的青少年
注意事项	①可诱发癫痫的发作；②肝功能严重损伤患者慎用；③该药应避免用于 Q-T 间期延长的患者、患有低钾血症患者或接受Ⅰa类（如奎尼丁、普鲁卡因）或Ⅲ类（如胺碘酮、索托洛尔）抗心律失常药物治疗的患者；④使用喹诺酮类治疗中有可能出现肌腱炎和肌腱断裂，特别是在老年患者和使用激素治疗的患者中。一旦出现疼痛或炎症，患者需要停止服药并休息患肢

3. 替硝唑注射液

药理作用	对原虫及厌氧菌有较高活性，本药的作用机制尚未完全阐明，厌氧菌的硝基还原酶在敏感菌株的能量代谢中起重要作用
适应证	用于预防手术后由厌氧菌引起的感染，治疗厌氧菌引起的感染
用法与用量	厌氧菌感染一次 0.8g，一日 1 次，静脉缓慢滴注，一般疗程 5~6 日。预防手术后厌氧菌感染总量 1.6g，1 次或分 2 次滴注，第一次于手术前 2~4 小时，第二次于手术期间或术后 12~24 小时内滴注
不良反应	不良反应少见而轻微，主要为恶心、呕吐、上腹痛、食欲下降及口腔金属味，可有头痛、眩晕、皮肤瘙痒、皮疹、便秘及全身不适。偶见滴注部位轻度静脉炎。高剂量时也可引起癫痫发作和周围神经病变
禁忌	对本药或吡咯类药物过敏患者以及有活动性中枢神经系统疾病血液病者禁用
注意事项	①应用速度应缓慢，浓度为 2mg/ml 时，每次滴注时间应少于 1 小时，浓度大于 2mg/ml 时，滴注速度宜再降低 1/2，药物不应与含铝的针头和套管接触，并避免与其他药物一起滴注；②致癌、致突变作用；③如疗程中发生中枢神经系统不良反应，应及时停药；④肝功能减退者本药代谢减慢，应予减量，并做血药浓度监测；⑤本药可自胃液持续清除，某些放置胃管做吸引减压者，可引起血药浓度下降；⑥念珠菌感染者应用其症状会加重，需同时抗真菌治疗

九、抗真菌药

抗真菌药包括多烯类抗生素（包括两性霉素 B、制霉菌素等抗生素）

和非多烯类抗生素（如灰黄霉素），其中两性霉素 B 抗真菌活力最强。可用于治疗深部和皮下真菌感染的多烯类药物。

1. 两性霉素 B

药理作用	两性霉素 B 几乎对所有真菌均有抗菌活性，为广谱抗真菌药。对新隐球菌白色念珠菌有较强的抑菌作用
适应证	用于治疗深部真菌感染
用法与用量	开始静脉滴注时先试以 1～5mg 或按体重一次 0.02～0.1mg/kg 给药，以后根据患者耐受情况每日或隔日增加 5mg，当增至一次 0.6～0.7mg/kg 时即可暂停增加剂量，此为一般治疗量。成人最高一日剂量不超过 1mg/kg
不良反应	常见寒战、发热、头痛、呕吐、厌食、低血压、低血钾、低血镁、血栓性静脉炎、肝功能损伤等

第二节 镇痛镇静催眠常用药

镇静催眠药是一类通过抑制中枢神经系统而达到缓解过度兴奋和引起近似生理性睡眠的药物。因所用剂量不同而出现不同的药理作用，小剂量时引起安静和嗜睡状态，表现为镇静作用，随着剂量加大，依次出现催眠、抗惊厥和麻醉作用。苯二氮䓬类药物还具有明显的抗焦虑和抗抑郁作用。

一、苯二氮䓬类镇静催眠药

主要作用为抗焦虑、镇静催眠、抗惊厥、抗癫痫，以及中枢性肌肉松弛作用。包括地西泮、氟西泮、氯氮䓬、奥沙西泮等。

1. 地西泮注射液

药理作用	地西泮为长效苯二氮䓬类药。苯二氮䓬类为中枢神经系统抑制药，可引起中枢神经系统不同部位的抑制，随着用量的加大，临床表现可自轻度的镇静到催眠甚至昏迷
适应证	①可用于抗癫痫和抗惊厥，静脉注射地西泮为治疗癫痫持续状态的首选药，对破伤风轻度阵发性惊厥也有效；②可用于全麻的诱导和麻醉前给药

续 表

用法与用量	用于镇静、催眠或急性酒精戒断，成人常用量开始 10mg，以后按需每隔 3~4 小时加 5~10mg，24 小时总量以 40~50mg 为限。小儿常用于抗癫痫、癫痫持续状态，出生 30 天至 5 岁以静注为宜，每 2~5 分钟 0.2~0.5mg，最大限用量为 5mg。5 岁以上每 2~5 分钟 1mg，最大限用量 10mg，小儿静注宜缓慢，3 分钟内按体重不超过 0.25mg/kg，间隔 15~30 分钟可重复。新生儿慎用
不良反应	①常见的不良反应有嗜睡、头晕、乏力等，大剂量时可有共济失调、震颤；②罕见的有皮疹、白细胞减少；③个别患者发生兴奋、多语、睡眠障碍甚至幻觉，停药后，上述症状很快消失；④长期连续用药可产生依赖性和成瘾性，停药可能发生撤药症状，表现为激动或忧郁
禁忌	孕妇、妊娠期妇女、新生儿禁用或慎用
注意事项	①对苯二氮䓬类药物过敏者，可能对本药过敏；②肝肾功能损害者能延长本药清除半衰期；③癫痫患者突然停药可引起癫痫持续状态；④严重的精神抑郁可使病情加重，甚至产生自杀倾向，应采取预防措施；⑤避免长期大量使用而成瘾，如长期使用应逐渐减量，不宜骤停；⑥对本类药耐受量小的患者初用量宜小，逐渐增加剂量；⑦过量中毒可用氟马西尼

2. 咪达唑仑注射液

药理作用	咪达唑仑注射液具有明显的镇静、肌松、抗惊厥、抗焦虑的药理作用
适应证	①麻醉前给药；②全身麻醉诱导和维持；③椎管内麻醉及局部麻醉时辅助用药；④诊断或治疗性操作（如心血管造影、心律转复、支气管镜检查、消化道内镜检查等）时患者镇静；⑤ICU 患者镇静
用法与用量	本药为强镇静药，注射速度宜缓慢，剂量应根据临床需要、患者生理状态、年龄和用药物情况而定。 （1）肌内注射用 0.9%氯化钠注射液稀释。静脉给药用 0.9%氯化钠注射液、5%或 10%葡萄糖注射液、5%果糖注射液、林格液稀释。 （2）麻醉前给药：在麻醉诱导前 20~60 分钟使用，剂量为 0.05~0.075mg/kg 肌内注射，老年患者剂量酌减；全麻诱导常用 5~10mg（0.1~0.15mg/kg）。 （3）局部麻醉或椎管内麻醉辅助用药：分次静脉注射，0.03~0.04mg/kg。 （4）ICU 患者镇静：先静注 2~3mg，继之以 0.05mg/(kg·h) 静脉滴注维持

不良反应	①较常见的不良反应为嗜睡、镇静过度、头痛、幻觉、共济失调、呃逆和喉痉挛；②还可发生呼吸抑制及血压下降，极少数可发生呼吸暂停、停止或心搏骤停，有时可发生血栓性静脉炎；③直肠给药，一些患者可有欣快感
禁忌	对苯二氮䓬类过敏的患者、重症肌无力患者、精神分裂症患者、严重抑郁状态患者禁用
注意事项	①做全麻诱导术后常有较长时间再睡眠现象，应注意保持患者气道通畅；②不能用 6% 葡聚糖注射液或碱性注射液稀释或混合；③长期静脉注射咪达唑仑，突然撤药可引起戒断综合征，停药时应逐渐减少用量；④肌内或静脉注射咪达唑仑后至少 3 小时不能离开医院或诊室，应有人伴随才能离开，至少 12 小时内不得开车或操作机器等；⑤慎用于体质衰弱者或慢性病、肺阻塞性疾病、慢性肾衰竭、肝功能损害或充血性心衰患者，若使用咪达唑仑应从小剂量开始并监测生命体征

二、巴比妥类镇静催眠药

1. 苯巴比妥钠注射液

药理作用	苯巴比妥钠对中枢神经系统有广泛抑制作用，随用量增加而产生镇静、催眠和抗惊厥效应，大剂量时产生麻醉作用，作用机制主要与阻断脑干网状结构上行激活系统有关
适应证	应用于治疗癫痫，对全身性及部分性发作均有效，一般在苯妥英钠、卡马西平、丙戊酸钠无效时选用。也可用于其他疾病引起的惊厥及麻醉前给药
用法与用量	抗惊厥与癫痫持续状态，成人肌内注射一次 100～200mg，必要时可 4～6 小时重复 1 次。麻醉前给药术前 0.5～1 小时肌内注射100～200mg
不良反应	常有倦睡、眩晕、头痛、乏力、精神不振等延续效应。偶见皮疹、剥脱性皮炎、中毒性肝炎、黄疸等。也可见巨幼细胞贫血、关节疼痛、骨软化。久用可产生耐受性与依赖性，突然停药可引起戒断症状，应逐渐减量停药
禁忌	肝肾功能不全、呼吸功能障碍、卟啉病患者、对本药过敏者
注意事项	用药期间避免驾驶车辆、操作机械和高空作业，以免发生意外

三、其他镇静药

1. 丙泊酚注射液

药理作用	丙泊酚通过激活 γ-氨基丁酸（GABA）受体-氯离子复合物发挥镇静催眠作用。起效快，作用时间短，以 2.5mg/kg 静脉注射时，起效时间为 30~60 秒，维持时间为 10 分钟左右，苏醒迅速。能抑制咽喉反射，有利于插管，很少发生喉痉挛。对循环系统有抑制作用，作全麻诱导时，可引起血压下降，心肌血液灌注及氧耗量下降，外周血管阻力降低，心率无明显变化。丙泊酚能降低颅内压及眼压，减少脑耗氧量和脑血流量，镇痛作用很微弱。与其他中枢神经抑制药并用时有协同作用
适应证	静脉全麻诱导药"全静脉麻醉"的组成部分或麻醉辅助药
用法与用量	丙泊酚可辅助用于脊髓和硬膜外麻醉。并与常用的术前用药、神经肌肉阻断药、吸入麻醉药和镇痛药配合使用。麻醉给药一般健康成年人每 10 秒约给药 4ml（40mg），调节剂量，观察患者反应直至临床体征表明麻醉起效
禁忌	对丙泊酚或其中的乳化剂成分过敏者禁用
注意事项	①丙泊酚注射液应该由受过训练的麻醉医师或加强监护病房医师来给药；用药期间应保持呼吸道畅通，备有人工通气和供氧设备；患者全身麻醉后必须保证完全苏醒后方能出院；②癫痫患者使用丙泊酚可能有惊厥的危险；③对于心脏，呼吸道或循环血流量减少及衰弱的患者，使用丙泊酚注射液与其他麻醉药一样应该谨慎；④丙泊酚注射液若与其他可能会引起心动过缓的药物合用，应该考虑静脉给予抗胆碱能药物；⑤脂肪代谢紊乱或必须谨慎使用脂肪乳剂的患者使用丙泊酚注射液应谨慎；⑥使用丙泊酚注射液前应该摇匀。输注过程不得使用串联有终端过滤器的输液装置。一次使用后的丙泊酚注射液所余无论多少，均应该丢弃。不得留作下次使用

2. 右美托咪定

药理作用	是一种新型高选择性 α_2 受体激动药，具有镇静、镇痛和抗焦虑作用
适应证	ICU 镇静是右美托咪定重要的适应证：①呼吸抑制轻微；②减少麻醉药和镇痛药物的需要量；③同时具有镇静、抗焦虑和镇痛作用；④减少氧消耗和氧需求；⑤减少寒战；⑥患者更加合作

用法与用量	持续静脉给药，使用时需要个体化用药，逐步输注以达到临床的要求。负荷剂量 0.5 ~ 1.0μg/kg，10 分钟输注完成；维持剂量 0.2 ~ 0.7μg/(kg·h)；起效时间 5~10 分钟
不良反应	①低血压和心动过缓；②给予负荷剂量时引起短暂高血压；③直立性低血压；④窦缓/停搏；⑤口干
注意事项	慎用于：①老年患者；②>65 岁使用时易出现低血压和心动过缓；③肝肾功能减退；④糖尿病和慢性高血压；⑤使用血管扩张药物或抑制心肌收缩力药物；⑥怀孕及哺乳期妇女；⑦18 岁以下的青少年用此药安全性未经证实

四、阿片受体激动类镇痛药

1. 硫酸吗啡注射液

适应证	硫酸吗啡为强效镇痛药，适用于其他镇痛药无效的急性锐痛。心肌梗死而血压尚正常者，应用本药可使患者镇静，并减轻心脏负担。应用于心源性哮喘可使肺水肿症状暂时有所缓解。麻醉和手术前给药可保持患者宁静进入嗜睡。因对平滑肌的兴奋作用较强，故不能单独用于内脏绞痛（如胆绞痛等），而应与阿托品等有效的解痉药合用。本药不适宜慢性重度癌痛患者的长期使用
用法与用量	①皮下注射：常用量一次 5~15mg，一日 15~40mg；极量一次 20mg，一日 60mg；②静脉注射：成人镇痛时常用量 5~10mg。用作静脉全麻按体重不得超过 1mg/kg，不够时加用作用时效短的本类镇痛药，以免苏醒迟延，术后发生血压下降和长时间呼吸抑制。对于重度癌痛患者，首次剂量范围较大，每日 3~6 次，以预防癌痛发生及充分缓解癌痛
不良反应	①连用 3~5 天即产生耐药性，1 周以上可成瘾，但对于晚期中重度癌痛患者，如果治疗适当，少见依赖及成瘾现象；②恶心、呕吐、呼吸抑制、嗜睡、眩晕、便秘、排尿困难、胆绞痛等；偶见瘙痒、荨麻疹、皮肤水肿等过敏反应；③急性中毒的主要症状为昏迷，呼吸深度抑制，瞳孔极度缩小、两侧对称，或呈针尖样大，血压下降、发绀、尿少、体温下降，皮肤湿冷，肌无力，由于严重缺氧致休克、循环衰竭、瞳孔散大、死亡；④中毒解救：口服 4~6 小时内应立即洗胃以排出胃内容物。采用人工呼吸、给氧、对症治疗、补充液体促进排泄。静脉注射拮抗药纳洛酮0.005~0.01mg/kg，成人 0.4mg。亦可用纳洛酮作为拮抗药

续 表

禁忌	吗啡能通过胎盘进入胎儿体内，以及对抗缩宫素对子宫的兴奋作用而延长产程，故禁用于分娩止痛。可经乳汁分泌，禁用于哺乳妇女止痛。由于抑制呼吸、抑制咳嗽反射以及释放组胺可致支气管收缩，禁用于支气管哮喘及肺心病患者。颅脑损伤所致颅内压增高的患者、肝功能严重减退患者及新生儿和婴儿禁用

2. 盐酸哌替啶注射液

适应证	盐酸哌替啶为强效镇痛药，适用于各种剧痛，如创伤性痛、手术后疼痛、麻醉前用药，或局麻与静吸复合麻醉辅助用药。对内脏绞痛应与阿托品配伍应用。用于分娩止痛时，须监护本品对新生儿的抑制呼吸作用。麻醉前给药、人工冬眠时，常与氯丙嗪、异丙嗪组成人工冬眠合剂应用。用于心源性哮喘，有利于肺水肿的消除，慢性重度疼痛的晚期癌症患者不宜长期使用
用法与用量	用于镇痛，成人肌内注射，常用量一次 25~100mg，一日 100~400mg；极量一次 150mg，一日 600mg。静脉注射成人一次按体重以 0.3mg/kg 为限
不良反应	①本药的耐受性和成瘾性程度介于吗啡与可待因之间，一般不应连续使用；②治疗剂量时可出现轻度的眩晕、出汗、口干、恶心、呕吐、心动过速及直立性低血压等
禁忌	与吗啡相同

五、阿片受体部分激动类镇痛药

本类药物大多数小剂量或单独使用时，可激动某型阿片受体，呈镇痛作用；当剂量加大或与激动药合用时，又可拮抗受体。本类药物以镇痛作用为主，依赖性较小，呼吸抑制作用较弱，但有拟精神副作用。包括枸橼酸芬太尼注射液、喷他佐辛、布托啡诺等。

1. 枸橼酸芬太尼注射液

药理作用	枸橼酸芬太尼为人工合成的强效麻醉性镇痛药。镇痛作用机制与吗啡相似，作用强度约为吗啡的 80 倍。与吗啡和哌替啶相比，本药作用迅速，维持时间短，不释放组胺，对心血管功能影响小，能抑制气管插管时的应激反应。对呼吸的抑制作用弱于吗啡，但静脉注射过快则易抑制呼吸，有成瘾性。纳洛酮等能拮抗呼吸抑制和镇痛作用

适应证	短效镇痛药，作用与吗啡相似，镇痛效力约为吗啡的 80 倍。适用于麻醉前、中、后的镇静与镇痛，是目前复合全麻中常用的药物
用法与用量	成人麻醉前用药或手术后镇痛，按体重肌内或静脉注射 0.0007～0.0015mg/kg。小儿镇痛 2 岁以下无规定，2～12 岁按体重 0.002～0.003mg/kg
不良反应	①一般不良反应为眩晕、视物模糊、恶心、呕吐、低血压、胆道括约肌痉挛、喉痉挛及出汗等，偶有肌肉抽搐；②严重副反应为呼吸抑制、窒息、肌肉僵直及心动过缓，如不及时治疗，可发生呼吸停止、循环抑制及心脏停搏等；③有成瘾性，但较哌替啶轻
禁忌	支气管哮喘、重症肌无力、颅脑肿瘤或颅脑外伤引起昏迷的患者和 2 岁以下小儿

六、其他镇痛药

1. 盐酸布桂嗪注射液

药理作用	盐酸布桂嗪为速效镇痛药，镇痛作用为吗啡的 1/3，但比解热镇痛药强，为氨基比林的 4～20 倍。对皮肤、黏膜、运动器官（包括关节、肌肉、肌腱等）的疼痛有明显的抑制作用，对内脏器官疼痛的镇痛效果较差。无抑制肠蠕动作用，对平滑肌痉挛的镇痛效果差。与吗啡相比，不易成瘾，但有不同程度的耐受性
适应证	中等强度的镇痛药。适用于偏头痛、三叉神经痛、牙痛、炎症性疼痛、神经痛、月经痛、关节痛、外伤性疼痛、手术后疼痛以及癌症痛（属二阶梯镇痛药）等
用法与用量	皮下或肌内注射，成人每次 50～100mg，一日 1～2 次。疼痛剧烈时用量可酌增。对于慢性中重度癌痛患者，剂量可逐渐增加。首次及总量可以不受常规剂量的限制
不良反应	①少数患者可见有恶心、眩晕或困倦、黄视、全身发麻感等，停药后可消失；②本药引起依赖性的倾向与吗啡类药相比为低
注意事项	①本药为国家特殊管理的第一类精神药品，必须严格遵守国家对精神药品的管理条例，按规定开写精神药品处方和供应、管理本类药品，防止滥用；②医疗机构使用该药医师处方量每次不应超过 3 日常用量。处方应留存 2 年备查

第三节　呼吸系统常用药

一、支气管扩张类平喘药

1. 吸入用硫酸沙丁胺醇溶液（万托林）

药理作用	沙丁胺醇是选择性 β_2 受体激动药，在治疗剂量下，对可逆性气道阻塞疾病是起效快（5 分钟内）、短效（药效持续 4~6 小时）的支气管扩张药。主要作用于位于支气管平滑肌上的 β_2 受体。由于起效快，特别适用于治疗和预防哮喘急性发作
适应证	适用于对于传统治疗方法无效的慢性支气管痉挛的常规处理及治疗严重的急性哮喘发作
用法与用量	本药应通过喷雾器并在医师的指导下使用，不可注射或口服 （1）间歇疗法：成人用注射用生理盐水将 0.5ml 药物稀释至 2ml，也可将 1ml 稀释至 2.5ml。稀释后的溶液通过适当的驱动式喷雾器吸入，直至不再有气雾产生为止。12 岁以下儿童的最小起始剂量为将 0.5ml 雾化溶液用生理盐水稀释至 2~2.5ml，用药方式同成人，间歇疗法可每日重复 4 次 （2）连续疗法：将本药用注射用生理盐水稀释至每毫升含 50~100μg 沙丁胺醇（1~2ml 药液稀释成 100ml），用喷雾器以气雾方式治疗，常用给药速率为每小时 1~2mg
不良反应	常见不良反应有震颤、头痛、心动过速，还可有心悸、口腔及喉部刺激、肌肉痉挛等
禁忌	对本药中任何成分有过敏史者禁用
注意事项	哮喘的控制应常规按阶梯治疗原则进行，并通过临床和肺功能试验监测患者的治疗反应，不应仅用或主要使用支气管扩张药来治疗患有严重的或不稳定哮喘的患者。在家中使用本药的患者注意，若用药后症状得不到缓解或药效持续时间缩短，不能自行加大剂量或增加用药次数。同时服用大剂量拟交感神经药物的患者及患甲状腺毒症的患者慎用。不可注射或口服，定期监测血钾浓度

2. 氨茶碱注射液

药理作用	氨茶碱对呼吸道平滑肌有直接松弛作用。尚有微弱舒张冠状动脉、外周血管和胆管平滑肌作用。有轻微增加收缩力和轻微利尿作用

续　表

适应证	适用于支气管哮喘、慢性喘息性支气管炎、慢性阻塞性肺疾病等缓解喘息症状，也可用于心功能不全和心源性哮喘
用法与用量	（1）成人静脉注射一次 0.125~0.25g，一日 0.5~1g，每次0.125~0.25g 用 50%葡萄糖注射液稀释至 20~40ml，注射时间不得短于 10 分钟。静脉滴注一次 0.25~0.5g，一日 0.5~1g，以 5%~10%葡萄糖注射液稀释后缓慢滴注。注射给药，极量一次 0.5g，一日 1g （2）小儿静脉注射一次按体重 2~4mg/kg，以 5%~25%葡萄糖注射液稀释后缓慢注射
不良反应	在血清浓度为 15~20μg/ml 时，早期多见的有恶心、呕吐、易激动、失眠等。当血清浓度超过 20μg/ml 时，可出现心动过速、心律失常。血清中茶碱超过 40μg/ml 时，可发生发热、脱水、惊厥等症状，严重的甚至引起呼吸、心跳停止而致死
禁忌	对本药过敏的患者，活动性消化性溃疡和未经控制的惊厥性疾病患者禁用
注意事项	①定期监测血清茶碱浓度；②肾功能或肝功能不全的患者，年龄超过 55 岁，特别是男性和伴发慢性肺部疾病的患者，任何原因引起的心功能不全患者，持续发热患者，使用某些药物的患者及茶碱清除率减低者，血清茶碱浓度的维持时间往往显著延长；应酌情调整用药剂量或延长用药间隔时间；③茶碱制剂可致心律失常或使原有的心律失常加重，患者心率和节律的任何改变均应进行监测；④高血压或者非活动性消化性溃疡病史的患者慎用

3. 多索茶碱

药理作用	多索茶碱是甲基黄嘌呤的衍生物，它是一种支气管扩张药，可直接作用于支气管，松弛支气管平滑肌。通过抑制平滑肌细胞内的磷酸二酯酶等作用，松弛平滑肌，从而达到抑制哮喘的作用
适应证	用于支气管哮喘、喘息性慢性支气管炎及其他支气管痉挛引起的呼吸困难
用法与用量	成人每次 200mg，12 小时一次，以 5%葡萄糖注射液稀释至 40ml 缓慢静脉注射，时间应在 20 分钟以上，5~10 日为一疗程。也可将本药 300mg 加入 5%葡萄糖注射液或生理盐水注射液 100ml 中，缓慢静脉滴注，每日一次

续　表

不良反应	使用黄嘌呤衍生物可能引起恶心、呕吐、上腹部疼痛、头痛、失眠、易怒、心动过速、期前收缩、呼吸急促、高血糖、蛋白尿。如过量使用还会出现严重心律失常、阵发性痉挛等
禁忌	凡对多索茶碱或黄嘌呤衍生物类药物过敏者，急性心肌梗死患者禁用
注意事项	①茶碱类药物个体差异较大，多索茶碱亦要视个体病情变化选择最佳剂量和用药方法，并监测血药浓度；②患有甲亢、窦性心动过速、心律失常者，应遵医嘱用药；③严重心、肺、肝、肾功能异常者以及活动性胃、十二指肠溃疡患者慎用；④本药不得与其他黄嘌呤类药物同时服用，不要同时饮用含咖啡因的饮料或食品

二、抗炎性平喘药

糖皮质激素抗炎作用最强，并有抗过敏作用。长期应用治疗哮喘可改善患者肺功能、降低气道高反应性、降低发作的频率和程度，改善症状，提高生活质量。

1. 吸入用布地奈德混悬液（普米克令舒）

药理作用	降低气道高反应性、降低发作的频率和程度、改善症状，提高生活质量
适应证	治疗支气管哮喘。可替代或减少口服类固醇治疗
用法与用量	吸入用布地奈德混悬液应经合适的雾化器给药。根据不同的雾化器，患者实际吸入的剂量为标准量的 40%~60%。雾化时间和输出药量取决于流速、雾化器容积和药液容量。对大多数雾化器，适当的药液容量为 2~4ml。起始剂量、严重哮喘期或减少口服糖皮质激素的剂量成人一次 1~2mg，一天 2 次
不良反应	布地奈德的耐受性好。大多数不良反应都很轻，且为局部性。引起的全身作用和口咽并发症与剂量有关。常见的不良反应为声嘶、溃疡、咽部疼痛不适、舌部和口腔刺激、口干、咳嗽和口腔念珠菌病
禁忌	对布地奈德或任何其他成分过敏者

注意事项	①布地奈德不适用于快速缓解支气管痉挛，因此布地奈德不宜单独用于治疗哮喘持续状态或其他哮喘急性发作，后者需加强治疗措施；②对于由口服类固醇转为布地奈德治疗的患者，需要特别小心，因为下丘脑-垂体-肾上腺轴需要几个月才能完全恢复；在哮喘加重或严重发作期间，患者需要额外口服类固醇；这些患者需随身带警示卡；③以前接受高剂量类固醇全身治疗的患者，从口服治疗改用布地奈德治疗时，可能再发生早期的过敏症状，如鼻炎和湿疹，因为布地奈德的全身类固醇作用较低；④高剂量的糖皮质激素可能会掩盖一些已有感染的症状，也可能在使用时产生新的感染；对患有活动或静止期肺结核病的患者或呼吸系统的真菌、细菌或病毒感染者，需特别小心；⑤由于在长期高剂量治疗过程，发现部分患者有一定程度肾上腺皮质功能抑制，因此要进行血液学和肾上腺功能的监测；⑥当存在气胸、纵隔囊肿或纵隔气肿等情况时，不宜通过正压输送系统给药，除非已进行特殊的引流

三、祛痰药

祛痰药是一类能使痰液变稀、黏稠度降低而易于咳出的药物。同时能加速呼吸道黏膜纤毛运动，改善痰液转运功能，促进呼吸道内痰液排出，减少对呼吸道黏膜的刺激，间接起到镇咳平喘作用，也有利于控制继发感染。

1. 氨溴索

药理作用	氨溴索为呼吸道润滑祛痰药，为溴己新的第 8 个代谢产物。能促使呼吸道表面活性物质的形成，调节浆液性与黏液性物质的分泌，增加中性黏多糖分泌，减少酸性黏多糖合成，并促进代谢，使呼吸道黏液理化趋于正常，有利于痰液排出。还可改善纤毛运动，增强呼吸道的消除作用
适应证	用于各种原因引起黏痰不易咳出者，如急慢性支气管炎、支气管扩张症、支气管哮喘、肺结核、术后咳痰困难等

续　表

用法与用量	(1) 口服：①成人及 10 岁以上少年儿童，每天 3 次，每次 30mg；②5～10 岁儿童，每天 3 次，每次 15mg；③长期治疗可减少为每天 2 次 (2) 缓慢静注：成人每次 15mg，每天 2～3 次。儿童每次 7.5mg，分 2～3 次 (3) 静脉滴注：加入葡萄糖、果糖、盐水或林格液内滴注
不良反应	轻度胃肠不适，个别有过敏反应。快速静注可引起头痛、腿痛和疲惫感
禁忌	妊娠妇女、哺乳期妇女、青光眼患者禁用
注意事项	注射剂不宜与 pH 大于 6.3 的其他溶液混合。出现过敏反应如皮疹、荨麻疹、瘙痒感，应立即停药

第四节　消化系统常用药

一、抑制胃酸分泌药

H_2 受体拮抗药通过阻断细胞壁上的 H_2 受体，抑制基础胃酸分泌和夜间胃酸分泌，对促胃液素及 M 受体激动药引起的胃酸分泌也有抑制作用。常用的 H_2 受体拮抗药抑制胃酸分泌作用较强而持久，治疗溃疡病的疗程短，溃疡愈合率较高，不良反应较少，但是在突然停用 H_2 受体拮抗药时，会导致胃酸分泌反跳性增加。

1. 注射用奥美拉唑钠

药理作用	奥美拉唑钠为胃壁细胞质子泵抑制药，能特异性地抑制细胞顶壁端膜构成的分泌性微管和胞质内的管状泡上的 H^+-K^+-ATP 酶，从而有效地抑制胃酸的分泌。它不仅能非竞争性抑制促胃液素、组胺、胆碱及食物、刺激迷走神经等引起的胃酸分泌，而且能抑制不受胆碱或 H_2 受体拮抗药影响的部分基础胃酸分泌，对 H_2 受体拮抗药不能抑制的由二丁基环腺苷酸（DCAMP）刺激引起的胃酸分泌也有强而持久的抑制作用

适应证	①适用于十二指肠溃疡、胃溃疡、急性胃黏膜病变、复合性溃疡等引起的急性上消化道出血；②作为口服疗法不适用于下列疾病的替代疗法，如十二指肠溃疡、胃溃疡、反流性食管炎及卓-艾综合征
用法与用量	成人一次 40mg，每日 1~2 次。临用前将 10ml 专用溶剂注入冻干粉小瓶内，禁止用其他溶剂溶解，溶解后及时加入生理盐水 100ml 或 5% 葡萄糖 100ml 中稀释后进行静脉滴注，本药溶解后必须在 4 小时内使用，滴注时间不少于 20 分钟
不良反应	常见头痛、腹泻、便秘、腹痛、恶心、呕吐、腹胀、偶见头晕、感觉异常、嗜睡、失眠、肝酶升高、皮疹或瘙痒、荨麻疹
禁忌	对本药过敏者禁用
注意事项	①本药仅供静脉滴注，不能用于静脉注射；②抑制胃酸分泌的作用强，时间长，故应用时不宜同时再服用其他抗酸药；为防止抑酸过度，在一般消化性溃疡等病时，不应大剂量长期应用（卓-艾综合征例外）；③因此药能显著升高胃内 pH，可能影响许多药物的吸收；④肾功能受损者不需调整剂量，肝功能受损者需要酌情减量；⑤治疗胃溃疡时应排除胃癌后才能使用该药，以免延误诊断和治疗

2. 注射用法莫替丁

药理作用	注射用法莫替丁是呱基噻唑类的 H_2 受体拮抗药，具有对 H_2 受体亲和力高的特点，对胃酸分泌有明显的抑制作用，对基础分泌及因给予各种刺激而引起的胃酸及胃蛋白酶增加有抑制作用。本药不改变胃排空速率，不干扰胰腺功能，对心血管系统和肾脏功能也无不良影响
适应证	用于消化性溃疡出血、应激状态时并发的急性胃黏膜损害和非甾体抗炎药引起的消化道出血
用法与用量	成人静脉注射一次 20mg，每日 2 次，用 0.9%氯化钠注射液或葡萄糖注射液 20ml 进行溶解，缓慢静脉注射或与输液混合进行静脉滴注。儿童剂量一般为一次 0.4mg/kg，每日 2 次
不良反应	少数患者可有口干、头晕、失眠、便秘、腹泻、皮疹、面部潮红、血压上升、月经失调、白细胞减少。偶有轻度转氨酶增高等
禁忌	对本药过敏者禁用
注意事项	①对于严重肾功能障碍的患者，会出现该药血中浓度的蓄积，所以应调整给药剂量；②出现皮疹或荨麻疹、红斑等不良反应时，应停药就医

二、止吐药与胃肠促动药

1. 盐酸甲氧氯普胺注射液

药理作用	盐酸甲氧氯普胺为多巴胺 2（D_2）受体拮抗药，同时还具有 5-羟色胺 4（$5\text{-}HT_4$）受体激动效应，对 $5\text{-}HT_3$ 受体有轻度抑制作用。可作用于延髓催吐化学感受区（CTZ）中多巴胺受体而提高 CTZ 的阈值，具有强大的中枢性镇吐作用。对于胃肠道的作用主要在上消化道，促进胃及上部肠段的运动，促进胃的排空，促进幽门、十二指肠及上部空肠的松弛，形成胃窦、胃体与上部小肠间的功能协调
适应证	①用于化疗、放疗、手术、颅脑损伤、脑外伤后遗症、海空作业以及药物引起的呕吐；②用于急性胃肠炎、胆道疾病、慢性胰腺炎、尿毒症等各种疾病引起的恶心、呕吐症状的对症治疗；③用于诊断性十二指肠插管前，有助于顺利插管，胃肠钡剂 X 线检查，可减轻恶心、呕吐反应，促进钡剂通过
用法与用量	肌内或静脉注射。成人一次 10~20mg，一日剂量不超过 0.5mg/kg。小儿 6 岁以下每次 0.1mg/kg，6~14 岁一次 2.5~5mg。肾功能不全者剂量减半
不良反应	①较常见的不良反应为昏睡、烦躁不安、疲怠无力；②少见的反应有乳腺肿痛、恶心、便秘、皮疹、腹泻、睡眠障碍、眩晕、严重口渴、头痛、容易激动；③用药期间出现乳汁增多，是由于催乳素的刺激所致；④注射给药可引起直立性低血压；⑤大剂量长期应用可能因阻断多巴胺受体，使胆碱能受体相对亢进而导致锥体外系反应（特别是年轻人），可出现肌震颤、发音困难、共济失调等，可用苯海索等抗胆碱药物治疗
禁忌	（1）下列情况禁用：①对普鲁卡因或普鲁卡因胺过敏者；②癫痫发作的频率与严重性均可因用药而增加；③胃肠道出血、机械性肠梗阻或穿孔，可因用药使胃肠道的动力增加，病情加重；④嗜铬细胞瘤可因用药出现高血压危象；⑤不能用于因行化疗和放疗而呕吐的乳癌患者 （2）下列情况慎用：①肝功能衰竭时，丧失了与蛋白结合的能力；②重症慢性肾衰竭使锥体外系反应危险性增加，用量应减少
注意事项	①对晕动病所致呕吐无效；②醛固酮与血清催乳素浓度可因甲氧氯普胺的使用而升高；③严重肾功能不全患者剂量至少须减少 60%，这类患者容易出现锥体外系症状；④静脉注射甲氧氯普胺须慢，1~2 分钟注完，快速给药可出现躁动不安随即进入昏睡状态；⑤因本药可降低西咪替丁的口服生物利用度，若两药必须合用，间隔时间至少要 1 小时；⑥本药遇光变成黄色或黄棕色后，毒性增高

2. 枸橼酸莫沙必利胶囊

药理作用	枸橼酸莫沙必利胶囊为选择性 5-羟色胺 4（5-HT$_4$）受体激动药，通过兴奋胃肠道胆碱能中间神经元及肌间神经丛的 5-HT$_4$ 受体，促进乙酰胆碱的释放，从而增强胃肠道运动，加快胃排空
适应证	主要用于功能性消化不良伴有胃灼热、嗳气、恶心、呕吐、早饱、上腹胀等消化道症状
用法与用量	口服，一次 5mg，一日 3 次，饭前服用
不良反应	主要表现为腹泻、腹痛、口干、皮疹及倦怠、头晕等。偶见嗜酸性粒细胞增多、三酰甘油升高及谷草转氨酶（AST）、丙氨酸转氨酶（ALT）、碱性磷酸酶（AKP）、γ-谷氨酰转肽酶（GGT）升高。另可见心电图的异常改变，或出现心悸反应
禁忌	对本药过敏者禁用，胃肠道出血、肠梗阻或穿孔者禁用
注意事项	服用一段时间（通常为 2 周）而消化道症状没有改变时，应停止服用

三、止泻药

1. 蒙脱石散

药理作用	蒙脱石散具有层纹状结构及非均匀性电荷分布，对消化道内的病毒、细菌及其产生的毒素有固定、抑制作用，使其失去致病作用。对消化道黏膜有覆盖保护能力，修复、提高黏膜屏障对攻击因子的防御功能，具有平衡正常菌群和局部止痛作用
适应证	用于成人及儿童急慢性腹泻
用法与用量	成人口服一次 1 袋，一日 3 次。儿童 1 岁以下，每日 1 袋。1~2 岁每日 1~2 袋。2 岁以上，每日 2~3 袋，均分 3 次服用。服用时将药物倒入 50ml 温水中，混匀快速服用，治疗急性腹泻
不良反应	少数人可能产生轻度便秘
禁忌	尚不明确
注意事项	①治疗急性腹泻，应注意纠正脱水；②如出现便秘，可减少剂量继续服用；③如服用过量或出现严重不良反应，应立即就医；④儿童急性腹泻服用 1 天后、慢性腹泻服用 2~3 天后，症状未改善，请咨询医师

2. 双歧杆菌活菌胶囊（丽珠肠乐）

药理作用	丽珠肠乐为双歧杆菌活菌制剂。双歧杆菌与其他厌氧菌一起共同占据肠黏膜的表面，形成一个生物屏障，阻止病菌的定植与入侵，产生乳酸与醋酸，降低肠道内 pH 值，抑制致病菌的生长。人体患病或长期服用抗菌药物后，常引起菌群失调，有害细菌大量繁殖而引起腹泻，本药能重建人体肠道内正常微生态系统而调整肠道菌群以止泻
适应证	用于肠道菌群失调引起的肠功能紊乱，如急慢性腹泻、便秘等
用法与用量	餐后口服，成人一次 1~2 粒，早、晚各一次
不良反应	未见不良反应
禁忌	对本药过敏者禁用
注意事项	①该药为活菌制剂，切勿置于高温处；②避免与抗菌药同服；③过敏体质者慎用；④本药性状发生改变时慎用

第五节　神经系统常用药

一、利尿药

1. 呋塞米注射液

药理作用	对水和电解质排泄有作用，对血流动力学有影响。呋塞米能抑制前列腺素分解酶的活性，使前列腺素 E_2 含量升高，从而具有扩张血管作用
适应证	①水肿性疾病，包括充血性心力衰竭、肝硬化、肾脏疾病、急性脑水肿等；②高血压，当出现高血压危象时，本类药物尤为适用；③预防急性肾衰竭；④高钾血症及高钙血症；⑤稀释性低钠血症，尤其是当血钠浓度低于 120mmol/L 时；⑥抗利尿激素分泌过多症；⑦急性药物毒物中毒
用法与用量	成人静脉注射，开始 20~40mg，必要时每 2 小时追加剂量，直至出现满意疗效。维持用药阶段可分次给药。小儿起始按 1mg/kg 静脉注射，必要时每隔 2 小时追加 1mg/kg。最大剂量可达每日 6mg/kg
不良反应	常见水、电解质紊乱，尤其是大剂量或长期应用时，如直立性低血压、休克、低钾血症、低氯血症、低氯性碱中毒、低钠血症、低钙血症等。少见过敏反应（包括皮疹）、间质性肾炎甚至心搏骤停

注意事项	（1）交叉过敏：对磺胺药和噻嗪类利尿药过敏者，对本药可能亦过敏 （2）可致血糖升高、尿糖阳性，过度脱水可使血尿酸和尿素氮水平暂时性升高。血 Na^+、Cl^-、K^+、Ca^{2+} 和 Mg^{2+} 浓度下降 （3）下列情况慎用：①无尿或严重肾功能损害者；②糖尿病；③高尿酸血症或有痛风病史者；④严重肝功能损害者；⑤急性心肌梗死；⑥胰腺炎或有此病史者；⑦有低钾血症倾向者；⑧红斑狼疮；⑨前列腺增生症 （4）药物剂量应从最小有效剂量开始，然后根据利尿反应调整剂量，以减少水、电解质紊乱等副作用的发生 （5）本药为加碱制成的钠盐注射液，碱性较高，故静脉注射时宜用氯化钠注射液稀释，而不宜用葡萄糖注射液稀释 （6）存在低钾血症或低钾血症倾向时，应注意补充钾盐 （7）与抗高血压药合用时，后者剂量应酌情调整 （8）少尿或无尿患者应用最大剂量后 24 小时仍无效时应停药

二、脱水药

1. 甘露醇注射液

药理作用	甘露醇为单糖，在体内不被代谢，经肾小球滤过后在肾小管内很少被重吸收，起到渗透利尿作用
适应证	①组织脱水药；②降低眼压；③渗透性利尿药；④作为辅助性利尿措施；⑤对某些药物逾量或毒物中毒可促进上述物质的排泄，并防止肾毒性；⑥作为冲洗剂，应用于经尿道内做前列腺切除术；⑦术前肠道准备
用法与用量	成人常用量为按体重 1～2g/kg，一般用 20% 溶液 250ml 静脉滴注，15～30 分钟内静脉滴注完。小儿常用量按体重 0.25～2g/kg 静脉滴注
不良反应	①水和电解质紊乱最为常见，如寒战、发热、排尿困难、血栓性静脉炎、头晕、视物模糊；②甘露醇外渗可致组织水肿、皮肤坏死；③过敏引起皮疹、荨麻疹、呼吸困难、过敏性休克；④高渗引起口渴
禁忌	①已确诊为急性肾小管坏死的无尿患者，包括对试用甘露醇无反应者，因甘露醇积聚引起血容量增多，加重心脏负担；②严重失水者；③颅内活动性出血者，因扩容加重出血，但颅内手术时除外；④急性肺水肿或严重肺淤血

续 表

注意事项	①除作肠道准备用，均应静脉内给药；②甘露醇遇冷易结晶，故应用前应仔细检查，如有结晶，可置热水中或用力振荡待结晶完全溶解后再使用；③下列情况慎用：A. 心肺功能损害者；B. 高钾血症或低钠血症；C. 低血容量；D. 严重肾衰竭；E. 对甘露醇不能耐受者；④给大剂量甘露醇不出现利尿反应，可使血浆渗透浓度显著升高，故应警惕血高渗发生

2. 甘油果糖注射液

药理作用	甘油果糖注射液是高渗制剂，通过高渗透性脱水，能使脑水分含量减少，降低颅内压。本药降低颅内压作用起效较缓，持续时间较长
适应证	用于脑血管病、脑外伤、脑肿瘤、颅内炎症及其他原因引起的急慢性颅内压增高、脑水肿等
用法与用量	静脉滴注成人一般一次 250~500ml，一日 1~2 次，每次 500ml 需滴注 2~3 小时，250ml 需滴注 1~1.5 小时。根据年龄、症状可适当增减用量
不良反应	一般无不良反应，偶可出现溶血现象
禁忌	①对有遗传性果糖不耐受症患者禁用；②对严重循环系统功能障碍、尿崩症、糖尿病患者慎用
注意事项	①使用前必须认真检查，如发现容器渗漏、药液浑浊变色，切勿使用；②本药含氯化钠 0.9%，用药时须注意患者食盐摄入量

三、相关药

1. 注射用盐酸甲氯酚酯

药理作用	盐酸甲氯酚酯能促进脑细胞的氧化还原代谢，增加对糖类的利用，对中枢抑制患者有兴奋作用
适应证	用于外伤性昏迷、酒精中毒、新生儿缺氧症、儿童遗尿症
用法与用量	静脉注射或静脉滴注成人一次 0.1~0.25g，一日 3 次，临用前用注射用水或 5%葡萄糖注射液稀释成 5%~10%溶液使用。儿童一次60~100mg，一日 2 次，可注入脐静脉
不良反应	可见兴奋、失眠、倦怠、头痛
禁忌	精神过度兴奋、锥体外系症状患者及对本药过敏者
注意事项	高血压患者慎用

2. 吡拉西坦氯化钠注射液

药理作用	吡拉西坦为脑代谢改善药，属于 γ-氨基丁酸的环形衍生物。有抗物理因素、化学因素所致的脑功能损伤的作用。能促进脑内 ATP，可促进乙酰胆碱合成并能增强神经兴奋的传导，具有促进脑内代谢作用。对缺氧所致的逆行性健忘有改进作用。可以增强记忆，提高学习能力
适应证	用于脑外伤、脑动脉硬化、脑血管疾病等所致的记忆及思维功能减退
用法与用量	成人每次 250ml（含吡拉西坦 8g），每日 1 次或遵医嘱。老年和儿童应遵医嘱使用
不良反应	可有口干、食欲减退、荨麻疹及记忆思维减退等反应，少见兴奋、易激动、头晕、头痛和失眠等，偶见轻度氨基转移酶升高
禁忌	①孕妇及哺乳期妇女禁用，早产儿和新生儿禁用；②肝肾功能不良者禁用，对本药成分过敏者禁用
注意事项	本药性状发生改变时，禁止使用

3. 奥扎格雷钠注射液

药理作用	奥扎格雷钠为血栓烷（TX）合酶抑制药，能阻碍前列腺素 H_2（PGH_2）生成血栓烷 A_2（TXA_2），促使血小板所衍生的 PGH_2 转向内皮细胞。内皮细胞用以合成 PGI_2，从而改善 TXA_2 与前列腺素 PGI_2 的平衡异常。本药能改善脑血栓急性期的运动障碍，改善脑缺血急性期的循环障碍及改善脑缺血时能量代谢异常
适应证	用于治疗急性血栓性脑梗死和脑梗死所伴随的运动障碍及改善蛛网膜下腔出血手术后的脑血管痉挛收缩和并发脑缺血症状
用法与用量	每次 40～80mg，溶于适当量电解质或 5% 葡萄糖溶液中，每日 1～2 次，24 小时连续静脉滴注，1～2 周为一疗程。应根据年龄、症状适当增减用量
不良反应	（1）血液系统：由于有出血的倾向，应仔细观察，出现异常立即停止给药 （2）肝肾功能：偶有谷草转氨酶（GOT）、谷丙转氨酶（GPT）、BUN 升高 （3）消化系统：偶有恶心、呕吐、腹泻、食欲缺乏、胀满感 （4）过敏反应：偶见荨麻疹、皮疹等，发生时停止给药 （5）循环系统：偶有室上性心律失常、血压下降，发现时减量或终止给药 （6）其他：偶有头痛、发热、注射部位疼痛、休克及血小板减少等

续　表

禁忌	①对本药过敏者；②有严重心、肝、肾功能不全者；③有血液病或有出血倾向者，有脑出血或脑梗死并出血者；④严重高血压，收缩压超过 26.6kPa（即 200mmHg）以上者
注意事项	本药与抑制血小板功能的药物并用有协同作用，必须适当减量。避免与含钙溶液（林格溶液等）混合使用，以免出现白色浑浊

4. 尼莫地平注射液

药理作用	尼莫地平对大脑有抗血管收缩和抗缺血作用，体外能防止或消除各种血管活性物质、血液及其降解产物引起的血管收缩，还有神经和药理学特性
适应证	预防和治疗动脉瘤性蛛网膜下腔出血后脑血管痉挛引起的缺血性神经损伤
用法与用量	尼莫地平注射液经中心静脉置管用输液泵连续静脉输注，并经过三通管可以与 5% 葡萄糖液、生理盐水、林格液中任何一种液体以大致 1∶4 的比例同时输注，也可与甘露醇、人血白蛋白、血液同时输注，严禁加入其他输液瓶中，严禁与其他药物混合。体重低于 70kg 或血压不稳的患者，治疗开始 2 小时 0.5mg/h，如果耐受性良好血压无明显下降，2 小时后增至 1mg/h；体重大于 70kg 的患者，剂量从 1mg/h 开始，2 小时后无不适可增至 2mg/h
不良反应	少见血小板减少、过敏反应、皮疹、头痛、心动过速、低血压、血管扩张、恶心等
禁忌	对本药或本药中任何成分过敏者
注意事项	①对于颅内压升高或脑水肿患者进行密切监测；②低血压患者（收缩压低于 100mmHg）应慎用；③本药含有 23.7% 乙醇，孕妇、哺乳期妇女、儿童、患有肝病和癫痫的患者慎用；④取出后，应保存在 25℃ 以下，并避免日光直射

5. 尼莫地平片

药理作用	尼莫地平是一种钙通道阻滞药。尼莫地平通过有效地阻止 Ca^{2+} 进入细胞内、抑制平滑肌收缩，达到解除血管痉挛之目的，具有保护和促进记忆、促进智力恢复的作用。所以可选择性地作用于脑血管平滑肌，扩张脑血管，增加脑血流量，显著减少血管痉挛引起的缺血性脑损伤
适应证	适用于各种原因的蛛网膜下腔出血后的脑血管痉挛和急性脑血管病恢复期的血液循环改善

用法与用量	急性脑血管病恢复期,口服一次 30~40mg,一日 4 次,或每 4 小时 1 次
不良反应	最常见的不良反应有:①血压下降,血压下降的程度与药物剂量有关;②肝炎、皮肤刺痛、胃肠道出血、血小板减少;③偶见一过性头晕、头痛、面潮红、呕吐、胃肠不适等
注意事项	①脑水肿及颅内压增高患者须慎用;②尼莫地平的代谢产物具有毒性反应,肝功能损害者应当慎用;③可引起血压的降低,在高血压合并蛛网膜下隙出血或脑卒中患者中,应注意减少或暂时停用抗高血压药物,或减少用药剂量;④可产生假性肠梗阻,表现为腹胀、肠鸣音减弱,当出现上述症状时应当减少用药剂量和保持观察;⑤避免与 β 受体阻滞药或其他钙通道阻滞药合用

6. 单唾液酸四己糖神经节苷脂钠注射液

药理作用	单唾液酸四己糖神经节苷脂能促进各种原因引起的中枢神经系统损伤的功能恢复。作用机制是促进"神经重构"对损伤后继发性神经退化有保护作用,对脑血流动力学参数以及损伤后导致的脑水肿有积极作用,通过改善细胞膜酶的活性减轻细胞水肿,可改善帕金森病所致的行为障碍
适应证	用于治疗血管性或外伤性中枢神经系统损伤、帕金森病
用法与用量	每日 20~40mg,遵医嘱一次或分次肌注或缓慢静脉滴注。在病变急性期,每日 100mg,静脉滴注;2~3 周后改为维持量,每日 20~40mg,一般 6 周。用于治疗帕金森病,首剂量 500~1000mg,静脉滴注;第 2 日起每日 200mg,皮下、肌注或静脉滴注,一般用至 18 周
不良反应	少数患者应用后出现皮疹反应,应停用
禁忌	已证实对本药过敏,遗传性糖脂代谢异常(神经节苷脂贮积症,如家族性黑蒙性痴呆、视网膜变性病)禁用

7. 依达拉奉注射液

药理作用	依达拉奉是一种脑保护药。可清除自由基,抑制脂质过氧化,从而抑制脑细胞、血管内皮细胞、神经细胞的氧化损伤
适应证	用于改善急性脑梗死所致的神经症状、日常生活活动能力和功能障碍
用法与用量	一次 30mg,临用前加入适量生理盐水稀释后静脉滴注,30 分钟内滴完。每日 2 次,14 天为一疗程,尽可能在发病后 24 小时内开始给药

续 表

不良反应	（1）严重不良反应：①急性肾衰竭，用药过程中进行多次肾功能检测并密切观察，出现肾功能低下表现或少尿等症状时，停止用药并正确处理；②肝功能异常、黄疸，伴有 AST、ALT、ALP、γ-GT、LDH 上升等肝功能异常和黄疸，用药过程中需检测肝功能并密切观察，出现异常情况，停止用药并正确处理；③血小板减少：有血小板减少表现，用药过程中需密切观察，出现异常情况，停止给药并正确处理；④弥散性血管内凝血，可出现弥散性血管内凝血的表现，用药过程中定期检测。出现疑为弥散性血管内凝血的实验室表现和临床症状时，停止给药并进行正确处理 （2）其他不良反应：①过敏症，发生率 0.1%～5%，主要表现为皮疹、潮红、肿胀、疱疹、瘙痒感；②血液系统，发生率 0.1%～5%，主要表现为红细胞减少，白细胞增多或减少，血细胞比容减少，血红蛋白减少，血小板增多或减少；③注射部位，发生率 0.1%～5%，主要表现为注射部位皮疹、红肿等；④肝脏，发生率>5%，主要表现为 AST、ALT、LDH、ALP、γ-GT 及总胆红素升高、尿胆原阳性、胆红素尿的发生率为 0.1%～5%；⑤肾脏，发生率 0.1%～5%，主要表现为 BUN 升高，血清尿酸升高或下降，蛋白尿、血尿、肌酐升高（程度不明）；⑥消化系统，发生率 0.1%～5%，嗳气；⑦其他，发生率 0.1%～5%，发热，血压升高，血清胆固醇升高或降低，三酰甘油升高或血清总蛋白减少，CK（CPK）升高或降低，血清钾下降，血清钙下降
禁忌	①重度肾衰竭的患者（有致肾功能衰竭加重的可能）；②既往对本药有过敏史的患者
注意事项	①轻中度肾功能损害的患者慎用（有致肾功能衰竭加重的可能）；②肝功能损害患者慎用（有致肝功能损害加重的可能）；③心脏疾病患者慎用（有致心脏病加重的可能，或可能伴有肾功能不全）；④高龄患者慎用

8. 盐酸纳洛酮注射液

药理作用	盐酸纳洛酮为纯粹的阿片受体拮抗药，本身无内在活性，但能竞争性拮抗各类阿片受体，对 μ 受体有很强的亲和力。纳洛酮生效迅速，拮抗作用强。纳洛酮同时逆转阿片激动药所有作用，本药尚有抗休克作用，不产生吗啡样的依赖性、戒断症状和呼吸抑制

适应证	主要用于：①解救麻醉性镇痛药急性中毒，拮抗这类药的呼吸抑制，并使患者苏醒；②拮抗麻醉性镇痛药的残余作用，新生儿受其母体中麻醉性镇痛药影响而致呼吸抑制，可用本药拮抗；③解救急性乙醇中毒，可使患者清醒；④对疑为麻醉性镇痛药成瘾者，可激发戒断症状，有诊断价值；⑤促醒作用，可通过胆碱能作用而激活生理性觉醒系统使患者清醒，用于全麻催醒及抗休克和某些昏迷患者
用法与用量	常用剂量纳洛酮 5μg/kg，待 15 分钟后再肌注 10μg/kg，或先给负荷量 1.5~3.5μg/kg，继以 3μg/（kg·h）维持脱瘾治疗时可肌注或静注每次 0.4~0.8mg
不良反应	少见，偶可出现嗜睡、恶心、呕吐、心动过速、高血压和烦躁不安
注意事项	①应用纳洛酮拮抗大剂量麻醉镇痛药后，由于痛觉恢复，可产生高度兴奋，表现为血压升高、心率增快、心律失常甚至肺水肿和心室颤动；②由于此药作用持续时间短，用药起作用后，一旦其作用消失，可使患者再度陷入昏睡和呼吸抑制，用药需注意维持药效；③心功能不全和高血压患者慎用

9. 丙戊酸钠片

药理作用	其作用机制尚未完全阐明
适应证	主要用于单纯或复杂失神发作、肌阵挛发作，大发作的单药或合并用药治疗，有时对复杂部分性发作也有一定疗效
用法与用量	成人常用量每日按体重 15mg/kg 或每日 600~1200mg，分 2~3 次服用。开始时按 5~10mg/kg，1 周后递增，直至能控制发作为止。当每日用量超过 250mg 时应分次服用，以减少胃肠刺激。小儿常用量按体重计与成人相同，也可每日 20~30mg/kg，分 2~3 次服用，或每日 15mg/kg，按需每隔 1 周增加 5~10mg/kg，至有效或不能耐受为止
不良反应	①常见不良反应表现为腹泻、消化不良、恶心、呕吐、胃肠道痉挛，可引起月经周期改变；②较少见短暂的脱发、便秘、倦睡、眩晕、疲乏、头痛、共济失调、轻微震颤、异常兴奋、不安和烦躁；③长期服用偶见胰腺炎及急性肝坏死；④可使血小板减少引起紫癜、出血和出血时间延长，应定期检查血象；⑤对肝功能有损害，引起血清碱性磷酸酶和氨基转移酶升高，服用 2 个月要检查肝功能；⑥偶有过敏；⑦偶有听力下降和可逆性听力损坏
禁忌	有药源性黄疸个人史或家族史者、有肝病或明显肝功能损害者禁用。有血液病、肾功能损害、器质性脑病时慎用

续 表

注意事项	①用药期间避免饮酒，因饮酒可加重镇静作用；②停药应逐渐减量以防再次出现发作，取代其他抗惊厥药物时，应逐渐增加用量，而被取代药应逐渐减少用量；③外科系手术或其他急症治疗时应考虑可能遇到的时间延长，或中枢神经抑制药作用的增强；④用药前和用药期间应定期做全血细胞（包括血小板）计数、肝肾功能检查；⑤可使乳酸脱氢酶、丙氨酸氨基转移酶、门冬氨酸氨基转移酶轻度升高并提示无症状性肝脏中毒。血清胆红素可能升高提示潜在的严重肝脏中毒

第六节 心血管常用药

一、抗心功能不全药

慢性心功能不全又称充血性心力衰竭，是由多种原因引起的心脏收缩与舒张功能障碍。常用地高辛、毒毛花苷 K 等治疗。

1. 去乙酰毛花苷

药理作用	为速效强心苷，增加心肌收缩力、减慢心率、抑制传导
适应证	用于心衰、室上性心动过速、房颤、房扑
用法与用量	静注时 5~15 分钟起效，1~2 小时达最大效应，生理盐水 20ml 加去乙酰毛花苷 0.2~0.4mg 静脉注射，极量<1.2mg
不良反应与注意事项	定期监测血药浓度，防止洋地黄中毒

2. 地高辛

药理作用	属中效强心苷，增加心肌收缩力、减慢心率、抑制传导
适应证	用于高血压、瓣膜性心脏病、先天性心脏病等急性和慢性心功能不全。尤其适用于伴有快速心室率的心房颤动的心功能不全。用于控制伴有快速心室率的心房颤动、心房扑动患者的心室率及室上性心动过速
用法与用量	多口服，0.125~0.25mg/d，口服 1~2 小时起效，有效浓度为0.8~2.0ng/ml
不良反应与注意事项	同去乙酰毛花苷

3. 米力农

药理作用	属非苷类强心药、磷酸二酯酶抑制药，增加心肌收缩力、扩张血管，对心率影响小
适应证	顽固性心衰、难治性心衰
用法与用量	生理盐水 20ml + 米力农 7.5mg 静脉注射；生理盐水 250ml + 米力农 10mg 静滴 [0.35~0.75mg/(kg·min)]
不良反应与注意事项	只用于顽固性心衰，血压低时慎用，极量 1.13mg/(kg·d)

二、抗心律失常药

心律失常即心动节律和频率异常，治疗药物根据化学结构不同归纳为四类：Ⅰ类钠通道阻滞药；Ⅱ类 β 受体阻滞药；Ⅲ类延长动作电位时程药；Ⅳ钙通道阻滞药。

1. 盐酸利多卡因注射液

药理作用	Ⅰb 类抗心律失常药物，降低心脏的自律性、兴奋性、传导性，延长有效不应期，提高室颤阈
适应证	室上性、室性心律失常，如室早、室颤、室扑
用法与用量	首用原液 50~100mg 静脉注射，20 分钟后可重复，利多卡因 1000mg + 5%葡萄糖液 250ml 静滴，用量 1~4mg/ml
不良反应	房室传导阻滞慎用，引起嗜睡、感觉异常、肌肉震颤、惊厥、昏迷及呼吸抑制等不良反应，可引起低血压及心动过缓

2. 注射用盐酸胺碘酮

药理作用	Ⅲ类抗心律失常药，增加冠脉血流量，降低心肌耗氧量。特点为半衰期长，故服药次数少，治疗指数大，抗心律失常谱广
适应证	室上性、室性心律失常
用法与用量	口服 0.2g，每天 3 次，3~7 天后改 0.2g 每天 1 次。5%葡萄糖液 20ml +150mg 静脉注射。5%葡萄糖液 50ml+300mg 泵入
不良反应	①窦性心动过缓，房室传导阻滞，偶有 Q-T 间期延长伴扭转型室性心动过速，促心律失常作用，静注时产生低血压；②甲状腺功能亢进症、甲状腺功能减退症；③便秘，少数人有恶心、呕吐、食欲下降，负荷量时明显

续　表

注意事项	①交叉过敏反应，如对碘过敏者对本药可能过敏；②下列情况应慎用：如窦性心动过缓、Q-T 间期延长综合征、低血压、肝功能不全、肺功能不全、严重充血性心力衰竭

3. 普罗帕酮（心律平）

药理作用	Ⅰ 类抗心律失常药物，降低心脏的兴奋性、应激性、传导性，延长有效不应期
适应证	室上性、室性心律失常及预激综合征
用法与用量	口服 150mg 每天 3 次，维持量 150mg 每天 1 次；70mg+生理盐水 20ml 静脉注射，210mg+生理盐水 250ml 静滴，用量 1~5mg/min
注意事项	严重心衰、病窦综合征及严重慢阻肺禁用

4. 酒石酸美托洛尔注射液

药理作用	酒石酸美托洛尔有 β 受体部位竞争性地抑制儿茶酚胺的作用，主要为选择性抑制心脏 $β_1$ 受体，使其呈现抑制状态，但它对 $β_2$ 受体作用较弱。①降低心率和心输出量；②降低收缩期血压；③抑制异丙肾上腺素引起的心动过速；④降低反射性直立性心动过速
适应证	①快速性心律失常（快速性室上性心动过速及室性早搏）；②诱导麻醉或麻醉期间出现的窦性心动过速
用法与用量	由于本药易出现心律、血压及心搏出量的急剧变化，故应在心电监测下谨慎使用。快速性心律失常紧急治疗，成人剂量 5mg，用葡萄糖溶液稀释后，缓慢静脉注射，如病情需要可相隔 10 分钟重复注射，视病情而定，总剂量 10mg，静脉注射后 4~6 小时，心律失常已经控制，用口服胶囊维持一日 2~3 次，每次剂量不超过 50mg

三、抗心绞痛药

心绞痛主要是动脉粥样硬化所致，目前药物治疗目的是减轻心脏负荷，降低心肌耗氧，或是扩张冠状血管，改善缺血区的血流。而硝酸酯类在抗心绞痛中占有重要地位。

1. 硝酸甘油注射液

药理作用	硝酸酯类，扩张动静脉，以扩张全身静脉为主，降低心室充盈压，扩张冠脉，降低血压
适应证	心绞痛、心肌梗死、高血压、心功能不全
用法与用量	舌下含服 0.5mg，10 分钟后可重复；生理盐水 25mg + 5% 葡萄糖液 250ml 静滴，5~30mg/min
注意事项	①防止低血压；②防止受体疲劳，应间断停药，小剂量维持
不良反应	①头痛，偶可发生眩晕、虚弱、心悸和其他直立性低血压的表现，尤其在直立、制动的患者；②治疗剂量可发生明显的低血压反应，表现为恶心、呕吐、虚弱、出汗、苍白和虚脱；③晕厥、面红、药疹和剥脱性皮炎

2. 单硝酸异山梨酯注射液

药理作用	松弛血管平滑肌，使心肌耗氧量减少，供氧量增多，心绞痛得以缓解
适应证	冠心病的长期治疗，心绞痛的预防，心肌梗死后持续心绞痛的治疗。与洋地黄类药物或利尿药联合应用，治疗慢性充血性心力衰竭
用法与用量	用 5% 葡萄糖注射液稀释后从 1~2mg/h 开始静滴，根据患者的反应调整剂量，最大剂量为 8~10mg，用药期间须密切观察患者的心率及血压。由于个体反应不同，需个体化调整剂量
不良反应	用药初期可能会出现硝酸酯引起的血管扩张性头痛，通常连续使用数日后，症状可消失。还可能出现面部潮红、眩晕、直立性低血压和反射性心动过速。偶见血压明显降低、心动过缓、心绞痛加重和晕厥
禁忌	急性循环衰竭，严重低血压（收缩压<90mmHg），急性心肌梗死伴低充盈压，梗阻性肥厚型心肌病，缩窄性心包炎成心脏压塞，严重贫血，青光眼，颅内压增高，对硝基化合物过敏者
注意事项	防止低血压

3. 单硝酸异山梨酯缓释胶囊

药理作用	单硝酸异山梨酯（ISMN）为二硝酸异山梨酯的主要生物活性代谢物，使心肌耗氧量减少，供氧量增多，心绞痛得以缓解
用法与用量	缓释胶囊 50mg，每日早饭后服 1 次
其他	同单硝酸异山梨酯注射液

四、抗高血压类药

目前国内外应用广泛或称为第一线抗高血压药物的是利尿药、钙通道阻滞药、β 受体阻滞药和 ACE 抑制药等四大类药物。

1. 硝普钠

药理作用	硝普钠为强有力的血管扩张药，能直接松弛小动脉与静脉血管平滑肌，降低血压，减轻心脏的前、后负荷，从而减轻心肌负荷，降低心肌氧耗量，能使衰竭的左心室排血量增加
适应证	高血压危象、高血压脑病、充血性心衰
用法与用量	用 5% 葡萄糖液稀释，避光。给药方法一般均为持续泵入，根据血压监测调节药量，一般速度 $0.5 \sim 8\mu g/(kg \cdot min)$，最大剂量可用到每千克体重 $40\mu g/min$。对心衰患者从 $20 \sim 40\mu g/(kg \cdot min)$ 开始
不良反应	恶心、呕吐、精神不安、肌肉痉挛、头痛、皮疹、出汗、发热等。大剂量连续使用时，有肝肾功能损害的患者，可引起血浆氰化物和硫氰化物浓度升高而中毒。本药可导致甲状腺功能减退症、高铁血红蛋白血症、静脉炎和代谢性酸中毒
禁忌	妊娠妇女、动静脉分流或主动脉窄缩等代偿性高血压者禁用
注意事项	①静脉滴注不可与其他药物配伍，滴注宜避光，配制后 4~6 小时内使用，溶液变色应立即停用；②防止低血压，心衰时用量要小；③防止硫氰化物中毒，连续用药不宜超过 72 小时；④小儿、冠状动脉或脑血管供血不足、肝肾或甲状腺功能不全者慎用；⑤心衰患者停药应逐渐减量，并加用口服血管扩张药，以免出现病状"反跳"；⑥用药期间须严密监测血压、血浆氰化物浓度

2. 注射用甲磺酸酚妥拉明

药理作用	甲磺酸酚妥拉明为 α 受体阻滞药，使血管扩张而降低周围血管阻力。使心脏后负荷降低，心搏出量增加
适应证	①用于诊断嗜铬细胞瘤及治疗其所致的高血压发作，包括手术切除时出现的高血压，也可根据血压对本药的反应用于协助诊断嗜铬细胞瘤；②治疗左心室衰竭；③治疗去甲肾上腺素静脉给药外溢，用于防止皮肤坏死

用法与用量	（1）成人用量：用于防止皮肤坏死，发生去甲肾上腺素外溢，用 5～10mg 加 10ml 氯化钠注射液做局部浸润，此法在外溢后 12 小时内有效；用于嗜铬细胞瘤手术，以防肿瘤手术时出现高血压危象；用于心力衰竭时减轻心脏负荷，静脉滴注每分钟 0.17～0.4mg （2）小儿常用量：用于嗜铬细胞瘤手术，术中血压升高时可静脉注射 1mg，也可按体重 0.1mg/kg，必要时可重复或持续静脉滴注
不良反应	较常见的有直立性低血压、心动过速或心律失常、鼻塞、恶心、呕吐等；晕厥和乏力较少见；突然胸痛（心肌梗死）、神志模糊、头痛、共济失调、言语含糊等极少见
禁忌	严重动脉硬化及肾功能不全者、低血压、冠心病、心肌梗死、胃炎或胃溃疡以及对本药过敏者禁用

3. 依那普利

药理作用	依那普利为血管紧张素转换酶抑制药。口服后在体内水解成依那普利拉，后者强烈抑制血管紧张素转换酶，降低血管紧张素 Ⅱ 含量，造成全身血管舒张，引起降压。对 Ⅱ 肾型高血压、Ⅰ 肾型高血压及自发性高血压有明显降压作用
适应证	用于治疗原发性高血压
用法与用量	开始剂量为一日 5～10mg，分 1～2 次口服。根据血压水平，可逐渐增加剂量，一般有效剂量为一日 10～20mg，一日最大剂量一般不宜超过 40mg，可与其他抗高血压药特别是利尿药合用，降压作用明显增强，但不宜与潴钾利尿药合用
禁忌	对本药过敏者或双侧性肾动脉狭窄患者忌用。肾功能严重受损者慎用
注意事项	个别患者，尤其是在应用利尿药或血容量减少者，可能会引起血压过度下降，故首次剂量宜从 2.5mg 开始。定期做白细胞计数和肾功能测定
不良反应	可有头晕、头痛、嗜睡、口干、疲劳、上腹不适、恶心、心悸、胸闷、咳嗽、面红、皮疹和蛋白尿等。必要时减量。如出现白细胞减少，需停药

4. 非洛地平

药理作用	非洛地平为选择性钙通道阻滞药，主要抑制小动脉平滑肌细胞外钙的内流，选择性扩张小动脉，对静脉无此作用，不引起直立性低血压，对心肌亦无明显抑制作用

续 表

适应证	用于轻中度原发性高血压的治疗
用法与用量	口服起始剂量 2.5mg，一日 2 次。常用维持剂量每日为 5mg 或 10mg
不良反应	①本药和其他钙通道阻滞药相同，在某些患者身上会导致面色潮红、头痛、头晕、心悸和疲劳，这些反应大部分具有剂量依赖性；另也可见皮疹、瘙痒；②在极少数患者中可能会引起显著的低血压伴心动过速，这在易感个体可能会引起心肌缺氧
禁忌	对本药过敏者禁用

五、抗休克血管活性药

血管活性药物对心脏和血管系统的影响主要在三个方面：对血管紧张度的影响、对心肌收缩力的影响（心脏变力效应）、心脏变时效应。

1. 多巴胺

药理作用	①小剂量 [$2\sim5\mu g/(kg \cdot min)$] 主要兴奋肾、脑、冠状动脉和肠系膜血管壁上多巴胺能受体，有肾血管扩张作用，尿量可能增加；同时兴奋心脏 β_1 受体，有轻度正性肌力作用，但心率和血压不变；②中等剂量 [$5\sim10\mu g/(kg \cdot min)$] 主要起 β_1 受体、β_2 受体激动作用，其正性肌力作用提高心脏每搏输出量，增加心脏指数，尽管同时使心率加快，但不是主要因素，此剂量范围很少引起全身血管阻力改变；③大剂量 [$>10\mu g/(kg \cdot min)$] 使用时 α_1 受体激动效应占主要地位，致体循环和内脏血管床动静脉收缩，SVR 增高，静脉容积减少，血压升高，肾动脉开始收缩后尿量逐步减少
适应证	各种原因引起的休克综合征，补充血容量后休克仍不能纠正者，尤其有少尿及周围血管阻力正常或较低的休克。可增加心排血量，也用于洋地黄和利尿药无效的心功能不全
用法与用量	成人危重病例，先按 $5\mu g/(kg \cdot min)$ 滴注，然后以 $5\sim10\mu g/(kg \cdot min)$ 递增至 $20\sim50\mu g/(kg \cdot min)$，以达到满意效应。但最大剂量不超过每分钟 $500\mu g$。常用计算方法：（kg×3）mg 加生理盐水或 5% 葡萄糖液至 50ml，$1ml = 1\mu g/(kg \cdot min)$
不良反应	如给药方法得当，不良反应轻微。但滴速过快或药物浓度过高，可出现心动过速、头痛、高血压甚至心律失常，药液外渗局部后可在给药数小时发生水肿、变黑或坏死

续　表

注意事项	①应用多巴胺治疗前必须先纠正低血容量，但如果存在威胁生命的低血压，即使低血容量状态尚未纠正，液体复苏的同时仍可暂时使用升压药以维持生命和器官灌注；②选用粗大的静脉注射或静滴，以防药液外溢及产生组织坏死；如确已发生液体外溢，可用 5~10mg 酚妥拉明稀释溶液在注射部位做浸润；③遇有血管过度收缩引起舒张压不成正比例升高和脉压减小、尿量减少、心率增快或出现心律失常，滴速必须减慢或暂停滴注；④如在滴注多巴胺时血压继续下降或经调整剂量仍持续低血压，应停用多巴胺，改用更强的血管收缩药；⑤突然停药时可产生严重低血压，故停用时应逐渐递减；⑥在滴注本药时须进行血压、心排血量、心电图及尿量检查

2. 多巴酚丁胺

药理作用	多巴酚丁胺对心肌产生正性肌力作用，主要作用于 β_1 受体，对 β_2 受体及 α 受体作用相对较小。能直接激动心脏 β_1 受体以增强心肌收缩和增加搏出量，使心排血量增加。可降低外周血管阻力（后负荷减少），但收缩压和脉压一般保持不变。能降低心室充盈压，促进房室结传导。心肌收缩力有所增强，冠状动脉血流及心肌耗氧量常增加。由于心排血量增加，肾血流量及尿量常增加。本药与多巴胺不同，多巴酚丁胺并不间接通过内源性去甲肾上腺素的释放，而是直接作用于心脏
适应证	用于器质性心脏病时心肌收缩力下降引起的心力衰竭，包括心脏直视手术后所致的低排血量综合征，作为短期支持治疗
用法与用量	成人常用量多巴酚丁胺加于 5% 葡萄糖液或 0.9% 氯化钠注射液中稀释后，以滴速每分钟 2.5~10μg/kg 给予，在每分钟 15μg/kg 以下的剂量时，心率和外周血管阻力基本无变化。偶用每分钟>15μg/kg，但需注意过大剂量仍然有可能加速心率并产生心律失常。常用计算方法：（kg×3）mg 加生理盐水或 5% 葡萄糖液至 50ml，1ml=1μg/（kg·min）
不良反应	可有心悸、心率增快、恶心、头痛、胸痛、气短等
禁忌	梗阻性肥厚型心肌病不宜使用，以免加重梗阻
注意事项	下列情况应慎用：①心房颤动；②高血压可能加重；③严重的机械梗阻，多巴酚丁胺可能无效；④低血容量时用前须先加以纠正；⑤室性心律失常可能加重；⑥心肌梗死后，使用大量本药可能使心肌耗氧量增加而加重缺血；⑦用药期间应定时或连续监测心电图、血压、心排血量，必要时监测肺楔压

3. 肾上腺素

药理作用	肾上腺素兼有 α 受体和 β 受体激动作用。α 受体激动引起皮肤、黏膜、内脏血管收缩。β 受体激动引起冠状血管扩张、骨骼肌兴奋、心肌兴奋、心率增快、支气管平滑肌、胃肠道平滑肌松弛
适应证	①心肺复苏的首选药；②抢救过敏性休克；③治疗支气管哮喘（效果迅速但不持久）；④黏膜出血：稀释后局部应用可治疗气道黏膜、鼻黏膜等出血
用法与用量	（1）抢救过敏性休克：皮下注射或肌注 0.5 ~ 1mg，也可用 0.1 ~ 0.5mg 缓慢静注 （2）抢救心搏骤停：1mg 静注，间隔 3~5 分钟，可反复应用 （3）治疗鼻黏膜和齿龈出血：将浸有 1：20000 ~ 1：1000 溶液的纱布填塞出血处
不良反应和禁忌证	①治疗量有时可见心悸、烦躁、焦虑、头痛和血压升高；②剂量过大时，α 受体兴奋过强使血压骤升，诱发脑出血，当 β 受体兴奋过强时，可使心肌耗氧量增加，能引起心肌缺血和心律失常，甚至心室颤动；③禁用于高血压、脑动脉硬化、器质性心脏病、糖尿病和甲亢等
注意事项	①心肺复苏时肾上腺素首选途径为静脉用药，其次是骨髓腔注射，再者是气管内滴注；②肾上腺素气管内滴注时必须用生理盐水稀释至 10ml，用量过大或皮下注射时误入血管后，可引起血压突然上升而导致脑出血；③低血容量休克时，应在恢复血容量的情况下给予；④周围静脉给药时，给药后应用 20ml 液体冲洗，并抬高肢体，以确保进入中心循环，持续滴注应选择中心静脉途径给药，肾上腺素不能直接加入碳酸氢钠中，因可使之部分灭活；⑤不宜与强心苷类、维生素 C、氯化钾、氨茶碱等配伍；⑥输注渗出可造成局部缺血和组织坏死

4. 重酒石酸去甲肾上腺素

药理作用	肾上腺素受体激动药。强兴奋 α$_1$ 受体，弱兴奋 β$_1$ 受体，有强烈的缩血管和正性肌力作用
适应证	用于感染性休克、低血压、上消化道出血、胃内给药温度 0~4℃ 稀释后口服，尤其是肝硬化、门脉高压导致胃食管静脉破裂的患者
用法与用量	用 5% 葡萄糖注射液或葡萄糖氯化钠注射液稀释后静滴。常规剂量 0.03~2.0μg/（kg·min）。常用计算方法（kg×3）mg+生理盐水/5%葡萄糖液至 50ml，1ml＝2μg/min

不良反应	①局部组织缺血坏死：静脉滴注时间长，浓度过高或药液漏出血管，可引起局部缺血坏死；②强烈的血管收缩可以使重要脏器血流减少，肾血流锐减后尿量减少，组织供血不足导致缺氧和酸中毒；持久或大量使用时，可使回心血流量减少，外周血管阻力升高，心排血量减少，后果严重；③应重视的反应包括静脉输注时沿静脉走向皮肤发白、注射局部皮肤破溃、皮肤发绀、发红、严重眩晕，上述反应虽属少见，但后果严重
注意事项	①皮下或肌内注射因剧烈的局部血管收缩，吸收很少，且易引起局部组织缺血坏死，故由静脉给药；②静脉滴注时应注意局部组织情况，防止药液外漏引起局部组织坏死，如发现外漏或注射部位皮肤苍白，应立即热敷，并用普鲁卡因或 α 受体阻滞药做局部封闭；③用药当中必须随时测量血压，调整给药速度。且用药量过大或时间过长，易出现急性肾衰竭，用药期间注意观察尿量，应保持在 25ml/h 以上

5. 异丙肾上腺素

药理作用	异丙肾上腺素为 β 受体激动药。作用于心脏 $β_1$ 受体，使心肌收缩力增强、心率增加、传导加速、心输出量和心肌耗氧量增加。作用于血管平滑肌 $β_2$ 受体，使骨骼肌血管明显舒张，肾、肠系膜血管及冠脉亦不同程度舒张，血管总外周阻力降低。其心血管作用导致收缩压升高，舒张压降低，脉压变大。作用于支气管平滑肌 $β_2$ 受体使支气管平滑肌松弛。促进糖原和脂肪分解，增加组织耗氧量
适应证	①主要用于短暂治疗血流动力学不稳定且阿托品类药物治疗无效的心动过缓患者；②可用于迷走反射或阿-斯综合征导致的心搏骤停的抢救，但禁用于心肌梗死所致心搏骤停；③房室传导阻滞；④支气管哮喘
用法与用量	起始剂量为 $2μg/min$，可逐渐增至 $10μg/min$
不良反应	常见的不良反应有口咽发干、心悸不安。少见的不良反应有头晕、目眩、面色潮红、恶心、心率增速、震颤、多汗、乏力等
禁忌	心绞痛、心肌梗死、甲状腺功能亢进症及嗜铬细胞瘤患者禁用
注意事项	①有胸痛及心律失常应及早重视；②交叉过敏：患者对其他肾上腺能激动药过敏者，对本药也常过敏

6. 阿托品

药理作用	阿托品为典型的 M 胆碱受体阻滞药。解除胃肠平滑肌痉挛、抑制腺体分泌、扩大瞳孔、升高眼压、缓解睫状肌麻痹、加快心率、扩张支气管等，大剂量时能作用于血管平滑肌，扩张血管、解除痉挛性收缩、改善微循环。对心脏、肠和支气管平滑肌作用比其他颠茄生物碱更强而持久
适应证	①用于各种内脏绞痛，如胃肠绞痛及膀胱刺激症状，对胆绞痛、肾绞痛的疗效较差；②全身麻醉前给药、严重盗汗和流涎症；③迷走神经过度兴奋所致的窦房传导阻滞、房室传导阻滞等缓慢性心律失常，也可用于继发于窦房结功能低下而出现的室性异位节律；④抗休克；⑤解救有机磷酸酯类中毒
用法与用量	皮下、肌内或静脉注射。成人常用量每次 0.3~0.5mg，一日 0.5~3mg，极量为一次 2mg。儿童皮下注射每次 0.01~0.02mg/kg，每日 2~3 次
不良反应	不同剂量所致的不良反应如下：0.5mg 致轻微心率减慢，略有口干及少汗；1mg 致口干、心率加速、瞳孔轻度扩大；2mg 致心悸、显著口干、瞳孔扩大，有时出现视物模糊；5mg 时上述症状加重，并有语言不清、烦躁不安、皮肤干燥、发热、小便困难、肠蠕动减少；10mg 以上时上述症状更重，脉速而弱，中枢兴奋现象严重，呼吸加快加深，出现谵妄、幻觉、惊厥等。严重中毒时可由中枢兴奋转入抑制，产生昏迷和呼吸麻痹等。最低致死剂量成人为 80~130mg，儿童为 10mg。发热、速脉、腹泻者和老年人慎用
禁忌	青光眼及前列腺增生症、高热者禁用
药物过量	静脉每次极量为 2mg，超过上述用量会引起中毒。最低致死量成人 80~130mg。用药过量表现为动作笨拙不稳、神志不清、抽搐、呼吸困难、心跳异常加快等

7. 盐酸消旋山莨菪碱注射液

药理作用	具有外周抗 M 胆碱受体作用，能解除乙酰胆碱所致平滑肌痉挛，也能解除微血管痉挛，改善微循环。对胃肠道平滑肌有松弛作用，并抑制其蠕动，作用较阿托品稍弱，其抑制消化道腺体分泌作用为阿托品 1/10。抑制唾液腺分泌及扩瞳作用较弱，为阿托品的 1/20~1/10。因不易通过血脑屏障，故中枢作用亦弱于阿托品
适应证	主要用于解除平滑肌痉挛、胃肠绞痛、胆道痉挛以及急性微循环障碍及有机磷中毒等

用法与用量	成人每次肌注 5~10mg，小儿 0.1~0.2mg/kg，每日 1~2 次。抗休克及有机磷中毒，静注成人每次 10~40mg，小儿每次 0.3~2mg/kg，必要时每隔 10~30 分钟重复给药，也可增加剂量。病情好转后应逐渐延长给药间隔至停药
不良反应	常见的有口干、面红、视物模糊等。少见的有心跳加快、排尿困难等。症状多在 1~3 小时内消失。用量过大时可出现阿托品样中毒症状
禁忌	颅内压增高、脑出血急性期、青光眼、幽门梗阻、肠梗阻及前列腺增生症者禁用，反流性食管炎、重症溃疡性结肠炎慎用
注意事项	①急腹症诊断未明确时，不宜轻易使用；②夏季用药时，因其闭汗作用，可使体温升高；③静滴过程中若出现排尿困难，对于成人可肌注新斯的明 0.5~1.0mg 或氢溴酸加兰他敏 2.5~5mg，对于小儿可肌注新斯的明 0.01~0.02mg/kg 以解除症状

第七节　抗组胺类、激素类常用药

一、抗组胺类药

抗组胺类药物根据其和组胺竞争的靶细胞受体不同而分为 H_1 受体拮抗药和 H_2 受体拮抗药两大类。

1. 盐酸异丙嗪注射液

药理作用	异丙嗪是吩噻嗪类抗组胺药，也可用于镇吐、抗晕动以及镇静催眠。抗组胺作用解除组胺对支气管平滑肌的致痉和充血作用。止吐作用可能与抑制了延髓的催吐化学感受区有关。抗晕动症主要是阻断前庭核区胆碱能突触迷路冲动的兴奋。镇静催眠作用可能由于间接降低了脑干网状上行激活系统的应激性
适应证	①皮肤黏膜的过敏：适用于长期季节性的过敏性鼻炎、血管运动性鼻炎、过敏性结膜炎、荨麻疹、血管神经性水肿、对血液或血浆制品的过敏反应、皮肤划痕症；②晕动病，防治晕车、晕船、晕飞机；③用于麻醉和手术前后的辅助治疗，包括镇静、催眠、镇痛、止吐；④用于防治放射性病或药源性恶心、呕吐

续 表

用法与用量	成人抗过敏一次 25mg，必要时 2 小时后重复，严重过敏时可肌注 25~50mg，最高量不得超过 100mg。镇静催眠一次 25~50mg。小儿抗过敏每次按体重 0.125mg/kg，每 4~6 小时一次。镇静催眠必要时每次按体重 0.5~1mg/kg
不良反应	异丙嗪属吩噻嗪类衍生物，小剂量时无明显副作用，但大量和长时间应用时可出现吩噻嗪类常见的副作用。①常见的有嗜睡，较少见的有视物模糊、头晕、口鼻咽干燥、耳鸣、皮疹、胃部不适感、恶心或呕吐，甚至出现黄疸；②增加皮肤对光的敏感性，多噩梦、易兴奋、易激动、幻觉、中毒性谵妄，儿童易发生锥体外系反应；③心血管的不良反应可见血压增高，偶见血压轻度降低
注意事项	①已知对吩噻嗪类药高度过敏的人，也对本药过敏；②下列情况应慎用：急性哮喘、骨髓抑制、心血管疾病、昏迷、闭角型青光眼、肝功能不全、高血压、胃溃疡、前列腺增生症症状明显者、幽门或十二指肠梗阻、呼吸系统疾病（尤其是儿童，服用后痰液黏稠，影响排痰，并可抑制咳嗽反射）、癫痫患者（注射给药时可增加抽搐的严重程度）、黄疸、各种肝病以及肾衰竭、Reye 综合征。应用异丙嗪时应特别注意有无肠梗阻或药物的过量、中毒等问题，因其症状、体征可被异丙嗪的镇吐作用所掩盖

2. 盐酸氯丙嗪注射液

药理作用	盐酸氯丙嗪为吩噻嗪类抗精神病药，其作用机制主要与其阻断中脑边缘系统及中脑皮质通路的多巴胺受体（D_2）有关。对多巴胺受体（D_1）、5-羟色胺受体、M 型乙酰胆碱受体、β 受体均有阻断作用，作用广泛。小剂量时可抑制延髓催吐化学感受区的多巴胺受体。大剂量时直接抑制呕吐中枢产生强大的镇吐作用。抑制体温调节中枢，使体温降低，其阻断外周 α 受体作用，使血管扩张，引起血压下降，对内分泌系统也有一定影响
适应证	①对兴奋躁动、幻觉妄想、思维障碍及行为紊乱等阳性症状有较好的疗效，用于精神分裂症、躁狂症或其他精神病性障碍；②用于各种原因所致的呕吐或顽固性呃逆
用法与用量	用于精神分裂症或躁狂症，肌内注射一次 25~50mg，一日 2 次，待患者合作后改为口服。静脉滴注从小剂量开始，25~50mg 稀释于 500ml 葡萄糖氯化钠注射液中缓慢静脉滴注，一日 1 次，每隔 1~2 日缓慢增加 25~50mg，治疗剂量一日 100~200mg。不宜静脉推注

不良反应	①常见口干、上腹不适、食欲缺乏、乏力及嗜睡；②可引起直立性低血压、心悸或心电图改变；③可出现锥体外系反应如震颤、僵直、流涎、运动迟缓、静坐不能、急性肌张力障碍；④长期大量用药可引起迟发性运动障碍；⑤可引起血浆中泌乳素浓度增加，可能有关的症状为溢乳、男子女性化乳房、月经失调、闭经；⑥可引起注射局部红肿、疼痛、硬结；⑦可引起中毒性肝损害呈阻塞性黄疸；⑧少见骨髓抑制；⑨偶可引起癫痫、过敏性皮疹或剥脱性皮炎及恶性综合征
禁忌	基底神经节病变、帕金森病、帕金森综合征、骨髓抑制、青光眼、昏迷及对吩噻嗪类药过敏者禁用
注意事项	①患有心血管疾病（如心衰、心肌梗死）慎用；②出现迟发性运动障碍，应停用所有的抗精神病药；③出现过敏性皮疹及恶性综合征应立即停药并行相应的处理；④用药后引起直立性低血压应卧床，血压过低可静脉滴注去甲肾上腺素，禁用肾上腺素；⑤肝肾功能不全者应减量；⑥癫痫患者慎用；⑦应定期检查肝功能与白细胞计数；⑧对晕动症引起的呕吐效果差；⑨用药期间不宜驾驶车辆、操作机械或高空作业；⑩本药颜色变深或有沉淀时禁止使用；⑪该药不宜皮下注射，静脉注射可引起血栓性静脉炎，应稀释后缓慢注射；⑫不适用于有意识障碍的精神异常者

二、糖皮质激素药

糖皮质激素药理作用为抗炎、抗休克、退热，对血液和造血系统、骨骼、中枢神经系统及胃肠道有影响。

1. 地塞米松磷酸钠注射液

药理作用	肾上腺皮质激素类药。具有抗炎、抗过敏、抗风湿、免疫抑制作用。其作用机制为：①抗炎作用，本药减轻和防止组织对炎症的反应，从而减轻炎症的表现；②免疫抑制作用，包括防止或抑制细胞介导的免疫反应，延迟性的过敏反应。还减少免疫复合物通过基底膜，并能减少补体成分及免疫球蛋白的浓度
适应证	主要用于过敏性与自身免疫性炎症性疾病。多用于结缔组织病、活动性风湿病、类风湿关节炎、红斑狼疮、严重支气管哮喘、严重皮炎、溃疡性结肠炎、急性白血病等，也用于某些严重感染及中毒、恶性淋巴瘤的综合治疗

续　表

用法与用量	一般剂量静脉注射每次 2~20mg，静脉滴注时，应以 5% 葡萄糖注射液稀释，可每 2~6 小时重复给药至病情稳定，但大剂量连续给药一般不超过 72 小时
不良反应	糖皮质激素在应用生理剂量替代治疗时无明显不良反应，不良反应多发生在应用药理剂量时，而且与疗程、剂量、用药种类、用法及给药途径等有密切关系。常见不良反应有以下几类：①长期使用可引起以下副作用，医源性库欣综合征面容和体态、体重增加、下肢水肿、紫纹、易出血倾向、创口愈合不良、痤疮、月经紊乱、肱或股骨头缺血性坏死、骨质疏松及骨折、肌无力、肌萎缩、低血钾综合征、胃肠道刺激、胰腺炎、消化性溃疡或穿孔、儿童生长受到抑制、青光眼、白内障、良性颅内压升高综合征、糖耐量减退和糖尿病加重；②患者可出现精神症状，如欣快感、激动、谵妄、不安、定向力障碍，也可表现为抑制；③并发感染为肾上腺皮质激素的主要不良反应；④糖皮质激素停药综合征，有时患者在停药后出现头晕、腹痛或背痛、低热、食欲减退、恶心、呕吐，经仔细检查如能排除肾上腺皮质功能减退和原来疾病的复燃，则可考虑为对糖皮质激素的依赖综合征
禁忌	对本药及肾上腺皮质激素类药物有过敏史者禁用，特殊情况下权衡利弊使用。注意病情恶化的可能，如高血压、血栓症、胃与十二指肠溃疡、精神病、电解质代谢异常、心肌梗死、内脏手术、青光眼等患者一般不宜使用
注意事项	①结核病、急性细菌性或病毒性感染患者应用时，必须给予适当的抗感染治疗；②长期服药后，停药前应逐渐减量；③糖尿病、骨质疏松症、肝硬化、肾功能不良、甲状腺功能减退症患者慎用

2. 注射用甲泼尼龙琥珀酸钠（甲强龙）

药理作用	甲泼尼龙是一种合成的糖皮质激素，这种高浓度的水溶液特别适用于需用作用强、起效快的激素治疗的疾病状态。甲泼尼龙具有很强的抗炎、免疫抑制及抗过敏活性
适应证	糖皮质激素仅仅是一种对症治疗的药物。①抗炎治疗，作为短期使用的辅助药物；②免疫抑制治疗器官移植；③治疗血液病及肿瘤；④治疗休克；⑤神经系统，由原发性或转移性肿瘤和手术及放疗引起的脑水肿；⑥内分泌失调，原发性或继发性肾上腺皮质功能不全，急性肾上腺皮质功能不全
用法与用量	本药必须遵医嘱用药

不良反应	（1）体液与电解质紊乱：低钾性碱中毒、高血压 （2）肌肉骨骼系统：肌无力、类固醇性肌病、骨质疏松、压迫性脊椎骨折 （3）胃肠道：可能发生穿孔或出血的消化性溃疡 （4）皮肤病：妨碍伤口愈合，皮肤变薄、脆弱，淤点和淤斑，反复局部皮下注射可能引起局部皮肤萎缩 （5）神经病：颅内压升高、假性脑肿瘤、癫痫发作 （6）服用皮质激素可能出现精神紊乱的症状如欣快感、失眠、情绪变化、个性改变及重度抑郁直至明显的精神病表现 （7）内分泌：月经失调、出现库欣体态、抑制儿童生长、抑制垂体-肾上腺皮质轴、糖耐量降低，引发潜在的糖尿病，增加糖尿病患者对胰岛素和口服降糖药的需求 （8）眼部：长期使用糖皮质激素可能引起后房囊下白内障、青光眼（可能累及视神经），并增加眼部继发性真菌或病毒感染的机会。为防止角膜穿孔，糖皮质激素应慎用于眼部单纯疱疹患者，眼压增高，眼球突出 （9）代谢方面：因蛋白质分解造成的负氮平衡 （10）免疫系统：掩盖感染，潜在感染发作，机会性感染，过敏反应，可能抑制皮试反应
禁忌	①全身性真菌感染；②已知对药物成分过敏者；③特殊人群，如儿童、糖尿病患者、高血压病患者、有精神病史者、有明显症状的某些感染性疾病
注意事项	①对属于特殊危险人群的患者应采取严密的医疗监护并应尽可能缩短疗程；②因糖皮质激素治疗的并发症与用药的剂量和时间有关，采用皮质激素治疗异常紧急状况的患者，在紧急状况发生前、发生时和发生后须加大速效皮质激素的剂量。皮质激素可能会掩盖感染的若干症状，皮质激素可能会减弱抵抗力而无法使感染局限。治疗时逐量递减用药量可减少因用药而产生的肾上腺皮质功能不全现象；③皮质激素应慎用于眼部单纯疱疹患者，以免引起角膜穿孔；④糖皮质激素应慎用于非特异性溃疡性结肠炎的患者；⑤避免在三角肌注射，因此处皮下萎缩发病率高；⑥糖皮质激素与致溃疡药物合用，会增加发生消化道并发症的危险；⑦糖皮质激素与噻嗪类利尿药合用，会增加糖耐量异常危险；⑧服用皮质激素的患者不可接种牛痘，也不可接受其他免疫措施，特别是大剂量服用的患者，因为有出现神经系统并发症或缺乏抗体反应的危险；⑨皮质激素与阿司匹林联合用于凝血酶原过少的患者时应谨慎

第八节　常用止血药

1. 凝血酶

药理作用	促使纤维蛋白原转化为纤维蛋白，应用于创口，使血液凝固而止血
适应证	用于手术中不易结扎的小血管止血、消化道出血及外伤出血等
用法与用量	（1）局部止血用灭菌氯化钠注射液溶解成 50~200U/ml 的溶液喷雾或用本药干粉喷洒于创面 （2）消化道止血用生理盐水或温开水溶解成 10~100U/ml 的溶液，口服或局部灌注，也可根据出血部位及程度增减浓度次数
不良反应	①偶可致过敏反应，应及时停药；②外科止血中应用本药曾有致低热反应的情况
禁忌	对本药有过敏史者禁用
注意事项	①本药严禁注射，如误入血管可导致血栓形成、局部坏死危及生命；②必须直接与创面接触，才能起止血作用；③应新鲜配制使用

2. 注射用卡络磺钠

药理作用	能降低毛细血管的通透性，增加毛细血管断裂端的回缩作用，常用于毛细血管通透性增加而产生的多种出血
适应证	用于泌尿系统、上消化道、呼吸道和妇产科出血疾病。对泌尿系统疗效较显著，亦可用于手术出血的预防及治疗等
用法与用量	临用前加灭菌注射用水或氯化钠注射液适量使溶解。肌内注射一次 20mg，一日 2 次；或加入输液中静脉滴注，每次 60~80mg
不良反应	个别患者出现恶心、眩晕及注射部位红、痛，未见严重不良反应

第九节　其他常用药

1. 参附注射液

药理作用	回阳救逆，益气固脱
适应证	主要用于阳气暴脱的厥脱症（感染性、失血性、失液性休克等）。也可用于阳虚（气虚）所致的惊悸、怔忡、喘咳、胃痛、泄泻、痹病等

用法与用量	静脉滴注一次 20~100ml，用 5%~10% 葡萄糖注射液 250~500ml 稀释后使用。静脉推注一次 5~20ml，用 5%~10% 葡萄糖注射液 20ml 稀释后使用
不良反应	偶见过敏反应
禁忌	对本药有过敏或严重不良反应病史者禁用
注意事项	①本药不宜与其他药物在同一容器内混合使用；②孕妇及过敏体质慎用；③本药不宜与中药半夏、瓜蒌、川贝母、白蔹、白芨、五灵脂等同时使用；④治疗期间，心绞痛持续发作，宜加服硝酸酯类药物；⑤本药含有皂苷，摇动时产生泡沫是正常现象，不影响疗效；⑥该药是中药制剂，保存不当可能影响产品质量；使用前必须对光检查，如发现药液出现浑浊、沉淀、变色、漏气或瓶身细微破裂者，均不能使用；⑦本药经稀释后出现浑浊或沉淀不得使用

2. 注射用还原性谷胱甘肽

药理作用	还原性谷胱甘肽是含有巯基的三肽类化合物，在人体内具有活化氧化还原系统、激活巯基酶、解毒作用等重要生理活性。参与体内三羧酸循环和糖代谢，促进体内产生高能量，起到辅酶作用，促进糖类、脂肪、蛋白质的代谢，以调节细胞膜的代谢过程，参与多种外源性、内源性有毒物质结合生成减毒物质
适应证	①用于酒精及某些药物（化疗药、抗肿瘤药、抗结核药、精神抑郁药、抗抑郁药、对乙酰氨基酚）导致的中毒的辅助治疗；②用于酒精、病毒、药物及其他化学物质导致的肝损伤的辅助治疗；③用于电离射线所致治疗性损伤的辅助治疗；④用于各种低氧血症的辅助治疗
用法与用量	用于治疗病毒性肝炎 1200mg，一天一次，静脉注射 30 天。重症肝炎 1200~2400mg，一天一次，静脉注射 30 天。对于低氧血症的治疗，剂量 1500mg/m^2，溶于 100ml 生理盐水，静脉给药，以后每天 300~600mg 肌注维持
不良反应	偶见脸色苍白、血压下降、脉搏异常、皮疹等过敏症状，应停药。偶有食欲缺乏、恶心、呕吐、胃痛等消化道症状，停药后消失。注射局部疼痛
禁忌	对本药有过敏反应者禁用
注意事项	①如在用药过程中出现皮疹、面色苍白、血压下降、脉搏异常等症状，应立即停药；②溶解后的溶液立即使用，剩余的药液不能再用

3. 甘草酸二胺注射液

药理作用	甘草酸二胺是中药甘草有效成分的提取物，具有一定的抗炎、保护肝细胞膜及改善肝功能的作用
适应证	适用于伴有谷丙转氨酶升高的急慢性病毒性肝炎的治疗
用法与用量	静脉滴注一次 150mg，以 10% 葡萄糖注射液 250ml 稀释后缓慢滴注，一日 1 次
不良反应	（1）消化系统：可出现纳差、恶心、呕吐、腹胀。 （2）心脑血管系统：常见头痛、头晕、胸闷、心悸及血压增高。 （3）其他：如皮肤瘙痒、荨麻疹、口干和水肿。 以上症状一般较轻，不影响治疗
禁忌	严重低钾血症、高钠血症、高血压病、心衰、肾衰竭患者禁用
注意事项	①本药未经稀释不得进行注射；②治疗过程中应定期检测血压、血钾、血钠，如出现高血压、低血钾、血钠潴留等情况应停药或适当减量

4. 注射用乌司他丁

药理作用	注射用乌司他丁系从人尿提取精制的糖蛋白，属蛋白酶抑制药。具有抑制胰蛋白酶等各种胰酶活性的作用，常用于胰腺炎的治疗。有稳定溶酶体膜、抑制溶酶体酶的释放和抑制心肌抑制因子产生等作用，故可用于急性循环衰竭的抢救治疗当中
适应证	用于急性胰腺炎、慢性复发性胰腺炎、急性循环衰竭的抢救辅助用药
用法与用量	急性胰腺炎、慢性复发性胰腺炎时，初期每次 100000U 溶于 500ml 5% 葡萄糖注射液或生理盐水注射液中静脉滴注，每次静滴 1~2 小时，每日 1~3 次，以后随症状消退而减量。急性循环衰竭时，每次 100000U 溶于 500ml 5% 葡萄糖注射液或生理盐水注射液中静脉滴注，每次静滴 1~2 小时，每日 1~3 次，并可根据年龄、症状适当增减用量
不良反应	①血液系统偶见白细胞减少或嗜酸性粒细胞增多；②消化系统偶见恶心、呕吐、腹泻，偶有 AST、ALT 上升；③注射部位偶见血管痛、发红、瘙痒感、皮疹等；④偶见过敏，出现过敏症状应立即停药，并适当处理
禁忌	对本药过敏者禁用

注意事项	①有药物过敏史、对食品过敏者或过敏体质者慎用；②用于急性循环衰竭时，应注意不能代替一般的休克疗法，休克症状改善后即终止给药；③使用时须注意溶解后应迅速使用

5. 醋酸奥曲肽注射液（善宁）

药理作用	奥曲肽是人工合成的天然生长抑素的八肽衍生物，其药理作用与生长抑素相似，但作用持续时间更长。它抑制生长激素和胃肠胰内分泌系统肽的病理性分泌增加。抑制精氨酸、运动或胰岛素诱发的低血糖症引起的生长激素的释放。抑制餐后胰岛素、胰高血糖素、促胃液素和 GEP 系统其他肽类的释放以及精氨酸引起的胰岛素和胰高血糖素的释放。抑制由促甲状腺素释放激素引起的促甲状腺素的释放
适应证	用于肢端肥大症、手术治疗或放疗失败，或不能、不愿接受手术以及放射治疗尚未生效的间歇期患者，奥曲肽可以控制症状并降低生长激素和胰岛素样生长因子-1 的水平
用法与用量	肢端肥大症者开始每 8 小时皮下注射一次，每次 0.05～0.1mg，然后每月依循环 GH、IGF-1 水平和临床反应及耐受性做相应调整。多数患者每日最适剂量为 0.2～0.3mg，对长期接受同一剂量治疗的患者每 6 个月测定一次 GH 浓度。每日不得超过 1.5mg 的最大剂量，通过监测血浆 GH 水平，治疗数月后可酌情减量
特殊患者用药剂量	①肝功能不良：因为肝硬化患者的药物半衰期延长，所以需要改变维持剂量。对肝硬化患者、食管胃底静脉曲张出血，持续静脉滴注剂量可达 0.05mg/h，5 天以上，患者耐受良好；②肾功能不良：肾功能不良对皮下给药后的总暴露量（AUC）无影响，所以不需调整奥曲肽的用量
不良反应	奥曲肽的主要不良反应包括局部反应和胃肠道反应。奥曲肽的局部反应包括疼痛或注射部位的针刺、麻刺或烧灼感，可伴有红肿。全身反应罕见，如皮肤过敏反应、暂时性脱发。心血管系统偶有心动过缓发生。胃肠道系统有食欲缺乏、恶心、呕吐、痉挛性腹痛、腹胀、胀气、稀便、腹泻等
禁忌	对奥曲肽或任一赋形剂过敏者禁用

续　表

注意事项	①用奥曲肽治疗患者的胆石发生率为 15%~30%，故在奥曲肽治疗前和治疗期间每隔 6~12 个月应做一次胆囊超声检查；②对胰岛素瘤患者由于奥曲肽对 GH 和胰高血糖素分泌抑制大于对胰岛素分泌的抑制，故有可能增加低血糖的程度和时间；③通过较频繁的小剂量用药可控制血糖浓度的明显波动；④奥曲肽可能改变 1 型糖尿病患者对胰岛素的需要量，对非糖尿病和具有部分胰岛素储留的 2 型糖尿病患者会造成餐后血糖升高；⑤食管胃底静脉曲张继发出血可增加胰岛素依赖型糖尿病患者的风险性，并可引起 1 型糖尿病患者胰岛素需要量的改变。所以密切观察血糖水平是必要的

6. 谷氨酰胺颗粒（安凯舒）

药理作用	安凯舒为氨基酸类药物。谷氨酰胺对胃肠黏膜损伤具有保护和修复作用，本药对机体谷氨酰胺缺乏造成的肠道结构及黏膜损害具有保护作用，并有利于肠道吸收功能和机体免疫功能的恢复
适应证	主要适用于烧伤、创伤、手术、肿瘤放化疗等引起的肠道损伤、免疫功能低下以及处于分解代谢和高代谢状况的患者的辅助治疗
用法与用量	成人一次 5~10g，一日 3 次。小儿每千克体重每次 0.1~0.2g，一日 3 次。温开水溶解后口服用，即配即用，疗程 1 周
不良反应	有时会出现便秘、腹泻、呕吐，偶尔有胃部不适等
禁忌	谷氨酰胺不能用于严重肾功能不全（肌酐清除率<25ml/min）或严重肝功能不全的患者。对于代偿性肝功能不全的患者，建议定期监控肝功能
注意事项	①使用谷氨酰胺颗粒剂，应用温开水溶解，即配即用；②应监测碱性磷酸酶、SGPT、SGOT 和酸碱平衡

7. 羟乙基淀粉 130/0.4 氯化钠注射液（万汶）

药理作用	万汶为血液容量扩充剂，其容量扩充效应和血液稀释效应取决于分子量大小、取代度、取代方式和药物浓度以及给药剂量和输注速度
适应证	治疗和预防血容量不足、急性等容血液稀释（ANH）

用法与用量	初始用 10~20ml，应缓慢输入，并密切观察患者（防止可能发生的过敏样反应）。每日剂量及输注速度应根据患者失血量、血流动力学参数的维持或恢复及稀释效果确定。没有心血管或肺功能危险的患者使用胶体扩容剂时，血细胞比容应不低于 30%。每日最大剂量按体重 33ml/kg。根据患者的需要，本药在数日内可持续使用，治疗持续时间取决于低血容量持续的时间和程度及血流动力学参数和稀释效果
不良反应	极个别患者在使用含羟乙基淀粉的药品时，可能发生过敏样反应（过敏反应类似中度流感的症状、心动过缓、心动过速、支气管痉挛、非心源性肺水肿），在输液过程中，如患者发生不可耐受的反应，应立即终止给药，并给予适当的治疗处理。给予羟乙基淀粉时，患者血淀粉酶浓度将升高，可能干扰胰腺炎的诊断。长期大剂量使用羟乙基淀粉，患者会出现皮肤瘙痒。大剂量使用时，由于稀释效应，可能引起血液成分如凝血因子、血浆蛋白的稀释以及血细胞比容的下降。使用羟乙基淀粉时，可能发生与剂量相关的血液凝结异常
禁忌	液体负荷过重（水分过多），包括肺水肿、少尿或无尿的肾衰竭、接受透析治疗患者、颅内出血、严重高钠或高氯血症、已知对羟乙基淀粉和（或）本药中其他成分过敏者禁用
注意事项	避免过量使用引起液体负荷过重，特别是心功能不全和严重肾功能不全的患者，液体负荷过重的危险性增加，应调整剂量。为防止重度脱水，使用前应先给予晶体溶液。严重肝脏疾病或严重凝血功能紊乱的患者应慎用，如严重 Willebrand 病的患者。应补充充足的液体，定期监测肾功能和液体平衡。应密切监测血清电解质水平

参 考 文 献

[1] 符霞. 血液透析专科护理标准操作流程 [M]. 北京：人民军医出版社，2013.

[2] 王晓军，许翠萍. 临床急危重症护理. 北京：中国医药科技出版社，2012.

[3] 崔岩，魏丽丽，王祥花，等. 实用血液净化护理手册 [M]. 北京：人民军医出版社，2012.

[4] 张淑香，赵玉敏. 重症监护. 北京：中国科学技术出版社，2010.

[5] 杜斌. 麻省总医院危重病医学手册 [M]. 北京：人民卫生出版社，2009.

[6] 马继红，王亚丽，付燕. 实用重症监护手册 [M]. 北京：科学普及出版社，2008.

[7] 周秀华. 急危重症护理学 [M]. 第2版. 北京：人民卫生出版社，2008.

[8] 李乐之. 外科护理学 [M]. 第4版. 北京：人民卫生出版社，2008.

[9] 孔祥萍，刘化侠. ICU 护士一本通 [M]. 北京：化学工业出版社，2009.

[10] 王质刚. 血液净化学 [M]. 第3版. 北京：科学技术出版社，2010.

[11] 刘大为. 实用重症医学. 北京：人民卫生出版社，2010.

[12] 文艳秋. 实用血液净化护理培训教程 [M]. 北京：人民卫生出版社，2010.

[13] 陈欣怡，康琳. 内科临床护理手册 [M]. 石家庄：河北科学技术出版社，2010.

[14] 张赛，李建国. 现代神经创伤及神经外科危重症 [M]. 天津：南开大学出版社，2010.

[15] 陈香美. 血液净化标准操作规程 [M]. 北京：人民军医出版社，2010.

[16] 封志纯，钟梅. 实用早产与早产儿学 [M]. 北京：军事医学科学出版社，2010.

[17] 邵肖梅，叶鸿瑁，丘小汕. 实用新生儿学 [M]. 北京：人民卫生出版社，2011.

[18] 沈晓明，王卫平. 儿科学 [M]. 第7版. 北京：人民卫生出版社，2008.

[19] 温韬雪. 危重症临床护理指南 [M]. 北京：人民卫生出版社，2013.